NINA RUGE
DR. DR. MED. DOMINIK DUSCHER

VER-JÜNGUNG

IST MÖGLICH

Inhalt

AUF EIN
GUTES
LANGES LEBEN!

ALTERN IST EINE KRANKHEIT

»Alle Schranken sind bloß des Übersteigens wegen da.«

NOVALIS

»Wie könnt ihr nur! Ihr diskriminiert Abermillionen! Alte Menschen als ›krank‹ zu bezeichnen, ist mehr als eine Beleidigung. Das ist abscheulich!« Zum Glück kamen Reaktionen wie diese nur von solchen Lesern, die sich keine einzige Seite unseres ersten Buches *Altern wird heilbar* zu Gemüte geführt hatten. Alle anderen erkannten während der Lektüre schnell: Altern ist ein schleichender Prozess des Zellversagens, der leider, leider im Laufe der Lebensjahrzehnte in einigermaßen furchterregende Alterskrankheiten mündet.

Zellalterung *ist* also eine Krankheit, und zwar eine chronische, die in jungen Jahren beginnt – und geradezu »pandemische Ausmaße« annimmt. Sie erwischt jeden. Weil die Menschheit von Anbeginn mit diesem scheinbar unabänderlichen Elend leben und sterben musste, grenzt es für viele an eine Zumutung, neu zu denken, sich das geradezu Unvorstellbare auszumalen. Nämlich, dass diese Krankheit Zellalterung tatsächlich heilbar werden könnte. Welch fantastische Perspektiven tun sich auf!

DIE MAGISCHEN 120 JAHRE

»Wie könnt ihr nur! Ihr wollt der Natur ins Handwerk pfuschen, ihr strebt nach Unsterblichkeit!« – »Unverantwortlich ist das, in jeder Hinsicht!« – »Eine soziale Zumutung angesichts der Bevölkerungsexplosion, eine spirituelle Zumutung – und überhaupt illusorisch!« Da sind sie wieder, die Bedenkenträger. Doch keine Sorge. Unsterblichkeit ist nicht mein Thema. Deshalb werde ich in diesem Buch die magische Grenze unserer Endlichkeit auch gar nicht

touchieren. Die rund 120 Jahre maximale Lebensspanne – von der schon das Alte Testament wusste – sind der Rahmen, in dem wir uns hier bewegen. Es deutet nach aktueller Studienlage viel darauf hin, dass das Wunderwerk unserer zellulären Stoffwechselintelligenz tatsächlich die magische 120 nicht überleben kann. Dennoch denkt und forscht die fortschrittseuphorische Wissenschaftselite der amerikanischen Westküste schon weit darüber hinaus.
Worüber ich berichten werde, das sind Möglichkeiten, unsere Zellen so gesund zu halten oder gesunden zu lassen, dass wir nicht nur die *mittlere Lebenserwartung (Lifespan)*, sondern auch und besonders die *gesunde Lebensspanne (Healthspan)* deutlich erhöhen können. Was die mittlere Lebenserwartung betrifft, konnte die moderne Medizin enorme Erfolge feiern: Zumindest in unseren Breiten hat sie sich in den vergangenen 150 Jahren fast verdoppelt. Womit sich allerdings auch meist das Leiden am Ende des Lebens verlängerte. Bei 85-jährigen Männern werden im Schnitt vier Alterskrankheiten diagnostiziert, bei 85-jährigen Frauen sind es sogar fünf. Das Spektrum dieser *Multimorbidität* (Mehrfacherkrankung) ist bekannt. Es reicht von Herz-Kreislauf-Erkrankungen, Diabetes, Arthritis bis hin zu Krebs und Alzheimer-Demenz. Der verwegene Gedanke, den bislang nur wenige ernsthaft verfolgen wollten, lautet also: Wie wäre es, wenn wir die Zellgesundheit schon weit vor Eintreten der Alterskrankheiten so stärken, dass wir – im Idealfall – die 120 Lebensjahre gesund erreichen? Undenkbar?

Gesund ein hohes Lebensalter erreichen

Wenn wir uns weiter in den klassischen therapeutischen Bahnen bewegen, dann haben wir tatsächlich keine Chance, gesund älter zu werden. Die Statistik entmutigt uns hier gründlich. Könnten beispielsweise mithilfe neuer medizinischer Verfahren sämtliche Herz-Kreislauf-Erkrankungen vermieden werden, dann würde die heutige mittlere Lebenserwartung um rund 1,5 Jahre steigen. Um nur (!) 1,5 Jahre. Wäre es dem medizinischen Fortschritt möglich, alle Krebserkrankungen zu heilen, dann würde sich unsere mittlere Lebenserwartung um weitere 2,1 Jahre verlängern. Um nur (!) 2,1 Jahre. Dem Ziel der gesunden 120 wären wir damit nur wenig näher gekommen.

Wieso? Weil wir die Symptome des Alterns kurieren, nicht aber die Krankheit Alter selbst. In dem Grundlagenbuch *Altern wird heilbar* haben wir die fürchterlich vielfältigen Entgleisungen unseres Zellstoffwechsels auf 352 Seiten beschrieben. Alle drei lebensnotwendigen Grundkompetenzen unserer Zellbiologie, die an Komplexität und filigraner Systemsteuerung auch von künstlicher Intelligenz kaum zu übertreffen sein dürften – nämlich *Zellerneuerung, Energieversorgung* und *Entgiftung* –, stolpern früher oder später in eine Versagenskaskade, die dem Gesamtkunstwerk Mensch die Lebenskraft entzieht. Wenn die Krankheit Alter sich erst einmal breitmachen konnte in unserem Zellgeschehen, dann hat das leider fatale Folgen. Vor allem, sobald die Selbstheilungs- und Reparatursysteme betroffen sind. Eine der vielen daraus resultierenden Krankheiten heilbar zu machen, hilft vielleicht dem einzelnen Patienten. Doch ein langes Leiden in der letzten Lebensphase wird es den meisten von uns nicht ersparen.

DAVID A. SINCLAIR, einer der international bekanntesten Alternsforscher, Co-Direktor des Paul-F.-Glenn-Zentrums für Biologie des Alterns und Professor für Genetik an der Harvard Medical School, liebt es, seine Studenten mithilfe eines »Old Age Simulation Suits« zu erschrecken. Er lässt sie in seinen Vorlesungen in diesen Anzug schlüpfen, um recht drastisch das Elend des Altseins am eigenen Körper zu erfahren.

Was also bitte schön tun, um dieser furchtbaren Krankheit namens Alter zu entkommen? Immerhin zeigt die Statistik, dass über Hundertjährige, die weitgehend gesund sind, am Ende meist ohne langes Siechtum sterben. Das wäre doch ein hehres Ziel der

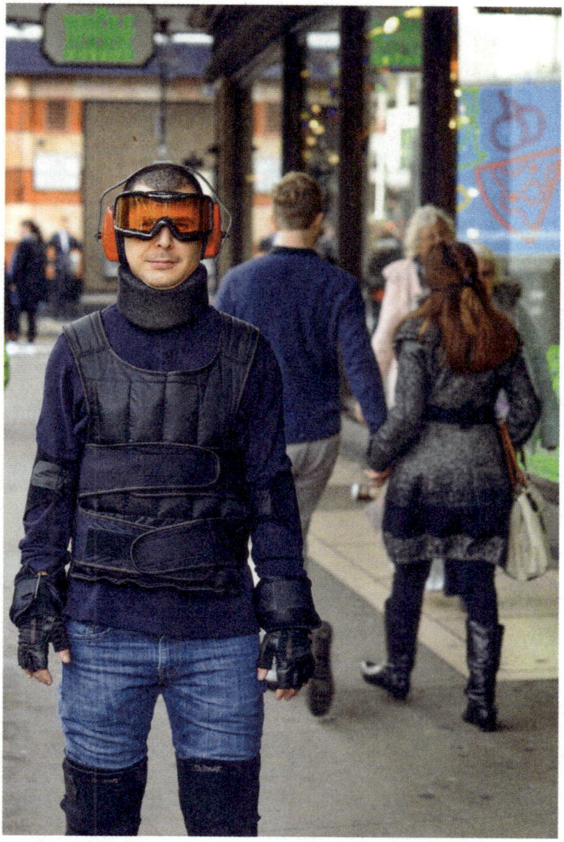

Bleigewichte machen den Körper beim »Old Age Simulation Suits« schwer und unbeweglich, Bandagen versteifen die Gelenke, Kopfhörer mit Schallschutz erschweren das Hören, eine dunkle Brille nimmt die Sicht.

Alternsforschung und -therapie, oder? Und so viel Trost darf sein: Wir sind bereits auf dem Weg – und oftmals weiter, als landläufig vermutet. Die *Langlebigkeits-* oder *Longevity-Forschung* hat in den letzten Jahren so faszinierende Erkenntnisse errungen und überraschende Erfolge gefeiert in Molekularbiologie, Biochemie und Genetik, dass die Entwicklung von Präparaten, Medikamenten und Therapien für eine Verbesserung der Longevity derzeit explodiert.

»Altern wird heilbar«, das ist das Credo, das Wissenschaft und Geschäftssinn zu Höchstanstrengungen treibt. In den Forschungslaboren herrscht absolute Goldgräberstimmung. Merrill Lynch, eine für Investmentbanking zuständige Tochtergesellschaft der Bank of America, zählt Firmen, die an Technologien und Medikamenten zur Lebensverlängerung arbeiten, zu den interessantesten Kapitalanlagen. Allein bis 2025 werde sich dieser Markt auf ungefähr 600 Milliarden Dollar verfünffachen. Und im Ranking der wachstumsstärksten Forschungsfelder listet die Citygroup 2018 die Longevity-Medizin auf Platz zwei – sogar noch vor dem autonomen Fahren und 5G.

Es macht also durchaus Sinn, sich dieses brandaktuelle Thema jetzt schon zu eigen zu machen. Was heute bereits verfügbar ist an Erkenntnis und Präparaten, um uns zumindest ein wenig der gesunden 120 näher zu bringen – alles Wesentliche zum aktuellen Stand erfahren Sie in diesem Buch.

DER ANSPRUCH: SERIÖS UND TRANSPARENT

So viele Leser hatten nach der Lektüre des Grundlagenbuchs *Altern wird heilbar* geradezu flehentlich angefragt, ob wir nicht einen praktischen Leitfaden liefern könnten, der ihnen die aktuell greifbaren Möglichkeiten auflistet, wie wir denn nun gesund richtig alt werden können – sozusagen eine Jungbrunnen-Liste des 21. Jahrhunderts. Dieses Buch will genau diese Jungbrunnen-Liste sein, und das mit dem Anspruch der absoluten Seriosität. Was Ihre Hoffnungen auf einen ultimativen Power- und Verjüngungscocktail leider zunichtemacht.

Das Anti-Aging-Business hat sich in manchen Bereichen durchaus so sehr ins Halbseidene entwickelt, dass seriöse Anbieter ganz offen vom »Cowboy-Markt« sprechen. Sündteure Therapien, Nahrungsergänzungsmittel, Stammzellenwunder, leider zu hundert Prozent fragwürdig – weil von keinerlei wissenschaftlicher Expertise geküsst, aber in fantastische Worthülsen verpackt –, fluten seit Langem das Internet und führen nicht nur zu heilloser Verwirrung, sondern zu berechtigtem Misstrauen. Deshalb habe ich jetzt eine gute und eine schlechte Nachricht für Sie.

Es gibt keinen Instant-Jungbrunnencocktail für alle

Die gute Nachricht ist: Ich habe mich – genauso wie für die Recherche des Grundlagenbuchs – ausschließlich auf wissenschaftlich fundierte Ergebnisse gestützt. Und deshalb die schlechte Nachricht: Den ultimativen Longevity-Powercocktail kann ich Ihnen leider nicht liefern. Ich fürchte, derzeit ist niemand dazu in der Lage. Zum einen ist klar: Longevity-Medizin kann nur als individualisierte, ultrapersonalisierte Medizin optimal und erfolgreich sein. Da gibt's sowieso keine Einheitsgröße, kein »one size fits all«. Zum anderen hat es eine Explosion – also die der Forschung und Entwicklung von Longevity-Therapien – so an sich, dass sie einigermaßen chaotisch abläuft. Und das heißt, es tut sich ein großartiges Spektrum an Studienergebnissen auf, die genau das spiegeln, was Forschung so anstrengend macht: Sie widersprechen sich. Besonders sensibel ist immer wieder die Frage, wie sehr und ob man überhaupt spektakuläre Effekte, die man im Tierversuch erzielt, auf den Menschen übertragen kann. Prof. MARTIN SMOLLICH, Leiter der Arbeitsgruppe Pharmakonutrition am Institut für Ernährungsmedizin des Universitätsklinikums Schleswig-Holstein, Campus Lübeck, bringt das Dilemma cool auf den Punkt: »Menschen sind doch keine Mäuse.« In manchen Veröffentlichungen erhält man allerdings einen anderen Eindruck. Zumal die Forscherelite in den USA viel stärker durch ausgeprägten Geschäftssinn auffällt als die hiesige in Europa. Dieser zeigt sich an werbekräftigen, stark vereinfachenden Pressemeldungen genauso wie an mutigen Forschungsansätzen, für deren Finanzierung hohe Erwartungen geweckt werden müssen. Die Folge: In den USA sind sowohl universitäre Forschung als auch Pharmaindustrie und Start-ups oft schneller und mutiger in der Entwicklung – und manchmal eben auch im Scheitern.

Forschung ist immer im Fluss

Fakt ist: Auf der Suche nach den »Langlebigkeitseiern« des Kolumbus streitet die Forschung, ringt man miteinander und widerspricht einander in atemberaubender Kakofonie. Das ist ganz normal in einem Forschungsprozess, der irgendwann einmal in ein Milliardengeschäft münden wird. Für denjenigen, der unbedingt jetzt den »ultimate longevity cocktail« haben will, ist das frustrierend. Wie löse ich also diesen Zielkonflikt: »ultimate cocktail« auf der einen, Seriosität und tatsächlicher praktischer Nutzen auf der anderen Seite? Die Antwort heißt: *Transparenz und Eigenverantwortung*. Anders geht's nicht.

Das Buch bietet Ihnen daher so *transparent* wie möglich den topaktuellen Stand der wissenschaftlichen Studienlage zu vermutlich hilfreichen Wirkstoffen und Therapien, basierend auf zahlreichen Experteninterviews und umfassender Recherche. Damit tut sich ein faszinierendes Wissensspektrum auf, das auf seine Wirksamkeit hin bewertet werden muss: Was hilft uns ganz praktisch und nebenwirkungsfrei, gesund älter zu werden – und was eher nicht? Um diese Frage zu beantworten, werde ich Vielversprechendes kennzeichnen, Vermutungen als Vermutungen adressieren und Widersprüche offenlegen.

Dr. DOMINIK DUSCHER hat die Verjüngungsstrategien als Pyramide mit drei Ebenen definiert. Auf dem Weg nach oben in Richtung Pyramidenspitze verschatten sich die Zuverlässigkeit und die Menge an validierten Daten zunehmend, sprich: Auf der breiten Ebene der Lebensstilempfehlungen hat man jahrzehntelange Erfahrung – und kombiniert mit den jüngsten Forschungsergebnissen, können viele Aussagen als gesichert gelten.

Bei der zweiten Stufe der Nahrungsergänzungsmittel sieht das schon anders aus. Manches, wie Vitamin D zum Beispiel, können wir als wichtigen Joker für gesunde Langlebigkeit setzen. Anderes, wie etwa NAD^+ beziehungsweise NR, gilt als starker Hoffnungsträger, ist aber noch nicht wissenschaftlich bis ins Letzte garantiert. Im Laufe der Recherche zu den künftigen Medikamenten und Therapien an der Pyramidenspitze – also zu dem, was beispielsweise jetzt schon an hocheffizienten Stammzellentherapien möglich ist, bis hin zu dem atemberaubenden Spektrum an Biotech-Forschungs- und Entwicklungsprojekten der Zukunft – verwandelte ich mich zunehmend in Alice im Wunderland. Was sich dort in der Pipeline der Start-up-Entwicklungsabteilungen befindet, das ist so phänomenal, so neu – und eventuell auch genauso riskant: Das muss ein eigenes Buch werden. So stelle ich Ihnen auf den 416 Seiten dieses Buches also die Langlebigkeitsstrategien vor, die Sie hier und heute erfolgreich und problemlos selbst realisieren können. Die vielleicht riskanteren Möglichkeiten von morgen folgen im nächsten Band. Das hätte den Rahmen dieses Projekts schlicht und einfach gesprengt. Und so habe ich mich jetzt schon mal – sozusagen im Selbstversuch – einer Stammzellentherapie der neuen

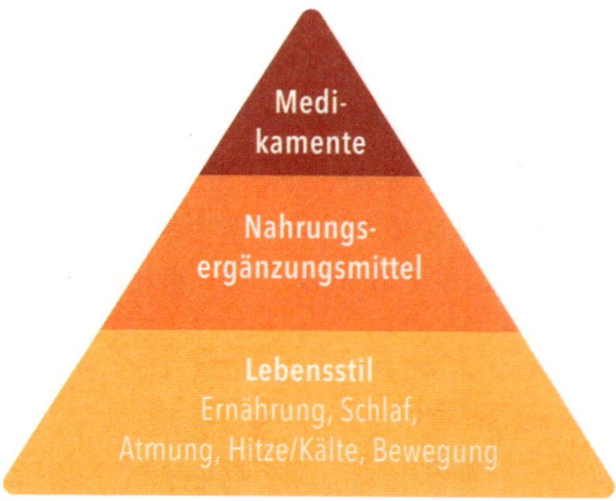

Die Longevity-Pyramide nach Dr. Dominik Duscher

Generation unterzogen, um über das Ergebnis dann im Folgebuch berichten zu können …
Womit wir auch gleich schon beim Thema Verantwortung wären. Ich liefere Ihnen nach bestem Wissen und Gewissen den Überblick zu Risiken und Chancen von sehr, sehr vielem, was sich auf den ersten beiden Stufen der Pyramide der Langlebigkeit derzeit tummelt – und Ihnen kommt die *eigenverantwortliche* Aufgabe zu, abwägend auszuwählen. Am besten natürlich mithilfe professioneller ärztlicher Beratung.

DAS WUNDER UNSERER ZELLULÄREN INTELLIGENZ

Bevor wir sie gleich erklimmen, die Pyramide der Langlebigkeitstherapien, braucht es sicher noch den kurzen Überblick über das, was wir nachhaltig stärken wollen in unseren rund 30 Billionen Körperzellen: die *drei Zellkompetenzen*. Hier also eine kurze Einführung in die Wunderwelt unserer phänomenalen zellulären Intelligenz. Der kühne Grundgedanke ist dabei: Wenn wir der Fülle der komplexen Alterungsprozesse bis auf Zellebene auf die Spur kommen, wenn wir die Geheimnisse der Grundmechanismen des Alterns lüften, dann eröffnet sich die Chance, den Hauptschalter umzulegen Richtung gesunde Langlebigkeit – ja, sogar in Richtung Verjüngung!
DOMINIK DUSCHER forscht als Regenerationsmediziner seit Jahren exakt an dieser Verheißung. Und so war es seine Idee, die enorme Kompetenz unserer Zellen, die uns gesund hält – oder eben krank macht, wenn sie schwindet –, auf ihre drei essenziellen Fähigkeiten zurückzuführen und damit greifbar, verständlich zu machen. Alles hängt von ihnen ab, von den drei Zellkompetenzen *Erneuerung*, *Energieversorgung* und *Entgiftung*. Wenn es uns gelingt, diese drei Zellkompetenzen systemisch, also von Grund auf zu stärken (und das würde bedeuten: im Großteil unserer 30 Billionen Körperzellen), dann könnten wir das Übel »Altern« durchaus

an der Wurzel packen! Betrachten wir daher kurz diesen Dreiklang unseres Lebenselixiers.

Zellkompetenz Erneuerung

Diese Zellkompetenz ist unser Runderneuerungssystem. Schier unvorstellbare 50 Millionen Zellen tauscht es in unserem Körper aus – pro Sekunde! Ein unglaubliches Gewusel, und wir merken nichts davon! Fantastisch. Permanent schuftet in uns ein genialisches Reparatursystem, das Zellen, die ihren Dienst getan haben, aussortiert und sofort Ersatz zur Verfügung stellt. Dieses System ist so umfassend organisiert, dass es binnen sieben Jahren so gut wie sämtliche Körperzellen ausgetauscht hat. Wohlgemerkt, es geht um rund 30 Billionen ... Binnen zwei Jahren wird die Leber komplett erneuert, binnen zehn Jahren unser gesamtes Skelett. Grundsätzlich gilt es also, die zelleigenen Reparatursysteme zu unterstützen, damit die gigantische Zellteilungsleistung dauerhaft ohne große Schäden weiterlaufen kann.

Einige Zellen allerdings rührt das System nicht an oder nur sehr, sehr behutsam: Nervenzellen, Herzmuskelzellen, Sinneszellen von Auge und Ohr zum Beispiel. Sie altern unerbittlich. Da gibt's nur wenig oder sogar keine nachwachsende Jugend. Die Kompetenz Erneuerung zu stärken, das wäre vor allem für diese Zellen elementar. Die große Herausforderung lautet daher: Wie schafft man es, ihr Altern zu verhindern?

Besondere Aufmerksamkeit sollten wir auch denen zollen, die in der zweiten Reihe stehen für die gigantische Ersatzteilleistung – und das sind die Stammzellen. Diese Armee besteht zwar immerhin aus Abermilliarden Kämpfern für die Reparatur, für den Ersatz von ausgefallenen Kameraden, doch leider, leider: Diese GSG 9 für den Gesundheitsschutz altert selber auch. Sprich: Wollen wir die Zellkompetenz Erneuerung erhalten, dann müssen wir uns besonders um die Gesundheit der Stammzellen kümmern.

Und wir müssen die Zombiezellen vernichten. Das ist eine Sorte unerwünschter Kandidaten, die im Alter in erheblichen Mengen in unseren Organen und unserem Blut vagabundieren. Sie leben, aber sie streiken. Sie führen einfach keinerlei Aufgaben mehr aus, die ihnen aufgetragen wurden. Im Gegenteil. Sie entzünden Gewebe und stecken mit diesem Gezündel auch noch andere Zellen an. Wollen wir die Zellkompetenz Erneuerung stärken, müssen wir diese Untoten unerbittlich und endgültig ins Jenseits befördern. Also, da gibt es noch viel mehr zu tun – und weltweit sind Forschungsgruppen fieberhaft dabei, Wege aufzuzeigen, wie wir unsere zellulären Reparatur- und Erneuerungssysteme geschmeidig am Laufen halten können. Was Sie selbst dazu tun können, Tag für Tag – das finden Sie in den weiteren Kapiteln des Buches.

Zellkompetenz Energieerzeugung

Nichts läuft in unserem Körper ohne unsere fantastischen Kleinstkraftwerke, die Mitochondrien. Je mehr Energie eine Zelle verbraucht, desto mehr Mitochondrien besitzt sie normalerweise. Eine Herzmuskelzelle hat um die 5000 dieser Kleinstkraftwerke an Bord. Nervenzellen, Leberzellen, Sinneszellen sind ebenfalls fantastisch bestückt. Sehr ungünstig allerdings ist die Tatsache, dass Mitochondrien bereits bei 25-Jährigen an erstem Leistungsschwund leiden. Was das für unsere Fitness bedeutet, wird vielleicht besonders drastisch klar, wenn wir die Menge an Mikrobatterien, das Adenosintriphosphat (ATP), betrachten, die unsere Mitochondrien pro Tag zu produzieren haben, damit sie sämtliche Lebens- und Stoffwechselvorgänge am Laufen halten: In Kilogramm gewogen produzieren die Mitochondrien in etwa so viel ATP, wie wir wiegen. Im Ruhezustand, wohlgemerkt. Wenn wir Sport treiben, wird's noch deutlich mehr. Dieses gigantische Energieversorgungssystem neigt nun leider dazu, recht früh zu schwächeln, deshalb werden wir alles dafür tun, die Mitochondrien fit zu halten, auch wenn's halt Abermilliarden sind, oder? Die Zellkompetenz Energieerzeugung muss so krisenfest werden, dass ein Blackout quasi unmöglich wird. Bleiben Sie also dran …

Zellkompetenz Entgiftung

Die unglaublich ausgeklügelten Entgiftungssysteme unserer Zellen sind noch immer nicht bis ins Detail aufgedeckt. Doch das, was wir heute schon an intelligenten Recycling- und Müllverbrennungsanlagen unserer Zellen kennen, ist schlichtweg phänomenal. So ausgeklügelt sind Müllabfuhr, Mülltrennung, die Verwertung von Restmüll und Einzelgrundstoffen sowie die Entsorgung von Sondermüll, dass es nicht wirklich verwundert, wenn solch komplexe Systeme irgendwann schlappmachen. Müllberge ballen sich dann in unseren Zellen, und diese Vorstellung ist ungut, die Folgen sind verheerend. Die vielen Spielarten von Demenz sind für Abermillionen Menschen der düstere Anfang vom Ende.

Doch es ist leider noch sehr viel mehr, was schieflaufen kann, wenn Müllabfuhr und Recyclingsysteme langsam versagen. Entzündungsreaktionen aller Art, ein schwächelndes Immunsystem, und dann die Ganzkörpersteifigkeit durch Verkleben der gigantischen Mengen an Kollagenfasern, die unseren Körper elastisch halten. Millionenfach und langsam, aber schrecklich sicher verklammern sie Elastizität und Leben: die AGEs (Advanced Glycation Endproducts). AGEs entstehen durch die dauerhafte Anlagerung von Traubenzucker (Glukose) an Eiweiß- und Fettverbindungen. Blutgefäße verlieren ihre Elastizität, Muskeln ihre Dehnungsfähigkeit, die Haut wirft Falten – kein Tanz mehr. Alles wird starr. Wird man sie sprengen können, diese Unmenge an Powerklebern, die uns von innen her versteinern? Was können wir tun für unsere Müllabfuhr, für reibungsloses Recycling, für die Reinigungstrupps unseres Zellgeschehens? Auch dazu Interessantes und Spannendes im Folgenden!

GUTE GENE – SCHLECHTE GENE: WIE GROSS IST ÜBERHAUPT UNSER SPIELRAUM?

LANGLEBIGKEIT, ALTERSERKRANKUNGEN UND GENE – EINE KOMPLEXE ANGELEGENHEIT

»Eine neue Art von Denken ist notwendig, wenn die Menschheit überleben will.«

ALBERT EINSTEIN

Das vorhergehende Kapitel hat es gezeigt: Wir können tatsächlich von einer Euphorie, von einem Hype in der Longevity-Forschung sprechen. Ja, heißt das denn, dass wir uns jetzt schon hymnisch auf eine um Jahrzehnte längere Gesundheit freuen dürften? Oder war da noch was?

Genau! Die Fessel der Gene! Da gibt es doch Menschen, die können Kette rauchen, beruflichen Dauerstress ertragen, Sportmuffel sein … und trotzdem 96 Jahre alt werden. So wie Ex-Bundeskanzler Helmut Schmidt. Das muss doch an den »guten Genen« liegen, meinen viele. Wer »schlechte Gene« hat, der kann trotz Fastenkuren, Sportquälerei und perfekter Ernährung keine Gnade erwarten. Der leidet früh und stirbt alsbald. Wir können uns anstrengen, wie wir wollen, was uns knebelt, ist die genetische Altersprägung? Diese Frage stelle ich besser allem voran, bevor ich eine umfassende Anleitung und Ideen liefern möchte für eine Therapie der Zellalterung, die voll und ganz in unseren Händen liegt und nicht im Gencode der DNA. Also noch einmal anders gefragt: Weiß man heute unseren Handlungsspielraum tatsächlich abzuschätzen? An welchen Stellschrauben meiner Alterung kann ich drehen – und wo setzt mir das Erbgut strenge Grenzen?

IRRITIERENDE FORSCHUNGSERGEBNISSE

Schauen wir uns den Status quo der Forschung an. Die schlechte Nachricht zuerst, und sie kommt von der Biostatistikerin PAOLA SEBASTIANI, Professorin an der Boston University School of

Public Health. Sie nutzte ein fantastisches Altersregister, die *New England Centenarian Study*. Insgesamt wurden die Daten von 1900 Hochbetagten – also die der über 90-Jährigen – und ihrer Geschwister zusammengetragen. Die Forscher wollten wissen: Uralt zu werden, demnach deutlich über 90, ist das vielleicht stärker »guten Genen« zu verdanken, als wenn wir ein nur hohes Alter erreichen? Und welchen Einfluss haben die Gene, wenn jemand nicht einmal das durchschnittliche Lebensalter erreicht?
Das Ergebnis ist frappierend. Je älter ein Mensch wird, desto stärker spielen offenbar die Gene mit. THOMAS T. PERLS, Professor an der Boston University, der das Register der Uralten gegründet und mit ausgewertet hat, kommt zu der Erkenntnis, »dass in sehr hohem Alter die genetische Ausstattung eine immer größere Rolle spielt«. Die Begründung: Je älter Geschwister werden, desto größer ist die Wahrscheinlichkeit, dass sie alle noch älter werden. Will heißen: Wird ein Geschwister 95 Jahre alt, steigt die Wahrscheinlichkeit, dass Bruder oder Schwester dasselbe Alter erreichen, um den Faktor 3,5. Bei Hundertjährigen liegt die Chance sogar neunfach höher, und bei 105-Jährigen steigt sie auf das 35-Fache an. Das bedeutet: In sehr hohem Alter hängt das weitere Überleben zu 75 Prozent von »guten Genen« ab. Nur zu 25 Prozent können diese Hochbetagten durch ihren Lebensstil Einfluss nehmen. Das deckt sich mit der Erkenntnis, dass sehr alte Geschwister in ähnlich hohem Alter dieselben Alterskrankheiten entwickeln. Aha. Gene spielen also doch eine entscheidende Rolle bei unserer Langlebigkeit, oder?
Aber hier kommt schon die gute Nachricht: Schauen wir uns eine andere brandaktuelle Studie an. Dr. GRAHAM RUBY und sein Team vom Biotechnologieunternehmen Calico Life Sciences in San Francisco denken da ganz groß, nämlich in der Dimension von 400 Millionen Menschen und deren Vorfahren. Sie nutzten eines der größten Abstammungsportale, nämlich Ancestry, das Famili-

endaten von 54 Millionen Menschen und deren rund sechs Milliarden Vorfahren verwaltet. GRAHAM RUBY und sein Team wählten nun Menschen samt Vorfahren aus, die im 20. und 19. Jahrhundert gelebt hatten. Sie wollten herausfinden: Ist Langlebigkeit erblich? Gibt die Statistik das her? Und auch hier war das Ergebnis frappierend – allerdings in eine ganz andere Richtung: Die Erblichkeit der Lebensdauer scheint in dieser Auswertung und über Generationen betrachtet, bei maximal nur sieben Prozent zu liegen! Ob die brutalen Auswirkungen der beiden Weltkriege aus dieser Auswertung eliminiert werden konnten, ist allerdings nicht ersichtlich.
Dennoch, eines scheint sich herauszukristallisieren: Eine größere Rolle als die Gene spielt die *assortative Paarung*. Damit ist gemeint, ob Menschen einen ähnlichen oder unähnlichen Partner wählen. Im ersten Fall spricht man von »positiver«, im zweiten von »negativer assortativer Paarung«. Die Stammbaumanalysen von RUBY und seinem Team lieferten jedenfalls interessante Daten darüber, dass Ehepartner oft ähnlich lang lebten, selbst die Schwiegereltern, Schwager und Schwägerinnen. Die Schlussfolgerung: Wir bevorzugen in der Partnerwahl Menschen, die einen ähnlichen Bildungsgrad haben, einen ähnlichen Lebensstil, ähnliche Ernährung. Der Lebensstil bedingt offenbar ganz klar die Langlebigkeit und schlägt die Genetik bei Weitem. Nach dieser Studie zumindest kommt der Einfluss der Gene auf diese gerade mal auf sieben Prozent. Was also ist nun Sache? 75 Prozent Geneinfluss auf die Langlebigkeit, zumindest für Hochbetagte, und sieben Prozent für sämtliche Altersgruppen? Das irritiert nun doch ein bisschen … Schauen wir uns deshalb das Erbgut noch etwas genauer an.

Gibt es das Methusalem-Gen?

Wenn man einzelne Gene oder Gengruppen identifizieren könnte, die uns länger leben oder auch stärker altern lassen, dann käme man der Sache mit der Erblichkeit des Alterns vielleicht etwas näher. Da wäre zum Beispiel das »Methusalem-Gen«. Wissenschaftler würden sich natürlich schämen, diese umgangssprachliche Bezeichnung in den Mund zu nehmen, denn Methusalem, Großvater von Noah, soll laut Bibel 969 Jahre alt geworden sein … Forscher sprechen hier viel lieber vom FOX03-Protein. Das steuert die Genaktivität bestimmter DNA-Bereiche und wird zum Beispiel bei Nahrungsmangel besonders aktiv. Es scheint den Anstieg des für die Langlebigkeit wichtigen Enzyms Sirtuin 1 zu aktivieren. Die Sirtuine werden später noch eine prominente Rolle in diesem Buch spielen.

Aber zurück zum FOX03-Gen, welches wir alle haben. Denn die Forschungsgruppe Gesundes Altern am Institut für Klinische Molekularbiologie an der Kieler Universität um Dr. FRIEDERIKE FLACHSBART hat 2009 etwas Hochinteressantes entdeckt. Menschen, die hundert Jahre oder noch älter werden, haben deutlich häufiger abweichende Varianten dieses Gens in ihrer DNA als der Durchschnitt. Damit wird – vor allem, wenn diese Menschen nur mäßig bis wenig essen – mehr Sirtuin 1 aktiviert als bei Menschen, die diese Genvarianten nicht haben. Und das könnte in direktem Zusammenhang mit gesunder Langlebigkeit stehen.

Was sagt die Mathematikerin und Physikerin der Kieler Universität dazu, Dr. AMKE CALIEBE? »Wenn man diese bestimmte Sequenz hat, die jetzt herausgefunden wurde, hat man eine höhere Wahrscheinlichkeit, hundert zu werden. Aber natürlich kann man auch ohne dieses Gen hundert werden. Man hat nur nicht eine so hohe Wahrscheinlichkeit.«

Aha. Also gibt es eine gewisse genetische Veranlagung für Langlebigkeit. Allerdings sollten wir im Hinterkopf behalten: Altern ist ein so unendlich komplexer Verfallsprozess, dass uns ein einziges »gutes« Gen unmöglich vor all diesen Schrecklichkeiten schützen kann. Umgekehrt dürfte uns dann auch ein »schlechtes« Gen allein keinesfalls ins Verderben stürzen …

Wie sieht es bei der Alterserkrankung Alzheimer aus?
Ungünstig im Alterungsprozess scheint es zu sein, die Variante 4 eines Gens zu tragen, das im Fettstoffwechsel eine Schüsselrolle spielt. Es handelt sich um das Gen, welches das Eiweiß Apolipoprotein E codiert. Drei Varianten des Gens gibt es: ApoE2, ApoE3 und ApoE4. Die ersten beiden machen keine Probleme. ApoE2 kommt am seltensten vor (bei circa elf Prozent der europäischen Bevölkerung) und scheint sogar positiv mit Langlebigkeit korreliert zu sein. ApoE3 haben die meisten Menschen (72 Prozent). Ungünstig ist ApoE4, das bei 17 Prozent der Bevölkerung vorliegt, denn diese Menschen laufen Gefahr, einen enormen Anstieg des »schlechten Cholesterins« LDL zu erleiden. Sie sind nicht nur einem höheren Risiko für Herz-Kreislauf-Erkrankungen ausgesetzt, sondern auch für Typ-2-Diabetes und für Alzheimer.
Beschränken wir uns hier auf die genetische Veranlagung für Alzheimer-Demenz: Da wir mit einer doppelten Genausstattung (von Vater und Mutter) gesegnet sind, erscheinen die Varianten entweder *einmal* oder *zweimal* in unserem Erbgut. Menschen, die die Genkombination ApoE4/3 haben, laufen ein vierfach höheres Risiko, an der Spätform der Alzheimer-Demenz zu erkranken, als die Träger der Zweier- und Dreierkombinationen. Das Risiko für

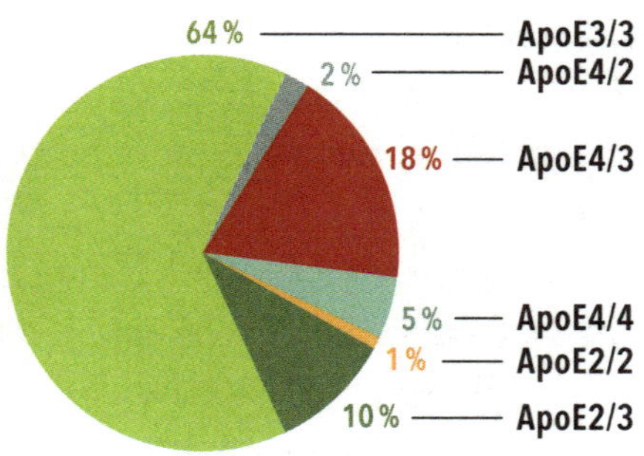

Die ungünstige Genkombination ApoE4/3 oder noch ungünstigere ApoE4/4 tragen hierzulande immerhin 23 Prozent der Menschen in sich.

ApoE4/4-Träger ist sogar leider zwölffach höher. Dazu tritt die Krankheit bei diesen Gentypen rund zehn Jahre früher auf, so Dr. CHRISTOPH MARSCHALL vom Zentrum für Humangenetik und Laboratoriumsdiagnostik (MVZ) in Martinsried.
Forscher des Max-Delbrück-Centrums für Molekulare Medizin um Professor THOMAS WILLNOW haben jetzt herausgefunden, was das von der Genvariante ApoE4 produzierte Protein in den Nervenzellen anrichtet: Es soll eigentlich ungesättigte Fettsäuren, die verschiedene gehirnschützende Aufgaben haben, über Rezeptoren in die Nervenzellen transportieren. Die Variante ApoE3 tut das auch. Aber ApoE4 verklumpt mit dem Rezeptor. Die Versorgung der Nervenzelle leidet massiv.
Aha. Nun weiß man, wie ApoE4 unsere Nervenzellen schwächt, wie eine genetische Vorbelastung unsere Langlebigkeit einschränken kann. Was also um Himmels willen tun? Sollten sich alle einem Gentest unterziehen? Doch wenn ich weiß, »Ich bin ApoE4«, kann ich ja nichts tun. THOMAS WILLNOW und sein Team arbeiten derzeit an einem Wirkstoff, der verhindert, dass ApoE4 mit dem Rezeptor verklumpt. »Wenn es gelingt, ein solches Medikament zu entwickeln, könnte ein Screening auf ApoE4 sinnvoll sein«, sagt der Zellbiologe. »Doch bis es so weit ist, möchte ich selbst lieber nicht

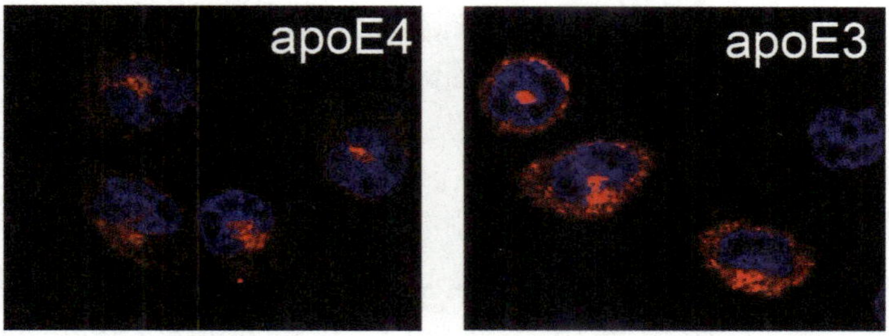

ApoE4 (links) lässt die Rezeptoren im Inneren der Nervenzelle verklumpen. Der Rezeptor kann nicht mehr arbeiten, die Zelle wird nicht versorgt. Bei ApoE3 (rechts) arbeiten die Rezeptoren problemlos an der Zelloberfläche.

wissen, welche ApoE-Variante ich habe.« Und, ganz wichtig zur Entlastung: Nicht jeder, der ApoE4-Träger ist, wird die Spätform von Alzheimer entwickeln. Nur das Risiko ist höher. Außerdem gilt: Es gibt noch viele weitere Faktoren, die Alzheimer-Demenz auslösen können. Deshalb können auch die Träger von ApoE2 und ApoE3 erkranken. Nur ist das Risiko für sie geringer.

GENTEST: JA ODER NEIN?

Nach diesem brandaktuellen Exkurs wären wir also bei der Gretchenfrage angelangt: Würde es nicht grundsätzlich Sinn machen, das gesamte eigene Genom analysieren zu lassen? Damit könnten wir uns sozusagen den »geheimen Bauplan« des eigenen Körpers und Stoffwechsels rundum transparent machen und natürlich auch dessen eventuelle Konstruktionsfehler, genetische Defekte und damit Veranlagungen für Krankheiten. Wir würden Hinweise erhalten, ob wir mit besonderen Risiken leben, die das Leben drastisch verkürzen könnten. Das setzt allerdings die Annahme voraus, dass unsere Langlebigkeit zu einem hohen Prozentsatz genetisch bestimmt wäre. Was wir ja bislang keineswegs konstatieren konnten.

Sicher allerdings ist zunächst: Träger der ApoE4-Variante sind einem deutlich höheren Risiko ausgesetzt, die spät auftretende Alzheimer-Erkrankung zu entwickeln. Da könnten doch viele an Aufklärung interessiert sein – anders als der Zellbiologe THOMAS WILLNOW, der eine Diagnostik erst dann vornehmen möchte, wenn Therapiemöglichkeiten vorhanden sind, um den Patienten zu schützen. Wer sich der Wahrheit seiner Gene also radikal ausliefern will, kann eine mögliche ApoE4-Belastung ziemlich leicht herausbekommen. In Deutschland sind Gentests allerdings nur dann gesetzlich gestattet, wenn sie ein Arzt für eine bestimmte Diagnose durchführen möchte. In den USA hingegen kann man solche Tests aber problemlos online bestellen, und das haben bislang bereits Millionen Kunden allein beim Marktführer 23andMe getan. Weitere Anbieter sind unter anderen MyHeritage und AncestryDNA. (»Heritage« heißt »Erbe« und »Ancestry« bedeutet so viel wie »Abstammung«.) In diesen Namen spiegelt sich das strikte Verbot der amerikanischen Gesundheitsbehörde FDA aus dem Jahr 2013, Gesundheits-Genanalysen anzubieten. Untersuchungen zur genetischen Abstammung blieben aber erlaubt. Zwei Jahre später lockerte die FDA dieses Verbot jedoch weitgehend, und 23andMe kam um eine Umbenennung herum. Der Name spielt auf die 23 Chromosomenpaare an, in denen unsere rund 23.000 Gene verpackt sind. Genau genommen sind es noch viel mehr, aber für eine Genanalyse sind nur die Gene spannend, die aktiv, also für die Produktion von Proteinen zuständig sind. Und die dürfen nun – wohlgemerkt nur in den USA – per Speichelproben untersucht werden,

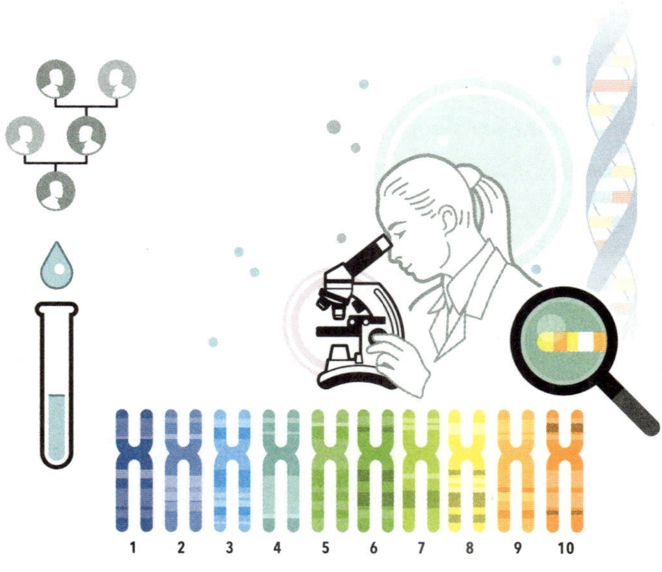

Eine Genanalyse ist heute erschwinglich, aber nur in den USA erhältlich. Auch ein Versand nach Deutschland ist nicht möglich.

und zwar auf 99 genetische Veranlagungen und 200 genetisch bedingte Krankheiten, auch auf ApoE4.
Und so bekommt nun der Kunde nach ein paar Wochen online sein Genprofil mit entsprechenden Risikoeinschätzungen zugesandt. So zum Beispiel die für das Risiko einer Erkrankung an der Alzheimer-Spätform, Typ-2-Diabetes oder etwa an Parkinson. Er erhält aber auch Hinweise auf mögliche Unverträglichkeiten, etwa gegenüber Gluten. »Das wäre doch was für mich«, sagen Sie vielleicht. Doch wieso warnen uns so viele Pressestimmen vor einer solchen genetischen Selbsterkenntnis? Na ja, zum einen ist nicht jeder in der Lage, ein anonym per E-Mail übermitteltes Risikoprofil ohne ärztlichen Beistand psychisch zu verdauen, wenn es etwa eine schlimme Botschaft enthält. Noch dazu ist es für einen Laien kaum einzuschätzen, was beispielsweise die Aussage »Ihre Gene sind mit einer 37-prozentigen Wahrscheinlichkeit mit einem Typ-2-Diabetes verbunden« konkret für seine Gesundheit bedeutet, und die bange Frage bleibt: Was tun? Die Verunsicherung wächst noch, wenn man in kritischen Artikeln liest, dass es auch Fehlanalysen gibt, sehr selten zwar, aber immerhin. Vielleicht könnte man Genanalysen mit einer größeren Unbekümmertheit als Fingerzeige nehmen, bestimmte Vorbelastungen im Hinterkopf zu behalten, sich selbst auf Symptome zu beobachten und schon mal per Änderung im Lebensstil vorzubeugen … wenn man denn grob wüsste, wie stark nun die genetische Ausstattung unsere Krankheitsanfälligkeit und damit auch Langlebigkeit prägt. Sie sehen, wir sind wieder bei der Eingangsfrage angelangt.
Eine glasklare Prozentangabe dazu werden Sie von keinem Wissenschaftler erhalten. Allein in meinen Expertengesprächen reichten die Schätzungen, wie stark denn summa summarum die Gene fürs Altern unverrückbar verantwortlich sind, von 10 bis 50 Prozent. Doch wenn ich diese Expertenmeinungen mit den aktuellen Studien in renommierten Fachmagazinen verrechne – dann lan-

den wir ganz klar bei einer *30:70-Gewichtung:* 30 Prozent unserer Lebensspanne scheint genetisch programmiert, 70 Prozent durch Lebensstil bestimmbar. Das tut auf jeden Fall gut, oder? Wir sind also definitiv sehr viel mehr als die Summe unserer Gene! Zu mehr als zwei Dritteln ist unsere Lebensspanne von uns aktiv beeinflussbar. Und unter diesem Gesichtspunkt verliert eine Genanalyse an Unerbittlichkeit.

Ich selbst habe bislang noch keine Genanalyse gemacht. Was ich nicht weiß, macht mich nicht heiß. Doch so langsam, mit den Jahren … wird die Neugier stärker, vielleicht doch eventuelle Risiken aufzudecken. Also wollte ich einen Test bei dem amerikanischen Unternehmen 23andMe bestellen. Doch keine Chance, Lieferungen nach Deutschland und Österreich sind nicht möglich, hieß es auf der Website. Also bat ich DOMINIK DUSCHER, den Test für mich zu bestellen. Als Arzt müsste das doch rechtens sein. Er fragte persönlich nach bei 23andMe. Doch auch er erhielt eine Absage: »Leider liefert 23andMe derzeit keine Gesundheitsberichte an Kunden in Deutschland und Österreich. Die Aufsichtsbehörden in Ihrer Region setzen Anforderungen, die bestimmte Berichte oder Produkte verbieten.« Wer also, zumindest in Deutschland und Österreich, etwas mehr über seine genetischen Risikopotenziale wissen möchte, erfährt sie nur, wenn ein Arzt einen begründeten Verdacht auf einen genetisch bedingten Defekt bescheinigt – und sei es eine Laktoseintoleranz!

Doch nun schließt sich gleich die nächste Frage an: Wenn ich denn per gesundem Lebensstil, mit Entspannungstechniken und Nahrungsergänzungsmitteln, vielleicht auch entsprechenden Medikamenten meine gesunde Lebensspanne massiv verlängern kann – wer sagt mir denn, was da für mich am besten funktioniert? Ich kann doch nicht täglich Dutzende Pillen einwerfen, Marathonläufe und Fastenkuren machen, ohne herausfinden zu können, was bei mir tatsächlich lebensverlängernd wirkt? Dazu braucht es am besten eine unbestechliche Messmethode. Bislang gab es die aber nicht, genauer gesagt: Es gab sie nicht für den Laien. Jetzt gerade ändert sich das!

WAS SCHLÄGT DIE EPIGENETISCHE UHR?

Bis vor Kurzem hoffte man, mit der Länge der Schutzkappen unserer Chromosomen, der Telomere, ein einigermaßen verlässliches Messinstrument für unsere Aussichten auf Langlebigkeit gefunden zu haben. In unserem Grundlagenbuch haben wir die großartige Telomer-Entdeckerleistung von Prof. ELIZABETH BLACKBURN gewürdigt, die 2009 nicht nur den Nobelpreis für ihre Arbeit erhielt, sondern uns auch noch schonungslos vor Augen führte, dass Stress die Telomere verkürzt und damit gnadenlos die Lebenszeit. Doch als Indikatoren für potenzielle Langlebigkeit wurden die Telomere in der Wissenschaftsszene mittlerweile bereits wieder beiseitegelegt, ihre Aussagekraft ist zu ungenau. Der aktuelle Liebling der Molekularbiologen ist nun die *epigenetische Uhr*. Ja, es mutet schon etwas gespenstisch an, mit welcher Präzision sie unser wahres biologisches Alter enthüllen kann – das nicht mit unserem chronologischen Alter aus dem Pass übereinstimmen muss. Und auch zu unserer Lebenserwartung kann die epigenetische Uhr einiges, vielleicht Befreiendes, eventuell aber auch Erschreckendes vorhersagen.

Näher beleuchtet: die Epigenetik

Wir sind mehr als die Summe unserer Gene. Da ist nämlich zum einen die genetische Grundausstattung, die DNA, die in sämtlichen unserer Zellen identisch ist. Und doch haben wir rund 250 verschiedene Zelltypen, die sehr verschieden funktionieren. Deshalb gibt es zum anderen ein »darüber liegendes« System, die Epigenetik (»epi« aus dem Altgriechischen für »oberhalb, auf«). Dieses steuert das Ein- und Ausschalten der Gene unserer Grundausstattung,

sodass verschiedene Zelltypen entstehen. Es erzeugt also für jeden Zelltyp andere Muster aktiver und inaktiver DNA-Sequenzen.
Der »epigenetische Code« ist – neben dem genetischen Code – ein zweiter, ein Steuerungscode, der als Dirigent unserer Zellfunktionen auftritt. Und diese Steuerung reagiert auch auf Lebensstil und Umweltfaktoren. So hat man bei eineiigen Zwillingen, die ja dieselben Gene haben, im Alter von drei Jahren fast identische epigenetische Muster gefunden. Im Alter von 50 Jahren dagegen gab es deutlich unterschiedliche Muster – wenn die Lebensverhältnisse der Zwillinge stark voneinander abwichen.
Wie funktioniert er nun, der epigenetische Code? Ein wesentliches System ist das der Methylierung. Methylgruppen sind kleine Moleküle, die aus einem Kohlenstoffatom und drei Wasserstoffatomen bestehen. Sie setzen sich als »Ein- und Ausschalter« einzelner Gene auf die DNA, und zwar nur auf ganz bestimmte Stellen – nur dort, wo die DNA-Bausteingruppe Cytosin-Guanin (CpG) vorkommt.

EPIGENETIK

Kleine Moleküle steuern die DNA und beeinflussen die Aktivität der Gene.

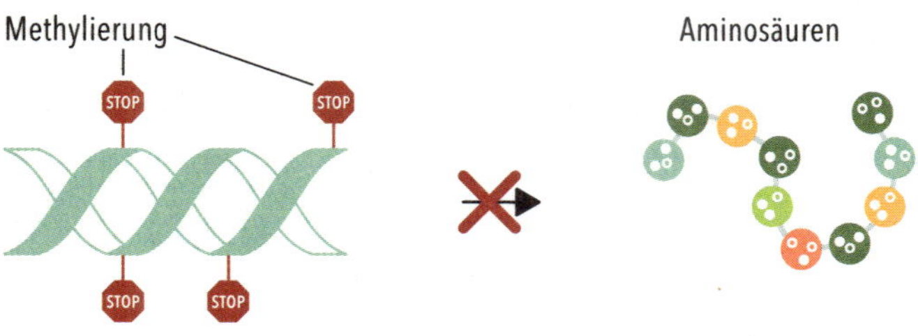

Schalter im Genom:

Die Sequenz bleibt unverändert, aber das Gen wird abgeschaltet.

Kleine Moleküle – starke Schalter: Methylgruppen steuern die DNA-Aktivität, indem sie die Ablesung von bestimmten Genen und damit die Produktion von Proteinen stoppen.

Und wo solche Strukturen gehäuft zu finden sind, spricht man von CpG-Inseln. Das Wichtige dabei: Methylierungen verhindern, dass bestimmte Gensequenzen abgelesen werden. Das heißt, sie schalten Gene aus. Bestimmte Nahrungsmittel beispielsweise wirken sich positiv auf die Methylierungsmuster aus. Stress, Traumata, Übergewicht und Rauchen wirken dagegen nachweislich negativ, nämlich »alt machend«.
Das Epigenom ist somit eine Art »Umweltgedächtnis« für unsere Zellfunktionen. Methylierungen nehmen im Alter ab, was bedeutet, dass viele Gene aktiv sind, die wir gar nicht aktiv haben wollen. Das Entscheidende hierbei sind also die Methylierungsmuster. So scheinen die Methylierungen sowohl Kennzeichen des Alterungsprozesses zu sein als auch die Zellalterung zu bewirken.

Wie funktioniert die epigenetische Uhr?

STEVE HORVATH, der deutsche Professor für Humangenetik und Biostatistik an der University of California Los Angeles, hat die Erkenntnisse zur Epigenetik geschickt genutzt, um für eine wissenschaftliche Sensation zu sorgen: ebenjene epigenetische Uhr. Wenn ein Biostatistiker von einer »Uhr« spricht, findet man von einem Uhrwerk natürlich keine Spur. Es geht hier vielmehr um die algorithmische Auswertung der Methylierungsmuster (siehe auch die beiden vorherigen Seiten) Tausender Probanden.
Es lässt uns schon staunen, dass Horvath schließlich 353 CpG-Inseln im Meer unseres Erbguts identifizierte, die eindeutige Aussagen über den Alterungsstatus einer Person zulassen. Er konnte mithilfe großer Datenmengen das Methylierungsmuster – eine Art Chiffre – für das chronologische, kalendarische Alter eines Menschen definieren. Weist also das Geburtsdatum im Pass ein Alter von 64 Jahren auf, hat die Horvath-Uhr die entsprechende Methylierungschiffre dafür. Und nun kommt es: Horvaths epigenetische Uhr misst Abweichungen von dieser Chiffre. Erkennt die

Uhr zum Beispiel ein Methylierungsmuster, das einem 72-Jährigen entspricht, dann ist dieser Mensch biologisch acht Jahre älter, als in seinem Pass verzeichnet. Sein Sterberisiko wäre damit laut Einschätzung der Forscher doppelt so hoch wie bei einem Menschen, dessen Methylierungsmuster dem Durchschnitt aller Probanden entspricht, bei denen chronologisches sowie biologisches Alter übereinstimmen. Sprich: Der biologisch 72 Jahre alte 64-Jährige wäre für Alterskrankheiten doppelt so anfällig wie die biologisch 64-Jährigen. Umgekehrt: Misst die epigenetische Uhr bei einem 64-Jährigen ein Methylierungsmuster, das dem eines 57-Jährigen entspricht, halbiert sich mit einiger Wahrscheinlichkeit dessen Sterberisiko, und Alterskrankheiten dürften deutlich später auftreten.

Die epigenetische Uhr als eine Art algorithmische Version des grimmschen Märchens vom *Gevatter Tod?* Da brennt in der Höhle für jeden ein Lebenslicht, die eine Kerze ist kurz, die andere lang, und wenn sie erlischt, stirbt der Betreffende schließlich. Und die epigenetische Uhr enthüllt die Kerzenlänge für jeden von uns? Gruselige Vorstellung.

Doch ich kann Sie beruhigen: Genau das Gegenteil ist der Fall. Denn die epigenetische Programmierung ist zwar umweltabhängig und alterstypisch, aber sie ist eben auch reversibel. Nehmen wir zum Beispiel den Faktor Stress. Wir wissen: Stress macht alt, denn Stress führt wie Alterung zur Verringerung der Methylierung der CpG-Insel am FKBP5-Gen (siehe Abbildung auf der nächsten Seite). Da eine Methylierung quasi ein Aus-Schalter für die Genaktivität ist und dieser Aus-Schalter jetzt wegfällt, wird dieses Gen stärker abgelesen. Leider führt das zu Entzündungsreaktionen. Will heißen: Stress bewirkt Entzündung. Aber: Eine Stressminderung kann die ursprüngliche Methylierung tatsächlich wiederherstellen. Die Epigenetik kann also durchaus Spiegel unseres Lebensstils sein!

METHYLIERUNG ALS START-STOPP-MECHANISMUS

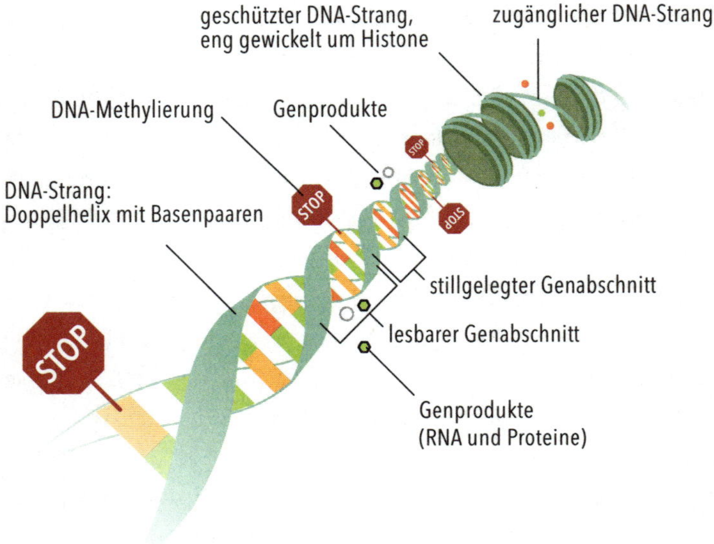

Je älter wir sind, desto weniger Stoppschilder finden wir auf unserer DNA. Immer mehr Genabschnitte werden abgelesen und Proteine produziert, die eventuell gar nicht benötigt werden und manch Ungutes bewirken können, wie zum Beispiel Entzündungen.

Nehmen wir zwei Beispiele aus der Ernährung: Brokkoli und grüner Tee. Die Epigenetikerin Prof. ISABELLE MANSUY an der Eidgenössischen Technischen Hochschule Zürich bezeichnet beide als »Methyl-Donoren«. Sie könnten also einer Verringerung von Methylierungen entgegenwirken und stehen im positiven Verdacht, Alterungsprozesse zu verlangsamen. Jetzt fragen Sie vermutlich: Kann ich die epigenetische Uhr denn schon selber nutzen? STEVE HORVATH hat seine Studie erst 2013 publiziert – das Ganze ist demnach ziemlich frisch! Doch die epigenetische Uhr, sie tickt bereits und findet immer mehr Anwender außerhalb der Wissenschaft. In Deutschland brachte die Firma cerascreen 2018 den Genetic Age Test auf den Markt, ein weiteres Unternehmen, epiAge, folgte mit dem gleichnamigen Test Anfang 2021. Während der Genetic Age Test auf die Zusammenarbeit mit dem Fraunhofer-Institut baut, wurde der epiAge-Test zusammen mit dem Epigenetiker Prof. MOSHE SZYF von der McGill University Montreal entwickelt. Da dies die neuesten Ansätze sind, habe ich mit dem Geschäftsführer von epiAge Deutschland, MARTIN A. BERLET, gesprochen, um herauszufinden, was diese »Uhr« auf dem Ziffernblatt der Langlebigkeit anzeigen kann – und was nicht.

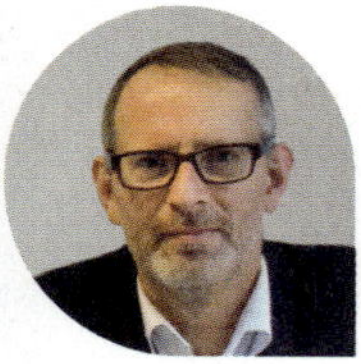

Martin A. Berlet, wie genau ist denn Ihre epigenetische Uhr im Vergleich zur Horvath-Uhr? Wie viele CpG-Inseln messen Sie in den Zellen der Speichelprobe?

Ich darf hier den Entwickler der Uhr zitieren, Professor Moshe Szyf: »epiAge verwendet 13 CpG-Inseln aus einer Region, die unter 450.000 untersuchten Inseln die höchste Korrelation mit dem chronologischen Alter aufweist. Ein direkter Vergleich mit den für die Horvath-Uhr verwendeten Inseln zeigte ähnliche Korrelationen. Durch das Reduzieren der Anzahl der zu untersuchenden Inseln haben wir weniger Störeffekte bei der Analyse. Sie werden vielleicht überrascht sein, wenn Sie lesen, dass die Horvath-Uhr 353 CpG-Inseln auswertet – und das Fraunhofer-Institut mit dem Genetic Age Test rund 70. Der Fokus auf eine kleinere Gruppe hochspezifischer CpG-Inseln vereinfacht die Analyse bei geringer Fehlerrate – und die Kosten sinken.«

Wie wende ich die Uhr denn nun praktisch an? Habe ich das richtig verstanden, dass Sie sie als eine Art Teststreifen sehen, mit dem ich checken kann, ob mich bestimmte Änderungen in meinem Lebensstil, Nahrungsergänzungsmittel oder Medikamente tatsächlich verjüngen? Die Uhr

müsste ich also mehrfach anwenden, damit sie aussagekräftig wird, oder?

Ein erster Test gibt Ihnen Auskunft über den aktuellen Status quo ihres epigenetischen Alters. Das ist auf jeden Fall ein emotionaler Moment: Stellen Sie beispielsweise fest, schneller gealtert zu sein als der Durchschnitt, werden Sie sich sicherlich ernsthafte Gedanken darüber machen, wie Sie dem in Zukunft entgegenwirken können. In jedem Fall ein guter Ansporn, den eigenen Lebensstil infrage zu stellen! Wenn Ihr Ergebnis jünger ausfällt, scheinen Sie etwas richtig zu machen. Viele Menschen versuchen, sich durch Fitness und Diäten dauerhaft gesund zu halten, aber diese Gewohnheiten sind noch kein Garant für ein gesundes langes Leben. Denn es gibt auch andere schwerwiegende Faktoren, die unser Altern beeinflussen und sich nicht auf einer Waage ablesen lassen wie zum Beispiel Stress oder Krankheit.

Angenommen, Sie messen Ihr biologisches Alter, nehmen dann für einen Zeitraum von, sagen wir, einem halben Jahr Metformin ein oder Resveratrol oder Kurkuma (Anmerkung: zu all diesen Wirkstoffen später mehr) – und messen schließlich wieder.

Wenn Sie die biologische Uhr verlangsamen oder gar zurückdrehen konnten, dann haben Sie ein starkes Indiz dafür, dass Ihre Maßnahmen tatsächlich Wirkung zeigen. Das gleiche Prinzip gilt beispielsweise auch für Lifestyleänderungen wie regelmäßige Meditation oder eine Ernährungsumstellung.

Hier bin ich natürlich neugierig geworden: Mein biologisches Alter erfahren – ganz einfach per Spucke und per Post? Da bin ich mit dabei. Selbst mit der im Hinterkopf pochenden kritischen Frage: Wird sich dein konsequent gesunder Lebensstil auch wirklich auf deine epigenetische Uhr niederschlagen, indem sie deutlich langsamer tickt als die an deinem Handgelenk? Was für ein

Frust, wenn deine DNA und ihre Methylierungen das Muster einer »durchschnittlichen« 64-Jährigen zeigen – oder vielleicht einer noch älteren? Außerdem: Sehr entspannt habe ich all die Jahre ja nicht wirklich gelebt. Stress ist ein treuer Begleiter, selbst wenn er meistens positiv ist … Aber Stress macht nun mal alt. Okay. Also zunächst eine halbe Stunde weder etwas essen noch trinken, um das Ergebnis nicht zu verfälschen. Dann sanft, aber reichlich ins Röhrchen gespuckt und geschüttelt, weil die Konservierungsflüssigkeit ihren Job tun soll. Ins Tütchen packen, ab in die Post – und warten … Bei mir hat's immerhin zwei Monate gebraucht, bis die E-Mail kam: »Die Laboranalyse Ihrer Probe ist abgeschlossen und Ihr Testergebnis ist zum Abruf bereit.« Gut. Code eingeben, tief durchatmen und: »TESTAUSWERTUNG – Ihr biologisches Alter in Jahren: 57,53.« Immerhin! Wenn wir hier schon mit Stellen hinter dem Komma jonglieren: Chronologisch war ich zum Zeitpunkt der Probe 64,3 Jahre alt. Biologisch also 6,77 Jahre jünger! Das gefällt mir dann doch. Kleine Einschränkung allerdings: Bei der ersten Messung muss man eine statistische Ungenauigkeit von +/– 2,8 Jahren akzeptieren. Das heißt, mein biologisches Alter könnte maximal bei 60,33 Jahren oder minimal bei 54,73 Jahren liegen. Würde man aber einen weiteren Test machen, um die Wirkung bestimmter Änderungen des Lebensstils und/oder von Nahrungsergänzungsmitteln zu messen, fällt die statistische Abweichung deutlich geringer aus.

Sie kennen Ihr biologisches Alter natürlich, Sie haben den Test sicher schon mehrfach gemacht.

Das habe ich in der Tat, und mein biologisches Alter liegt auch ein paar Jahre unter meinem chronologischen. Das ist aber auch nicht ungewöhnlich, wie wir aus der Beta-Testphase wissen. Das konnten wir bei einigen Personen feststellen. Interessant wird dann das Monitoring mit einem Folgetest.

Haben Sie denn damit auch ein Präparat getestet – ob es tatsächlich wirkt?

Ja, aber es war nicht nur ein Präparat, sondern eher eine Kombination, bei der auch Sulforaphan (Anmerkung: ein Wirkstoff des Brokkoli) eine Rolle spielt. Bei meiner Frau konnten wir schon signifikante Effekte beobachten. Nach einem späteren Test zeigte ihre epigenetische Uhr binnen zwei Monaten eine Verjüngung von 2,72 Jahren. Das ist natürlich kein wissenschaftlicher Beweis, sondern anekdotisch zu sehen. Genau wie ein umgekehrter Fall, bei dem innerhalb weniger Monate ein Proband eine erhebliche epigenetische Beschleunigung seiner biologischen Uhr feststellen musste. So können auch Stress und Krankheiten Einfluss nehmen. Grundsätzlich können und dürfen wir mit dem Test aber keine medizinischen Aussagen treffen. Wir können den Menschen jedoch einen Anstoß geben, über ihre Gesundheit nachzudenken oder sich Rat bei einem Arzt zu holen.

Könnte denn *Sulforaphan* geradezu ein Turbo der Verjüngung sein? Und könnte man den Verjüngungseffekt tatsächlich messen? Brokkoli – das dunkelgrüne Gemüse – ist ja schon vor Längerem zu einem Superstar in der gesunden Ernährung geworden. Beenden wir hier also das Gespräch mit MARTIN A. BERLET – und studieren Sulforaphan!

Sulforaphan – ein sehr interessanter Wirkstoff

Erst 1992 wurde er von Wissenschaftlern der Johns Hopkins University in Baltimore beschrieben. Doch schon in der Antike setzte man auf die Heilkraft der Pflanzenfamilie der *Kreuzblütler*, in denen eine Vorstufe des Sulforaphan enthalten ist. Eine der spannendsten Studien zu Sulforaphan wurde am Deutschen Krebsforschungszentrum durchgeführt. Es konnte dort bereits nachgewiesen werden – im Labor wohlgemerkt –, dass Sulforaphan die besonders aggressiven Tumorstammzellen des gefürchteten Bauchspeicheldrüsenkrebses angreift und sie damit für die Chemotherapie empfindlicher macht, sagt Prof. INGRID HERR, Leiterin der Sektion Chirurgische Forschung am Universitätsklinikum Heidelberg. Und Forscher der Oregon State University haben herausgefunden, dass Sulforaphan vor Prostatakrebs schützen kann.

Das Deutsche Krebsforschungszentrum gibt allerdings zu bedenken, dass noch keine sicheren Empfehlungen möglich sind: »Das Ergebnis einiger epidemiologischer Studien weist darauf hin, dass das Senföl Sulforaphan beziehungsweise der Verzehr von sulforaphanhaltigen Gemüsesorten zur Vorbeugung von Krebs nützlich sein könnte. Ergebnisse zur Behandlung von Krebs gibt es zurzeit allerdings praktisch nur aus Zellkultur- oder Tierversuchen. Allererste klinische Studien zur Behandlung von Patienten mit Prostatakrebs ergaben nur begrenzt Hinweise auf eine Antikrebswirkung.

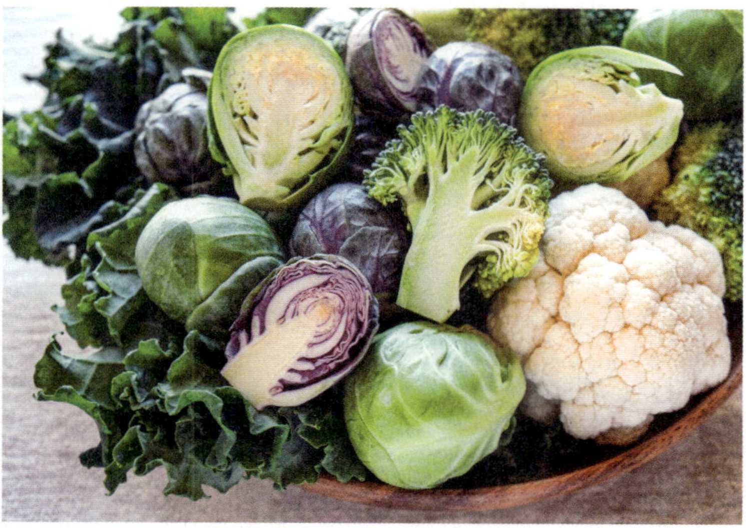

Die Familie der Kreuzblütengewächse hält eine breite Palette von glukoraphanhaltigen (Vorstufe des Sulforaphans) und damit äußerst gesunden Gemüsesorten vor. Diese sollten den täglichen Speiseplan bereichern.

Weitere Studien bei Personen mit Krebsvorstufen und zur Behandlung von Krebspatienten sind gerade angelaufen. Bisher wird Sulforaphan in den Leitlinien oder von Fachgesellschaften weder zur Krebsprävention noch zur Therapie empfohlen.«

Dennoch: Ein krebshemmender Einfluss der Substanz war in den letzten zehn Jahren schon häufig beschrieben worden, so bei Leukämie- und Hautkrebserkrankungen sowie bei Dickdarm- und Lungenkrebs. Und: »Zur Krebsvorbeugung könnte Sulforaphan nützlich sein«, sagt das hoch angesehene Krebsforschungszentrum in Heidelberg! Also bleiben wir dran.

Da die Vorstufe von Sulforaphan in sämtlichen Kreuzblütlern enthalten ist, gilt der Brokkoli nur als ein Superstar unter weiteren Hitverdächtigen. Auch Blumenkohl und sämtliche weitere Kohlsorten schützen sich mit diesem Senföl genauso vor Fraßfeinden wie Kresse, Kapuzinerkresse, Rucola, Rettich, Radieschen, Meerrettich, Kohlrübe, Raps und Senf. Damit die Kreuzblütler nicht ständig selbst mit diesem Schutzstoff zu kämpfen haben, entwickelten sie ein raffiniertes System: Sie speichern die Vorstufe des Sulforaphans – das Glukoraphan – in anderen Zellen als das Enzym, das aus Glukoraphan dann Sulforaphan macht. Dieses Enzym heißt Myrosinase. Knabbert nun zum Beispiel ein Insekt oder eine Raupe an der Pflanze, vermischen sich die beiden Zelltypen mit ihren beiden Inhaltsstoffen, und die Myrosinase baut das Glukoraphan zu Sulforaphan um – das den meisten Insekten nicht schmeckt. Ein cooles System, das uns wichtige Hinweise gibt, auf welche Weise wir das Sulforaphan am effizientesten aufnehmen können.

Da Enzyme wie Myrosinase hitzeempfindlich sind, sollte man die genannten Gemüse nur leicht dünsten, dämpfen oder kurz in Fett anbraten. Das Glukoraphan/Sulforaphan (Letzteres entsteht schon beim Gemüseschneiden) löst sich in Kochwasser – das also auf keinen Fall wegschütten, sondern für Suppen oder Soßen verwenden.

Weiterer wichtiger Tipp: Wir helfen tatsächlich der Myrosinase und dem Glukoraphan, Sulforaphan entstehen zu lassen, wenn wir das Gemüse sehr gut kauen! Im Darm setzen Darmbakterien diesen Produktionsprozess dann freundlicherweise fort.

Brokkolisprossen und andere Kreuzblütlersprossen enthalten übrigens das Zehn- bis Hundertfache an Glukoraphan und Myrosinase. Deshalb empfiehlt es sich durchaus, zu Hause solche Sprossen aus Samen zu ziehen und beispielsweise für Salate zu verwenden.

Mit dem Brokkoli-Hype haben natürlich sofort viele Anbieter den Markt geflutet, sie bieten das aktive Sulforaphan in Kapselform an. Oft sind hier gefriergetrocknete Brokkolisprossen enthalten. Hier ist aber tatsächlich Vorsicht geboten. Prof. ANDREAS HENSEL und sein Team vom Institut für Pharmazeutische Biologie und Phytochemie untersuchten mit einem speziellen Analyseverfahren 14 auf dem Markt erhältliche Produkte und kamen zu folgen-

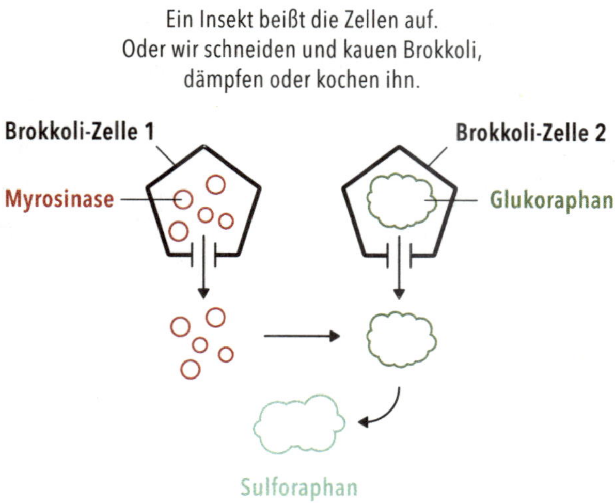

Wenn Tiere eine Kreuzblütlerpflanze anknabbern oder wir Menschen das entsprechende Gemüse zubereiten und essen, bildet sich das gesundheitsförderliche Sulforaphan.

dem Ergebnis: »In weniger als der Hälfte aller untersuchten Fälle konnte eine uneingeschränkte Übereinstimmung mit der Deklaration festgestellt werden, einige Produkte zeigten leichte Abweichungen zur Deklaration und in nicht wenigen Fällen war trotz Deklaration weder Glukoraphanin noch Sulforaphan im Produkt nachweisbar.« Fazit: Nicht überall, wo Brokkoli draufsteht, ist auch Sulforaphan drin.

Da bleibt Ihnen jetzt die Spucke weg? Achtung, die brauchen Sie noch für die nächsten Forschungstests! Was für viele schlicht undenkbar, ja inakzeptabel erscheinen mag – nämlich die Möglichkeit, Zellalterung nicht nur drastisch zu verlangsamen, sondern Zellen tatsächlich zu verjüngen –, das hat nicht nur die epiAge-Uhr in einigen Fällen gezeigt, sondern auch eine Studie ergeben, die in der Longevity-Forschungsszene wie eine Bombe eingeschlagen ist: die *TRIIM-Studie*.

Der Thymus: wichtiges Organ für die Langlebigkeit

Dr. GREG FAHY ist Immunologe, medizinischer Direktor und Mitgründer des biopharmazeutischen Unternehmens Intervene Immune in der Nähe von Los Angeles. Er und sein Team wollten mit ihrer *Stanford-Studie* im Jahr 2016/17 erforschen, wie man das Immunsystem so stimulieren kann, dass es uns bis ins höhere Alter gesund erhält. Dazu wiederum wollten sie herausfinden, wie man einen wesentlichen Dirigenten des Immunsystems fit halten kann: den *Thymus*. Dieses Organ ist enorm wichtig für gesunde Langlebigkeit, hat aber eine unangenehme Eigenschaft. Es beginnt früh zu verkümmern, nämlich kurz nach der Pubertät. Da seine Zellen immer mehr durch Fettzellen verdrängt werden, stellt der Thymus seine Arbeit so ungefähr um das 60. Lebensjahr ein.

Das ist sehr, sehr ungünstig, denn in diesem Winzling – und nur dort – reifen die spezialisierten T-Zellen heran, die schärfsten Waffen unseres Immunsystems. Zum Glück bleiben T-Zellen immer

noch in Reserve, doch die Schlagkraft des Immunsystems lässt ab 60 deutlich nach. Damit steigt die Infektionsanfälligkeit wie auch die Anfälligkeit für Autoimmunkrankheiten.
GREG FAHY und sein Team suchten nun nach Wegen, den Thymus älterer Männer zumindest ein wenig zu regenerieren. Deshalb trägt die Studie auch den hübschen Namen *TRIIM – Thymus Regeneration Immunorestoration and Insulin Mitigation.* Den Thymus am Verkümmern hindern – ein hehres Ziel! Dazu verabreichten die Forscher neun gesunden Männern im Alter von 51 bis 65 Jahren ein Jahr lang als wichtigsten Faktor das menschliche Wachstumshormon, und da das Diabetes auslösen oder verstärken kann, gab man das Diabetesmedikament Metformin dazu und DHEA, eine Sexualhormonvorstufe. Dazu kamen Zink und Vitamin D als Immunbooster. Viermal pro Woche spritzten sich die Probanden diesen Cocktail in die Bauchdecke. Wieso waren es eigentlich nur

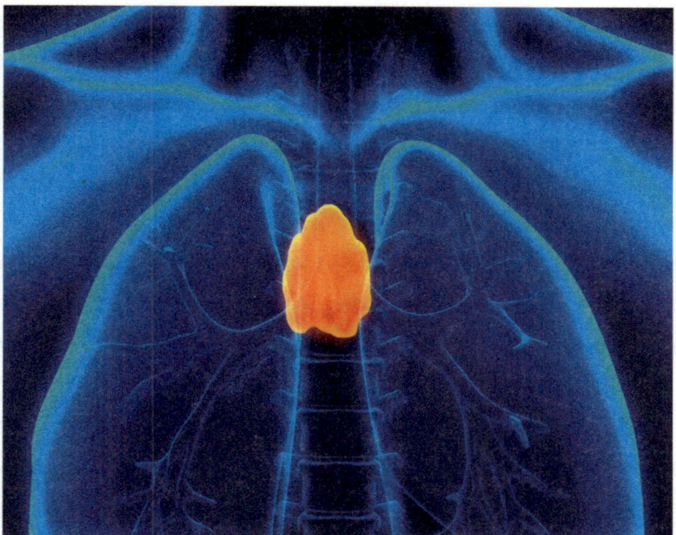

Der Thymus (Thymusdrüse, Bries) wiegt nur circa 50 Gramm und sitzt zwischen Herz und Brustbein.

neun Versuchspersonen? Damit kann man doch keine seriösen Studienergebnisse erzeugen. Ganz einfach: Pro Person kostet die Studie rund 10.000 US-Dollar, und mehr als 90.000 US-Dollar wollte man in dem ersten, sehr ungewöhnlichen Test für den Wirkstoffcocktail nicht investieren.

STEVE HORVATH, der an dem Unternehmen Intervene Immune beteiligt ist und mittlerweile seine epigenetische Uhr auf verschiedene Alterseffekte spezifiziert hatte, setzte vier dieser Uhren jetzt ein, um das biologische Alter der Testpersonen zu bestimmen. Außerdem wurde regelmäßig per MRT (Magnetresonanztomografie) überprüft, ob der Thymus sich veränderte. Das Ergebnis wollten die Studienleiter selbst nicht glauben, so phänomenal war es. Nicht nur, dass das Thymusgewebe an Fett verlor und funktionsfähiges Gewebe sich regenerierte. Das schier Unglaubliche war: Die biologische Alterung aller Probanden wurde nicht nur wie erhofft verlangsamt, sondern sie lief auch noch rückwärts – und das sogar beschleunigt! In den ersten neun Monaten wurden die Männer laut Horvath-Uhr um rund 1,6 Jahre biologisch jünger. In den letzten drei Monaten sogar um 6,5 Jahre – was einen Durchschnittswert von 2,5 Jahren an Verjüngung des epigenetischen Alters ergab. Eine Sensation! In der Geschichte der Medizin bedeutet das wahrlich eine Revolution.

Natürlich wurde nach Veröffentlichung der *TRIIM-Studie* die wissenschaftliche Verwertbarkeit der Ergebnisse bezweifelt: zu wenige Probanden, keine placebobehandelte Kontrollgruppe etc. Doch die Möglichkeit, die Lebensuhr tatsächlich zurückdrehen zu können, war so spektakulär, dass diese Arbeit enorme Wellen schlug. Prompt wurde eine zweite Studie aufgesetzt, die nun allen Anforderungen entsprechen soll: *TRIIM-X* ist ihr Name. Sie wird erneut über zwölf Monate laufen und wieder wird derselbe Wirkstoffcocktail verwendet. Doch dieses Mal nehmen 85 Probanden im Alter zwischen 40 und 80 Jahren teil und – endlich – auch Frauen.

Es wird wiederholt die epigenetischen Tests zum biologischen Alter geben, aber auch klassische Tests zu bestimmten Alterskrankheiten wie Diabetes und Demenz und zu Infektionskrankheiten wie Grippe und Covid-19. MRT plus T-Zellen-Checks gehören ein weiteres Mal dazu. Die Studie sollte im Oktober 2020 starten und im Oktober 2022 abgeschlossen sein. Kaum eine andere wissenschaftliche Untersuchung könnte weltweit eine ähnlich große Beachtung finden.

Interessant für Sie als Leserinnen und Leser dieses Praxisbuchs dürfte sein, dass die Ergebnisse der ersten *TRIIM-Studie* im Jahr 2019 ein führendes Hormonzentrum in Deutschland anspornte, seine bis dato bereits empfohlene Hormonersatztherapie für gesunde Langlebigkeit noch weiter anzupassen. Hier werden, ebenso wie in der *TRIIM-Studie*, sowohl Wachstumshormon, DHEA, Metformin, Zink und Vitamin D empfohlen. Dazu ein Auszug aus meinem Gespräch mit Dr. JÖRG PUCHTA vom Hormonzentrum an der Oper, Endokrinologie München.

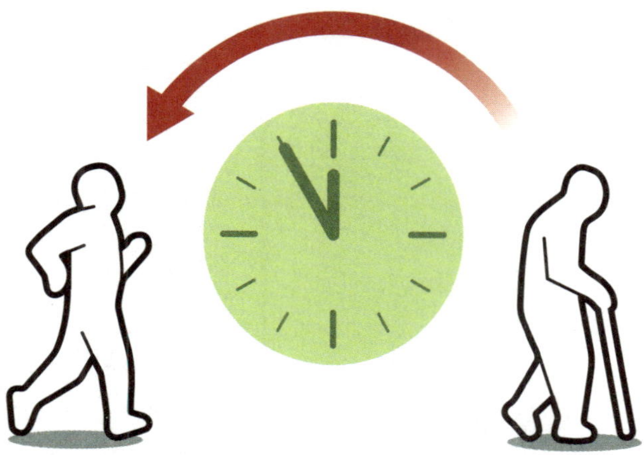

Die TRIIM-Studie zeigt, dass epigenetische Verjüngung möglich ist – und machte so das Forscherteam zu Gurus der Longevity-Gemeinde.

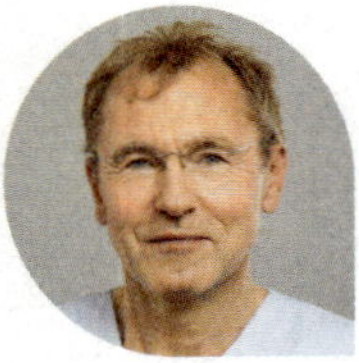

Dr. Jörg Puchta, welche Erfahrungen haben Ihre Patienten mit dem Cocktail gemacht, den Sie aufgrund der *TRIIM-Studie* empfehlen?

Wir arbeiten mit den Angaben natürlich erst, seit es die Studie gibt, also seit einem guten Jahr. Wir haben aber mit dem Hauptwirkstoff der *TRIIM-Studie*, dem Wachstumshormon, Erfahrung seit den 1990er-Jahren. Bei schwerer Somatopause (Anmerkung: Ein starker Rückgang der Wachstumshormonproduktion – meist ab Ende 40/Anfang 50 – wirkt sich negativ auf Sehnen, Bindegewebe und Muskulatur aus) haben wir es zusammen mit DHEA gegeben. Damals haben wir es allerdings höher dosiert. Patienten, die den gesamten TRIIM-Cocktail nehmen – natürlich individuell eingestellt – berichten von einer stark gestiegenen Vitalität. So sind zum Beispiel die Regenerationsphasen nach dem Sport viel kürzer, so wie bei jüngeren Menschen eben.

Was hat sich an Ihrer Verschreibungspraxis bezüglich Langlebigkeitstherapien seit der *TRIIM-Studie* geändert?

Gar nicht so viel. Wir haben mit allen Wirkstoffen auch vorher gearbeitet. Sie sind ja nicht neu. Doch da ist Zink in den Vordergrund getreten, weil der Stärkungseffekt für das Immunsystem im Alterungsprozess noch mal sehr deutlich wurde. Die Studie hat letztlich sehr schön gezeigt, dass Alterungseffekte wie die Verkümmerung des Thymus tatsächlich partiell reversibel sind. Das ist schon eine Sensation. Das verstößt gegen alle bisherigen Dogmen.

Wie dosieren Sie Zink?

Meist auf 50 Milligramm.

Und Vitamin D?

Vitamin D ist ja nicht nur ein Vitamin, es hat im Grunde eine Zwitterstellung. Es ist eigentlich ein Pro-Sexualhormon, es spielt eine positive Rolle für die Gehirngesundheit, für die Knochengesundheit und das Immunsystem. Wir schauen, dass wir den Spiegel so zwischen 50 und 70 Mikrogramm pro Milliliter einstellen. Damit orientieren wir uns mehr an der amerikanischen als an der deutschen Vorgehensweise. Die Deutsche Gesellschaft für Ernährung wäre natürlich entsetzt.

Metformin hatten Sie ebenfalls schon früher im Anti-Aging-Therapieprogramm?

Die Studienlage bezüglich der Anti-Aging-Effekte kann noch nicht als abgeschlossen gelten, aber die positiven Effekte (Anmerkung: Stärkung der Mitochondrienfunktion, Schutz vor chronischen Entzündungen und Krebserkrankungen) sind seit Jahrzehnten in den verschiedensten Einzelstudien bewiesen. Wir wissen zwar noch nicht wirklich, wo Metformin überall wirkt. Wir wissen aber, es hat einen enormen Einfluss auf den Energiehaushalt sämtlicher Zellen, auf »Langlebigkeitsproteine« in den Zellen, aber auch auf den Darm (Anmerkung: unser Mikrobiom). Insgesamt scheint es in der Hinsicht zu wirken, dass wir mit der Einnahme von Metformin offenbar viele negative »pathways« (Anmerkung: biologische Signalwege) bremsen oder sogar komplett blockieren. Was da genau passiert, weiß allerdings noch niemand.

Jetzt fehlt noch das DHEA: Welche Rolle übernimmt es im »Verjüngungscocktail«?

DHEA genießt einen gewissen mythischen Status, da seine Entdeckung im 20. Jahrhundert zu den großen Durchbrüchen der Biochemie gehörte und mit dem Nobelpreis belohnt wurde. Außerdem hat die Entdeckung des Altersabfalls (etwa ab dem 30. Lebensjahr) zu großen Erwartungen in der Forschungsgemeinde geführt. Die simple Idee war, dass wenn man den natürlichen Altersabfall dieses Hormons aus unserer Nebennierenrinde einfach wieder auffüllt, man dadurch entsprechende Anti-Aging-Effekte erzielen kann. Wir wissen, dass es ein wichtiges Neurosteroid ist (seine Konzentration im Gehirn ist viel höher als im Blut) und somit vermutlich in die zentrale Steuerung des Immunsystems – und damit auch des Alterungsprozesses – eingreift. Hinzu kommt, dass eine große Zahl an weltweit tätigen Klinikern der festen Überzeugung ist, dass sich DHEA positiv auf die Vitalität auswirkt und durch seine Gabe gewisse Verjüngungseffekte zu verzeichnen sind. Da DHEA frei verkäuflich ist, ist es für die Pharmaindustrie uninteressant, hierfür teure Studien zu finanzieren. Hier lässt sich nämlich nichts mehr patentieren. Dies hat leider zur Folge, dass wir nicht über die nötigen Studien mit der nötigen Qualität verfügen, um die Effekte von DHEA wirklich abschließend beurteilen zu können.

Auf die Ergebnisse der *TRIIM-X-Studie* dürften Sie mehr als gespannt sein ...?

Auf die Ergebnisse der *TRIIM-X-Studie* bin ich genauso gespannt wie auf die Ergebnisse der *TAME-Studie* (Anmerkung: über die Effekte des Metformin zur Milderung der Alterungsprozesse) – beides großartige Studien, und zwar solche, die die Menschheit wirklich braucht und die es zu dieser Thematik in der Geschichte der Menschheit noch nie gegeben hat.

Da ist mein nächstes Buch zur Zukunft der Longevity-Therapien also unverzichtbar ...

Was bleibt am Ende dieses Kapitels zusammenzufassen? Was sollte uns Aufschluss geben über den Umfang der Vorbestimmung durch unsere Gene und den Grad der Selbststeuerung – also über die beiden Komponenten, aus denen sich die Chancen unserer gesunden Langlebigkeit ergeben? Wir können viel tun, sehr viel sogar, um Siechtum und Leiden in jahrzehnteweite Ferne zu schieben. Wie es aussieht, liegen für die meisten von uns die Möglichkeiten der selbst organisierten Langlebigkeit bei 70 Prozent. Wir haben sogar Einfluss auf unsere Gene, indem wir sie epigenetisch zum richtigen Ein- und Ausschalten stimulieren. Wir können den Status unseres biologischen Alters messen, und wir können per epigenetischer Uhr checken, ob Sport, Meditation, Ernährungs-

umstellung, ob NEM oder Medikamente unsere Chancen erhöhen, den Alterskrankheiten ein Schnippchen zu schlagen. UND wir schauen gespannt in Richtung Kalifornien: Stimmt es denn wirklich? Mit einem Cocktail aus fünf Wirkstoffen lässt sich – individuell dosiert bitte! – die Lebensuhr sogar zurückdrehen?
Dann lassen Sie uns doch gleich weitermachen, lassen Sie uns die 70-Prozent-Chance nutzen! Die folgenden Kapitel bieten Ihnen jede Menge Impulse dazu …

PERSPEKTIVE DR. DUSCHER

Lange war die Wissenschaft der Meinung, dass in unseren Genen unser Schicksal geschrieben steht: Wie wir aussehen, an welchen Erbkrankheiten und Krankheiten wir leiden und, und, und. Doch jetzt räumt die epigenetische Forschung mit diesem absoluten Dogma auf! Neuste Studien zeigen, dass unsere Umwelt tatsächlich Einfluss auf unsere Entwicklung nimmt, und zwar nicht nur durch psychische Erfahrungen, sondern auch durch solche wie Krankheiten, Unfälle, Traumen aller Art. Wichtig zu erwähnen ist hier noch mal, dass die Epigenetik nicht nur durch die Gefühlswelt gesteuert wird. Und wir die auf diese Weise gewonnenen Eigenschaften schließlich sogar an unsere Kinder und Enkel weitergeben können.
Ist das alte, seit Darwin bekannte Evolutionsprinzip aus zufälligen Veränderungen und der anschließenden Sortierung der Umwelt aus schlechten Eigenschaften nun einfach über Bord zu werfen? Nein. Wenn eine Frau eine Veränderung (Mutation) im BRCA1- oder BRCA2-Gen trägt (den wichtigsten bisher bekannten sogenannten Brustkrebsgenen), dann ist die Entstehung eines Mammakarzinoms tatsächlich höher wahrscheinlich. Bei Verdacht auf familiären Brustkrebs kann ein Gentest Mutationen im BRCA1- und BRCA2-Gen nachweisen und eine prophylaktische Brustentfernung erwogen werden. Dies ist also

ein konkretes Beispiel dafür, wie relevant die genetische Grundausstattung für unsere Gesundheit ist. Die Gene sind jedoch noch wesentlich komplexer, als lange angenommen.

Um die epigenetische Variation und das Zusammenspiel von Genom sowie Umwelt eindrucksvoll darzustellen, eignet sich eine Honigbienenkolonie hervorragend. Obwohl in der genetischen Sequenz identisch, unterscheiden sich Bienenköniginnen und Arbeiterbienen in Bezug auf Verhalten, Physiologie und Aussehen völlig. Es gibt viele phänotypische Unterschiede zwischen Bienenköniginnen und Arbeiterbienen. So können Bienenköniginnen beispielsweise an einem Tag bis zu 2000 Eier produzieren, während Arbeiterbienen unfruchtbar sind. Letztere verbringen ihre Tage damit, nach Nahrung zu suchen, Pollen zu sammeln, den Bienenstock zu pflegen und Eindringlinge abzuwehren, während Bienenköniginnen sich Nahrung liefern lassen und Eier legen, um den Bienenstock mit genügend Arbeitern zu bevölkern. Bienenköniginnen sind fünfmal größer als Arbeiterbienen. Es überrascht also nicht, dass die Lebensdauer von Bienenköniginnen in der Regel 20-mal länger ist als die von Arbeiterbienen.

Was ist für diese dramatischen Unterschiede verantwortlich? Dazu fällt mir der Satz »Du bist, was du isst« ein. Sowohl Königin- als auch Arbeiterbienenlarven werden zunächst mit Gelée royale gefüttert, das von Ammenbienen bereitgestellt wird. Die Arbeiterbienenlarven werden jedoch schnell entwöhnt und mit Nektar und Pollen gefüttert. Im krassen Gegensatz dazu werden die Bienenköniginnen während der gesamten Larvenentwicklung in Gelée royale gebadet, und selbst als Erwachsene ernähren sie sich weiterhin mit Gelée royale. Was ist also das Besondere am Gelée royale? Neuere Forschungen haben gezeigt, dass die Inhaltsstoffe von Gelée royale ein Enzym namens Cytosin-Methyltransferase hemmen können, das Cytosin-Basen in der Honigbienen-DNA methyliert. In der Tat haben Forscher durch einfaches Verringern der Expressionsniveaus dieses Enzyms in kürzlich geschlüpften Honigbienenlarven die Auswirkungen von Gelée royale nachgeahmt, was dazu führte, dass Larven, die ursprünglich dazu bestimmt waren, Arbeiterinnen zu werden, Eigenschaften von Bienenköniginnen aufwiesen. Durch den Vergleich des Niveaus der Cytosin-Methylierung und der Genexpression im gesamten Genom von Bienenköniginnen mit Arbeiterbienen haben Forscher auch potenzielle Zielgene identifiziert, deren Expression bei Bienenköniginnen (vermutlich aufgrund von durch Gelée royale vermittelten Abnahmen der Methylierung) verglichen mit Arbeiterbienen höher ist, was die Unterschiede zwischen den beiden Kasten erklären könnte. Während Form und Funktion durch epigenetische Phänomene beim Menschen eindeutig nicht so streng bestimmt werden wie bei Honigbienen, erkennen Forscher zunehmend eine Rolle der Epigenetik für das Wachstum, die Entwicklung und die Krankheit des Menschen. Insbesondere das biologische Zellalter kann hier als epigenetisch ermittelter Marker der Zellgesundheit dienen und auch zum Monitoring von Therapien verwendet werden, wie zum Beispiel personalisierte Empfehlungen für Ernährungs- und Gesundheitsprodukte. So können Therapien maßgeschneidert und bedarfsgerecht zusammengestellt werden. Ein solches Vorgehen ermöglicht zum ersten Mal, die Entwicklung seiner (Zell-)Gesundheit zu verfolgen und den Lebensstil gezielt zu verbessern.

GESUNDE LANGLEBIGKEIT BEGINNT MIT DEM LEBENSSTIL

DIE FÜNF LEBENSSTILFAKTOREN DER LANGLEBIGKEIT: ERNÄHRUNG, SCHLAF, ATMUNG, HITZE/KÄLTE, BEWEGUNG/MUSKELKRAFT

»Der Weg zum Ziel beginnt an dem Tag,
an dem du die hundertprozentige Verantwortung
für dein Tun übernimmst.«

DANTE

Erklimmen wir jetzt also gemeinsam die Pyramide der Langlebigkeitsstrategien! Drei Stufen sind es – und die haben es in sich. Natürlich beginnen wir mit der Basis, mit dem, was tägliche Routine ist. Was kann uns hier »rejuvenation«, Verjüngung, bescheren? Hier ein kurzer Überblick.

- Natürlich beginnen wir mit der *Nahrung*. Was tut uns gut, um gesund älter zu werden? Die Auswahl der Lebensmittel, das Fasten, das Weglassen von Krankmachern – all das stärkt beispielsweise auch die *Zellkompetenz Erneuerung*.
- Weiter geht es mit ausreichend gutem *Schlaf*: Welche Schlafphasen sind die wichtigen, welche Bedeutung hat das Schlafhormon Melatonin und woran liegt es, dass ältere Menschen immer schlechter schlafen? Die Bedeutung des Schlafes für gesunde Langlebigkeit wird oft unterschätzt.
- Ähnlich sieht es mit der *Atmung* aus: Bauch- oder Brustatmung? Durch die Nase oder durch den Mund? Können wir mithilfe der Atmung unser vegetatives Nervensystem beeinflussen und damit auch guten Schlaf herbeizaubern?
- Dass regelmäßige *Hitzereize* unsere Mitochondrien stimulieren, ist lange bekannt. Was gibt es dazu Neues – und wie steht es um den *Kältereiz*? Bis –110 Grad, bitte schön …
- Was ist noch wichtig im Basement der Langlebigkeitspyramide? Da ist das wichtige Thema der *Muskelnahrung* und natürlich

der *Trainingsformen:* Was können wir tun, um dem berüchtigten Muskelschwund des Alters die Rote Karte zu zeigen? Genau – hier geht es vor allem um die Stärkung unserer *Zellkompetenz Energieversorgung*.

» Und dann beschäftigen wir uns mit der *Prävention*. Wie sollen wir leben, um dem mentalen Abbau im Alter Einhalt zu gebieten? Was liegt in unserer Macht zur Prävention von Alzheimer-Demenz – wenn wir den Lebensstil optimal gestalten? Da sind wir, wer hätte das gedacht, unter anderem bei der *Zellkompetenz Entgiftung*.

Und weil sich die drei Zellkompetenzen als Geschwister der Langlebigkeit – und leider eben auch des Verfalls – gegenseitig stimulieren, kann ich sie nicht strikt voneinander isolieren. Deshalb wird in unserem Buch immer von den *drei Zellkompetenzen* gesprochen. Legen wir also los.

FISCH, FLEISCH, NUDELN, GEMÜSE UND SALAT – WAS IST DIE OPTIMALE LANGLEBIGKEITSKOMBINATION?

»Die beste Küche kommt aus der Not.«
WILLIAM SHAKESPEARE

Steigen wir ein mit einer zugegeben kulinarisch wenig verlockenden Frage: Wenn wir die Geschmacksnerven einfach mal ignorieren, welche *Makronährstoffe* in welchem Verhältnis wären optimal, um gesund älter zu werden? Sprich: Wie viele Proteine, Fette, Kohlenhydrate sollten wir zu uns nehmen? Und auf welche *Qualitätsmerkmale* der einzelnen Makronährstoffe sollten wir schauen? Ich war einigermaßen erstaunt, als ich etliche ausgewiesene Ernährungswissenschaftler dazu befragte, dass auch in dieser Grundlagenfrage der Ernährung offenbar noch sehr viel Bewegung in der Forschung ist.

WAS HAT ES MIT DER MITTELMEER-DIÄT AUF SICH?

Dann beginnen wir doch am besten mit dem Experten, der an den Grundpfeilern des bisher Empfohlenen rüttelt, und das ist VALTER LONGO, Professor für Gerontologie und Biowissenschaften an der University of Southern California. Er hat 2018 mit seinem Buch *Iss dich jung: Wissenschaftlich erprobte Ernährung für ein gesundes und langes Leben – die Longevità-Diät* einen internationalen Bestseller gelandet. Und er ist der Meinung, dass wir gemeinhin die Bedeutung der Ernährung für gesundes Altern massiv unterschätzen, denn er sagt: »Ernährung wird wahrscheinlich eines der wichtigsten Dinge in den nächsten 20 beziehungsweise 30 Jahren sein, der wichtigste Faktor für die menschliche Gesundheit.« Die Fülle an Diättrends und sich widersprechenden Empfehlungen, unzulässige Vereinfachungen würden die Menschen allerdings verwirren. Low Carb, High Carb – das seien von Medien gesteuerte Moden. Täglich würden uns Ernährungstipps zu Lebensmitteln fluten, die wenig oder viel *Kohlenhydrate* enthalten oder die einen geringen oder hohen *Fettgehalt* aufweisen. Das sei aber überhaupt nicht der springende Punkt für eine Longevity-Ernährung. Es komme vor allem darauf an, *welche* Fette wir essen oder *welche* Kohlenhydrate. Und deshalb lohne es sich, die Ernährung der Menschen in den Blue Zones genau anzuschauen, also die Orte, an denen überdurchschnittlich viele Personen über hundert Jahre alt werden: Okinawa (Japan), Ogliastra auf Sardinien (Italien), die Nicoya-Halbinsel (Costa Rica), Ikaria (Griechenland) und eine Adventistengemeinde in Kalifornien gehören dazu.

Welche Schlüsse konnte VALTER LONGO aus der Ernährung dieser Menschen ziehen, die immerhin auf verschiedenen Kontinenten leben – offenbar alle nicht in Industrie- und Überflussgesellschaften? Beginnen wir mit der Menge an Proteinen, die wir täglich zu uns nehmen sollten. Da staunen manche, denn LONGO ist kein Freund proteinreicher Ernährung. 18 Jahre lang hatten er und sein Team für eine epidemiologische Studie über Proteine Tausende Menschen beobachtet. Die eine Gruppe hatte viel eiweißreiche Nahrung gegessen, die andere nicht.

Das Ergebnis: Menschen unter 65 Jahren entwickelten deutlich weniger Krebserkrankungen, wenn sie wenig Proteine aßen, als solche, die viel Eiweiß zu sich nahmen. Ab dem 65. Lebensjahr kehrte sich dieser Effekt dann allerdings um. Nun sank das Risiko, an Krebs zu erkranken. Zudem haben etliche Studien zu Low-Carb-Diäten, in denen auf Kohlenhydrate (auf Englisch »carbohydrates«) weitgehend verzichtet und Eiweiß- und Fetthaltiges verzehrt wird (ketogene Diäten), gezeigt, dass sie »äußerst gesundheitsschädlich« seien. Langlebigkeitsrekorde der Blue Zones hätten mit solchen Diäten nichts zu tun.

Also, was sollten wir uns nun vom Speiseplan der gesunden Hundertjährigen in den Blue Zones abschauen? In VALTER LONGOs Longevità-Diät fließt seine Forschungstätigkeit von über immerhin 30 Jahren mit ein:

- Die Basis Ihrer Ernährung sollte pflanzlich sein: Gemüse, Hülsenfrüchte, Obst.
- Auch die Proteinzufuhr sollte vor allem aus Pflanzen stammen, aus Hülsenfrüchten zum Beispiel. Fisch ist zwei-, dreimal pro Woche aber ebenfalls okay.
- 0,7 bis 0,8 Gramm Eiweiß pro Kilogramm Körpergewicht pro Tag reichen aus. Wiegen Sie beispielsweise 60 Kilogramm, dann wären das ungefähr 42 Gramm Eiweiß. (Nicht ganz einfach, das Proteingewicht aus unseren Hülsenfrüchten zu bestimmen, stimmt's?)
- Zu wenig Proteine zu sich zu nehmen, ist allerdings genauso schädlich wie zu viele.

- » Ein Großteil der Proteine sollte mit *einer* Mahlzeit aufgenommen werden, um die Proteinsynthese der Muskelzellen stimulieren zu können.
- » Wer älter als 65 ist, braucht mehr Proteine – sprich Eier, Milch oder Käse –, was für jüngere Menschen hingegen weniger zu empfehlen ist.
- » Vermeiden Sie gesättigte Fette (zum Beispiel Fleisch, Schmalz, Milch, Kokosfett, Palmöl), gehärtete Fette (wie etwa Margarine, Frittierfett, Kekse, abgepackte Kuchen), zuckerhaltige Lebensmittel wie Weißmehl und Nudeln (diese enthalten viele Kohlenhydrate, die schnell in Zucker umgewandelt werden), Kuchen beziehungsweise Fruchtsäfte.
- » Komplexe Kohlenhydrate dürfen es aber in Mengen sein. Vollkornprodukte und komplexe pflanzliche Kohlenhydrate aus Gemüsen (nicht unbedingt aus süßen Früchten) passen hier wunderbar.
- » In Zukunft wird die Ernährung stark personalisiert sein. Sie wird auf dem biologischen – also epigenetischen – Alter basieren und auch auf Faktoren des Mikrobioms (die milliardenfache Besiedlung unseres Darms von verschiedensten Bakterien) abgestimmt sein.
- » Weichen Sie in Ihrer Ernährung nicht zu stark von der Kultur Ihrer Vorfahren ab. Die epigenetische Vererbung könnte Europäern beispielsweise Probleme mit völlig Unbekanntem wie Quinoa oder Kurkuma (ursprünglich aus Südamerika beziehungsweise Südasien stammend) bereiten.
- » Essen Sie – wenn Sie Ihr Gewicht halten wollen – nur zweimal pro Tag plus einen kleinen, möglichst zuckerfreien Snack. Das Märchen von den fünf kleinen Mahlzeiten pro Tag steht längst im Schrank als alte Kamellen.
- » Beschränken Sie die Zeitspanne, innerhalb der Sie essen, möglichst auf zehn Stunden.

» Machen Sie mehrmals im Jahr eine Scheinfasten-Diät (auf Englisch »Fasting Mimicking Diet«, FMD) für vier bis fünf Tage. Sie enthält Kohlenhydrate, man gerät nicht in den Sparmodus, nimmt ab und hat stärkere Langlebigkeitseffekte als bei jeder klassischen Fastenkur (Rezepte zu VALTER LONGOs FMD finden Sie problemlos im Internet).

Interessant, dachte ich mir. VALTER LONGO ist in Süditalien aufgewachsen, da könnte es doch auch sein – trotz aller unabhängiger wissenschaftlicher Expertise –, dass er einige Elemente der *Mittelmeer-Diät* in seine FMD aufgenommen hat! Das Thema elektrisiert ihn nämlich geradezu: »Ich denke, dass der Begriff ›mediterrane Diät‹ etwas ist, das der Welt unglaublichen Schaden zugefügt hat. Ich denke, das hat wirklich zu der Übergewichtsepidemie beigetragen und den vielen Problemen, die wir heute sehen. Den Leuten, die tatsächlich der klassischen mediterranen Ernährung folgen, geht es gut. Das ist keine Super-Diät, und wenn man sich die Effekte etwas genauer anschaut, dann haben sie 6 bis 13 Prozent weniger Krankheitsrisiko. Aber kaum einer richtet sich nach der klassischen mediterranen Diät, noch nicht mal die Menschen in Italien. Ich denke, es sind nur fünf bis zehn Prozent, 60 Prozent glauben nur, dass sie es tun.«
Moment mal, da müssen wir natürlich kurz mal klären: Was ist das denn genau, die »klassische mediterrane Diät«? VALTER LONGO führt uns hier ein: »Das klassisch italienische ›Restgericht‹ *Pizza* war früher eine gute Mahlzeit mit hohem, aber gesundem Nährwert.« Und ist damit eigentlich als ein Blockbuster der mediterranen Diät anzusehen, oder? Denn die typisch italienische Pizza stammt aus Neapel und war ursprünglich ein Armeleuteessen aus Hefeteig, das mit Olivenöl beträufelt und mit Tomaten, Basilikum sowie manchmal – aber wirklich nur manchmal – mit Mozzarella belegt wurde.

Dazu der Kommentar von VALTER LONGO: »Überzuckerte Tomatensoße, fetter Käse, stark verarbeitetes Fleisch und Weißmehlteig sind eine tödliche Kombination für den Stoffwechsel. Dieses Gericht ist das perfekte Beispiel, wie im Laufe der Jahrzehnte aus einem eigentlich gesunden Essen – wenig Kohlenhydrate, viel Gemüse – ein total ungesundes wurde.« LONGO selbst hatte sich nach dem Studium in den USA mithilfe von Cola und Chicago-Style-Pizza ins Übergewicht gefuttert, kämpfte mit Bluthochdruck und enormen Cholesterinwerten. Das ist natürlich längst Geschichte.

Unfassbare 950 Millionen Tiefkühlpizzen essen die Deutschen pro Jahr, die beliebteste: Salamipizza. Die bringt es auf rund 900 Ki-

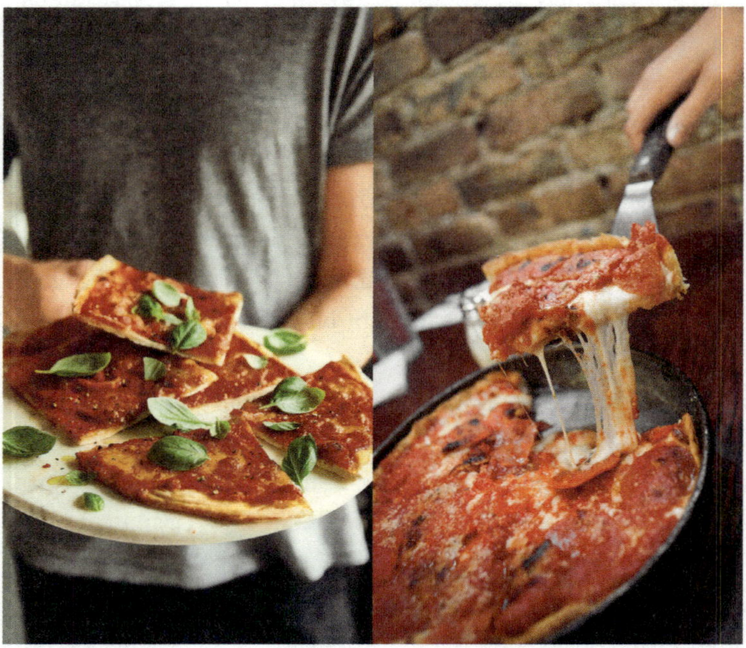

Pizza Margherita (links): ein Blockbuster der klassischen mediterranen Diät. Und daneben etwas ganz anderes: eine moderne Chicago-Style-Pizza aus den USA.

lokalorien, zehn Gramm Zucker und fünf bis sechs Gramm Salz. Der Fettgehalt deckt 65 Prozent des Tagesbedarfs, der Anteil gesättigter Fettsäuren ist enorm hoch.

DIE MITTELMEER-DIÄT – EINE DER FORMELN FÜR LANGLEBIGKEIT?

Das Beispiel Pizza steht leider für etliche der fatalen Irrtümer einer »mediterranen Kost«, die nur noch als Etikettenschwindel bezeichnet werden kann. Viel zu große Nudelportionen, völlig aus der Tradition gefallene Sahnesoßen und Süßspeisen (wie etwa Tiramisu) und sämtliche Negativeffekte der hochverarbeiteten industriell produzierten Lebensmittel haben mit der Vokabel »gesund« rein gar nichts mehr zu tun. Dazu kommt, dass in sehr vielen Regionen der Mittelmeerländer auch traditionell bis heute nicht wirklich gesund gekocht wird. In Norditalien stehen beispielsweise Rind und Schwein sehr häufig auf der Speisekarte, Butter sowie Schweineschmalz regieren die Küchen – Fisch kommt im besten Fall als Stockfisch auf den Tisch.

Was möchte ich Ihnen mit diesem Exkurs nun ans Herz legen? Ganz einfach: Mittelmeer-Diät sehr gerne, aber dann bitte die richtige! Der aus Italien stammende VALTER LONGO fasst die »richtige« Mittelmeer-Diät in unserem Interview schließlich wie folgt zusammen: »Gute mediterrane Küche ist Armeleuteküche. Was haben die Italiener gegessen – vor 50 Jahren? Viel Gemüse! Sogar an Brot und Nudeln wurde gespart, weil die Geld kosteten. Als ich in den 1970ern in Süditalien aufwuchs, kam bei uns zu Hause fünfmal pro Woche *Pasta e Vaianeia* auf den Tisch. Ich fand das natürlich langweilig. Aber heute kann ich das Gericht als perfekte Langlebigkeitsmahlzeit bezeichnen. Es war vollgepackt mit grünen Bohnen, Karotten und grünem Blattgemüse. Wenn man seinen Teller leer hatte, war man satt. Gute Kohlenhydrate, kein Zucker.« Ein Geheimnis der wirksamen Mittelmeer-Diät ist demnach also: das *Weglassen!*

Mit der Hilfe von VALTER LONGO haben wir die »echte« Mittelmeer-Diät also ziemlich genau definiert:

- » Eine große Vielfalt an saisonalen und regionalen Gemüsen
- » Maximal zwei kleine Portionen fettarme Milchprodukte (Joghurt, Käse) pro Tag
- » Mindestens drei Portionen Hülsenfrüchte pro Woche, abwechselnd Bohnen, Kichererbsen, Linsen
- » Eine große Vielfalt an Kräutern und Gewürzen, wenig Salz
- » Getreideprodukte – überwiegend Hartweizen, Couscous, Bulgur, Hirse, Polenta, Reis
- » Fleisch (kaum rotes Fleisch, dafür Geflügel und Kaninchen) oder Fisch maximal zweimal pro Woche
- » Süßigkeiten nur zu besonderen Anlässen – stattdessen Nüsse, Samen, Honig

Und was bringt dieses »Armeleuteessen« nun für die Langlebigkeit? Menschen, die sich nach dieser echten Mittelmeer-Diät konsequent ernähren, leben deutlich länger. Das ist in vielen Studien nachgewiesen. Ich liste hier nur die wichtigsten positiven Aspekte auf und folge dabei der Übersicht des Zentrums für Prävention, Ernährung und Sportmedizin am Klinikum rechts der Isar, München: Mittelmeer-Diät-Anhänger leiden deutlich weniger an Herz-Kreislauf-Erkrankungen sowie Krebs und leben – wie gerade erwähnt – wesentlich länger als etwa Menschen in Holland, Finnland oder den USA, die sich landestypisch ernähren. Je »ärmer« die mediterrane Küche ausfiel, desto höher die Langlebigkeit. Die Autoren sprechen von einer »erstaunlichen Wirksamkeit« der »echten« mediterranen Ernährung. In Zahlen ausgedrückt heißt das: ein 25 bis 30 Prozent geringeres Risiko für Herz-Kreislauf-Erkrankungen und Krebs!

Und noch etwas: Eine neue britische Fünfländerstudie mit 612 Teilnehmern über 65 Jahre (veröffentlicht in der Fachzeitschrift *Gut*) zeigte, dass von der echten Mittelmeer-Diät die Darmflora, das

Mikrobiom, stark profitierte. Altern bedeutet nämlich meist auch einen Verlust der Bakterienvielfalt im Darm – mit dem Effekt, dass der Alterungsprozess beschleunigt wird: stärkere Gebrechlichkeit, steigendes Darmkrebs-, Diabetes- und Fettleberrisiko. Als eine wesentliche Ursache für die positiven Wirkungen der Mittelmeer-Diät wurde in dieser Studie eine Klasse von Inhaltsstoffen genannt, die uns etwas »altbacken« erscheinen mögen, es aber durchaus in sich haben: Ballaststoffe! Also geht's gleich weiter mit den neuesten Erkenntnissen zum Thema *Ballaststoffe und Langlebigkeit.*

HER MIT DEM BALLAST! WELCHE ERLEICHTERUNG!

Ballaststoffe dürften die meistunterschätzten Nahrungsbestandteile sein. Klar, Ballast braucht man nicht, muss man abwerfen. Und dazu hat man noch gehört, dass Ballaststoffe in der Nahrung unverdaut wieder ausgeschieden werden … also was soll das?

Das soll eine ganze Menge – nämlich unser Leben verlängern. Und so sind Ballaststoffe beispielsweise ein sehr überzeugendes Argument für eine *vegetarische* oder *vegane* Ernährung! Denn Ballaststoffe sind fast ausschließlich in pflanzlicher Kost enthalten. In tierischen Produkten finden wir so gut wie nichts davon. Das liegt unter anderem daran, dass Pflanzenzellen Stabilität brauchen, ein Grashalm oder Apfelbaum muss aufrecht in der Gegend herumstehen können. Deshalb entwickeln Pflanzen und Pilze Fasergerüste aus Cellulose, Lignin oder Chitin. Wir haben aber keine Enzyme, um diese Fasern aufzuspalten. Also werden sie wieder ausgeschieden. Gut so! Solche Fasern (im Englischen spricht man eleganter von »dietary fibre«) sind allerdings nur *ein* wichtiger Teil der Ballaststoffe, nämlich *unlösliche Ballaststoffe.* Vollkornprodukte und Hülsenfrüchte haben etwa einen hohen Anteil unlöslicher Ballaststoffe. Sie beugen als Füllstoffe im Darm der verbreiteten Darmträgheit vor. Ballaststoffreiche Lebensmittel müssen stärker gekaut werden, sodass ein Sättigungseffekt entsteht und länger vorhält.

Lösliche Ballaststoffe sind Quellstoffe im Fruchtfleisch, in Gemüsen, Hülsenfrüchten, Hafer. Sie binden große Mengen Wasser und sind ebenfalls großartige Helfer beim Stuhlgang, dienen aber auch als Nahrung für das Heer unserer Darmbakterien, die wertvolle kurzkettige Fettsäuren produzieren. Und was hat ein funktionierender *Stuhlgang* nun mit der Langlebigkeit zu tun? Ganz einfach: Ballaststoffe haben eine Fülle schützender Eigenschaften, die die Zellfunktionen stärken. In den meisten pflanzlichen Lebensmitteln sind übrigens beide Typen enthalten – lösliche und unlösliche Ballaststoffe –, nur das Verhältnis variiert.
Welche protektiven Wirkungen haben sie? Wer hätte das gedacht: Sie reduzieren das Risiko etlicher Alterskrankheiten. Sie liefern:

» Darmkrebsprävention
» Typ-2-Diabetes-Vorbeugung
» Schutz vor Herz-Kreislauf-Erkrankungen
» Und: Wissenschaftler des Nuffield Department of Population Health an der University of Oxford werteten die Daten einer

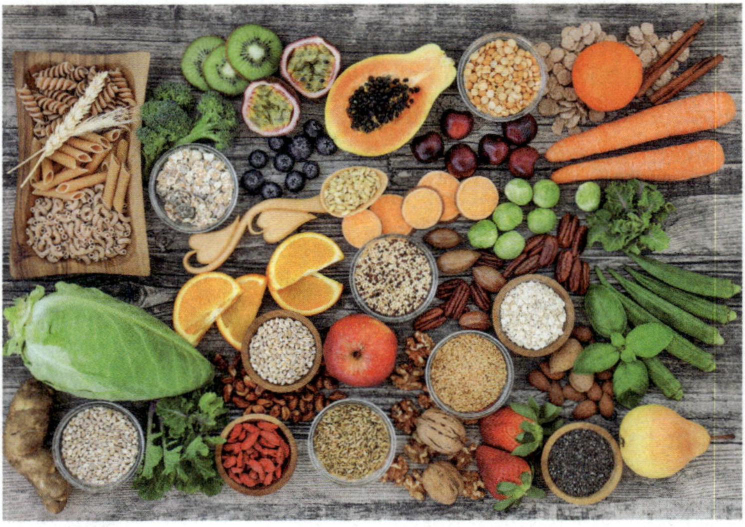

Enorm unterschätzt für eine gesunde Langlebigkeit: die Ballaststoffe.

gigantischen Studie aus, die *EPIC-Studie* mit 520.000 Probanden aus neun Ländern. Geklärt werden sollten die Einflüsse der Ernährung auf das Schlaganfallrisiko über einen Zeitraum von knapp 13 Jahren. Der stärkste Schutzfaktor aus der Ernährung waren Ballaststoffe! So bringt ein tägliches Plus von zehn Gramm Ballaststoffen eine Risikoreduktion von sagenhaften 23 Prozent.

Wie viel Gramm Ballaststoffe brauchen wir denn nun am Tag, um den optimalen Langlebigkeitseffekt zu bewirken? Verschiedene medizinische Fachgesellschaften empfehlen wohlgemerkt ein *Minimum* von 30 Gramm Ballaststoffen täglich. Die deutsche Bevölkerung nimmt aber leider im Durchschnitt ein Drittel weniger als das Minimum auf, nämlich 20 Gramm.

Dazu Prof. HANS HAUNER, Direktor des Else Kröner-Fresenius-Zentrums für Ernährungsmedizin an der TU München: »Ich glaube, dass Ballaststoffe das Wichtigste sind, was uns heute fehlt. Vor hundert Jahren haben wir uns ganz anders ernährt, damals lag die Ballaststoffzufuhr geschätzt bei bis zu 70 bis 100 Gramm pro Tag. Wenn ich Ihnen das heute geben würde, hätten Sie erst mal zwei Tage Blähungen, um das noch vorsichtig zu formulieren. Wir sind das nicht mehr gewohnt. Unser Darm, unser Mikrobiom hat sich natürlich der modernen Ernährung angepasst. Wir haben relativ gute Daten, dass eine ballaststoffarme Kost tatsächlich Diabetes fördert, den Fettstoffwechsel verschlechtert und Herz-Kreislauf-Erkrankungen begünstigt. Auch bei Krebs spielen Ballaststoffe eine große Rolle – vor allem bei Dickdarmkrebs und auch bei Brustkrebs.«

Um die Bedeutung dieses Themas noch stärker zu unterstreichen, lasse ich MARTIN SMOLLICH zu Wort kommen, Leiter der Arbeitsgruppe Pharmakonutrition am Institut für Ernährungsmedizin des Universitätsklinikums Schleswig-Holstein, Campus

Lübeck: »Ballaststoffe sind ja die Lieblingsnahrung für die physiologischen Bakterien, die unseren Darm – und damit unsere gesamte Gesundheit – in vielfältiger Weise schützen. Deshalb werden Ballaststoffe heute auch als ›Präbiotika‹ bezeichnet, eben als unverzichtbares Substrat für probiotische Bakterien. Wenn Sie nicht ausreichend Ballaststoffe aufnehmen, fangen diese Bakterien notgedrungen an, die Schutzschicht der Darmschleimhaut als Ersatznahrung zu nutzen. Dadurch sinkt die Fähigkeit der Darmschleimhaut, den Körper vor Krankheitserregern und Schadstoffen aus der Nahrung zu schützen. Als Folge können Krankheitserreger leichter in den Körper eindringen, wodurch es zu Unverträglichkeiten und chronischer Entzündung kommen kann. Und diese chronische Entzündung spielt eine maßgebliche Rolle sowohl bei der Entstehung von Darmkrebs als auch bei Alterungsprozessen (›Inflammaging‹). Füttern Sie Ihre schützenden Darmbakterien also mit reichlich Ballaststoffen, und zwar sowohl mit löslichen Ballaststoffen aus Gemüse als auch mit unlöslichen Ballaststoffen aus Vollkornprodukten.«

Nehmen Sie sich diese *fünf Regeln* zu Herzen – und beugen Sie so etlichen Alterserkrankungen vor:

1) Essen Sie pflanzenbasiert.
2) Wählen Sie immer die Vollkornvariante – egal, ob Brot, Nudeln oder Reis. Wenn Getreide, dann Vollkorn. Klar orientieren können Sie sich dabei an der brandaktuellen *PURE-Studie* vom Februar 2021 – so MARTIN SMOLLICH. Über rund zehn Jahre gaben knapp 150.000 Menschen in 21 Ländern detailliert Auskunft darüber, in welchen Mengen sie Weißmehl, Reis oder Vollkornprodukte aßen. Das Ergebnis: »Eine hohe Aufnahme von raffiniertem Getreide war mit einem höheren Mortalitätsrisiko und schwerwiegenden kardiovaskulären Erkrankungen verbunden. Weltweit sollte ein geringerer Verbrauch von raffiniertem Getreide in Betracht gezogen werden.«

3) Essen Sie mindestens dreimal pro Woche Hülsenfrüchte, also Bohnen, Erbsen, Soja in Form von beispielsweise Sojaschnetzeln (Tofu enthält keine Ballaststoffe), Linsen, Erbsen sowie Kichererbsen.
4) Essen Sie täglich eine Handvoll Nüsse statt Süßigkeiten, am besten ungesalzen. Den höchsten Ballaststoffgehalt haben Mandeln und Macadamia, Cashewkerne den niedrigsten.
5) Ergänzen Sie Ihre Ernährung durch weitere Ballaststofflieferanten wie Leinsamen, Flohsamenschalen, Weizenkleie und Kohlgemüse.

Lebensmittel	Portion	Ballaststoffgehalt
Schwarzwurzeln (frisch)	200 g	36 g
Kichererbsen (Konserve, abgetropft)	200 g	19 g
Kidneybohnen (Konserve, abgetropft)	200 g	15 g
Weiße Bohnen (Konserve, abgetropft)	200 g	15 g
Artischoke (frisch)	125 g	14 g
Flohsamenschalen	2 Esslöffel	10 g
Erbsen (TK)	200 g	9 g
Linsen (Konserve, abgetropft)	200 g	8 g
Leinsamen	2 Esslöffel	7 g
Rosenkohl (gekocht)	150 g	6 g
Paprika (frisch)	150 g	5 g
Gemüsemais (Konserve, abgetropft)	125 g	5 g
Roggenvollkornbrot	1 Scheibe	5 g
Weizenkleie	2 Esslöffel	5 g
Dinkelvollkornbrot	1 Scheibe	4 g
Haferkleie	4 Esslöffel	4 g

Beispiele für ballaststoffreiche Lebensmittel, angegeben als Gehalt pro üblicher Portionsgröße.

Klar, dass in Gemüse und Obst wegen ihres hohen Wassergehalts pro Gewichtseinheit eher wenige Ballaststoffe enthalten sind. Ballaststoffbooster dagegen ist Brot aus Roggenschrot, Dinkel- und Grünkern. Deshalb: Die Mischung macht's. Sie zweifeln? Bohnen, Kichererbsen, Flohsamenschalen … auf einem Bett aus weiteren wunderbaren Gemüsen, garniert mit Roggenschrot? Sie schaffen das! Im Ernst: Ballaststoffe lassen sich wunderbar in die tägliche Küche integrieren. Wichtig ist halt, dass Sie beim Einkauf immer einen kleinen Ballaststoffzähler im Hinterkopf haben, der Ihnen sagt: »Das hier eher nicht! – Das hier sehr gerne!«
Wenn ich vom »Eher nicht!« spreche, dann lassen Sie uns doch kurz die Lebensmittel betrachten, die *gar nicht gehen:* hochverarbeitete Nahrungsmittel, sogenannte »ultra-processed foods«. Die verkürzen das Leben. Das darf ich ungeschützt so sagen …

LEBENSMITTEL NACH DEM NOVA-SYSTEM AUSWÄHLEN

Hochverarbeitete Nahrungsmittel sind der Grund, weshalb viele Kinder in den Industrieländern unter Nährstoffmangel leiden. Fertiggerichte, Pommes, Chips, Schokoriegel, Burger, Tiefkühlpizzen

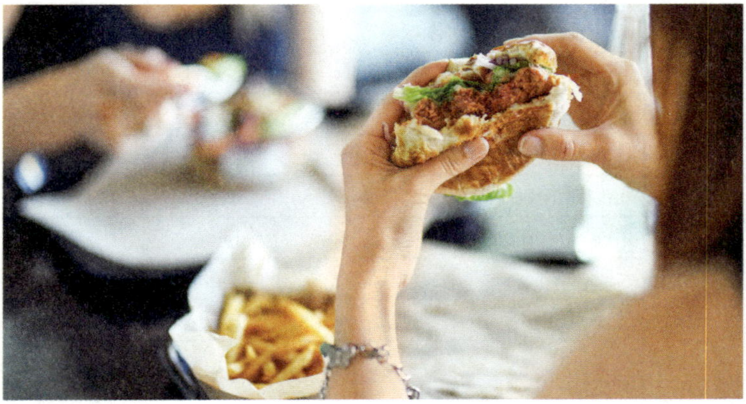

Hochverarbeitete Lebensmittel wie Burger, Würste und Mayonnaisen haben verheerende Auswirkungen auf Verdauungssystem und Stoffwechsel.

können den Stoffwechsel von Kindern so programmieren, dass sie schon früh Gefahr laufen, Alterskrankheiten für spätere Jahrzehnte einzuladen. Erwachsene sind vor solchen Fehlprogrammierungen leider auch nicht gefeit. Dazu hatte ich unter anderem auch MARTIN SMOLLICH befragt, der im Expertengespräch mit mir auf eine Studie mit geradezu erschreckendem Ergebnis verwies.

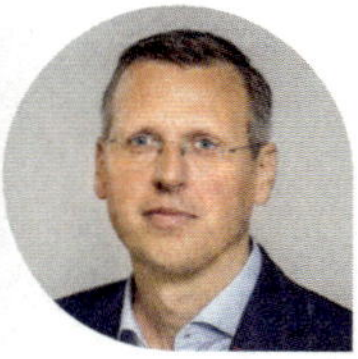

Professor Martin Smollich, welche wissenschaftlichen Erkenntnisse gibt es heute über die Auswirkungen von hochverarbeiteten Lebensmitteln?

Eine der wichtigsten Studien zum Thema *hochverarbeitete Lebensmittel* stammt aus dem Jahr 2019 und wurde in der Fachzeitschrift *Cell Metabolism* veröffentlicht. Die Studienteilnehmer wurden für 14 Tage im Versuchszentrum eingeschlossen und in zwei Gruppen eingeteilt: Einer Gruppe wurden für die gesamten 14 Tage nur hochverarbeitete Lebensmittel bereitgestellt, der anderen Gruppe nur unverarbeitete Lebensmittel. Alle Teilnehmer durften so viel essen, wie sie wollten. Das führte dazu, dass die Probanden aus der Gruppe mit den hochverarbeiteten Lebensmitteln pro Tag 500 Kilokalorien mehr aßen als die Probanden mit den unverarbeiteten Lebensmitteln. Am Ende der Studie hatten sie außerdem knapp ein Kilogramm zugenommen, während die anderen ebenso viel Gewicht verloren hatten. Das heißt: Selbst wenn Lebensmittel die gleichen Kalorien und Nährstoffe enthalten – von hochverarbeiteten Lebensmitteln essen wir einfach mehr.

Gibt es Hinweise darauf, welche Ursachen es für diesen Effekt gibt?

Zum einen wissen wir, dass hochverarbeitete Lebensmittel aufgrund ihrer Textur einfach schneller gegessen werden – und wer schneller isst, isst automatisch auch mehr, weil er die Sättigungssignale seines Körpers erst viel zu spät wahrnimmt. Ein weiterer Grund sind vermutlich auch typische Zusatzstoffe in hochverarbeiteten Lebensmitteln. Das sind Substanzen, die eigentlich aus der Kosmetikindustrie kommen und die Sie nie in Ihrer Küche verwenden würden. Typisches Beispiel für so einen kritischen Zusatzstoff ist Carboxymethylcellulose CMC (Anmerkung: CMC ist ein Bindemittel; es verbessert die Konsistenz bei vielen Lebensmitteln wie etwa bei Speiseeis durch eine Reduktion der Eiskristallbildung, bei Mayonnaisen, Soßen, Fruchtmassen, Gelee; Backwaren halten sich länger »frisch«). Neueste Studien zeigen, dass CMC die Barrierefunktion der Darmschleimhaut schädigt, was Unverträglichkeiten fördert und chronische Entzündungen verursacht. Man weiß bis heute noch nicht viel über die genauen Wirkungsmechanismen dieses zum Teil synthetischen Gemischs in hochverarbeiteten Lebensmitteln. Dazu kommt bei vielen dieser hochverarbeiteten Lebensmittel die ernährungsmedizinisch sehr ungünstige Zusammensetzung: Sie haben eine sehr hohe Kaloriendichte, sehr viel Fett, sehr viel Zucker – und gleichzeitig kaum Ballaststoffe, Omega-3-Fettsäuren, sekundäre Pflanzenstoffe und Mikronährstoffe. Bei den guten, nicht hochverarbeiteten Lebensmitteln ist es genau andersherum.

Das klingt nicht gut. Also sollten wir genau wissen, wie hochverarbeitete Lebensmittel klassifiziert sind und wie wir sie erkennen. Eine brasilianische Arbeitsgruppe hat dazu ein hilfreiches Vierstufensystem entwickelt, das den Verarbeitungsgrad berücksichtigt und sehr hilfreich ist, das *NOVA-System*. Es unterteilt die Lebensmittel grob in vier Klassen:

1) Unverarbeitet bis minimal verarbeitete Lebensmittel
2) Leicht verarbeitete Zutaten
3) Verarbeitete Lebensmittel
4) Hochverarbeitete Lebensmittel

Stufe	betrifft	Verarbeitung	Beispiele	Verzehr
1	**frische Lebensmittel**	frisch, getrocknet, erhitzt, gepresst, fermentiert, gefroren	Gemüse, Pilze, Kräuter, Gewürze, Obst, Nüsse, Samen, Getreide, Getreidemehl, Kartoffeln, Fleisch, Fisch, Eier, Milch, Joghurt, Quark, Käse, Tee, Kaffee	Basis der Ernährung, sollte Hauptanteil der Speisen stellen
2	**Zutaten leicht verarbeitet**	gepresst, raffiniert, gemahlen, getrocknet, zerkleinert	werden nicht *einzeln* verzehrt, sondern für Geschmack der Speisen zugegeben: Salz, Zucker, Honig, Pflanzenöle, Essig, Getreidestärke, Backpulver	in kleinen Mengen zur Zubereitung frischer Speisen
3	**verarbeitete Lebensmittel**	geräuchert, gepökelt, gebacken, konserviert, gegärt	Brot und Brötchen, Teigwaren, Konfitüren und Aufstriche, eingelegte Gemüse, Konserven aller Art, Eingemachtes aller Art, Bier, Wein	in eher geringen Mengen als Beigabe zu frischen Speisen
4	**stark verarbeitete Lebensmittel**	industriell meist mit Zusätzen hergestellt	Produkte mit Zusätzen aller Art: Fertigprodukte, Cerealien, Riegel, Milchprodukte mit Fruchtzusätzen, Back- und Süßwaren, Wurst- und Fischprodukte mit Zusätzen	möglichst meiden oder nur in geringen Mengen verzehren

In der Tabelle finden Sie die Bewertung dieser vier Klassen von Lebensmitteln. Man beachte: Die Lebensmittel der Stufe 4 stellen den größten Teil der im Supermarkt erhältlichen Lebensmittel – und es sind auch die, für die am stärksten geworben wird. Leider. Sie sollte man schlicht und ergreifend vergessen.

So, und diese Frage folgt jetzt natürlich auf dem Fuß: Wie erkenne ich bitte schön im Supermarkt, was hochverarbeitet ist und was nicht – und zwar über die grobe Klassifizierung hinaus? Befinden sich Kennzeichnungen auf den Verpackungen? Die nüchterne Antwort lautet: Die gibt es leider nicht. Aber seit Ende 2020 gibt es Nutri-Score. Dieses Kennzeichnungssytem hilft, die Nährwertzusammensetzung von Fertiggerichten einzuschätzen. Die negativen Effekte von Zusatzstoffen deckt dieses System allerdings nicht auf. Doch es ist in seinen Ampelfarben sehr gut verständlich und mit Sicherheit hilfreich, wenn man Produkte hinsichtlich ihres Nährwertes einschätzen oder ähnliche Produkte miteinander vergleichen möchte.

Grundlage der Berechnung sind *negative Inhaltsstoffe* wie:

» Gesättigte Fettsäuren
» Salz
» Zucker
» Energiegehalt, Kalorien

Und *positive Inhaltsstoffe* wie:

» Ballaststoffe
» Proteine
» Obst und Gemüse
» Nüsse und ausgewählte Öle
» Hülsenfrüchte

Die Bewertung der Nährwertqualität wird beim Nutri-Score-System auf einer Skala von A bis E angezeigt. Ein grünes A wäre die beste, ein rotes E die schlechteste Wahl.

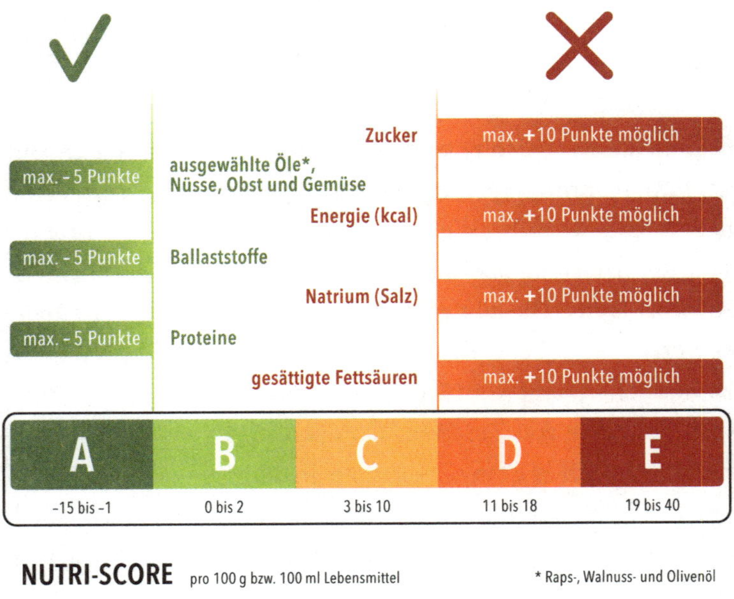

Der jeweilige Nutri-Score entsteht, indem positive und negative Elemente (also der Energiegehalt sowie die Gehalte »ernährungsphysiologisch günstiger und ungünstiger Nährstoffe«) miteinander verrechnet werden. Nach Nutri-Score zu labeln ist für die Lebensmittelhersteller nicht verpflichtend – etliche tun es aber bereits, so seit Neuestem nicht nur Unternehmen in Deutschland, sondern auch in Frankreich (seit 2017), Belgien, Spanien, Portugal, der Schweiz und Luxemburg. Was hat das nun alles mit gesunder Langlebigkeit zu tun? Das liegt auf der Hand, denn es geht um das erhöhte Risiko für Bluthochdruck, Dickleibigkeit, Depression, Diabetes und einige Krebsarten. Wenn Sie auf hochverarbeitete Nahrungsmittel mit hohem Nutri-Score verzichten, minimieren Sie diese Risiken deutlich.

Die aktuelle Studie eines spanischen Forscherteams veranschaulicht das drastisch: 900 Personen, Durchschnittsalter 68, nahmen in vier Gruppen unterschiedliche Mengen von hochverarbeiteten Lebensmitteln zu sich. Die Gruppe, die am meisten »Junkfood« aß, zeigte mehr Herz-Kreislauf-Erkrankungen, Typ-2-Diabetes, und – das ist eine neue Dimension der Erkenntnis – diejenigen, die sehr viele stark verarbeitete Lebensmittel pro Tag aßen, hatten deutlich kürzere *Telomere* (Schutzkappen der Chromosomen) als diejenigen, die wenig davon aßen. Die Telomerlänge ist eines von mehreren Kennzeichen der Langlebigkeit. Exakte Zusammenhänge sind hier noch nicht geklärt, aber ein wichtiger Hinweis ist geliefert.

So. Was also tun – außer den Menschen immer wieder zu sagen: Kauft nur Lebensmittel mit grünem Nutri-Score und mit niedrigem Verarbeitungsgrad, sogenanntes »real food«? HANS HAUNER kam vorhin bereits zum Thema Ballaststoffe zu Wort und ist nicht nur Direktor des Else Kröner-Fresenius-Zentrums für Ernährungsmedizin, sondern auch »Real«-Ernährungsmediziner. Er hat mir verraten, welchen außergewöhnlichen Weg er mit seiner Studiengruppe an der TU München verfolgt.

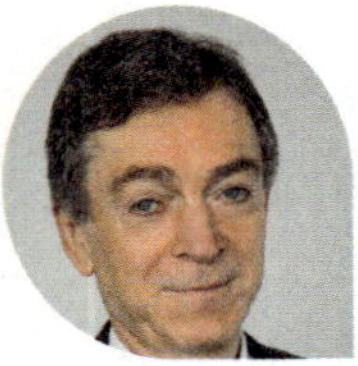

Professor Hans Hauner, müssen wir auf die Leberkässemmel und den Hamburger gänzlich verzichten?

Was wir versuchen, ist, das, was die Menschen gerne essen, gesünder zu machen. Wir nehmen ihnen das nicht weg, sondern sagen, okay, wir machen jetzt mal die Pizza oder den Hamburger gesünder … oder das bayerische National-Junkfood: die Leberkässemmel. Im Brät befindet sich grob entsehntes Rindfleisch sowie fettes Schweinefleisch, Speck ohne Schwarte, Wasser, Zwiebeln, Salz und Majoran. Das Ganze wird sehr fein zerkleinert und die Mischung in eine Kastenform gefüllt und im Ofen gebacken. Wenn sich eine braune Kruste gebildet hat, ist der Leberkäs fertig.

Das klingt nach äußerst negativem Nutri-Score …

Die bayerische Leberkässemmel – das ist das Haupt-Fastfood und -Junkfood der Bayern. Da ist vieles drin, was der Metzger sonst nicht so gut verwerten kann. Dann kommen Gewürze dazu, viel Salz. Schmeckt gut. Ich bin auch damit groß geworden. Und esse es auch heute noch gelegentlich, ohne Frage. Keiner von uns würde dazu eine Vollkornsemmel hernehmen. Und wir sind hergegangen (Anmerkung: die Studiengruppe der TU München) und haben gesagt: Wir wollen die Leberkässemmel »gesünder« machen und wollen aber auch, dass das bezahlbar bleibt. Gesunde Alternativen sind häufig Nischenprodukte – die kosten das Dreifache. Das kaufen keine Normalverdiener, die bei Aldi oder Lidl einkaufen. Wir haben also mit unseren Partnern aus der Industrie den Leberkäse mit pflanzlichen Ballaststoffen angereichert, gesündere Fleischkomponenten verwendet (mehr Muskelfleisch) und auch das Weißbrot mit Ballaststoffen angereichert. Das Ganze haben wir so abgestimmt, dass unsere gesündere Leberkässemmel der »normalen« täuschend ähnlich sieht und auch genauso schmeckt. Unsere Leberkässemmel hat aber 30 Prozent weniger Kalorien als die

»normale« (Anmerkung: Eine »normale« Leberkässemmel liefert in etwa so viele Kalorien wie ein doppelter Cheeseburger, nämlich circa 480 Kilokalorien). Wir werden jetzt eine größere Metzgerei suchen, die bereit ist, ein solches Produkt in ihr Sortiment aufzunehmen.

Das hoffen wir doch sehr, dass sich eine solche Metzgerei findet!

Der Zeitgeist, an dem das Thema gesunde Ernährung nicht vorübergegangen ist, gibt natürlich Rückenwind, wenn es sich um beliebte, nährwerttechnisch aber eher minderwertige Mahlzeiten handelt. Auf meine Nachfrage beim Fertiggerichtprofi Dr. Oetker zum Thema *Gesunde Pizza – was tun Sie da?* erhielt ich eine entsprechende Antwort: »Wir haben unser Qualitätsversprechen dahingehend ausgedehnt, dass unsere Produkte den bekannten Dr.-Oetker-Genussfaktor bei deutlich reduziertem Salz-, Zucker- und Fettgehalt auf den Tisch bringen werden. Bis 2025 ist eine weitere Reduktion um circa 15 Prozent vorgesehen« – und an veganen Pizzen arbeite man auch. Das wird sich im Nutri-Score sicherlich ablesen lassen!
Und hier eine Anregung für die Dr.-Oetker-Versuchsküche (die Rezepturen bleiben geheim): ELISABETH MIEHLE, Lebensmitteltechnologin am Fraunhofer-Institut in Freising experimentiert daran, Tiefkühlpizza gesünder zu machen. Sie reichert den Teig – wen wundert es – mit Ballaststoffen an. »Das Mehl eines normalen Standardteigs hat rund zwei Prozent Ballaststoffe. Bei dem Teig, den wir jetzt mit Ballaststoff anreichern, hat man einen genauso hohen Ballaststoffgehalt wie beim Vollkornmehl, nämlich mindestens sechs Prozent. Ab sechs Prozent Ballaststoffgehalt darf man ein Lebensmittel als ›ballaststoffreich‹ bezeichnen. Bei einer Pizza mit knapp 300 Gramm Gewicht ergibt das Ballaststoffe von immerhin rund 18 Gramm.«

Künftig gelten also für unseren Einkaufskorb zwei wichtige Einlassregeln: Hochverarbeitete Lebensmittel müssen draußen bleiben – und alles, was viel Ballaststoff enthält, erhält VIP-Status! Doch, war da nicht noch was? Wollten wir nicht ein für alle Mal klären, in welchem Verhältnis die Makronährstoffe denn nun in unseren Einkaufskorb und damit in unsere Mägen kommen sollten – für ein langes, gesundes Leben?

EINE INTERESSANTE DREIECKSBEZIEHUNG: KOHLENHYDRATE, EIWEISS UND FETT

Mit der Frage nach den Makronährstoffen mache ich jetzt ein großes Fass auf – weil die Expertenmeinungen hier deutlich auseinandergehen. Also versuche ich, besten Wissens und Gewissens das herauszufiltern, was für Ihre Meinungsbildung wesentlich sein könnte, werte Leserinnen und Leser. Hier nun die drei namhaftesten Experten zum Thema. Lassen wir als Erstes noch einmal HANS HAUNER zu Wort kommen, der nicht nur Ernährungsmediziner an der TU München ist, sondern auch im Präsidium der Deutschen Gesellschaft für Ernährung sitzt, die Empfehlungen und Leitlinien für unsere Ernährung herausgibt, so auch den *DGE-Ernährungskreis – Wegweiser für eine vollwertige Ernährung*.

Von ihm wollte ich wissen, was nach den neuesten Studien optimal ist. Low Carb gilt derzeit – zumindest in den Bevölkerungskreisen, die ernährungsbewusst leben – gewissermaßen als Dogma. HAUNER, also die DGE, plädieren für 25 bis 30 Prozent *Mindestgehalt* an Kohlenhydraten in unserer Nahrung: »Was die Deutschen essen in ihrer normalen Kost, da kommen wir durchaus so etwa auf 45 bis 50 Prozent aus Kohlenhydraten. Frauen liegen ein bisschen höher als Männer. Das zeigen die letzten Studien. Das Problem ist hier die Qualität der Kohlenhydrate, Thema *Zucker.* 20 Prozent des Kohlenhydratkonsums entfallen auf Zucker, der schnell in die Blutbahn geht und einen gewissen Stress für den Stoffwechsel darstellt. Günstig wären natürlich die langsam resorbierbaren Kohlenhydrate (Anmerkung: zum Beispiel die in Gemüse, Hülsenfrüchten, vollem Korn), so wie unsere Vorfahren sie gegessen haben. Viele Organe brauchen Kohlenhydrate, auch die Muskulatur. Im Normalzustand benötigt das Gehirn ungefähr 20 Prozent des täglichen Energieverbrauchs und verbrennt ausschließlich Glukose. Deshalb empfehle ich: 25 bis 30 Prozent sollte der Mindestgehalt an Kohlenhydraten unserer Nahrung sein.«

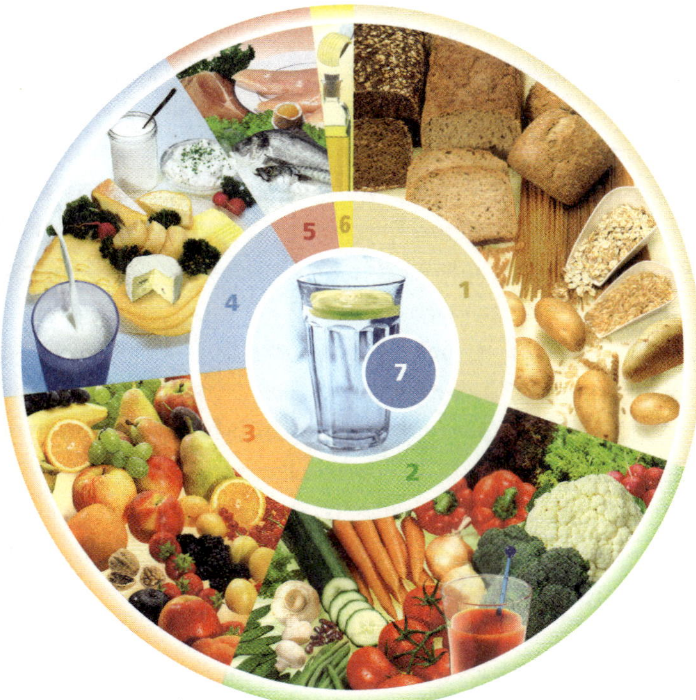

Der DGE-Ernährungskreis zeigt an, wie unsere Nahrung idealerweise zusammengesetzt sein sollte: 1) Getreide, Getreideprodukte und Kartoffeln: 30 Prozent; 2) Gemüse: 26 Prozent; 3) Obst: 17 Prozent; 4) Milch und Milchprodukte: 18 Prozent; 5) Fleisch, Wurst, Fisch und Eier: 7 Prozent; 6) Öle und Fette: 2 Prozent; 7) Getränke

VALTER LONGO geht hier sogar noch weiter: »Laut einer Meta-Analyse im *Lancet* ist es besser, eine 80-prozentige Kohlenhydratdiät zu haben als eine 40-prozentige Low-Carb-Diät. Das Beste ist 60 Prozent.«

Wir können allerdings seinen Diätplänen und aus seinen Angaben, wie LONGO sich persönlich ernährt, Folgendes entnehmen: Langkettige Kohlenhydrate aus Gemüse und Obst bilden die Basis der empfohlenen Ernährung. Nudeln, Brot, Reis werden sehr zurückhaltend dosiert und ausschließlich als Vollkornprodukte verwendet. Auch Proteine gehören nur in geringen Mengen in seine Ernährungsempfehlungen, wie wir sahen (Seite 57), zumindest bei den unter 65-Jährigen. Die von der DGE empfohlene *Summe* an Eiweißen macht dagegen immerhin 25 Prozent des Ernährungskreises aus (siehe Abbildung oben) und dürfte damit deutlich oberhalb der 0,8 Gramm Protein pro Kilogramm Körpergewicht liegen, die LONGO empfiehlt. Zudem rät er, im Gegensatz zur DGE, nur wenig Milchprodukte zu essen.

MARTIN SMOLLICH meint dazu: »Proteine haben ernährungsmedizinisch einen superguten Ruf: ›Fett ist schlecht, Zucker ist schlecht, aber Protein ist gut.‹ Wenn man sich aber insgesamt den Proteinkonsum anschaut in der Bevölkerung, dann haben wir in Deutschland keinen Proteinmangel, sondern wir haben eigentlich viel zu viel Protein. Die DGE empfiehlt ja zwei bis drei Portionen Seefisch pro Woche. Wenn alle Deutschen das machen würden, gäbe es bald keinen Seefisch mehr. Das ist allein ökologisch gesehen Unsinn. Auch Geflügel und Fleisch braucht bei uns niemand für eine gesundheitsförderliche Ernährung. Und Milch ist ja total überschätzt bezüglich der Gesundheitsvorteile. Das ist eher eine Marketinggeschichte, dass Milch gut sei für die Knochen, stark mache und gesund. Dahinter stehen natürlich einflussreiche Lobbyinteressen. Historisch gesehen gab es früher natürlich auch gesundheitliche Gründe für Dinge wie subventionierte, gezuckerte

Schulmilch: In den Jahren nach dem Zweiten Weltkrieg waren viele Kinder untergewichtig und mangelernährt – da lieferte Milch wertvolles Eiweiß und wichtige Energie. Heutzutage haben wir in unserer westlichen Ernährung von beidem zu viel, nicht zu wenig. Auch die Behauptung, ein hoher Milchkonsum im Erwachsenenalter sei gut für starke Knochen, stammt eher aus den Marketingabteilungen: Beispielsweise ist die Prävalenz von Osteoporose und Knochenbrüchen im Alter in asiatischen Ländern, wo nur sehr wenig Milch konsumiert wird, deutlich geringer als bei uns. Für eine gute Knochengesundheit ist Milch also überhaupt nicht zwingend erforderlich.

Funfact nebenbei: Entgegen den Jahrzehnte währenden Empfehlungen wissen wir heute sehr gut, dass fettreduzierte Milch zur Vermeidung von Übergewicht nicht vorteilhafter ist als Vollfettmilch. Wenn Sie niemand sind, der Milch literweise trinkt, sondern sie allenfalls für den Kaffee und das morgendliche Müsli nutzt, dann gibt es überhaupt keinen ernährungsmedizinischen Grund, statt Vollmilch die fettreduzierte Variante zu wählen.«

Und was sagt MARTIN SMOLLICH weiter zu den Kohlenhydraten in unserer Nahrung? »In Deutschland bedeutet ja ›Low Carb‹, das Brot wegzulassen. Dann haben die Menschen die ganzen unlöslichen Ballaststoffe nicht mehr. Die müssten sie sich schließlich über Erbsen, Bohnen, Linsen und Gemüse holen. Das bekommen sehr viele Menschen leider nicht ohne Weiteres hin. Weil für die meisten Menschen eine brotarme Ernährung gleichbedeutend ist mit einer ballaststoffarmen Ernährung, bilden Getreideprodukte auch nach wie vor die Grundlage vieler Ernährungsempfehlungen. Ich persönlich esse Brot wie ein Genusslebensmittel – also relativ selten. Das halten übrigens viele Ernährungsmediziner und Ernährungsmedizinerinnen so. Allerdings ist die Kommunikation dieses Themas in einem ›Brotland‹ wie Deutschland nicht ganz einfach.«

Fassen wir unsere ganzen Informationen im Folgenden noch einmal zusammen:

» *Low Carb?* Das scheint Sinn zu machen, es muss aber sichergestellt sein, dass wir bei Verzicht auf Brot, Nudeln und Reis Ballaststoffe in anderer Form zu uns nehmen. Vollkornvarianten sind maßvoll willkommen.
» *Fette?* Die sind grundsätzlich zu reduzieren, und wenn wir Fett zu uns nehmen, dann sollten es möglichst ungesättigte Fettsäuren sein. Entscheidend ist nun mal eine *hypokalorische* (energiearme) Ernährung, falls wir gesund altern wollen. Fettreduktion ist ein effizienter Weg dorthin. Dazu gleich noch mehr, wenn es ums Fasten und Scheinfasten geht.
» *Proteine?* Unbedingt in Maßen zu sich nehmen – das gilt besonders für Milchprodukte und Fleisch (Geflügel möglichst auch nicht, da bin ich natürlich voreingenommen, weil Tierschützerin). Selbst Fisch muss meines Erachtens nicht sein – wir lassen sie doch besser leben, in den Seen und Meeren! Entscheidend ist hier jedenfalls, auf qualitativ hochwertigen Ersatz durch Pflanzenproteine zu achten.

Klar, hier spricht die Vegetarierin und Tierschützerin, aber eine Vielzahl an Ernährungsmedizinern stimmt mir zu – auch MARTIN SMOLLICH: »Neueste Studien zeigen auch: Das ›richtige‹ pflanzliche Protein ist so viel gesünder als tierisches Protein – vor allem für Ihr Herz. Möchten Sie beispielsweise Ihren Fleischkonsum reduzieren und ersetzen das Fleisch durch Kohlenhydrate aus Brot, Nudeln oder Kartoffeln, dann hat das kaum einen Vorteil für die Herzgesundheit. Ersetzen Sie das Fleisch dagegen zumindest teilweise durch hochwertiges pflanzliches Eiweiß aus Hülsenfrüchten (Erbsen, Bohnen, Linsen, Kichererbsen, Soja) und Nüssen (Walnüsse, Mandeln), sinkt Ihr Herz-Kreislauf-Risiko und Ihre Blutfette verbessern sich deutlich.«

So, und jetzt sollten wir uns noch eine viel diskutierte Studie aus dem Jahr 2015 anschauen. Die hat nämlich sämtliche Ernährungskreise ins Rotieren und Ernährungspyramiden ins Wanken gebracht. Die Studie deckte auf, wie unterschiedlich wir auf Nahrungsmittel reagieren. Prof. ERAN SEGAL und Prof. ERAN ELINAV vom Weizmann Institute of Science in Israel kamen in ihrem Big-Data-gestützten Versuch zu einem erstaunlichen Ergebnis. Eine Woche lang sammelten die Forscher die Blutzuckerwerte (im Fünfminutentakt) sowie Gesundheitsdaten und Stuhlproben von 800 Studienteilnehmern. Die Probanden mussten dazu akribisch notieren, was sie aßen. Am Ende der Studie hatten die Wissenschaftler 1,5 Millionen Glukosewerte zur Auswertung – und die Ergebnisse sorgten für Furore. Die Probanden reagierten nämlich überraschend verschieden auf Kohlenhydrate aus der Nahrung. Der eine hatte einen steilen Blutzuckeranstieg nach Vollkornbrot (was »eigentlich« nicht sein sollte), die andere hatte keinen Anstieg nach Weißbrot (was ebenfalls nicht der Lehrmeinung entspricht). Auch die Reaktionen auf Fett und Salz waren sehr verschieden. »Manche Menschen, die meinten, sich sehr gesund zu ernähren, reagierten sogar auf Tomaten mit einem Zuckerhoch im Blut«, stellten die Forscher fest.

Der Blutzucker wurde als Messgröße gewählt, weil dessen Anstieg für etliche der Alterskrankheiten, zum Beispiel Diabetes oder Herz-Kreislauf-Erkrankungen, mitbestimmend ist. Die Vermutung: Das Mikrobiom, die Darmflora, unterscheidet sich von Mensch zu Mensch so stark – durch kulturelle Ernährungsgewohnheiten, Medikamenteneinnahme, Stress und weitere Faktoren –, dass die Resorption (Aufnahme von Nahrungsbestanteilen aus dem Darm) eine völlig andere ist. Die Forscher entwickelten nun aus den Daten für hundert der Studienteilnehmer personalisierte Ernährungsvorschläge. Das Ergebnis: Die Blutzuckerwerte verbesserten sich, das Mikrobiom stabilisierte sich.

Die Kollegen von MARTIN SMOLLICH am Institut für Ernährungsmedizin der Uni Lübeck regten diese Studienergebnisse zu einer Start-up-Ausgründung an, die exakt auf dieser Basis personalisierte Ernährung ermöglichen will. Für die Universität liefert das Start-up wichtige Forschungsdaten. Das erste Testset, das bereits in Deutschland erhältlich ist, heißt »Million Friends«. Der Name spielt natürlich auf die gigantische Schar (hoffentlich) freundlicher Bakterien in unserem Darm an … Der Test läuft ganz ähnlich wie die Studie des Weizmann Institute of Science: Man klebt mithilfe einer kleinen Apparatur einen Sensor an den Oberarm (per Mininadel wird dabei ein kleiner Messfaden unter die Haut gedrückt), aktiviert ein Auslesegerät für den Sensor und gibt per App minutiös ein, was man am Tag gegessen hat, aber auch Zeit und Art sportlicher Aktivität. Das Gerät misst während der zweiwöchigen Testphase die Veränderung der Glukosewerte, also die Stoffwechselreaktion auf Mahlzeiten, Getränke und Sport. Dazu kommt ein Stuhltest für die Analyse des Mikrobioms.
Nach Ablauf der Testphase werden die gesamten Daten ausgewertet und aus dem Ergebnis konkrete Hinweise für eine personalisierte Ernährung abgeleitet. Ein erster Ansatz *digitalisierter und personalisierter Ernährungsberatung!* Denn wie gravierend unterschiedlich die individuellen Stoffwechselreaktionen ausfallen können, hat Prof. HANS HAUNER, Direktor des Else Kröner-Fresenius-Zentrums für Ernährungsmedizin der TU München, in einem kleinen Test an seinem Institut beobachtet: »Wir haben eine Studie gemacht, bei 15 jungen Studenten. Sie waren alle sportlich, keiner übergewichtig. Die haben wir erst einmal 36 Stunden lang fasten lassen, und da ging es schon mal los: Normalerweise schaltet der Körper seinen Stoffwechsel beim Fasten relativ schnell auf Fettverbrennung um, weil wir in der Leber nur einen begrenzten Glykogenspeicher haben, und das Gehirn braucht Glykogen. Das sieht man beim Fasten im Blut, dann steigen die Fettsäuren an und die Ketonkörper

(Anmerkung: Das ist der Ersatzbrennstoff für den Körper, der aus der Fettverbrennung entsteht). Wir haben das rund um die Uhr alle zwei bis vier Stunden gemessen und uns dann wirklich gewundert: Bei einigen Studenten sind die Fettsäuren und Ketonkörper tatsächlich massiv angestiegen – aber es waren auch einige dabei, bei denen ist nichts passiert! Die hatten keine Fettverbrennung! Wir haben dann weitergemacht, haben sie weiter fasten lassen, Fahrrad fahren lassen – und die Stoffwechselantwort der Testpersonen war sehr variabel.«

Lassen Sie am Ende dieses Abschnitts eines noch mal hervorheben. Sämtliche Ernährungsmediziner sind sich darin einig: *Weniger ist mehr.* Kalorienreduktion dürfte schlichtweg *der* Steuermann sein, wenn wir mithilfe von optimaler Ernährung in den Hafen gesunder Langlebigkeit segeln wollen. Genau darum soll es nun im Folgenden gehen: um das Weniger – das Fasten, das Intervallfasten *und* das Scheinfasten. Beginnen wir mit Letzterem. VALTER LONGO hat sich hier klar positioniert: »Ich würde sagen, dass Fasten als Begriff aus dem Wörterbuch der Ärzte und Menschen gestrichen werden muss, denn es bringt nichts. Die Zukunft liegt in spezifischen Fastenregimen und besonders im Scheinfasten *(FDM, Fasten Mimicking Diet).* Das ist ideal.«

Dann steigen wir doch ein mit einer Art Wunderdiät, von der Presse weltweit gehypt: mit einer speziellen Rundum-sorglos-und-gemütlich-Ernährung zur Förderung der gesunden Langlebigkeit. Sie schmeckt, sie lässt – wenn man abnehmen will – als Diätversion die Pfunde purzeln *und* zugleich die Muskeln wachsen! Kann das sein? Was ist wirklich dran an *Sirtfood?*

SIRTFOOD: SCHEINFASTEN FÜR EIN LANGES LEBEN?

Sirtfood hat seine internationale Prominenz einem Weltstar zu verdanken: Popsängerin Adele. Die Boulevardpresse überschlug sich geradezu, als sich Adele rundum erschlankt präsentierte und gleich noch das Rezept dazu verkündete: die *Sirtfood-Diät!* Fantastisch, eine schlanke Adele, eine neue Vokabel – das ließ sich großartig pressewirksam verkaufen.

So viel gleich mal vorneweg: Uns interessiert hier weniger das Abspecken – wobei wir natürlich wissen, dass ein niedriger Bodymass-Index eindeutig mit Langlebigkeit verknüpft ist. Uns interessiert vor allem der Langlebigkeitseffekt selbst. Könnten wir uns mit *Sirtfood* tatsächlich ein gesundes Altern »anfuttern«? Als Erstes sollten Sie natürlich erfahren, was diese »Sirts«, die *Sirtuine* eigentlich sind, die für Adeles eindrucksvolle Verschlankung verantwortlich sein sollen.

Das Sirtuin: ein weiteres Highlight am Langlebigkeitshimmel?

Sirtuine gehören zu den Stars der Stoffwechselsteuerung. Es handelt sich um Enzyme, die uralt sind, aber neu entdeckt. Anfang der 1990er-Jahre wurde das erste Sirtuin beschrieben. Sirtuine steuern die Reaktion des Körpers auf Stressfaktoren wie Kälte, Hitze, Nahrungsmangel sowie Belastung. Und das, was sie an Stoffwechselreaktionen auslösen, scheint deutlich lebensverlängernd zu wirken. So agieren einige von ihnen offenbar als zelluläre Hebel, die den Effekt des Fastens oder von Diäten in Richtung *Anti-Aging* steuern. Wieso sind Sirtuine uralt? Ganz einfach: Weil sie in sämtlichen Lebewesen vorkommen – vom Bakterium über den Wurm bis hin zum Menschen. Sie sind also unverzichtbar fürs Überleben, und das schon seit Jahrmillionen! Wir Menschen haben sieben verschiedene Sirtuine, jedes hat sein eigenes, sehr spezielles Steuerungspotenzial. Was uns besonders interessiert, sind die Sirtuine 1, 3, und 6, denn sie steuern drei wichtige Zellfunktionen, die für die Langlebigkeit wichtig sind:

» Zum einen legen sie im Zellkern an der DNA bestimmte Eiweißstrukturen still, sodass die Genaktivität vermindert wird (ein »Hungereffekt«) – und jetzt kommt die Lebensverlängerung: Entlang der DNA können nun die Reparaturenzyme in aller Ruhe ihren Job machen, nämlich Schäden am Erbmaterial reparieren. Besonders, wenn das an Stammzellen geschieht, dürfte dies der Langlebigkeit sehr förderlich sein.

» Zum anderen ist eine weitere Aufgabe der Sirtuine die Stimulierung der *Autophagie*. Dazu werden wir später ebenfalls noch einiges hören – es handelt sich um das hochkomplexe und intelligente System der »Abfallwirtschaft« in der Zelle, das sehr stark auf Recycling und Fettverbrennung setzt und von elementarer Bedeutung für die Zellgesundheit ist. Da die Autophagie im Alter mehr und mehr ins Stottern gerät und funktionslose Zellbestandteile, Abfallprodukte, wirkungslose Proteine etc., also Zellmüll, nicht mehr problemlos entsorgt werden, macht die Stimulierung der Autophagie gerade beim Älterwerden sehr viel Sinn.

» Ein anderer Sirtuin-Effekt ist darüber hinaus die *Mitochondrienaktivierung*. Sirtuine fahren die Aktivität unserer Zellkraftwerke hoch und könnten so auch zur Teilung anregen – was unserem Kräftehaushalt sehr zugutekommt.

Sirtuine scheinen also ein Schlüssel für Langlebigkeit zu sein und sind deshalb stark in den Fokus der Forschung gerückt. Die zentrale Frage der Wissenschaft ist daher eine schlichte Frage: Wie kann man Sirtuine stimulieren? Die Antworten sind natürlich weniger schlicht. Drei wesentliche Stimuli weisen den Weg: *Nahrungsreduktion*, sekundäre *Pflanzenstoffe*, genauer *Polyphenole* (das ist die Substanzklasse, die in Sirtfood steckt) und *NAD*$^+$. Letzteres wird etwas später einen Ehrenplatz in diesem Buch erhalten, denn dieses Molekül gilt derzeit als einer der größten Hoffnungsträger im Bereich *Nahrungsergänzungsmittel (NEM)* für eine Therapie der Krankheit Alter. Nahrungsreduktion und Sirtfood sollen ähnlich auf Sirtuine wirken – jedoch verschieden stark. Womit wir beim »Scheinfasten« à la Adele angelangt wären. Vom Sirtfood heißt es, dass es die positiven Effekte des Fastens imitieren könne – VALTER LONGOs FMD postuliert das genauso für sich. Darüber habe ich mit dem Autor des Buches *Abnehmen mit Sirtfood* gesprochen, Ernährungsmediziner, Gynäkologe in Nürnberg und Präsident der German Society of Anti-Aging Medicine, Prof. BERND KLEINE-GUNK.

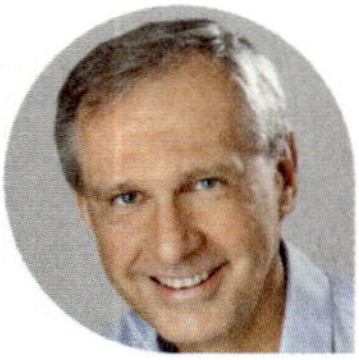

Professor Bernd Kleine-Gunk, mit Sirtfood abzunehmen beziehungsweise Sirtfood als Anti-Aging-Ernährungsweise zu sehen – das sollte man doch unbedingt auseinanderhalten, oder was meinen Sie dazu?

Unbedingt! Die Sirtfood-Diät mit dem Ziel, Gewicht zu verlieren, basiert natürlich auf Kalorienrestriktion. Sie beginnt mit einer dreitägigen Phase von 1000 Kalorien, dann 1500 und so weiter. Es handelt sich hier keineswegs um eine »Wunderdiät«. So hat Adele ihr Abspeckprogramm auch mit einem strikten Sportprogramm kombiniert. Der Unterschied zu vielen anderen Diäten ist, dass man bei der Sirtfood-Diät tatsächlich nicht in eine Mangel- oder Fehlversorgung kommt. Dagegen ist die Sirtuin-Diät als Anti-Aging-Ernährung keine Reduktionsdiät, sondern eine Nahrungsumstellung, die möglichst dauerhaft zum Lebensstil werden sollte, weil sie auf bestimmte Makronährstoffe wie Zucker verzichtet, auf gesunde Fette baut, Pflanzenstoffe vermehrt und gezielt in die Nahrung integriert werden kann, mit dem Ziel, gesund alt zu werden.

Und diese »Pflanzenstoffe« sind Sirtuin-Aktivatoren – welche sind das genau?

Zu diesen Polyphenolen gehört zum Beispiel das Resveratrol, das eine gewisse Prominenz errungen hat, weil es in den Schalen von Weintrauben, folglich im Rotwein enthalten ist und prompt viele hübsche Pressestorys zur gesundheitsförderlichen Wirkung von Wein ausgelöst hat. Leider finden wir in einer Flasche Rotwein nur rund fünf bis zehn Milligramm davon, und man müsste, um auf die erforderlichen täglichen 120 Milligramm zu kommen, 10 bis 20 Flaschen trinken, was natürlich absurd ist.

Kurkumin gehört weiterhin dazu, Sulforaphan des Brokkoli, Quercetin aus Zwiebeln und Äpfeln, Spermidin aus Weizenkeim und einiges anderes mehr.

Diese Substanzen sind alle »milde Pflanzengifte« …

Ja, sie sind Teil der pflanzeneigenen Abwehrsysteme, mit denen sie sich vor Insektenfraß, Pilzbefall, Viren und Bakterien schützen. Das sind eigentlich kleine chemische Keulen – die uns Menschen allerdings nur positiv beeinflussen.

Und wir scheinen sie hoch dosiert zu benötigen, damit sie ihre positiven Effekte wie Stammzellenreparatur, Zellreinigung und Fettverbrennung sowie Mitochondrienstimulierung entfalten – und damit vorbeugend gegen eine ganze Reihe von Alterskrankheiten wirken können?

Dafür wäre Sirtfood eine gute Basis. Doch wie viel Sirt-Aktivator ist nun in den Pflanzen wirklich drin? Zum einen hängt ihr Polyphenolgehalt tatsächlich stark davon ab, wo sie klimatisch wachsen, welchen Witterungsbedingungen sie ausgesetzt sind (Anmerkung: Wenn sie leichtem Stress ausgesetzt sind wie Wind, Sonne, zu viel Regen, steigt der Polyphenolgehalt), wie schonend sie nach der Ernte verarbeitet werden – insofern gibt es starke Schwankungen. Biogemüse enthält zumeist deutlich mehr Polyphenole als Obst und Gemüse aus dem Gewächshaus, das eventuell mit Pestiziden behandelt worden ist. Der Grund dafür ist simpel: Wenn die Pflanzen von außen durch Pestizide geschützt werden, dann sind sie nicht mehr gezwungen, schützende Stoffe selber zu bilden. Das ist bei Bioobst und -gemüse anders. Also gilt hier ganz klar: Bio ist besser.

Wie viel von den Polyphenolen, die wir mit Sirtfood aufnehmen, kommt denn schließlich in der Zelle an? Was weiß man über die Bioverfügbarkeit dieser Polyphenole?
In der Tat ist das das Hauptproblem. Wir können zwar heute etliche der Substanzen in exakt definierten Mengen auch in eine Pillenkapsel bringen, doch das Problem ist, nachzuweisen, wie viel davon tatsächlich beispielsweise in den Mitochondrien ankommt, wo sie dann letztlich wirken sollen. Nehmen wir Kurkumin, dieser Pflanzenstoff wurde ja sehr gehypt in den letzten Jahren: Seine Wirkungen sind ja toll, aber die Bioverfügbarkeit von Kurkumin ist einfach schlecht. Wenn man es mit Pfeffer kombiniert, wird es besser aufgenommen. Das wissen offensichtlich die Inder schon seit Jahrtausenden, weil viele Curryrezepturen sehr viel Pfeffer enthalten. Der Pfeffertrigger gilt allerdings nur für das Kurkumin – und auch hier weiß man noch nicht, wie stark die Wirkung damit erhöht wird.
Dann sollte man, wenn man den Sirtfood-Effekt auf gesunde Langlebigkeit erhöhen möchte, zusätzlich Sirt-Kapseln nehmen – die gibt es ja zuhauf am Markt.
Prinzipiell habe ich den Grundsatz: Man sollte so viel wie möglich über die Nahrung zuführen. Aber man muss schon ganz klar sagen: Manche Substanzen kann man allein über pflanzliche Kost nicht in wirksamer Menge aufnehmen, da nehme ich ein Nahrungssupplement.

Sirtfood – das tut gut, ohne Frage. Um noch ein wenig besser einschätzen zu können, was Sirtfood für unsere gesunde Langlebigkeit bringt (Sirtfood-Listen und Rezepte finden Sie übrigens reichlich im Internet), hier vier Kommentare unserer weiteren Experten:

» VALTER LONGO
»Ich denke, das meiste davon ist Medienrummel. Ich kann nicht beurteilen, wie viel Obst und Gemüse und was auch immer be-

nötigt würde, um bei den Sirtuinen etwas zu bewirken. Aber ich würde annehmen, dass das mehrere Kilogramm pro Tag wären. Das wäre also eine Fortsetzung der Wein-Story mit Resveratrol. Es braucht mehr als zehn Flaschen Wein, um genug Resveratrol zu bekommen und die Sirtuine zu kontrollieren. Ich denke, dass die Regulierung von Sirtuinen eine Regulierung über Medikamente werden wird.«

» MARTIN SMOLLICH

»Es gibt eine Gruppe von Substanzen, da gehört Resveratrol dazu, auch Kurkumin, die nennen wir ›Pains‹, ›Pan-Assay Interfering Substances‹ (Anmerkung: Pains sind Substanzen, die im Tierversuch und in Zellkulturen positive Effekte zeigen, aber dann in klinischen Studien enttäuschen). Kurkumin zum Beispiel macht viele klinische Effekte, aber total unspezifisch. Und das ist für ein Nahrungsergänzungsmittel natürlich völlig unbrauchbar. Wir sagen, das ist ›shooting in the dark‹. Das ist beim Spermidin anders als beim Resveratrol oder Kurkumin. Wenn Sie sich überwiegend pflanzlich ernähren mit frischen Lebensmitteln, dann haben Sie eine hohe Nährstoffdichte und hervorragende Gesundheitseffekte. Aber Sie können nicht trennen, ob das an einer mediterranen Ernährung liegt oder am Resveratrol, am Quercetin oder an einer Sirt-Aktivierung. Es ist halt das Gesamtpaket an Lebensmitteln, das den Effekt macht. Ob das ein Sirt-Schalter ist, den man drückt, bleibt dahingestellt.«

» MICHAEL RISTOW, Professor für Energiestoffwechsel an der ETH Zürich

»Sirtuine sind schon interessante Proteine, aber sie sind ›overhyped‹, finde ich. Viele angeblich exklusive Sirtuin-Aktivatoren haben noch etliche andere Wirkungen. Die Wissenschaftler, die an Sirtuinen gearbeitet haben, sind jetzt größtenteils zu NAD^+ übergegangen. Womit ich wirklich Probleme habe, ist diese Sirtuin-Diät, denn das hat alles sehr, sehr wenig mit Sirtuinen zu tun.«

» CLEMENS STEEGBORN, Professor für Biochemie und molekulare Alterungsprozesse an der Universität Bayreuth
»Sirtuin 6 hochzufahren, macht Sinn, denn es spielt bei der DNA-Reparatur und der Entzündungsbekämpfung eine wichtige Rolle. Es wird unter anderem auch von Quercetin aktiviert. Resveratrol aktiviert Sirtuin 1. Das ist sehr gut untersucht. Doch Sie müssen davon ausgehen, dass diese Substanzen so schwach auf die Sirtuine wirken, dass sie gleichzeitig eine Reihe anderer Proteine sehr viel stärker beeinflussen. Und ich bin mir nicht sicher, ob Sie diese Effekte alle haben wollen. Das heißt, ich würde bei hohen Dosierungen Nebenwirkungen erwarten. Also, ich finde es sehr schön, dass es die Sirtuin-Diät gibt, aber ich halte es für sehr zweifelhaft, dass Sie über die Aufnahme dieser Nahrungsmittel ausreichend Stoffkonzentrationen in der Zelle kriegen, um eine Aktivierung zu erzeugen – weil eben all diese Polyphenole sehr schwach auf Sirtuine wirken.«

Wieso habe ich die Experten so breit zitiert? Weil die Sirtuine, die Sirtuin-Diät ein gutes Beispiel dafür ist, in welchem Dilemma die Longevity-Therapie derzeit steckt. Die Molekularbiologie ist enorm schnell unterwegs in der Grundlagenforschung – doch die Anwendung, die Studien dazu brauchen viele Jahre Zeit. Seriöse Aussagen, Empfehlungen sind deshalb Mangelware. Dennoch: Eine Übersichtsstudie des Forscherteams um Prof. FRANK MADEO kommt zu dem Schluss, dass etliche der Polyphenole in pflanzlicher Kost – eventuell besonders in Kombination miteinander – durchaus positiven Einfluss auf gesunde Langlebigkeit haben. Da beim Älterwerden viele Stoffwechselprozesse langsamer und ineffizienter laufen, dürfte es dann auch sinnvoll sein, einige der Wirkstoffe durch Nahrungsergänzungsmittel zuzuführen.

Auch wenn wir deren Wirkungsspektrum in den komplexen molekularbiologischen Systemen zum Teil nur ansatzweise kennen, ist die Vermutung sehr begründet, dass bestimmte Nahrungsergänzungsmittel wirken könnten – vor allem in Kombination mit Kalorienrestriktion und Sport. Am Beispiel Sirtfood heißt das: Es gibt sehr viele Hinweise darauf, dass diese Form der Ernährung gesunde Langlebigkeit fördern kann. Aber ein starker Booster von Sirtuinen – so sieht es zumindest derzeit aus – ist sie nicht.

FASTEN ODER NICHT FASTEN – UND FALLS JA: WIE?

Die Effekte des Scheinfastens haben wir kennengelernt, wenden wir uns nun dem Fasten zu! Fasten boomt, Fastenliteratur boomt, seit Jahren ist Fasten ein mediales Dauerthema. Dabei interessieren uns hier nur drei Aspekte:

1) Was kann Fasten für gesunde Langlebigkeit bewirken?
2) Welche Art zu fasten bringt am meisten?
3) Wie halte ich das Fasten problemlos durch?

Wieder stütze ich mich auf die Expertise dreier ausgewiesener Fastenexperten: ANDREAS MICHALSEN, Professor für Klinische Naturheilkunde an der Berliner Charité und Chefarzt der Abteilung Naturheilkunde am Immanuel Krankenhaus Berlin; Dr. ELKE BENEDETTO-REISCH, ärztliche Leiterin am Lanserhof Tegernsee und Dr. MAXIMILIAN SCHUBERT, ärztlicher Leiter der Vivamayr Kuranstalt in Altaussee.

Die Überleitung ins Thema überlasse ich MARTIN SMOLLICH: »Wenn es um Langlebigkeit geht, dann gibt es für keine andere Intervention so einhellige Daten bei allen untersuchten Spezies – von der Fruchtfliege bis zum Säugetier – wie für die Kalorienrestriktion. Für die menschliche Ernährung würde das heißen: Regelmäßiges Fasten ist vermutlich das Beste, was man für Langlebigkeit tun kann.« Das ist ja mal eine klare Aussage, und die behalten wir im Hinterkopf. Die Studie des Weizmann Institute of Science hat uns in anderem Zusammenhang allerdings die Bedeutung der individuellen Stoffwechsel- und Mikrobiomunterschiede deutlich gemacht. Und jetzt schauen wir, was unsere drei Experten aus ihrer langjährigen Fastenerfahrung zu berichten wissen. Bevor wir mit ANDREAS MICHALSEN beginnen, eine kurze Zusammenfassung der Wirkung des Fastens auf unsere Zellgesundheit – und damit auf unsere Langlebigkeit.

Was hat Fasten mit unserer Zellgesundheit zu tun?

Beim Fasten reduzieren wir unsere Kalorien und kurbeln somit – wer hätte das gedacht – unsere Zellkraftwerke an, die Mitochondrien. Da ihnen der Brennstoff ausgeht, wird alles, was Energie braucht, erst einmal heruntergeregelt: An Eiweißen wird nur das produziert, was elementar wichtig ist, auch die Cholesterin- und Fettsäureproduktion werden runtergefahren. Zunächst wird der gesamte Zuckervorrat verbrannt und schließlich neuer Brennstoff erzeugt, die Ketonkörper, von denen wir eben schon gehört haben. Das bedeutet, die Fettvorräte werden abgebaut, was wir schon mal gut finden – selbst wenn es offenbar nicht bei jedem von uns funktioniert. Last, not least motiviert der Nahrungsmangel die Zellen zu radikaler Müllverwertung – die zelluläre Intelligenz ist einfach nicht zu übertreffen. Alles, was nicht unbedingt lebensnotwendig ist, wird nun zusammengekehrt, zerkleinert und zum Teil für die Produktion neuer wichtiger Proteine benutzt. Vor allem aber wird es den Zellkraftwerken, den Mitochondrien, zugeführt.

Diese Müllsammel- und Recyclinganlage der Zellen nennt man Autophagie (»sich selbst verzehrend«). Fasten ist also ein Brennstoffbooster für unsere Mitochondrien, indem alles zusammengesammelt wird, was zu Energie gemacht werden kann: Brennstoffvorräte aller Art und alles, was in der Zelle nicht niet- und nagelfest ist. Dass ein solcher Hausputz samt der Reduzierung des

Bauchspecks förderlich für unsere Gesundheit ist, das dürfte wohl auf der Hand liegen. Vor allem dann, wenn die Perfektion unserer Autophagie mit den Jahren nachlässt und unseren Zellen die Vermüllung droht …

Jetzt wollen Sie natürlich wissen, *wie genau* sich das Fasten auf unsere Gesundheit förderlich auswirken kann? Hier eine kleine Liste der Fastengewinne:

- Blutdruck und Ruhepuls werden gesenkt.
- Blutfett- und Cholesterinwerte ebenfalls.
- Entzündungsprozesse gehen zurück.
- Blutzuckerwerte sinken ab.
- Der Schlaf wird besser und tiefer.
- Kognitive Defizite treten später auf und entwickeln sich auch langsamer.

Die Folge: Fasten soll vorbeugend wirken gegen Herz-Kreislauf-Erkrankungen wie Herzinfarkt, Arteriosklerose und Schlaganfall, ebenso gegen Typ-2-Diabetes, Arthrose, Rheuma, Gicht, Alzheimer-Demenz – und damit ist die Positivliste noch längst nicht vollständig. Dann lichten wir doch jetzt den Dschungel der wuchernden Fastenangebote ein wenig: Wie könnten beziehungsweise sollten wir fasten, um den besten Effekt zu erzielen?

Professor Andreas Michalsen, Sie nehmen gleich mal den Stress raus, denn Ihr Credo lautet: »Egal, welche Art zu fasten – Hauptsache man fastet!« Wie orientieren wir uns im Dschungel der vielen Fastenvarianten?

Wir haben zwei große Fastenbereiche. Zum einen das *Heilfasten*, im Amerikanischen sagt man »periodisches Fasten«. Alles andere kann man unter *Intervallfasten* subsumieren. Also alles, was länger als zwei, drei Tage dauert, ist Heilfasten, und alles, was darunter ist und irgendwelche Intervalle beschreibt, das ist das Intervallfasten.

Und da gibt es einen bunten Kosmos von verschiedenen Formen, alternierende Tage oder 16:8 beziehungsweise 14:10 (Anmerkung: Anzahl der Fastenstunden, beispielsweise 16, im Verhältnis zu der Zeit, in der man zwei- bis dreimal Nahrung zu sich nimmt – in diesem Beispiel sind das acht Stunden), also da wächst die Anzahl der Fastenformen täglich.

Ich finde es spannend, zu erfahren, wie ein Fastenexperte denn selber fastet.

Ich faste auf zweierlei Art und Weise. Das heißt: ein- bis zweimal im Jahr ein fünf- bis sechstägiges Heilfasten, das aber mit etwas mehr Kalorien (Anmerkung: Andreas Michalsen nennt das *modifiziertes Fasten*), wie es auch der amerikanische Forscher Valter Longo vorgeschlagen hat. Also, ich gehe auf 500 Kalorien hoch, dann finde ich es persönlich ganz verträglich. Ich habe kein Übergewicht, und es ist bekannt, dass sich Menschen, die ein bisschen dünner sind, ein bisschen schwerer mit dem vollständig kalorienreduzierten Fasten tun.

Jetzt müssen wir natürlich wissen, in welcher Form Sie beim modifizierten Fasten die 500 Kalorien zu sich nehmen. Darf man sich beim modifizierten Fasten über 500 Kalorien freuen?

Das sind vegane Speisen, durchaus auch Suppen, auch mit ein bisschen Gemüseeinlage. Allerdings darf keinerlei Zucker in diesen Tagen in meinen Körper gelangen. Das würde die Fastenprozesse unterbrechen.

Und wie intervallfastet der Fastenexperte?

Ich bin ein großer Fan von 16:8. Das mache ich an den meisten Tagen der Woche. Aber Ausnahmen sind bei mir immer genehmigt, vor allem natürlich, wenn es um Einladungen oder Festtage geht. Ich finde, das Fasten darf nicht zu sozialer Vereinsamung führen. Ich esse reichlich zu Mittag, dann weniger zu Abend. Wobei ich aus der Forschung schon weiß, dass es besser wäre, gut zu frühstücken und sehr früh zu Abend zu essen, also gegen 16 oder 17 Uhr. Das schaffe ich aber nicht aufgrund meiner Arbeits- und Familiensituation. Übrigens: Neue Studien zeigen, dass der Effekt des Intervallfastens noch zu steigern ist, wenn man während der Fastenphase nüchtern Sport treibt. Die Fettverbrennung wird stärker angekurbelt. Das könnte durchaus für eine morgendliche Fastenphase sprechen …

Zur Motivation für unsere interessierten Leserinnen und Leser: Fassen Sie gern noch einmal all die positiven Effekte des Fastens – welcher Art auch immer – hier anschaulich zusammen.

Die für mich wichtigste Wirkung des Fastens ist, dass sich die gesamten Systeme, die für den Blutdruck, den Blutzucker, den Stoffwechsel zuständig sind, erholen – sie werden quasi wieder auf Werkseinstellung zurückgesetzt. Wir reden also über Vorbeugung von Typ-2-Diabetes, von Bluthochdruck, aber auch von Folgeerkrankungen wie Arthrose oder entzündlichen Erkrankungen. Da können wir auch die Hormone beschreiben, die sich quasi wie beim Computer durch eine Resettaste wieder normalisieren. Ein weiterer Effekt ist, selbst wenn man keine kognitive Einschränkung an sich bemerkt, dass man mental, geistig angeregt wird. Man ist kreativer, fantasievoller, man bekommt viele neue Ideen. Also man spürt auch in gewisser Weise im Gehirn diese – ja, ich würde durchaus sagen – inspirierende oder vielleicht auch verjüngende Wirkung.

Na, dann sind ja die Grundsatzfragen schon mal geklärt, und jetzt geht es nur noch ums Tun … Dazu befragen wir nun die ärztlichen Leiter zweier renommierter Gesundheitsresorts. Verantwortlich für diesen Bereich am Lanserhof Tegernsee ist ELKE BENEDETTO-REISCH, die hier den Anfang macht und für die das Fasten ein Lebenselixier darstellt.

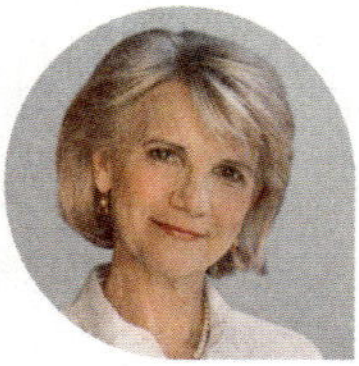

Dr. Elke Benedetto-Reisch, inwiefern ist Fasten aus Ihrer Sicht ein Lebens- und Langlebigkeitselixier?

Bei Jüngeren sind wir ja eher in der Prävention. Da sprechen wir immer von der Balance. Die wichtigsten Säulen der Prävention sind Ernährung, Bewegung und Psyche. Und viel anders ist es im Alter auch nicht, nur im Alter braucht es dann ein bisschen mehr, weil ich ja den Weg zurückgehen muss zur Gesundung. Und um zurückzugehen, braucht es eine etwas intensivere Herangehensweise. Das Fasten ist da sehr, sehr groß geschrieben, da es den Körper prinzipiell in die Schonung und in die Gesundung bringt.

Eine, die so viele Patienten gesehen hat in ihrem Leben, kann sicherlich definieren, was die gängigen Fehler sind in unserer Ernährung …

Die häufigsten Fehler sind die, die bereits Dr. F. X. Mayr beschrieben hat. (Anmerkung: Die Mayr-Kur ist ein ganzheitliches Gesundheitsprogramm, das aus Teefasten, Milch-Semmel-Kur und milder Ableitungsdiät, also Schonkost besteht.) Es ist prinzipiell zu viel, zu oft, zu süß. Die ganz große Krux ist der vermehrte Zuckerkonsum. Und auch das ist ein ganz großer Fehler: das Zu-spät-am-Abend. So viele wissen es, aber sie können nicht.

Da sind wir beim Intervallfasten. Wir haben die wesentlichen positiven Effekte ja bereits kennengelernt. Hier lässt doch fast jeder wegen des Sozialkontakts – auch ich – einfach das Frühstück weg, weil abends gemeinsam gegessen wird.

Genau so kann man das Intervallfasten auch falsch machen. Es ist in Wahrheit nichts anderes, als das Abendessen auszulassen. Viele machen den Fehler und sagen, ich lass das Frühstück aus, was auf Dauer nicht richtig ist. Das bringt nicht den Erfolg, als wenn man das Abendessen auslässt. Man darf nicht vergessen, dass in der

Nacht die Verdauungsruhe ist. Es ist wichtig, zu wissen, dass wir in den meisten Stoffwechselprozessen einen biologischen Rhythmus haben. Und der biologische Rhythmus sieht keine große Verdauungskraft in der Nacht vor. Also bleibt das Abendessen in der Regel über Nacht weitgehend unverdaut liegen, und das hat Konsequenzen, nämlich die vermehrten Zersetzungs- und Gärungsprozesse, die entstehen. Gut, ich frühstücke auch nicht. Aber ich kompensiere es nicht mit einem üppigen Abendessen, sondern ich kompensiere das mit einer ausgewogenen Mahlzeit zu Mittag. Dann habe ich eine Abendmahlzeit, die sehr früh, aber sehr bescheiden ist.

Da fragt frau sich: Was ist bescheiden?

Ich esse sehr gerne eine Suppe am Abend, unter Umständen auch ein Stück Brot dazu, glutenfrei. Gerne auch ein Stück Käse. Abends sollte man ja speziell kohlenhydratarm essen wegen der vermehrten Gärung. Oder auch ein Stück Räucherfisch dazu, ich empfehle auch einen Joghurt am Abend, zuckerfrei. Meine Abendmahlzeit ist zwischen 17 und 18 Uhr.

Wenn wir schon beim Essen sind – weg vom Fasten –, was ist Ihnen noch wichtig?

Weizen weglassen. Die echte Glutenunverträglichkeit, die Zöliakie, ist selten. Aber Glutensensitivität ist wegen der modernen Ernährungsgewohnheiten sehr weit verbreitet. In unseren Lebensmitteln finden wir vor allem den industriell veränderten Weizen, der ist erstens viel wertloser, und zweitens ist er schwer verdaulich. Und wenn ich eine Empfehlung gebe, wenn es um Schonung geht, die Reizungen der Darmschleimhaut wegzukriegen, dann empfehle ich glutenfrei. Dann geht es noch um die Kuhmilch und das Ei. Das sind die drei wesentlichen Nahrungsmittel, die am häufigsten Unverträglichkeiten zeigen. Wenn ich Patienten mit Magen-Darm-Beschwerden habe, brauche ich oft den Nahrungsmittelunverträglichkeitstest nicht mal: Diese drei wegzulassen, bringt schon unglaublich viel.

Immerhin sind wir jetzt beim Essen. Dabei wollten wir über das Fasten sprechen ...

Da gibt es den schönen Spruch von Seneca: »Wir werden die wahre Gesundheit entdecken, wenn wir uns von der Menge trennen.« Das ist das Geheimnis, die Selbstverständlichkeit. Wer einmal intervallgefastet hat und dann eine üppige Abendmahlzeit isst, dem geht's dann oft gar nicht so gut. Dazu kommt, dass der Schlaf viel erholsamer ist, wenn man nichts gegessen hat am Abend, wenn man dann eine Brühe konsumiert, einen Tee so gegen 16 Uhr, im biologischen Rhythmus. Eine Heißhungerattacke entsteht meist durch Übersäuerung, die um diese Zeit einsetzt. Da geben wir dann Basenpulver. Aber Basenpulver ist nicht dazu gedacht, es lange zu nehmen. Und man sollte es meiden, wenn man Nierenfunktionsstörungen hat. Es ist eher eine Therapie und als solche nur kurmäßig anzuwenden. Man kann es allerdings durchaus zweimal wöchentlich als Prävention nehmen oder bei Bedarf, wenn man zum Beispiel zu üppig gegessen oder zu viel Wein getrunken hat. Die Leber freut sich, die liebt Basen.

Und noch einmal zurück zum Intervallfasten – in welchen Intervallen?

Das kommt jetzt auf Zustände, Umstände und Ziele an. Also entweder man macht das präventiv für eine längere Phase, so zwei bis drei Wochen, oder man baut es grundlegend in sein Leben ein und macht zweimal in der Woche Intervallfasten. Man muss realistisch bleiben in der heutigen Zeit. Wenn man das in sein tägliches Leben einbaut, dann ist es schon ganz schön, wenn es jemand zweimal in der Woche schafft. Grundsätzlich aber sollte gelten: Wenn man für eine längere Zeit fastet, in welcher Form auch immer, dann sollte dies ärztlich begleitet werden.

Intervallfasten habe ich selbst fest in mein Leben eingebaut, allerdings ... nicht abends! Dinnercancelling fällt mir enorm schwer.

Das abendliche gemeinsame Essen – mit meinem Mann beziehungsweise mit Freunden – empfinde ich als ein so wertvolles Ritual, dass ich darauf nur sehr ungern verzichten möchte. Das Leben würde enorm an Wärme verlieren, sollte ich mich in Gesellschaft nur nachmittags beim Tee vergnügen. Wenn ich allein bin, habe ich sowieso keine Lust zu kochen und nähere mich immer mal dem modifizierten Fasten à la MICHALSEN oder LONGO an: Ich esse beispielsweise früh, vor 19 Uhr, beschränke mich auf das, was im Kühlschrank ist, und das ist meistens Gemüse oder Salat, nehme auch mal ein Stück Käse und meide Kohlenhydrate. Das ist ja auch schon was.

Ansonsten verzichte ich sehr oft aufs Frühstück, allerdings nicht auf einen kleinen Schuss Milch im Cappuccino. Das übrigens ohne schlechtes Gewissen, denn ANDREAS MICHALSEN meint, ein kleiner Schuss Milch würde die Schubumkehr des Stoffwechsels kaum beeinflussen. Wenn ich am Vorabend früh und leicht gegessen habe, setzt am späten Vormittag dann gerne mal ein gemeiner Brüllhunger ein. Ich habe mich schon so an ihn gewöhnt, dass ich ihn meistens souverän ignoriere. Doch manchmal braucht's dann zu dem vielen Wasser, das ich trinke, einen grünen Tee, eine Gemüsebrühe oder sogar ein, zwei Nüsse. Immerhin! Ich finde, das noch eine recht coole Askese …

Aber kommen wir nun zu MAXIMILIAN SCHUBERT, ärztlicher Direktor der Vivamayr Kuranstalt in Altaussee, der sich definiert als »Schulmediziner, der Schul- und Komplementärmedizin als Fusionsmedizin zur Anwendung bringt«. Die F.-X.-Mayr-Kur (milde Darmreinigung, Kautraining und Bauchbehandlung) ist – ähnlich wie im Lanserhof – Kern der Therapien. Da wir uns in diesem Buch nicht mit Komplementärmedizin beschäftigen, werde ich die F.-X.-Mayr-Kur hier nicht eingehend behandeln – trotz der Erfolge, die sie zweifellos aufweist. Ich möchte die enorme Praxiserfahrung sowohl von ELKE BENEDETTO-REISCH als auch von MAXIMI-

LIAN SCHUBERT nutzen, weil sie das Fastenleben leichter machen könnte und vieles, was die beiden empfehlen, wissenschaftlich fundiert ist.

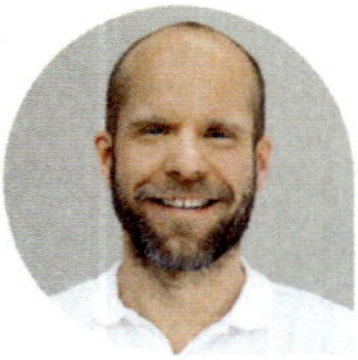

Dr. Maximilian Schubert, was sind Ihre Tipps für Patienten mit Heißhungerattacken während der Fastenphase?

Da hilft sehr gut, ein paar Tropfen Bittersegen oder andere Bitterkräuter auf die Zunge zu geben. Das kann man auch ein- bis zweimal nach jeweils 20, 30 Minuten wiederholen. Wenn der Körper gewohnt ist, seine Mahlzeiten zu bestimmten Zeiten zu erhalten, steigt genau dann der Magensäurespiegel und löst einen Hungerreiz aus. Dann ist auch eine Möglichkeit, zusätzlich einen halben oder ganzen Teelöffel Basenpulver zu nehmen, um die Säure zu neutralisieren, je nach Konstitution des Patienten. Ein weiterer Tipp ist, dass viele Menschen sehr häufig verlernt haben, was Durst bedeutet, und sie verwechseln das Hungergefühl mit dem Durstgefühl. Zusätzliches Trinken kann bei Hunger helfen.

Basenpulver, das ist auch in der Therapie von Elke Benedetto-Reisch ein wichtiger Spieler. Wie Basenpulver eine gesunde kalorienreduzierte Ernährung unterstützt, dazu sollten wir mehr wissen.

Magensäure ist für die Proteinverdauung unerlässlich. Bei Kalorienreduktion kann sie allerdings so ansteigen, dass sie unangenehme Effekte hat. Die wichtigste Komponente für ein Basenpulver ist das Natriumbicarbonat. In der chemischen Reaktion ergibt Bicarbonat plus HCL, das ist die Magensäure, Wasser und Kohlendioxid, und das ist eigentlich der Sinn und Zweck. Die Magensäure wird zerlegt. Das Basenpulver, das wir verwenden, hat noch Kalziumcarbonat dabei, Natriumphosphat, ein bisschen Kalium und Magnesiumcitrat. Die dienen einfach dazu, die Darmschleimhaut später auch noch etwas alkalischer zu halten, besonders im ersten Teil des Dünndarms, im Zwölffingerdarm, wo die Verdauungsenzyme einen basischen pH-Wert brauchen. Um auf der anderen Seite eventuell mehr Säuren über den Harn ausscheiden zu können, hilft ein bisschen das Natriumphosphat. Kalium und Magnesiumcitrat sind beides nur Mineralstoffe, die helfen sollen, den Elektrolytehaushalt zu optimieren.

Das klingt überzeugend – allerdings sollte man Basenpulver, das ja in jeder Apotheke in diversen Varianten rezeptfrei erhältlich ist, durchaus mit Respekt begegnen, oder?

Das ist durchaus so. Die Basenpulverdosierung sollte individuell entschieden werden. Bei einer täglichen dreifachen Gabe in der Kur selber sehe ich unter Kontrolle und bei regelmäßigen Arztbesuchen wenig Probleme. Wenn aber über einen langen Zeitraum permanent täglich drei Teelöffel eingenommen werden, ohne dass man den Patienten regelmäßig zur Kontrolle dahat, würde ich das für zu Hause nicht empfehlen. Privat kann man sich mit einem Teelöffel pro Tag und das drei-, vier- oder fünfmal in der Woche durchaus Gutes tun. Ältere Menschen allerdings laufen ja immer mal Gefahr einer Untersäuerung des Magens. Da wäre Basenpulver natürlich ungut.

Basenpulver können auch Allergien auslösen, ist das denn richtig?

Allergien sind normalerweise vergesellschaftet mit einer falschen Einnahme des Basenpulvers. Das Basenpulver darf keinesfalls kurz vor oder kurz nach dem Essen eingenommen werden, sondern in den Phasen dazwischen. Unsere Empfehlung ist eine Einnahme zwischen 10 und 11 Uhr, dann zwischen 15 und 16 Uhr und eventuell eine Stunde nach dem Abendessen noch mal. Dann gibt es kein Risiko, eine Allergie zu entwickeln.

Zu welchen Lebensstiländerungen in Sachen Ernährung möchten Sie Ihre Patienten für den Alltag motivieren?

Es wäre sehr hilfreich, wenn der Gast sich Folgendes angewöhnen würde:

- Sich mindestens 30 Minuten Zeit für eine Mahlzeit nehmen (es können ja nur zwei am Tag sein).
- Jeden Bissen mindestens 40- bis 60-mal kauen.
- Aufhören zu essen, wenn man satt ist (das zu spüren, muss man erst einmal lernen).
- Nicht zum Essen trinken, sondern zwischen den Mahlzeiten.
- Mindestens vier bis fünf Stunden zwischen den Mahlzeiten nichts essen. (Anmerkung: Die weitverbreitete »Snacking-Kultur« mit den vielen kleinen Riegeln, Keksen, Obststückchen zwischendurch ist einer gesunden Langlebigkeitsernährung sehr abträglich – darin stimmten alle Experten überein.)
- Keine Rohkost mehr nach 16 Uhr.
- Grundsätzlich zwei Drittel basische Nahrung (Anmerkung: Der Ansatz »basische Ernährung« ist wissenschaftlich umstritten) zu sich zu nehmen.

Wie viel kauen Sie denn, wenn Sie mit Ihren Kindern zu Abend essen?

Ich habe drei Kinder am Tisch, die mich seit Jahren kontrollieren und immer wieder still und heimlich nachzählen. Ich darf Ihnen sagen, ich komme immer über 30-mal bei jedem Bissen, mindestens! Seit ich so langsam esse, bin ich deutlich früher satt, und die Portionen sind kleiner geworden. Allerdings sollte man sich auch darüber klar sein: Wer 40- bis 60-mal kaut, ist kein geselliger Tischpartner. Gespräche sollte man zu anderen Gelegenheiten führen.

Bei der F.-X.-Mayr-Diät, wie Sie sie anbieten, kaut man ja auf diese Weise Dinkel- oder Buchweizensemmeln. Ist das als Training gedacht?

Diese Brötchen werden tatsächlich nicht als Nährstoffquelle, sondern als Kautrainer verwendet. Durch das schnelle Essen, das sich die meisten in unserer hektischen Zeit angewöhnt haben, wird viel zu wenig Speichel gebildet. Der Effekt des mehrfachen Kauens ist wissenschaftlich relativ gut gesichert: Das Gefühl der Sättigung tritt früher ein. Sehr gut ist schon nachgewiesen, dass durch ausgiebiges Kauen rund zwölf Prozent weniger Kalorien pro Tag aufgenommen werden.

Also: Kauen wir noch ein bisschen auf der doch ordentlichen Menge an Informationen zum Lebensstilfaktor *Ernährung* herum, der uns etliche gesunde Jahre im Alter liefern kann – wenn wir uns einigermaßen konsequent auf die wesentlichen Dos und Don'ts einstellen. Damit ist natürlich nicht das ganze Spektrum der Möglichkeiten eines Longevity-Lebensstils beschrieben. Eine Pyramide ist nun mal an ihrer Basis am größten, stabilsten und mit dem meisten Material versehen. Und so habe ich an praktischen Hinweisen für Langlebigkeitsstrategien noch einiges auf Lager. Nutzen wir dafür doch das als Anregung, was unsere beiden Experten der renommierten Gesundheitsresorts Lanserhof und Vivamayr unabhängig voneinander als den wichtigsten Lebensstilfaktor für gesunde Langlebigkeit nennen – und das ist nicht das Fasten oder die gesunde Ernährung.

» MAXIMILIAN SCHUBERT

»Die Kraft der Pause ist einer der wesentlichsten Faktoren (…), dass man seinem Körper und sich selbst, seinem Geist Zeit gönnt. Das ist das kraftvollste Element, was Langlebigkeit unterstützen kann.«

» ELKE BENEDETTO-REISCH

»Für mich persönlich ist das Wichtigste ausreichender, erholsamer Schlaf. Guter Schlaf ist eines der wichtigsten Dinge überhaupt, das ist Regeneration und Erholung.«

Und so sind für uns die nächsten Bausteine in der Langlebigkeitspyramide die Schlafexperten!

PERSPEKTIVE DR. DUSCHER

Ein Haus, noch so prunkvoll erbaut, wird die Zeit nicht überdauern, wenn es auf einem schlechten Fundament errichtet ist. Die Basis unserer Pyramide für eine maximale Langlebigkeit stellt demnach ein »zellgerechter« Lifestyle dar – und selbstverständlich spielt dabei unsere Ernährung eine herausragende Rolle. Gerade hier sind jedoch oft Trends (nicht Daten) und Glauben (statt Wissen) die leitenden Motive, die von den verschiedensten Medien und ihren Vertretern, egal ob online oder Print, gerne aufgenommen werden.

Wichtig ist deshalb, in dem zugegebenermaßen schwierig fassbaren Themengebiet der Ernährung auf Erkenntnisse zu setzen, die einer wissenschaftlichen Prüfung standhalten. Und eine optimale Ernährung hat wissenschaftlich erwiesene Effekte auf alle drei Zellkompetenzen: Hauptsächlich beeinflusst wird naturgemäß unser Stoffwechsel und damit die Energieerzeugung unserer Zellen – und ein gesunder Stoffwechsel kann wiederum nur im Tandem mit einer funktionellen Entgiftung ablaufen. Auch das Fasten wirkt stark positiv auf diesen Regelkreis ein. Konsequenz ist hier ebenfalls ein effektiver Faktor, was bedeutet, dass wir ein Fastenregime benötigen, das sich gut in den Alltag integrieren lässt.

Meine Empfehlung lautet dabei stets: Eine ballaststoffreiche Kost, die von vielen frischen Zutaten geprägt sein sollte, am besten mit einem individuell gangbaren Fastenregime kombinieren. Denn individuell ist – wie bei so vielen Aspekten der Biologie und Medizin – auch unsere Reaktion auf verschiedene Ernährungsstile und Nährstoffe, weshalb der Weg zur optimalen Langlebigkeitsdiät einer ist, der für jeden etwas anders aussehen muss. Hier werden in Zukunft auf jeden Fall personalisierte und auf Biomarkern basierte Ernährungskonzepte eine sehr wichtige Rolle spielen.

SCHLAF ALS QUELLE DER REGENERATION NUTZEN

»Wer spät zu Bett geht und früh herausmuss, weiß, woher das Wort ›Morgengrauen‹ kommt.«

ROBERT LEMBKE

Wir beginnen, wie am Ende des Abschnitts über Ernährung bereits vorbereitet, mit dem Potenzial der Zellregeneration durch Schlaf. Essen müssen wir alle, schlafen auch – also tun wir's doch möglichst förderlich für unsere Zellgesundheit! Erholsamer, tiefer Schlaf macht nicht nur schön, sondern hält jung. Der Volksmund hat – wie so oft – durchaus recht … Je älter wir allerdings werden, desto häufiger treten *Ein- und Durchschlafstörungen* auf. Welche Ursache sie haben, werden wir gleich erfahren. Lassen Sie uns zunächst auf die Konsequenzen schauen.

Schlafstörungen haben offenbar das Zeug zu einem klassischen Teufelskreis, denn sie beschleunigen die altersbedingte Schwächung der Zellkompetenzen. Ältere Menschen, die schlecht schlafen, laufen Gefahr, früher von Alterskrankheiten heimgesucht zu werden. Das heißt, das Risiko für Herz-Kreislauf-Erkrankungen steigt, auch das für Typ-2-Diabetes, Depression, Alzheimer und Demenz. Das gilt nicht nur für uns Ältere, sondern dieses Risiko steigt für jeden Menschen mit Schlafproblemen. Die Herausforderung, Beruf, Familie und alle anderen Verpflichtungen perfekt zu managen, geht für viele häufig auf Kosten des Schlafs. Unterschwellig gilt die Botschaft als sexy: »Ich bin stark, ich bin keine Memme, ich lege mich nicht ins Bett, ich komme auch sehr gut mit wenig Schlaf zurecht.«

Laut der Deutschen Gesellschaft für Schlafforschung und Schlafmedizin (DGSM) hatten im Jahr 2016 4,8 Millionen Bundesbürger behandlungsbedürftige Ein- und Durchschlafstörungen. Mögliche tödliche Folge für jede Altersklasse: »Schläfrigkeit oder Sekundenschlaf sind gefährlicher als Alkohol am Steuer. Die Zahl der Unfalltoten ist mindestens doppelt so hoch wie durch Alkohol«, so das DGSM-Vorstandsmitglied Dr. HANS-GÜNTER WEEß, der auch Leiter des Schlafzentrums am Pfalzklinikum ist.

Was geschieht nun beim Altern in unseren Zellen – und was können wir gegen Schlafprobleme tun? Um das zu verstehen, werfen wir am besten einen Blick auf die wunderbare Welt unserer Schlafphasen.

AUGEN ZU UND DURCH: DIE SCHLAFPHASEN

Wer problemlos schlafen kann, durchläuft spannende nächtliche Phasen. Wir unterscheiden zwischen vier Non-REM-Phasen (Phasen der Tiefenentspannung von Körper und Gehirn) und einer REM-Phase (Phase der Gehirnaktivität). REM ist die Abkürzung für *Rapid Eye Movement* (schnelle Augenbewegung).

» Phase 1 (Non-REM)
  Die Einschlafphase leitet uns sanft aus der Müdigkeit in leichten Schlaf hinüber. Bei manchen dauert das nur fünf Minuten, bei anderen auch länger. Dieser Zustand ist einer tiefen Meditation ähnlich, und man kann seine Schlafposition willentlich ändern.

» Phase 2 (Non-REM)
  Anschließend gleiten wir für etwa 20 bis 30 Minuten in den Leichtschlaf hinüber, die Atmung nähert sich hier der ruhigen Schlafatmung an.

» Phase 3 und 4 (Non-REM)
  Dann segeln wir in den Tiefschlaf hinein – alle Körperfunktionen werden gedrosselt: Puls, Blutdruck und Körpertemperatur sinken, die Zellregeneration wird angekurbelt, Wachstumshormone werden ausgeschüttet, das Immunsystem ist besonders aktiv. Im Tiefschlaf speichert unser Gehirn das, was wir tagsüber wahrgenommen haben, und löscht Inhalte, die nicht mehr

gebraucht werden. Es ist die Phase, in welcher unser Körper am allerstärksten regeneriert – für rund 30 bis 40 Minuten. Und jetzt kommt's: Ältere Menschen erreichen diese tiefste Schlafphase 4 oft nicht mehr.

» Schließlich folgt die REM-Phase …
… von der Sie sicherlich schon gehört haben. Hier ist dann wieder einiges los. Die Rapid-Eye-Movements bedeuten: Das Gehirn ist wach, aber der Körper schläft weiter. Die Augen rotieren, die Träume ebenfalls. Gehirnzellen werden regeneriert, Atmungsfrequenz sowie Blutdruck steigen genauso wie die Magen-Darm-Tätigkeit an. Adrenalin wird ausgeschüttet – eventuell kann diese Gemengelage sogar Auslöser für nächtliche Herzinfarkte sein.

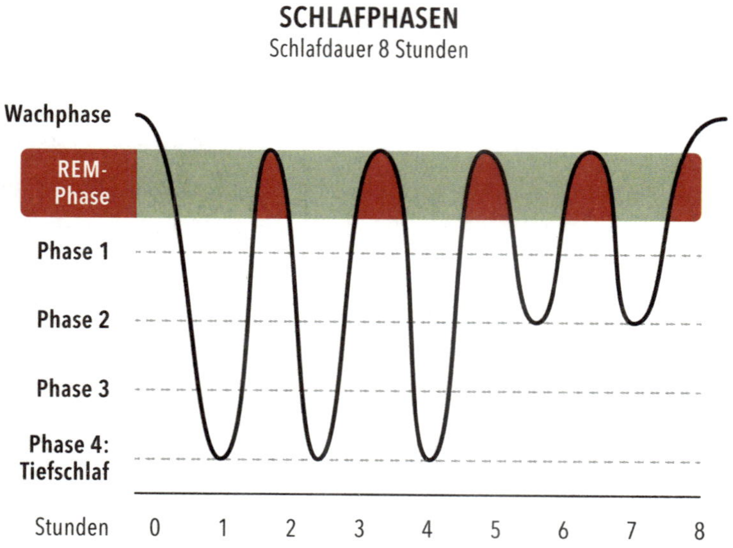

Diese Zyklen durchschlafen wir – wenn wir gut schlafen – fünf- bis siebenmal pro Nacht. Dabei werden die Tiefschlafphasen kürzer und die Traum-REM-Phasen länger. Am Ende der Nacht haben wir keine Tiefschlafphasen mehr. Das Aufwachen fällt leicht.

Was geschieht nun in unseren Zellen während dieses nächtlichen Schlafkarussells? Dr. ALFRED WIATER war bis 2018 Vorsitzender der Deutschen Gesellschaft für Schlafforschung und Schlafmedizin und ist heute Vorstandsreferent. Er führt aus: »Grundsätzlich kommt es im Schlaf zur ATP-Bildung durch die Zellatmung in den Mitochondrien (Anmerkung: Mithilfe der ›Mikrobatterien‹ ATP, die milliardenfach in unseren Zellkraftwerken, den Mitochondrien, produziert werden, wird der gesamte Stoffwechsel befeuert) und damit einhergehend sind zellregenerative Prozesse. Tierexperimentelle Untersuchungen haben ergeben, dass die ATP-Produktion in jenen Gehirnzellen am ausgeprägtesten ist, die im Wachzustand einen hohen Energieverbrauch haben. (Anmerkung: Lax formuliert, bedeutet das: Wo wir am meisten ›Gehirnschmalz‹ verbraucht haben, wird auch am meisten nachgebildet.) Die mitochondriale Aktivität scheint am stärksten mit dem Non-REM-Schlaf verbunden zu sein. Der höhere ATP-Level treibt die Regenerationsprozesse in den Gehirnzellen an. Die sind natürlich notwendig, weil die Zellen im Wachzustand viel Energie verbrauchen. Nachgewiesen ist, dass ein intakter circadianer Rhythmus und damit ein intakter Schlaf-Wach-Rhythmus Voraussetzung für eine ungestörte Mitochondrienfunktion ist.«
Sprich: Wenn im Alter kaum noch Tiefschlafphasen erreicht werden, dann sieht es auch mit der ATP-Produktion, also der »Befeuerung« unserer Gehirnzellen, schlecht aus. Folglich macht es sehr viel Sinn, die Schlafqualität auf einem guten Niveau zu erhalten. Dazu gleich mehr. Erst schauen wir uns noch an, welche Ursachen es haben kann, dass wir im Alter die Tiefschlafphase nicht mehr so häufig erreichen. Hintergrund ist das langsame Versagen unseres Mechanismus zur Tag-Nacht-Messung – der uns auch hilft, uns auf wechselnde Jahreszeiten einzustellen, ebenso auf Zeitzonen, wenn wir etwa Fernreisen machen. Der Tag-Nacht-Rhythmus ist uns in Form einer zellulären *inneren Uhr* angeboren.

Die circadiane Rhythmik gerät ins Hintertreffen

Die circadiane Rhythmik steuert die Herzfrequenz, den Blutdruck, die Körpertemperatur, den Hormonspiegel (zum Beispiel Cortisol und Insulin), die Konzentration von Immunzellen im Blut, die Glukosebildung, die Fettaufnahme im Darm und einiges mehr. Und das alles, um unsere Leistungsfähigkeit an den Tag-Nacht-Rhythmus anzugleichen. Diese innere Uhr wird also permanent an die Umweltfaktoren angepasst – der wichtigste Faktor dabei ist natürlich die Lichteinstrahlung. Über die Netzhaut gelangt der Lichtreiz zu speziellen Rezeptoren im Hypothalamus, dem wichtigsten Steuerungszentrum des vegetativen Nervensystems. Die Rezeptoren tragen den schönen Namen *Glutamatrezeptoren NMDA*. Und hier liegt die Krux beim Älterwerden: Diese Rezeptoren versagen mit den Jahren, und damit verliert unser Körper die Fähigkeit, sich nach dem Tag-Nacht-Wechsel auszurichten. Die innere Uhr gerät mehr und mehr aus dem Takt, das vegetative Nervensystem bekommt eine koordinierte Schlafphasensteuerung nicht mehr richtig hin. Häufiges Aufwachen in der Nacht, weniger Tiefschlaf und damit eine geringe Erholung sind die Folgen.

Was ändert sich im Alter sonst noch?

Zwei weitere wichtige Steuereinheiten sollten wir betrachten: Das *glymphatische System*, das Spülsystem unseres Gehirns, welches Schadstoffe ausleitet (auch ß-Amyloide, Vorstufen der Alzheimer-Plaques!), ist nur im Schlaf aktiv. Dann »schrumpfen« nämlich die Nervenzellen, und der Zellzwischenraum vergrößert sich um mehr als das Doppelte, sodass toxische Stoffe perfekt weggespült werden können. Ganz klar, also: guter Schlaf, gute Drainage. Dazu kommt noch die Arbeit der *Zirbeldrüse*. Sie schüttet – ebenfalls durch die NMDA-Rezeptoren gesteuert – das Schlafhormon *Melatonin* aus, das wiederum die circadiane Rhythmik regelt. Licht hemmt seine Ausschüttung, Dunkelheit provoziert sie. Melatonin löst unter anderem auch die Tiefschlafphase aus. Da mit zunehmendem Alter der Körper weniger Melatonin produziert, nimmt die durchschnittliche Schlafdauer ab. Auch bei Schichtarbeit und beim Jetlag kann der Melatoninhaushalt durch die Zeitumstellung gestört werden. Das heißt also: weniger Melatoninausschüttung – schlechterer Schlaf.

SCHLAFPHASEN

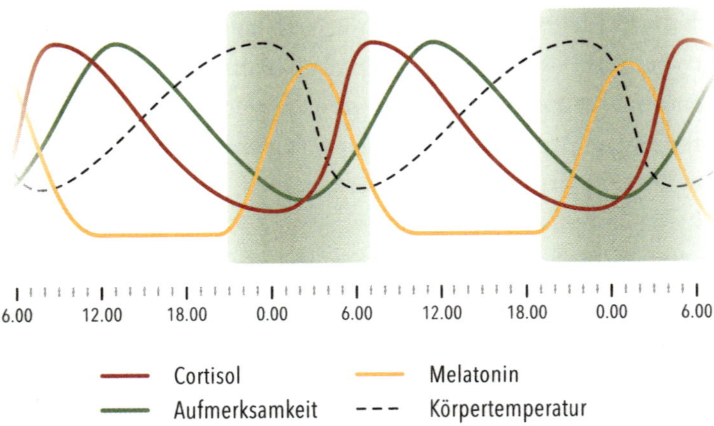

Das »Schlafhormon« Melatonin erreicht nach Mitternacht seinen höchsten Spiegel im Blut und löst die Tiefschlafphasen aus. Das »Aufwachhormon« Cortisol dagegen sinkt in der Nacht ab und steigt am Morgen stark an, um das Aufwachen zu erleichtern. Im Alter funktioniert diese Hormonrhythmik meistens nicht mehr so gut: Der Tiefschlaf bleibt aus, und das Aufwachen fällt schwerer.

Auch der Rückgang des *Cortisols* trägt zur Alterung bei. Cortisol hat als »Stresshormon« ja einen schlechten Ruf, übernimmt jedoch wichtige Funktionen für die Langlebigkeit. Zunächst ist es das »Aufwachhormon«. Wenn Sie die rote Kurve in der Abbildung oben betrachten, sehen Sie: Cortisol wird antizyklisch zum Melatonin ausgeschüttet. Während des Nachtschlafs sinkt es ganz stark ab. Kurz nach dem Erwachen steigt seine Konzentration im Blut um bis zu 156 Prozent an. Es fördert das Aufwachen, die Aktivität, weil es die Glukosefreisetzung ankurbelt. Ist der Schlaf zu kurz oder unruhig und nicht erholsam, bleibt der Cortisolspiegel auch morgens niedrig. Da mit dem Älterwerden grundsätzlich weniger Cortisol produziert wird, verstärkt schlechter Schlaf diesen Prozess. Und es wird schmerzhaft deutlich, welch wesentlich positive Wirkung unser »Stresshormon« dann doch hat. Denn Cortisol unterdrückt Entzündungen im Körper. Weniger Cortisol, mehr Entzündungen – und das kann heißen: *Entzündungsaltern,* was zu Arthritis, Alzheimer, Arteriosklerose, Osteoporose und Diabetes führen kann.

Wir fassen zusammen: Im Zuge des Alterns …

- … degenerieren die NADM-Rezeptoren (sie steuern die circadiane Rhythmik), womit der Melatoninspiegel absinkt, was zu verminderten Tiefschlafphasen führt.
- … sinkt – wegen des mangelnden Tiefschlafs – dann die ATP-Produktion, was wiederum die Zellregeneration beeinträchtigt. Da im Tiefschlaf wenig ATP verbraucht wird, entsteht im jungen gesunden Körper ein ATP-Überschuss, der besonders wichtig für den Erhalt der Zellgesundheit ist.
- … werden durch das glymphatische System weniger Schadstoffe aus dem Gehirn gespült. Das betrifft dann auch die Bausteine der Alzheimer-Plaques. Das Risiko, an Alzheimer-Demenz zu erkranken, steigt.
- … sinkt der Cortisolspiegel im Blut – was durch schlechten Schlaf noch gefördert wird. Ein Rückgang von Cortisol kann entzündliche Prozesse auslösen oder verstärken.

Das ist die betrübliche Faktenlage. Ihre berechtigte Frage ist nun: Was tun? Zur Beantwortung unterscheiden wir zwischen Vorbeugung und Therapie.

Schlaflosen Nächten vorbeugen

Auch in jüngeren Jahren kann *Schlafmangel* Alterungsprozessen Vorschub leisten. Das belegte eine Studie des Teams um JONATHAN CEDERNAES der Uppsala University. 15 gesunde normalgewichtige Studienteilnehmer wurden zwei Nächte lang im Labor beobachtet. Die erste Nacht schliefen sie acht Stunden lang durch, während der nächsten wurden sie wachgehalten. An beiden Morgen wurden Proben aus Muskel- und Fettgewebe entnommen. Das Ergebnis: Der Schlafmangel führte zu erhöhten Blutzuckerwerten, und die Muskeln bauten Proteine für die Energieversorgung ab. Fettzellen wurden dagegen aufgebaut. Eine einzige durchwachte Nacht führt also zu einer Umstellung des Energiestoffwechsels, die auf Dauer – wie etwa bei chronischem Schlafmangel – *Gewichtszunahme* und sogar *Typ-2-Diabetes* bedeuten kann.

Eine andere Studie hatte zuvor ergeben, dass schon fünf Nächte mit nur vier Stunden Schlaf zu einer Gewichtszunahme führten. Nicht zuletzt auch, weil die Studienteilnehmer mehr Hunger hatten. Das Hungerhormon *Ghrelin* steigt bei Schlafmangel nämlich deutlich an.

Blaulicht aus LED-Beleuchtung bringt uns alle um den Schlaf? Klingt logisch: Blaues Licht bedeutet für uns blauer Himmel, heißt Tag und hält wach. Wieso hält es wach? Weil es die Melatoninausschüttung blockiert. Das ist durch etliche Studien belegt. Und jetzt kommt es: LEDs, also Licht emittierende Dioden, haben einen relativ hohen Blaulichtanteil. Welchen Einfluss dieses Blaulicht auf unsere Wachheit beziehungsweise Müdigkeit und unseren circadianen Rhythmus hat, wurde in den letzten Jahren umfangreich untersucht. Ich verzichte jetzt auf die – spannenden – Studien dazu, weil sie schlicht und einfach zu umfangreich sind. Die zentrale Frage war: Dass Blaulicht die Melatoninausschüttung herunterregelt, gilt zwar als sicher – reicht aber das Blaulicht von Smartphone-, Tablet-, PC- und TV-Bildschirmen sowie aus der

LED-Beleuchtung mengenmäßig aus, um diesen Effekt tatsächlich zu bewirken? Die Studienergebnisse zeigen ganz klar: LED-Licht aus Bildschirmen (die ja recht nah am Auge platziert werden) hält uns wach. Gedächtnis und Aufmerksamkeit bleiben auf relativ hohem Niveau, und der Melatoninanstieg, der uns müde macht, wird zeitlich deutlich nach hinten verschoben.

Einen Versuch möchte ich kurz noch nennen: 95 Prozent der Jugendlichen checken kurz vor dem Einschlafen noch mal ihre Mails oder ihre Facebookseite. »Sie gehen also mit einer richtigen Blaulichtdusche zu Bett«, so der Studienleiter Prof. CHRISTIAN CAJOCHEN vom Zentrum für Chronobiologie der Universität Basel. Eine Schülergruppe hatte nun eine Woche lang Brillen mit Blaulichtfiltern zu tragen, eine andere Gruppe setzte sich weiter der »Blaulichtdusche« aus.

Das Ergebnis: Die Gruppe mit Brille wies deutlich höhere Melatoninwerte auf als die Schülergruppe ohne Brille. Die Brillenträger waren entsprechend auch deutlich müder als die brillenlosen. Allerdings – und das überraschte die Wissenschaftler – schliefen die Blaulichtkonsumenten deutlich tiefer als die Teilnehmer der anderen Gruppe. CAJOCHEN interpretiert das so: Der »Schlafdruck« sei durch die Müdigkeit der Brillenlosen früher abgebaut worden. Der Melatoninanstieg war – nach dem Ausschalten der Smartphones oder Tablets – bei den Jugendlichen mit »Blaulichtdusche« offenbar stärker und führte zu tieferem Schlaf, selbst wenn der später in der Nacht einsetzte.

Was lernen wir? Es könnte durchaus Sinn machen, nicht bis tief in die Nacht im E-Book zu schmökern, Mails zu checken oder auf Facebook zu surfen … Genauso wie es hilfreich ist, die von vielen Herstellern im Gerät integrierten Bildschirm-Farbfilter zu aktivieren – die färben ab Einsetzen der Dunkelheit den Bildschirm von Smartphone, Tablet oder PC nämlich in ein sanftes Gelb und Orange.

Was tun bei altersbedingt schlechtem Schlaf?

So viel zur Schlafprophylaxe. Kommen wir also nun zur Therapie für diejenigen, die aus Altersgründen bereits von kurzem, flachem, unruhigem Schlaf betroffen sind. Was wäre praktisch anzuraten? Fragen wir JÜRGEN ZULLEY. Er ist Psychologe, Schlafforscher und Professor für Biologische Psychologie an der Universität Regensburg und gibt uns Schützenhilfe für guten Schlaf. Natürlich aus Sicht der Psychologen. Sein Mantra: »Keep cool!«

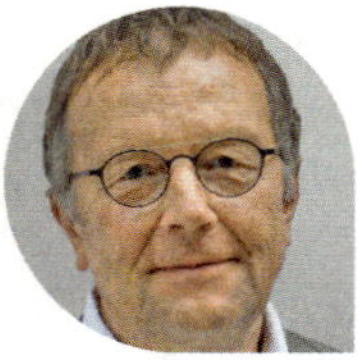

Professor Jürgen Zulley, was soll man besser tun beziehungsweise lassen, wenn man endlich wieder besser schlafen möchte?

Lernen, gelassen mit dem Schlaf und dem Nichtschlafen-Können umzugehen. Entspannung ist der Königsweg in den Schlaf. Man muss sich klarmachen, dass nächtliches Erwachen nicht ungewöhnlich ist. Auch der normale Schläfer wird 28-mal pro Nacht wach. Oft nur so kurz, dass er es überhaupt nicht merkt. Das Problem ist eher das Wiedereinschlafen-Können, weil man wach geworden ist. Dass wir nachts gegen 3 Uhr, unserer biologischen Geisterstunde, wach werden, war schon immer so. Früher sind die Menschen dann aufgestanden, haben vielleicht sogar mit ihrem Nachbarn einen kleinen Plausch gehalten und sich danach wieder hingelegt zum zweiten Schlaf.

Was macht man denn nun am besten zu dieser biologischen Geisterstunde?

Es kann gut sein, dass man ab 3 Uhr auch mal länger wach liegt. Fernsehen wäre jetzt schlecht, weil das blau getönte Licht Wachmacherwirkung hat. Schlaffördernd ist eine monotone Stimulation, so wie man auch Kleinkinder zum Schlafen bringt mit Wiegenliedern oder Schaukeln. Das Schlimmste ist, wach im Bett zu liegen und sich zu sagen: »Ich muss wieder einschlafen.« Das ist

Stress pur. Am besten ist die Konzentration auf ruhige, positive Inhalte. Die Monotonie bringt einen in den Schlaf zurück. Ältere Menschen sollten abends auch nicht zu früh ins Bett gehen, weil sie insgesamt weniger Schlaf brauchen. Wenn man ein Schlafbedürfnis von sechs Stunden hat und sich um 21 Uhr ins Bett legt, dann ist man logischerweise um 3 Uhr morgens wach.

Auf wie viele Stunden Schlaf sollte man denn in welchem Alter kommen?

Der deutsche Durchschnitt über alle Altersgruppen ist sieben Stunden Schlaf. Im Alter können fünf Stunden ausreichen. Aber das muss jeder selbst ausprobieren. Wir können tatsächlich auch zu viel schlafen. Dann sind wir anschließend müder als vorher, weil der Kreislauf in einer weiteren tieferen Schlafphase heruntergeregelt wird. Normalerweise erwacht man aus leichtem Schlaf. Ein Wiedereinschlafen am Morgen lässt uns dann aber oft müder erwachen. Ältere Menschen sollten nicht unbedingt darauf aus sein, länger zu schlafen, sondern tiefer. Dabei kann helfen, sich einen festen Rhythmus von Zubettgehen und Aufstehen anzugewöhnen. Das gilt auch für die Tagesaktivität inklusive Rausgehen ans Tageslicht, das ist ganz wichtig, und sich dabei bewegen – auch bei tristem Wetter. Damit können wir dem Schlaf wieder auf die Sprünge helfen. Denn das Licht, das über die Augen wahrgenommen wird, hebt die Stimmung und macht uns tagsüber wach. Das kommt auch der folgenden Nachtschlafphase zugute. Ein Bad kann entspannend wirken, aber nur wenn es nicht zu heiß ist und zu lange dauert, sonst würde es den Schlaf eher stören. Ein kurzes, mäßig warmes Bad mit einer Dauer von ungefähr 10 bis 15 Minuten entspannt. Entspannend wirkt auch, sich auf die Atmung oder auf Musik zu konzentrieren, oder auf Fantasiereise zu gehen. Diese soll unbedingt positiv sein wie zum Beispiel die Vorstellung eines schönen Urlaubs. Förderlich sind natürlich Entspannungsübungen.

Wie steht's um Essen und Trinken und guten Schlaf?
Abends grundsätzlich nicht zu viel trinken, weil man sonst nachts zu oft aufstehen muss. Alkohol ist zwar ein Einschlaftrunk, aber kein gutes Schlafmittel. Da anschließend der Alkohol abgebaut wird, stört dieser Stoffwechselprozess den erholsamen Schlaf. Über das eine Glas, das häufig empfohlen wird, kann man diskutieren. Zu späte Mahlzeiten sind auch schlecht. Idealerweise sollten wir vier Stunden vor dem Zubettgehen die letzte Mahlzeit einnehmen – so gegen 18 oder 19 Uhr. Und Leichtverdauliches essen, also keinen Schweinebraten und auch keinen Salat.
Was halten Sie von Melatonin als Schlafunterstützer?
Melatonin hat eine sanfte Wirkung, ob verschreibungspflichtig oder als Nahrungsergänzungsmittel. Schaden kann es nicht, weil es keine Nebenwirkungen hat. Wenn es hilft, ist es super. Das gilt auch für pflanzliche Schlafhilfen, die zum Beispiel Baldrian enthalten. Meistens ist es ein Placeboeffekt, der hilft, aber das macht ja gar nichts.

Den Schlaf also nicht erzwingen wollen, sondern leise locken. Und hier folgt eine ganz besondere Erkenntnis als Lockmittel: Aus Tierexperimenten weiß man heute, dass degenerierte NDMA-Rezeptoren im Hypothalamus wieder aktivierbar sein können – wenn sich die Schlafqualität verbessert. Daher macht es sehr viel Sinn, sein ganz persönliches Gute-Nacht-Programm zu entwickeln!

Die Kraftquelle Powernap

Früher nannte man das einfach »Mittagsschlaf«. Aber auch hier kann ich einen besonderen Anreiz setzen: Eine Studie der Harvard Medical School und der Athens Medical School mit über 23.000 Teilnehmern ergab nämlich, dass ein regelmäßiges kleines Mittagsschläfchen das Herzinfarktrisiko um 37 Prozent senkt. Beachtlich, für so einen kurzen Break!

Ein Powernapper sollte Folgendes beherzigen:

» Der Powernap sollte nie in die Tiefschlafphase münden. Aus diesem Grund sind 20 Minuten wunderbar – zehn Minuten reichen oft auch.
» Er sollte während des circadianen Leistungstiefs nach dem Mittagessen stattfinden – auf jeden Fall aber vor 18 Uhr. Menschen mit Schlafstörungen sollten den Powernap vor 15 Uhr einbuchen. Geben Sie ganz einfach der natürlichen Müdigkeit (aber nur kurz!) nach.
» Wie man sich betten sollte? Möglichst nicht auf dem Bett, denn da lauert der Tiefschlaf. Am Arbeitsplatz die Beine hoch auf den Schreibtisch legen, und wenn der Schreibtischstuhl flexibel ist, entspannt zurücklehnen. Sich vornüber auf die Arme legen funktioniert ebenfalls. Eine Matte ausrollen, wo auch immer, passt genauso gut. Ebenso geeignet ist natürlich die gute alte Couch.
» Dunkel muss es nicht sein, die Augen zu schließen reicht völlig aus. Oder – falls Sie lichtempfindlich sind – eine Schlafbrille aufsetzen!

Etliche Firmen bieten ihren Mitarbeitern Ruheräume an. Sie wissen schon, warum: Powernap stärkt die Konzentrationsfähigkeit! Das letzte Wort soll ALFRED WIATER von der DGSM haben: »Ein Powernap bezieht sich auf die Leichtschlafphasen. Alle Funktionen, die während des Nachtschlafs hier ablaufen, sind auch während des Powernaps zu erwarten. Dazu zählen die körperliche Erholung, die Abspeicherung von Gedächtnisinhalten und die kognitive Reaktivierung.«
Und da gibt es noch etwas, das einen guten, tiefen Schlaf fördern kann: die *Atmung*. Wie wir mithilfe unseres Lebenselixiers Atem die Langlebigkeit unterstützen können – darum geht es jetzt in unserem nächsten Kapitel.

WIE DER ATEM UNSERE ZELLKOMPETENZEN STÄRKEN KANN

> **»So du zerstreut bist, lerne, auf den Atem achten.«**
> *GAUTAMA BUDDHA*

Bei der Recherche zu diesem Kapitel erkannte ich, dass die Schnittmenge zwischen der aktuellen Forschungslage zur physiologischen Wirkung des Atems auf unsere Langlebigkeit einerseits und dem »alten Wissen« über den Atem im Yoga andererseits so frappierend ist, dass ich nun beides vorstellen möchte: die *schulmedizinische Erkenntnis* und die des *Pranayama,* also des Yogawissens über den Atem als Lebensenergie und das bewusste Üben der Atmung, um Körper und Geist zusammenzuführen. Es ist erstaunlich, wie jüngere Studienergebnisse einiges von dem zu stützen scheinen, was Pranayama schon seit Jahrtausenden weiß. Mithilfe der Übung des Atems können wir nicht nur deutlich besser in den *Schlaf* und *Tiefschlaf* finden, sondern auch alle *drei Zellkompetenzen* stärken. Bevor zwei Vollprofis aus Wissenschaft und Pranayama Details dazu ausbreiten, schauen wir uns das Wunder des Atems an.

WIE FUNKTIONIERT DIE ATMUNG?

Vom ersten bis zum letzten Atemzug trägt uns dieses Lebenselixier, und wir müssen nichts dafür tun! »Es« atmet uns, egal was passiert – selbst wenn uns in Schock- und traumatischen Situationen »der Atem stockt« oder »die Luft wegbleibt«. Der Atem ist immer da. Rund 20.000-mal pro Tag bei einem Erwachsenen. Der Atem ist Stresspegelanzeiger, Entspannungsmelder und beeinflusst unsere Zellgesundheit. Und so funktioniert unser »Wunderelixier«:

- Das *Einatmen* ist aktive Muskelarbeit und ein Zusammenspiel von Brust- und Bauchatmung. Die *Brustmuskulatur (Zwischenrippenmuskulatur)* hebt und erweitert den Brustkorb, wenn sie sich kontrahiert. Damit werden die Lungenflügel nach außen gezogen und vergrößert, Luft wird angesogen. Die *Zwerchfellmuskulatur* spielt allerdings eine noch größere Rolle. Das Zwerchfell ist nach oben, zur Lunge hin gewölbt, wenn die Muskulatur schlaff ist. Aktivieren wir sie beim Einatmen, dann wird das Zwerchfell nach unten, Richtung Bauchraum abgeflacht. Damit werden die Lungenflügel ebenfalls nach unten gezogen und erweitert. Luft wird eingesaugt.

» Sobald sich beim *Ausatmen* sowohl die Brust- als auch die Zwerchfellmuskeln entspannen, schrumpft der Raum, der für die Lungenflügel zur Verfügung steht, die Lunge »schnurrt« zusammen, die Luft strömt aus.

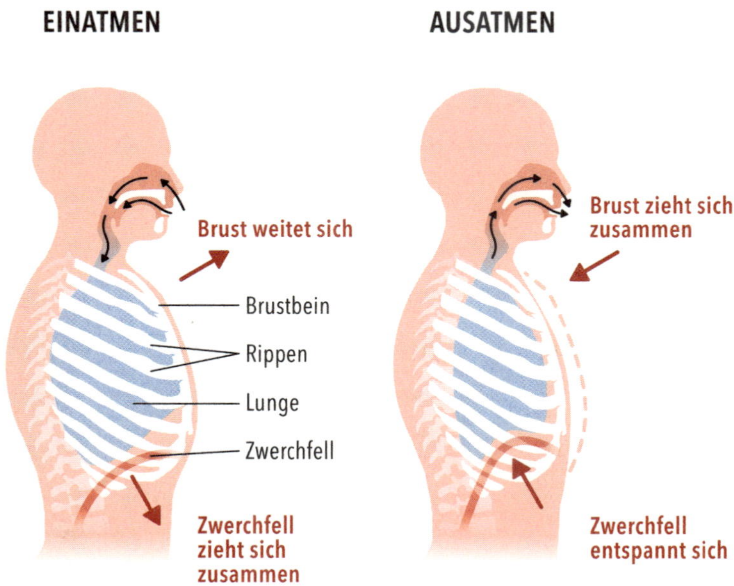

Beim Einatmen strömt die sauerstoffreiche Luft in die Lungenflügel, weil sie sich durch Aktivierung der Brust- und Zwerchfellmuskulatur ausweiten und nach unten ausdehnen. Entspannt sich die Muskulatur, ziehen sich Lunge und Brustkorb wieder zusammen – kohlendioxidhaltige Luft strömt aus.

Obwohl beim Atmen *beide* Muskelgruppen aktiviert werden, können wir die beiden jeweils isoliert aktivieren oder sozusagen auch »vergessen«.

- » Bei der *flachen Brustatmung* vergessen wir nämlich weitgehend die Zwerchfellmuskulatur. Es hebt und senkt sich vor allem der Brustkorb, es wird nur eine geringe Menge Luft ausgetauscht (in der Ruhe).
- » Bei der *Bauch- oder Zwerchfellatmung* entspannt sich die Bauchmuskulatur, während die Zwerchfellmuskeln arbeiten, sodass sich die Organe, die nun weniger Platz haben, nach außen vorwölben können – was wir an unserem Bauch deutlich wahrnehmen, er wird zur »kleinen Kugel«.

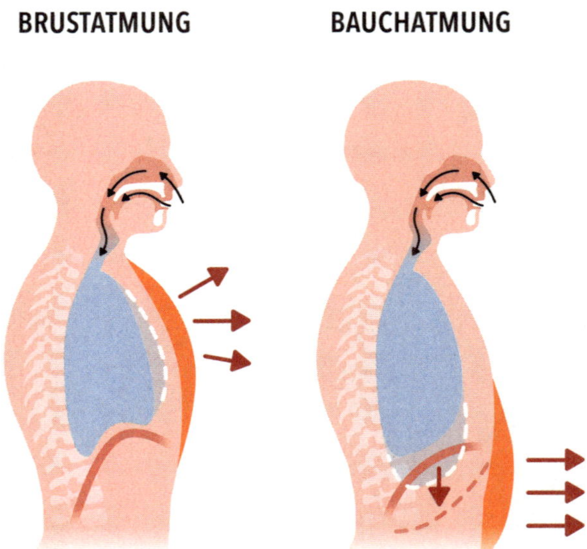

Der Unterschied zwischen Brust- und Bauchatmung: Es arbeitet entweder nur die Brustmuskulatur (Brustatmung) oder nur die Zwerchfellmuskulatur, ohne Brustmuskulatur (Bauchatmung).

Und nun zu den Experten. Mein Informant zu Pranayama ist RICHARD HACKENBERG, einer der renommiertesten Ausbilder für Yoga und Pranayama in Deutschland, der beides selbst seit über 40 Jahren praktiziert.

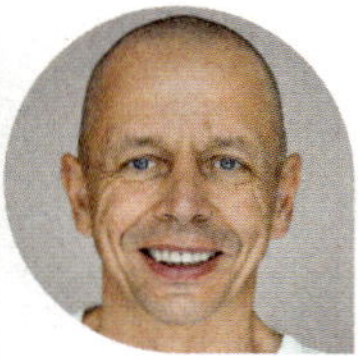

Richard Hackenberg, was fällt Ihnen hauptsächlich auf, wenn Sie im Alltag mitbekommen, wie Menschen atmen?

Wenn ich Leute einfach mal so frage: »Wie atmen Sie?«, wissen die das gar nicht. Die wissen nicht, ob sie durch die Nase oder durch den Mund atmen. Sie sagen: »Da habe ich noch nie drauf geachtet.«

Wer seinen Atem nicht wahrnimmt, läuft durchaus Gefahr, falsch zu atmen. Was konnten Sie im Laufe der Zeit noch beobachten?

Da sind zum einen die »Flachatmer«. Die sieht man überall. Sie atmen nicht nur flach, sondern machen auch lange Pausen, weil sie fasziniert in ihr Smartphone starren, und dann atmen sie kurz und stoßweise. Da kann ich – offen gesagt – nicht hinschauen. Diese *thorakale Flachatmung* (Anmerkung: von lateinisch »thorax« für »Brust«) ist nur oben am Brustbein aktiv. So atmet man vielleicht ein Zehntel des möglichen Volumens. Damit sind wir natürlich bei den beiden Atemtypen Brust- oder Bauchatmung, und da wird wild gestritten, die beiden Lager sind völlig verfeindet. Das sollte man einfach mal definieren! Die Brustatmung hat derzeit einen schlechten Stand. Doch es macht natürlich Sinn, beides zu üben: Bauch- *und* Brustatmung. Wir werden nicht beim Joggen in den Bauch atmen, aber wenn wir auf dem Sofa liegen, dann tun wir das durchaus. Die Atmung passt sich an die Bedürfnisse an. Wichtig ist, dass wir lernen, beide Atemtypen optimal zu nutzen und das flache, stoßartige, hektische Atmen zu vermeiden.

Welcher Atemfehler ist noch weitverbreitet und was – das wird unsere Leserinnen und Leser sicherlich am meisten interessieren – können wir dagegen tun?
Der Atemrhythmus stimmt oft nicht. Das Einatmen ist ein aktiver Prozess, und die Ausatmung ist ein passives Loslassen. Deshalb sollte die Ausatmung länger dauern als die Einatmung. Das ist bei den allermeisten Menschen nicht der Fall. Ausatmen ist generell etwas, das die Menschen nicht können. Bei uns im Yoga ist die Ausatmung generell wichtiger als die Einatmung. Die Atmung und das Nervensystem sind so eng verbunden, dass wir uns im ungünstigen Falle in einen Burn-out atmen können – oder aber ich atme mich optimal in einen Zustand, der gegen Stress wirkt. Ich kann Stress wegatmen. Also, elementar wichtig ist: länger ausatmen. Wenn du deutlich länger ausatmest als ein, aktivierst du den Parasympathikus.

VERKNÜPFUNG DES ATEMS MIT DEM VEGETATIVEN NERVENSYSTEM

Das vegetative Nervensystem (auch viszerales oder autonomes Nervensystem genannt) besteht aus Nervenbahnen, die das Gehirn mit den Organen verbinden. Es steuert zahlreiche Körperfunktionen, auf die wir willentlich keinen Einfluss nehmen können wie etwa den Stoffwechsel, Blutdruck, Verdauung und noch vieles mehr. Es funktioniert also autonom. Sympathikus und Parasympathikus sind Teil dieses vegetativen Nervensystems und wirken oft als Gegenspieler: Der Sympathikus steuert die Körperfunktionen bei Leistung und Aktivität, der Parasympathikus hingegen bei Ruhe und Regeneration. Schnelle, flache Atmung aktiviert das sympathische Nervensystem, die Herzfrequenz steigt, die Sauerstoffversorgung der Organe wird angekurbelt, die Verdauung gedrosselt. Bei Dauerstress läuft dieses System aus dem Ruder – die Folgen: Unruhe, Depression, Schlaflosigkeit, Arthritis, Typ-2-Diabetes … Eine Einladung an diverse Alterskrankheiten also. Bewusste, langsame Atmung aktiviert hingegen das parasympathische Nervensystem über den Vagusnerv. Es sorgt für Entspannung und Verdauung, auch die Muskeln entspannen sich.

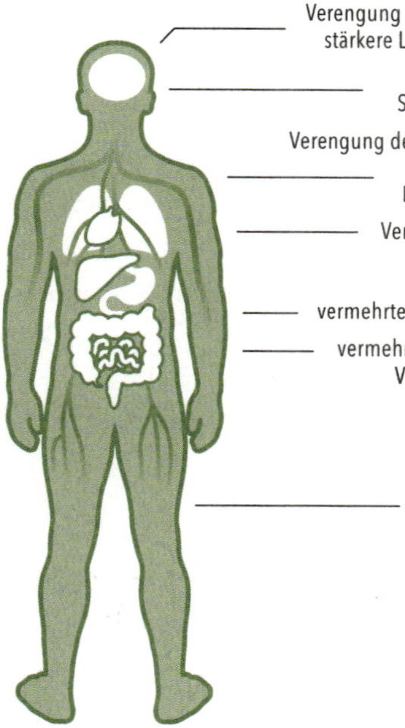

PARASYMPATHIKUS	SYMPATHIKUS
Verengung der Pupillen und stärkere Linsenkrümmung	Erweiterung der Pupillen
Vermehrung der Speichelsekretion	Verminderung der Speichelsekretion
Verengung der Bronchien und Vermehrung von Bronchialschleim	Erweiterung der Bronchien und Verminderung von Bronchialschleim
Verlangsamung der Herzfrequenz	Beschleunigung der Herzfrequenz
vermehrte Darmbewegung	verminderte Darmbewegung
vermehrte Sekretion von Verdauungssäften	verminderte Sekretion von Verdauungssäften
keine Wirkung auf die Haut	Verengung der Blutgefäße, Schweißsekretion, Aufstellen der Haare

Hier einige Beispiele für die Aufgabenteilung zwischen Sympathikus und Parasympathikus – die beiden Player im vegetativen Nervensystem.

Mein Informant zur wissenschaftlichen Forschung über die Wirkung des Atems auf Psyche, Schlaf und Zellgeschehen ist Prof. THOMAS LOEW, Leiter der Abteilung für Psychosomatik des Universitätsklinikums Regensburg. Und der Psychiater ist der gleichen Meinung wie der Pranayama-Lehrer RICHARD HACKENBERG, wie Sie gleich auf der nächsten Seite lesen können.

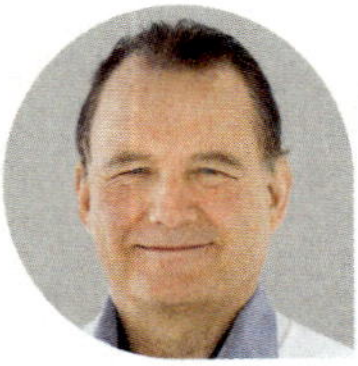

Professor Thomas Loew, wie sehen Sie den Gesamtvorgang des Atmens?

Das Spannende ist das Ausatmen. Die Leute denken immer, dass das Einatmen guttut, aber da drücke ich ja meine Organe zusammen. (Anmerkung: Mit dem Abflachen des Zwerchfells nach unten werden beim Einatmen sämtliche Organe des Bauchraums »zusammengedrückt«.) Es ist das Ausatmen, das Erleichterung schafft. Das Einatmen brauche ich, um die Alveolen (Anmerkung: Lungenbläschen) mit Sauerstoff zu beladen, und da macht die Atemtiefe natürlich etwas aus. Und wenn ich zu schnell atme, dann hat der Sauerstoffaustausch in der Alveole einfach ein kürzeres Zeitfenster. Das ist nicht effizient, deshalb ist langsam sinnvoll.

Das heißt, wir können – wenn wir unsere Atmung verlangsamen – auch das vegetative Nervensystem steuern und damit die Regeneration?

Genau. Das Entscheidende, der Killer ist der Stress. Das wird unterschätzt. Wir können die Stressfaktoren nicht beeinflussen, aber wir können unsere persönliche Stressantwort regulieren. Der Stress draußen generiert ein biologisches Problem (Anmerkung: indem er physiologische Vorgänge im Körper – Blutdrucksteigerung, Schwitzen etc. – über das vegetative Nervensystem auslöst), dem ich mit biologischen Waffen, die mir zugänglich sind, begegnen muss.

... und eine Atemtechnik als »biologische Waffe« haben Sie weiter wissenschaftlich untermauert und mit dem einprägsamen Namen »4711« versehen?

Der Name ist nicht von mir, aber er ist eine gute Hilfestellung. Die Ziffer 4 steht für vier Sekunden Einatmung, die 7 für sieben Sekunden Ausatmung und die 11 für elf Minuten. Das heißt, wir entschleunigen unseren Atemrhythmus elf Minuten lang. Elf Minuten, das ist nach unseren Studien ein bei fast allen Menschen wirksames Zeitfenster, um den Regenerationseffekt zu bewirken. Am besten machen Sie das zweimal täglich, das geht beispielsweise auch beim Fernsehen. Da kann man zuschauen und trotzdem entschleunigt atmen. Ich bin da ganz unprätentiös, Hauptsache, man tut es.

Sie haben ein sehr einfach zu nutzendes Hilfsmittel für uns auf Youtube …

Ja, das ist sehr simpel. Das Filmchen finden Sie unter »Atemübungen 4711« auf Youtube (https://www.youtube.com/watch?app=-desktop&v=FZuJXR-oSWo). Und dort sehen Sie nichts anderes als vier Sekunden lang erst einen blauen Kreis und schließlich sieben Sekunden lang einen grünen Kreis. Und wenn man eine Wasserflasche auf den im Handy leuchtenden Kreis stellt, dann strahlt die Flasche wie eine Lampe jeweils blau und grün – dann kann man zu dieser Beleuchtung im Raum einfach mitatmen. Vier Sekunden ein, sieben Sekunden aus – elf Minuten lang. Damit halbieren Sie den durchschnittlichen Atemrhythmus. Sie atmen nur noch sechsmal pro Minute statt mindestens zwölfmal wie üblich.

Atemfrequenz im Ruhezustand	Atemzüge/Minute
Erwachsene	ca. 12–18
Jugendliche	ca. 15–20
Schulkind	ca. 20
Kleinkind	ca. 25
Säugling	ca. 30
Früh-/Neugeborenes	ca. 40–60

Säuglinge und Kinder atmen deutlich schneller als Erwachsene. Und Erwachsene können außerdem die entspannende sowie beruhigende Wirkung des vegetativen Nervensystems aktivieren, indem sie ihre normale Atmung entschleunigen – nämlich auf ungefähr sechs Atemzüge pro Minute, wie wir gerade gehört haben!

Was geschieht dann physiologisch, wenn ich meine Atemfrequenz halbiere?
Ich gebe beim längeren Ausatmen dem Herzen mehr Raum, im wahrsten Sinne des Wortes. Es kann sich leichter füllen. Biomechanisch ist das eine wichtige Stellgröße. (Anmerkung: Der verlangsamte Atem stimuliert den Vagusnerv, der die Herzfrequenz runterfährt). Also kümmere ich mich um Regeneration. Ich fahre sozusagen den Müll raus.
Das heißt, ich regeneriere nicht nur den Energiestoffwechsel, also die Mitochondrienaktivität, sondern ich aktiviere auch die Autophagie, die Zellreinigung – und eventuell auch die Zellerneuerung … Und so stabilisiere ich alle drei Zellkompetenzen?
Genau.

RICHARD HACKENBERG fährt als Profi seine Atemfrequenz in manchen Pranayama-Übungen noch weiter herunter, nämlich auf zwei Atemzüge pro Minute, mit zwei zehnsekündigen Atempausen. THOMAS LOEW hält von Atempausen hingegen nichts, denn dann würde der Körper aufgrund der willkürlich gestoppten Sauerstoffzufuhr sofort wieder auf »Alarm« gesetzt und damit der Sympathikus stimuliert. Wie Sie sehen, werte Leserinnen und Leser, gibt es also auch hier wieder zwei unterschiedliche Ansätze und Sie müssen sich Ihre eigene Meinung bilden. Aber lesen Sie erst einmal weiter …
Für die *Balancierung* von Parasympathikus und Sympathikus empfiehlt RICHARD HACKENBERG die *Nasenwechselatmung für Anfänger*. Seit Hillary Clinton mit dieser Übung den ganzen Frust des Präsidentschaftswahlkampfs 2016 in den Griff bekommen haben will – so schrieb sie es zumindest in ihrem Buch *What Happened* –, atmet halb Amerika im Wechsel. Hier ist dazu die HACKENBERG-Anleitung …

Die Nasenwechselatmung für Anfänger

» Setzen Sie sich auf einen Stuhl mit aufgerichteter Wirbelsäule und minimal nach unten geneigtem Kopf. Der Lotussitz ist nicht so gut geeignet.

» Verschließen Sie das rechte Nasenloch punktuell mit einem Finger, sodass es möglichst nicht »verklebt«, wenn der Finger wieder angehoben wird. Die Nasenwechselatmung beginnt immer mit dem Verschließen des rechten Nasenlochs. Die Tibeter halten das Nasenloch zum Beispiel von unten zu. Das ist auch keine schlechte Idee.

» Während das rechte Nasenloch nun geschlossen ist, atmen Sie, aus dem linken Nasenloch aus.

» Anschließend atmen Sie links wieder ein.

» Verschließen Sie dann das linke Nasenloch und atmen Sie rechts aus und dann wieder ein. (Sie führen also jeden Aus-Ein-Atemzyklus abwechselnd mit einem Nasenloch durch.)

» Atmen Sie langsam und möglichst länger aus als ein.

» Konzentrieren Sie sich auf den Atemstrom, und versuchen Sie, an nichts anderes zu denken.

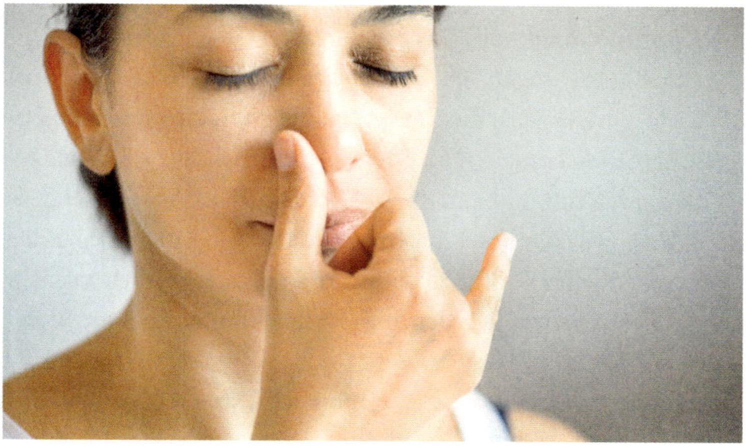

Eine Möglichkeit, die Nase bei der Wechselatmung zu verschließen.

RICHARD HACKENBERG: »Ein großer Teil der Wirkung kommt über die Konzentration – oder wie es jetzt neudeutsch heißt: über die Achtsamkeit.«

THOMAS LOEW sieht allerdings wenig Sinn in der Wechselatmung. »80 Prozent der Bevölkerung haben eine krumme Nasenscheidewand, zehn Prozent sind Linkshänder und haben ein quasi umgepoltes Gehirn. Ich wüsste nicht, was das bringen soll. Was etwas bringt, ist das Summen.«

Und damit liegt er wieder mit HACKENBERG auf einer Linie. Beide weisen auf die wichtige Rolle des *Stickstoffmonoxids* NO hin, das in den Nasennebenhöhlen gebildet wird, mit der Atemluft in die Lunge gelangt und dort etliche positive Effekte hat – aber nur, wenn man durch die Nase atmet! RICHARD HACKENBERG findet klare Worte: »Die Mundatmer machen einen großen Fehler. Ich sage dagegen: ›Atme 24/7 durch die Nase. Auch beim Sport. Die Nasenatmung filtert, befeuchtet, erwärmt. Wenn Sie durch die Nase atmen, haben Sie einen gewissen Widerstand, der verlangsamt den Atem und vertieft ihn.‹« Und versetzt die Atemluft mit selbst produziertem Stickstoffmonoxid!

Stickstoffmonoxid – das Gas mit den zwei Gesichtern

»Moment mal!«, sagen Sie jetzt vielleicht. Stickstoffmonoxid ist doch ein giftiges Gas, das unsere Lungen verätzt und beispielsweise im Smog enthalten ist! Richtig. Und auch hier gilt: Die Dosis macht das Gift. Erst um die Jahrtausendwende wurde die helle Seite des NO sicher beschrieben, und dafür gab's dann sogar den Medizin-Nobelpreis. Stickstoffmonoxid produzieren wir tatsächlich selbst im ganzen Körper mithilfe bestimmter Enzyme in der inneren Wandschicht der Blutgefäße, dem *Endothel*. Diese Auskleidung des Adernetzes ist zwar nur eine Zellschicht dick, würde aber – flach ausgebreitet – sechs Tennisplätze bedecken. Sie dünstet laufend einen leichten NO-Nebel aus, der Gefäßdurchmesser,

Blutdruck und Blutgerinnung reguliert. Im Gehirn stellen leichte NO-Schwaden enge Kontakte zwischen Nervenzellen her, die vermutlich die Grundlage unseres Gedächtnisses sind. Sie helfen dabei, den Sauerstoff gleichmäßig im Körper zu verteilen, indem sie den »Blutfluss« regulieren.

Wenn sich das Stickstoffmonoxid aus dem Endothel der Nasennebenhöhlen auf dem Weg zu den Lungen mit der Atemluft vermischt, erhöht es die Sauerstoffsättigung des Blutes, erweitert die Gefäße und reduziert so den Blutdruck. Außerdem stimuliert es Zellen des Immunsystems, den Stoffwechsel der Nervenzellen sowie die Mitochondrienfunktion.

Wegen dieser positiven Effekte ist es zum einen enorm wichtig, möglichst immer durch die Nase zu atmen, zum anderen: zu summen! THOMAS LOEW hat in einer Studie Covid-Patienten einen Brustgürtel umgelegt, der mit 45 Hertz vibriert – eine Frequenz, die auch beim tiefen Summen im Brustkorb erzeugt wird. Das Ergebnis: Der Atem wurde tiefer, langsamer und der NO-Gehalt der Lungenluft erhöhte sich.

Die Stickstoffmonoxid-Produktion in den Nasennebenhöhlen scheint auch durch ätherische Öle angeregt zu werden, zum Beispiel durch solche, die von Nadelbäumen produziert werden (Waldspaziergang!), und durch japanisches Heilöl. Vor dem Anlegen einer FFP2-Maske unter die Nase gegeben, könnte es die Stickstoffmonoxid-Produktion erhöhen und damit die Sauerstoffaufnahme im Blut verbessern, so THOMAS LOEW.

Jetzt kommen RICHARD HACKENBERG und das alte Wissen um das Summen zum Zug: »Die Pranayama-Übung des Summens, Brahmadi, geht so: ›Mmmmmmmmmmmmmhhhhhhhhhh‹ – also mit einem Ton ausatmen. Der Ton kann zwischen Biene und Hummel liegen. Wenn man mehr der Hummel-Typ ist, kann man eher dunkel brummen. Bienen-Menschen summen höher. Das ist kein Scherz! Das Summen verlängert die Ausatmung deutlich, durch die Vibration lösen sich Spannungen im Körper – UND Summen erhöht die NO-Produktion, und zwar deutlich. Hört man eigentlich heute irgendwen auf der Straße summen? Als ich klein war, habe ich das noch oft gehört. Das Einzige, was heute summt, sind die Handys.«

Jetzt verstehe ich, weshalb Linda Zervakis – als sie damals noch die Nachrichten im *Morgenmagazin* sprach und sich fit machen wollte – frühmorgens auf das Brustbein klopfte und leise vor sich hin brummte. Das lockert nähmlich den Sprechapparat, erhöht aber auch die NO-Produktion!

Also, wir haben doch schon ein paar sehr spannende praktische Hinweise, was wir tun können, um gesunde Langlebigkeit über den Atem zu fördern:

- Den Atemrhythmus trainieren – hin zu einer Halbierung der durchschnittlichen Atemfrequenz auf sechsmal pro Minute.
- Die gesamte Atemmuskulatur nutzen, von der flachen Brustatmung langsam zur Zwerchfell- und Brustatmung wechseln.
- Die Nasenwechselatmung üben.
- Summend durchs Leben gehen.
- Ätherische Öle wie finnischen Nadelölbalsam und japanisches Heilöl nutzen, besonders unter FFP2-Masken.

Hätte THOMAS LOEW vielleicht noch etwas hinzuzufügen? »Funktionelle Entspannung plus Atmung und Körperwahrnehmung – das ist ein wesentlicher Ansatz, um ins entspannende Vegetativum umzuschalten. Nehmen Sie das Kiefersattelgelenk. Ich kann es in drei Ebenen bewegen. Ich lasse es immer mal wieder im Alltag unmerklich schaukeln. Das ist eine Entspannungsmethode, von der mein Gegenüber nichts sieht und damit eine gute alltagstaugliche Technologie: Zwei, drei Sekunden, und es hat – kombiniert mit entschleunigter Atmung – physiologische Effekte der Entspannung.«

Probieren Sie das aus, werte Leserinnen und Leser! Immer mal den Unterkiefer unmerklich absinken lassen und ganz leicht hin- und herbewegen, nur millimeterweise! Dazu bewusst und langsam ausatmen – der Entspannungseffekt ist überraschend intensiv, nicht nur mental, sondern offenbar auch für unser gesamtes vegetatives Nervensystem.

WAS HAT ES MIT DER HOCHDRUCK-SAUERSTOFFTHERAPIE ALLES AUF SICH?

Am Ende dieses Kapitels sollte ich noch auf eine Studie eingehen, die kürzlich für einiges Aufsehen in der Alternsforschung gesorgt hat. Die Schlagzeile: Mit der *Hochdruck-Sauerstofftherapie* könnte der Alterungsprozess massiv verlangsamt oder sogar zurückgedreht werden – so die Forscher um Professor SHAI EFRATI von der Tel Aviv University und des Shamir Medical Centers. Die israelischen Wissenschaftler setzten 35 gesunde Versuchspersonen, die älter als 64 Jahre waren, einer *hyperbaren Sauerstofftherapie (HBO)* aus. Während der 90 Tage dauernden Studie erhielten die Probanden 60 HBO-Sitzungen. Dabei wurde der Umgebungsdruck 90 Minuten lang stufenweise über den des Normaldrucks erhöht. Diese Therapie wurde bislang beispielsweise bei Menschen angewendet, deren Hirnfunktionen durch einen Schlaganfall geschädigt waren.

»Hyperbar« bedeutet »Überdruck«. Die Versuchspersonen wurden also in Überdruckkammern gesetzt, um dort hundertprozentigen Sauerstoff einzuatmen. Die Forscher analysierten regelmäßig verschiedene Blutzelltypen, und das Ergebnis barg zwei kleine Sensationen – auf den ersten Blick zumindest:

- Die Telomere (die »Schutzkappen« der Chromosomen, die ein Spiegel der Lebensdauer der Zellen sind; siehe dazu auch Seite 73) der Blutzellen verlängerten sich je nach Zelltyp um bis zu 38 Prozent.

» Die Zahl der seneszenten Zellen (von denen wir später noch hören werden; das sind »untote« Zellen, deren Stoffwechselprodukte vor allem schädliche Entzündungsprozesse auslösen können) nahmen um 11 bis 37 Prozent ab.

Die Forscher rechneten dann diese beiden Effekte zu einem Verjüngungseffekt von rund 25 Jahren zusammen. Sensationell, oder? Also nichts wie hin, ab in die HBO-Sauerstoff-Kammer? Eine Sitzung kostet in Deutschland rund 130 Euro.

DOMINIK DUSCHER zeigt sich äußerst skeptisch, nachdem er die Studie kritisch im Detail begutachtet hat: Die Forscher betreiben nämlich selbst Sauerstoff-Druckkammern in den USA – da haben sie natürlich ein klares Geschäftsinteresse und sind damit wissenschaftlich nicht wirklich unabhängig. Dazu kommt, dass die Telomerlänge nicht mehr als Mittel der Wahl für die Altersbestimmung von Zellen genutzt werden sollte – sondern die viel präzisere epigenetische Uhr (wie wir auf Seite 30 bereits gesehen haben). Die wurde allerdings nicht verwendet. Die Studie weise zudem etliche »signifikante Mängel« in Datenerhebung und -auswertung auf, so DUSCHER.

Wir schlussfolgern: Die HBO-Kammern sollten als neue Rejuvenation-Hotspots derzeit also noch äußerst kritisch beäugt werden! Apropos »Kammer«: Da scheint doch der Kältereiz eine ganz besondere Rolle zu spielen für das Aktivieren unserer Miniatur-Zellkraftwerke, der Mitochondrien und ihrer Dynamik. Sich in Kältekammern extremer Kälte auszusetzen – bringt das denn überhaupt irgendwas?

Der Hitzereiz dagegen ist ja schon seit Langem getestet und für gut befunden. Da stellt sich natürlich gleich die Frage: Hilft uns denn etwa der Saunabesuch dabei, gesund länger zu leben? Wir sind beim nächsten Lifestylefaktor in unserer Langlebigkeitspyramide angelangt.

PERSPEKTIVE DR. DUSCHER

Wie Sie sehen, ist die Relevanz der Atmung für unsere Gesundheit beziehungsweise für unseren gesamten Organismus seit Jahrhunderten überliefert – und der wissenschaftliche Unterbau zu dieser alten Weisheit vertieft sich fortwährend. Denn die Zelle als kleinste Einheit des Organismus hat in vielen Aspekten die gleichen Bedürfnisse wie unser ganzer Körper: Unsere Zellgesundheit ist von funktioneller Sauerstoffverarbeitung abhängig. Ich selbst bin nunmehr seit fast zehn Jahren in der Beforschung der Regulation der Sauerstoffversorgung der Zelle aktiv. Besonders fasziniert mich hier der Sauerstoffsensor unserer Zellen, der nicht nur erkennt, wie viel Sauerstoff aktuell benötigt wird, sondern gleichzeitig eine Vielzahl von Regelkreisen unserer Zellerneuerung kontrolliert. Dieser Sauerstoffsensor trägt den Namen »Hypoxie-induzierbarer Faktor« (von englisch »Hypoxia-Inducible Factor«, HIF), ein Protein und Transkriptionsfaktor, der durch Sauerstoffmangel (Hypoxie) aktiviert werden und verschiedene Gene als Antwort auf die Hypoxie aktivieren kann. Für die Entdeckung, wie Zellen Sauerstoffverfügbarkeit messen und sich daran anpassen, wurden William G. Kaelin jr., Sir Peter J. Ratcliffe und Gregg L. Semenza 2019 der Nobelpreis für Physiologie oder Medizin verliehen. Die Funktionen von HIF sind unglaublich vielseitig und reichen von Ansätzen bei der Krebstherapie über die Anwendungen bei der Haut- und Haarregeneration bis hin zu Strategien bei der Bekämpfung der Krankheit Alter selbst. Zu Letzterem gibt es gerade super Spannendes zu berichten: Einer der neuesten und vielversprechendsten Kandidaten unter den Medikamenten zur Heilung des Alters, der sich zurzeit in der Zulassungsphase befindet, ist ein HIF-Aktivator (genauer gesagt: ein Inhibitor des HIF-Abbaus). Der HIF-Abbau wird stark durch den Eisenspiegel reguliert, wobei hohe Eisenlevels zu niedrigen HIF-Konzentrationen beitragen. Dies könnte

auch gut mit der sehr neuen Erkenntnis zusammenhängen, dass sich ein chronisch hoher Eisenspiegel schlecht auf die Langlebigkeit auswirkt.
Unsere Atmung im Auge zu behalten, macht auf Organismus- und Zellebene aus vielerlei Hinsicht also Sinn. Gleiches gilt für den Schlaf als Eckpfeiler unserer Energieerzeugung und Entgiftung. Sie sehen: Lifestylefaktoren haben profunde Auswirkungen auf die Zellkompetenz, was wiederum direkt unsere Langlebigkeit beeinflussen kann. Das komplexe System Zelle-Organ-Organismus ist voller Wunder. Und obwohl manche Einflussfaktoren Gefahren für unsere Gesundheit darstellen, gibt es genauso Chancen der Optimierung durch gezielte Maßnahmen, die wir selbst in der Hand haben.

DIE LEBENSSTILFAKTOREN HITZE UND KÄLTE

»Leidenschaftliche Wärme – leidenschaftliche Kälte.«
NOVALIS

Jetzt tauchen wir ein in ein Thema, das so sensibel ist wie die Materie Fußball. Jeder kennt es, jeder weiß etwas darüber, viele haben eine Meinung – beste Voraussetzung also für unerbittliche Diskussionen: Was bringt der Kältereiz und wie unterstützt der Hitzereiz unsere gesunde Langlebigkeit? Genauer formuliert: Ist eine teure Kältekammertherapie so hilfreich, wie sie sich in Minusgraden anfühlt? Bringt die heiß-kalte Dusche, das kalte Fußbad oder das verwegene Eisbad im winterlichen See nicht doch genauso viel – oder genauso wenig? Und ist die gute alte Sauna ganz oben auf der Thermometerskala nicht auch sehr hilfreich? Fühlt sich auf jeden Fall deutlich besser an …

Tja. Da bin ich mal wieder im Dilemma. Denn die nüchterne Antwort lautet: Nichts Genaues weiß man nicht – streng wissenschaftlich gesehen. Die Berichte vieler Anwender, vieler Patienten sprechen allerdings eine andere Sprache. Also berichte ich über beide Perspektiven.

Beginnen wir mit den Anwendern, und dazu gehören die Kuranstalten Vivamayr. Hier betreibt man die teuren *Kältekammern* als therapeutisches Programm. Sauna sowie Dampfbad sind sozusagen Beigabe und stehen als Wellnessangebote ganz nach eigenem Gusto zur Verfügung. Und so kommt MAXIMILIAN SCHUBERT (siehe auch Seite 100) noch einmal zu Wort: »Schwerpunkt des therapeutischen Einsatzes der Kältekammer sind entzündliche Erkrankungen. Wenn ich einen Patienten mit Muskel- oder Gelenkrheuma habe, würde ich ihm am Anfang zwei- bis dreimal am Tag die Kältekammer empfehlen. Patienten mit Schuppenflechte oder Neurodermitis empfehle ich die Kältekammer täglich, über ein bis zwei Wochen. Für gesunde Langlebigkeit kann die Kältekammer nur ein Mosaikstein in einem Paket von Maßnahmen sein und ist weniger häufig angezeigt. Die Kältekammer allein wird uns nicht jung halten. Sie können von mir aus täglich in die Kältekammer gehen, aber wenn das Stresslevel im eigenen System hoch bleibt und gleichzeitig die Ernährung nicht stimmt und nicht auf einen gesunden Lebensstil geachtet wird – zu wenig Schlaf zum Beispiel –, dann kann die Kältekammer das auch nicht ausmerzen.«

Dann schauen wir uns doch als Erstes mal die Kältekammer an. Sie ist die intensivste Anwendungsform der *Kryotherapien* (von griechisch »kryos« für »kalt«).

WAS KANN DIE EISESKÄLTE BEWIRKEN?

Kryotherapien hatte schon HIPPOKRATES (um 460–370 v. Chr.) im antiken Griechenland empfohlen. Der Priester und Naturheilkundler SEBASTIAN KNEIPP (1821–1897) entwickelte sogar ein

Kälte-Kurkonzept mit Wassertreten und kurzen kalten Vollbädern. »Coolpacks« aus der Tiefkühltruhe und kalte Umschläge helfen bei Prellungen und nach Zahn-OPs, kalte Wickel senken Fieber, Warzen lassen sich vereisen. Gemeinsam ist allen Kryotherapien die Vermutung und praktische Erfahrung, dass Kälte schmerz- und entzündungshemmend wirkt und deshalb bei Arthrose, Rheuma, Muskelverspannungen, chronischen Schmerzen und Neurodermitis helfen könnte. Und da Kälte offenbar die Mitochondrienvermehrung stimuliert, geht man von einem Effekt zugunsten einer gesunden Langlebigkeit aus.

Die *Kältekammer* hat als Erster der japanische Rheumatologe TOSHIRO YAMAUCHI 1978 bei Rheumapatienten eingesetzt. Er ließ sie für kurze Zeit bei –175 °C frieren. Daraus hat sich ein florierender Geschäftszweig entwickelt. Kältekammern sind besonders in den USA auf dem Vormarsch. Da es sich um technologisch aufwendige Vorrichtungen handelt, die jede Menge Energie fressen, sind die Behandlungen teuer. Deshalb wird von den Anbietern auch dafür geworben, dass regelmäßige Kurzaufenthalte in der Kältekammer Asthma, Alzheimer und Migräne lindern, das Immunsystem stärken und den Schlaf verbessern sollen. Schauen wir uns so eine »Therapie« genauer an …

Einmal in die Kältekammer und zurück

Um Erfrierungen in der –110 °C kalten Kammer zu vermeiden, schützt man die exponierten Körperteile mit Haube, Mundschutz, Handschuhen, Badekleidung, Socken und Schuhen. In dieser Montur verbringt man zunächst circa eine Minute in einem Vorraum mit –30 bis –40 °C. Von dort geht es für maximal drei Minuten in die Kältekammer, wo –110 °C herrschen. Man soll darin langsam herumgehen.

Weil die Luftfeuchtigkeit in der Kammer nahe null ist, wird die Extremkälte wegen der fehlenden Verdampfungskälte als nicht

besonders unangenehm empfunden. Subjektiv wird das Tauchbecken nach der Sauna als kälter beschrieben. Anschließend geht es über den nicht ganz so extrem kalten Raum wieder in die Normaltemperatur zurück.
MAXIMILIAN SCHUBERT erklärt uns die wichtigsten Effekte der Kältekammer auf unsere Gesundheit wie folgt: »Durch den Kältereiz kommt es zu einer Stimulierung der Mitochondrien und zu einer besseren Sauerstoffversorgung im Körper, zudem werden durch das Schockerlebnis Glückshormone, also Endorphine (Anmerkung: konkret Dopamin) ausgeschüttet, was zu einem Wohlgefühl im Anschluss führt. Entscheidend sind die antientzündlichen Stoffe, die in den oberen Hautschichten als Schutz vor dem Zelltod produziert werden. Im Spitzensport nutzen vor allem die Spieler der großen Fußballclubs diese Kammern auch, um Prellungen, Verstauchungen und Muskelfaserrisse schneller regenerieren zu lassen.«

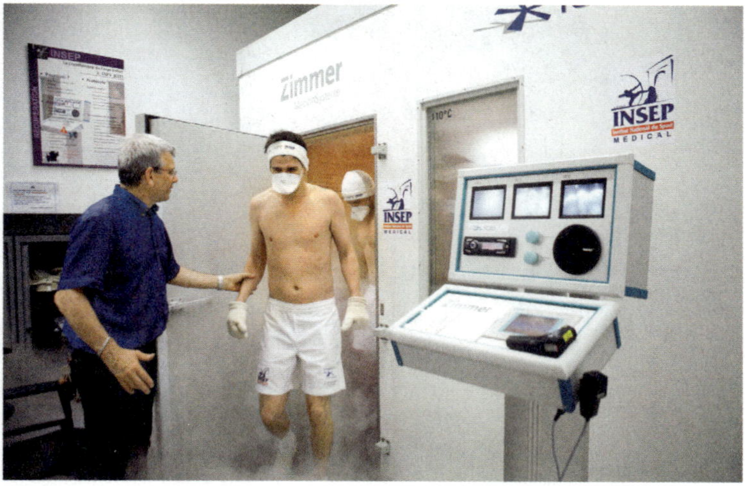

Das ist die notwendige Kältekammer-Schutzkleidung: Alle sensiblen Körperteile müssen bedeckt sein. Deshalb gehören nicht nur Mundschutz, sondern auch Schuhe und Socken dazu.

Was ist nun dran an der extremen Form der *Kryotherapie?* Die amerikanische Gesundheitsbehörde FDA hat sich im Jahr 2016 eingehend mit den verschiedenen therapeutischen Angeboten beschäftigt. Das Urteil der Behörde: Kein einziges Gerät sei offiziell für eine therapeutische Behandlung zugelassen und keines der medizinischen Heilsversprechen sei wissenschaftlich abgesichert. Die Autoren einer österreichischen Metastudie (einer Analyse von allen bisher publizierten wissenschaftlichen Arbeiten zu einem bestimmten Thema) kamen zu demselben Ergebnis.
Dennoch: In vielen Rehakliniken und Kureinrichtungen wird die Kältekammer vor allem zur Schmerzlinderung und zur Rheumatherapie eingesetzt. Auch Spitzensportler schwören darauf – beim BVB in Dortmund steht beispielsweise eine und die Spieler des FC Bayern München nutzen sie ebenfalls. Die *subjektive* Wirkung wird oft als positiv beschrieben. Seit die Deutsche Rentenversicherung Ganzkörper-Kältetherapien für die Indikationen »entzündliche

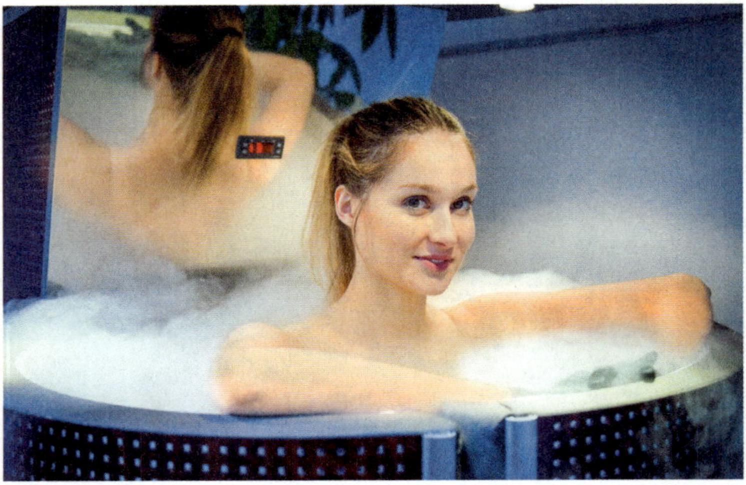

Eine etwas preisgünstigere Alternative zur Kältekammer ist die Kryosauna, eine Art Tonne, in der man für kurze Zeit im Stickstoffdampf steht – der Kopf bleibt draußen.

Gelenkerkrankungen und Schmerzsyndrome« in ihren Leistungskatalog aufgenommen hat, bieten sie einige medizinische Praxen an. Auf Antrag beteiligen sich deshalb auch viele Krankenkassen an den Kosten. Vor dem Besuch einer Kältekammer sollte man aber auf alle Fälle einen Arzt konsultieren – und Menschen mit Herz-Kreislauf-Erkrankungen, Thromboseneigung, Atemwegserkrankungen, Diabetes oder Infekten bleiben am besten einfach draußen!

Die gute alte Kneippkur oder das Wechselbad

Natürlich fragen Sie sich jetzt: Ist denn grundsätzlich die Wirkung von Kälte auf Herz, Kreislauf, Immunsystem und Schlaf – und damit verbunden auf gesunde Langlebigkeit – so gar nicht wissenschaftlich nachgewiesen? Doch, da gibt es etwas. Eine aktuelle Metastudie zur Wirkung der wesentlich schlichteren *Kneipptherapie* ergab bei 64 Prozent der Studien signifikante Verbesserungen bei Krampfadern und deren negativen Folgen, bei Bluthochdruck, leichter Herzinsuffizienz, Wechseljahrbeschwerden und Schlafstörungen – und die Probanden zeigten auch verbesserte Immunparameter. Am effektivsten scheint der Wechsel zwischen Hitze- und Kältereiz zu sein. Eine niederländische Studie ergab, dass sich Teilnehmer, die sich einen Monat lang nach jeder heißen Dusche kalt (also 14 bis 16 °C) abduschten, zu 29 Prozent weniger krank meldeten. Dabei spielte es interessanterweise keine Rolle, ob sie 30, 60 oder 90 Sekunden lang bibberten.

Was geschieht nun beim Hitze-Kälte-Wechsel? Beide Reize bedeuten einen leichten Stress für die Blutgefäße. Bei Kälte ziehen sie sich zusammen, bei Wärme dehnen sie sich aus. Dieser Wechsel führt zu stärkerer Durchblutung. Auch gibt es Hinweise auf eine Aktivierung des Parasympathikus (siehe Seite 122) nach Wechselduschen. Forscher der Universität Jena konnten nach regelmäßigen kalten Güssen am Oberkörper eine erhöhte Zahl an weißen

Blutkörperchen (Anmerkung: Sie sind für die Immunabwehr zuständig) messen.

MAXIMILIAN SCHUBERT dazu: »Die kalte Dusche oder das Tauchbecken nach der Sauna haben ähnliche Effekte wie die Kältekammer, aber nicht dieselbe Intensität an Entzündungslinderung. Eine kalte Dusche am Morgen ist schon ab zehn Sekunden wirksam – besser sind 30 Sekunden. Tauchbäder nach der Sauna können Sie länger machen, da die Körperoberfläche stark erhitzt war. Der Kältereiz ist zwar stärker, die Tiefenwirkung der Kälte kommt aber erst etwas später im Gewebe an.«

Also: Das gesamte Spektrum der kneippschen Anwendungen scheint durchaus Effekte aufzuweisen, nur halt unterschiedlich starke. Da werden Wechsel-Fußbäder, Wassertreten, Schneetreten oder Armbäder empfohlen, auch das *Wechselduschen,* das wie folgt funktioniert: Heiß beginnen, herzfern mit dem Duschkopf kreisen, dann auf kalt stellen, das Ganze zweimal wiederholen und kalt enden. Das Wasser nur mit den Händen abstreifen und so die Verdunstungskälte noch etwas nutzen. Am besten verbinden wir das noch mit entschleunigtem Atmen! Vier Sekunden ein – sieben Sekunden ausatmen … Und das bitte täglich!

Wem 110 bis 180 Minusgrade dann doch zu viel sind, die Kälte-light-Variante bringt auch was. Aber natürlich kann diese Kneippkur eine gesunde Lebensweise nur *ergänzen,* niemals *ersetzen.*

WAS BRINGT UNS EXTREME HITZE?

So, und jetzt noch kurz zum Hitzereiz – speziell der aus der Sauna, weil saunen Millionen Menschen glücklich macht. Und auf der Grundlage dessen, was wir nun über den Wechsel von Hitze und Kälte wissen, fragen wir uns zwangsläufig: Was bringt sie für gesunde Langlebigkeit?

Das Wichtigste kennen wir schon: Genaue Daten liegen nicht vor, obwohl es immens große Beobachtungsstudien gibt – aber eben nur *Beobachtungs*studien. Sie stammen alle aus Finnland, weil die Menschen dort nicht hin und wieder – wie wir in Deutschland – in die Sauna gehen, sondern mehrfach pro Woche. 5,5 Millionen Einwohner haben rund 1,7 Millionen Saunen zu Hause. Das sagt alles, oder? Ich fasse also kurz zusammen, was vor allem den Daten von finnischen Männern mittleren Alters zu entnehmen ist – für Frauen liegen tatsächlich keine belastbaren Daten vor:

» Die Hauttemperatur steigt beim Saunagang auf bis zu 40 Grad – die Körperkerntemperatur erhöht sich um ein bis zwei Grad, der Blutfluss unter der Haut verdoppelt sich, die Blutgefäße weiten sich, Puls und Atmung steigen. Beim anschließenden Kälteschock steigt der Blutdruck. Nur bei regelmäßigen Saunagängen können sich positive Effekte des Saunierens einstellen, nämlich Gefäßtraining und Blutdruckregulierung, auch besserer Schlaf.
» Mindestens zwei Saunagänge pro Woche könnten das Sterberisiko durch Herz-Kreislauf-Erkrankungen senken.
» In Kombination mit regelmäßiger sportlicher Aktivität ist dieser Effekt noch mal deutlich größer.
» Regelmäßige Saunagänge können einer Lungenentzündung und anderen Atemwegserkrankungen vorbeugen (das ist jedoch nicht für Covid-19 belegt).
» Regelmäßiges Saunieren kann Erkältungen vorbeugen.
» Die hohen Temperaturen bieten Bakterien in der Sauna keine guten Bedingungen, wohl aber in den Aufenthaltsräumen. Deshalb immer Handtuch umlegen und Schlappen tragen.
» Ein Infekt ist ein absolutes No-Go für einen Saunabesuch, Alkohol auch.
» Das Risiko, an Alzheimer-Demenz zu erkranken, könnte um bis zu 66 Prozent sinken – das gilt aber nur für finnische Männer mittleren Alters, die vier- bis siebenmal pro Woche in die Sauna gehen.

- Blutdruck und Puls erhöhen sich beim Saunagang wie bei moderatem Sport. Ein Abnehmeffekt ist allerdings nicht zu verzeichnen.
- Menschen mit Herzerkrankungen sollten – falls der Kardiologe grünes Licht für Saunabesuche gegeben hat – nach dem Saunagang nicht kalt duschen und auch nicht ins Tauchbecken gehen.

Also, ich gehe mal davon aus, dass Sie nach dieser heiß-kalten Lektüre den ein oder anderen Temperaturreiz in Ihren Alltag einbauen werden – und wenn, dann bitte regelmäßig!

BEWEGUNG UND MUSKELKRAFT – MIT POWER DURCH EIN LANGES LEBEN

> **»Und niemand weiß, wie weit seine Kräfte gehen, bis er sie versucht hat.«**
> *JOHANN WOLFGANG VON GOETHE*

Um Sie schon mal auf das hiesige Kapitel einzustimmen, hier zwei Vokabeln, die die Laune vorerst mal trüben: *Muskelschwund* und *Gebrechlichkeit*. Muskelschwund, also der Verlust von Muskelmasse und Kraft, wird seit Neuestem offiziell als Krankheit definiert. Gebrechlichkeit wiederum ist gekennzeichnet durch Muskelschwund, aber nicht nur dadurch, sie zeichnet sich durch noch andere Einschränkungen aus. Es handelt sich um ein komplexes Syndrom, das *Frailty-Syndrom*. Sowohl der Muskelschwund als auch die Gebrechlichkeit können extreme Beeinträchtigungen hervorrufen – und beides fürchten wir.

Beginnen wir mit Letzterem, mit der Gebrechlichkeit. Wenn der *primäre Alterungsprozess* so weit fortgeschritten ist, dass das *sekundäre*

Altern einsetzt, dann beginnt Gebrechlichkeit. Sprich: Die zellulären und damit auch stoffwechselbedingten, immunologischen sowie organischen »Entgleisungen« und Funktionsstörungen sind so weit vorangeschritten, dass auch Alterskrankheiten leichtes Spiel haben. Gebrechlichkeit wird wie folgt definiert – und es macht keine Freude, das zu lesen:

» Unfreiwilliger Gewichtsverlust (alles über zehn Prozent in einem Jahr)
» Zunehmende Muskelschwäche (beispielsweise durch Handkraftmessung bestimmt)
» Subjektive Erschöpfung (mental, emotional, physisch)
» Immobilität, Instabilität, Gang- sowie Standunsicherheit mit Sturzneigung
» Herabgesetzte körperliche Aktivität

Wohlgemerkt, und das hört sich jetzt gut an: Gebrechlichkeit ist Folge des Alterns, muss aber nicht zwangsläufig auftreten. Will heißen: Es erwischt längst nicht jeden, und der Lebensstil spielt hier eine wesentliche Rolle. Wir haben es maßgeblich selbst in der Hand, *ob* dieser schleichende Verfallsprozess abläuft – und falls wir in die Gebrechlichkeit rutschen, *wie stark* dies geschieht. Dennoch: Rund ein Drittel aller Menschen über 65 Jahre berichtet über Schwierigkeiten beim Gehen oder Treppensteigen. Ein Drittel aller über 65-Jährigen stürzt einmal jährlich – mit zum Teil verheerenden Folgen. Von den über 80-Jährigen stürzt fast jeder Zweite pro Jahr. Denn: Ein trainierter 50-Jähriger kann sich beim Stolpern schnell genug abfangen, ein Älterer schafft das oft nicht mehr. Woran genau liegt das?

ALTERN IST EINE KRANKHEIT – BEISPIEL MUSKELSCHWUND

Jetzt kommt der *Muskelschwund* ins Spiel, eine wichtige Ursache der Gebrechlichkeit. Ihr medizinisch-exakter Name ist *Sarkope-*

nie (von griechisch »Sarx« für »Fleisch« und »penia« für »Mangel«). Hier die formelle Definition: »Sarkopenie wird als fortschreitende und generalisierte Skelettmuskelstörung beschrieben, die mit einer erhöhten Wahrscheinlichkeit für unerwünschte Folgen wie Stürze, Frakturen, körperliche Behinderung und Mortalität verbunden ist. Sarkopenie wird jetzt offiziell als Muskelerkrankung mit einem ICD-10-GM(German Modification)-Diagnosecode anerkannt.« Die drei Buchstaben ICD sind von enormer Bedeutung, denn sie stehen für *International Statistical Classification of Diseases and Related Health Problems*. Dieses Klassifikationssystem wird von der Weltgesundheitsorganisation erstellt und ist die international einzige anerkannte Liste aller Krankheiten. Was hier als »Krankheit« niedergelegt ist, gilt auch als behandlungsbedürftig für die Gesundheitssysteme und Krankenkassen. ICD-10 heißt die aktuell geltende Liste. 2022 tritt ICD-11 in Kraft.

Der Abbau von Muskelmasse und Muskelkraft ist also eine Krankheit – und beides zusammen ist …? Mist. Genau. Ich fasse noch mal zusammen:

- Jede Muskulatur altert. In welchem Tempo und wie stark das vor sich geht, ist abhängig vom Lifestyle wie beispielsweise von Bewegung und Ernährung, aber auch von Krankheiten, genetischer Veranlagung, hormoneller Situation und sogar vom Geburtsgewicht (je niedriger, desto höher ist die Sarkopenie-Gefahr).
- Die *Muskelmasse* nimmt ab, und zwar vor allem ab dem 60. Lebensjahr und bei Männern stärker als bei Frauen (rund ein bis zwei Prozent pro Jahr). Mit dem DEXA-Gerät (wird auch für die Osteoporosediagnose eingesetzt) kann die Muskelmasse genau bestimmt werden. Die Muskeln des Oberkörpers bauen deutlich stärker ab als die des Unterkörpers.
- Die Muskelfasern werden mehr und mehr durch Fett und Bindegewebe ersetzt. Allerdings darf man Folgendes nicht außer

Acht lassen: Marathonläufer zum Beispiel haben sehr wenig Muskelmasse, könnten deshalb sogar als sarkopeniekrank diagnostiziert werden – doch deren Muskeln sind natürlich extrem trainiert, was DEXA nicht erkennen kann.

» Deshalb orientiert man sich heute mehr an der *Muskelkraft* als an der Muskelmasse. *Eine* Messmethode dabei ist die der Handkraft. Sarkopenie wird diagnostiziert ab einer Handkraft unter 20 Kilogramm (Frauen) beziehungsweise 30 Kilogramm (Männer). Bei mir ergab die Messung nicht gerade jugendliche Werte – obwohl ich restkörpermäßig gut trainiert bin. Aber meine Handkraft trainiere ich nur an der Tastatur meines PC.

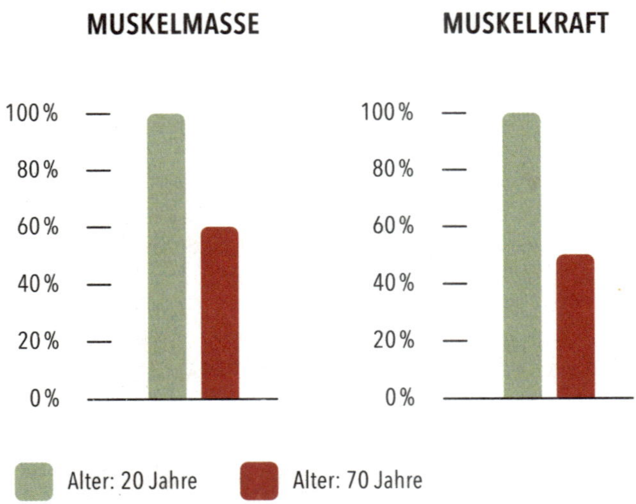

Die Grafik zeigt, wie stark Muskelmasse und Muskelkraft abnehmen: 70-Jährige haben im Durchschnitt 60 Prozent weniger Masse und 50 Prozent weniger Kraft als 20-Jährige.

Aus diesem Grund finde ich es sehr sympathisch, dass man heute zur Messung der *Ganggeschwindigkeit* übergeht. Also, wie schnell bewältigt man eine Strecke beim Gehen. Eine Gehstrecke von weniger als 0,8 Metern pro Sekunde deutet auf Sarkopenie hin. Wer beim besten Willen in einer Stunde nicht mehr als drei Kilometer zurücklegen kann, gilt schon mal als sarkopeniegefährdet.

SO WIRD SARKOPENIE DIAGNOSTIZIERT

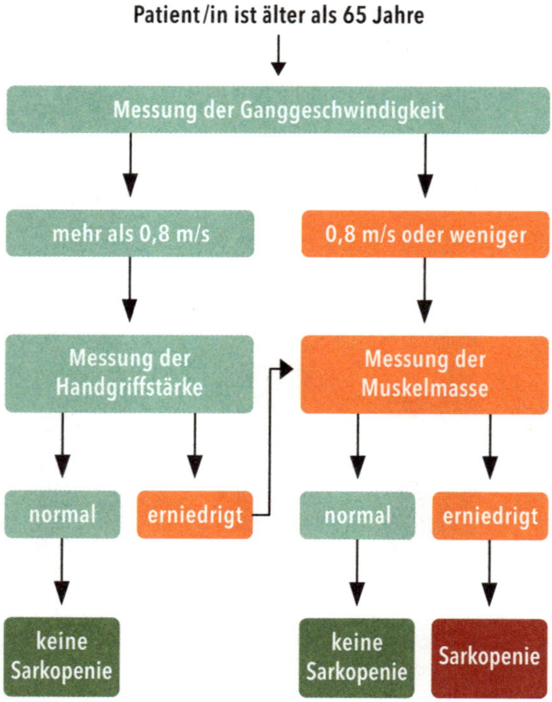

Es müssen mehrere Funktionen schwächer werden, um eine Sarkopenie nachzuweisen: Eine niedrige Ganggeschwindigkeit, geringe Handkraft, deutlicher Rückgang der Muskelmasse. Zur Bestimmung der Kraft werden auch andere Tests eingesetzt wie beispielsweise der Chair-Rise-Test (siehe Seite 161).

» Es gehen vor allem Muskelfasern des schnellen Typs verloren, die weißen.

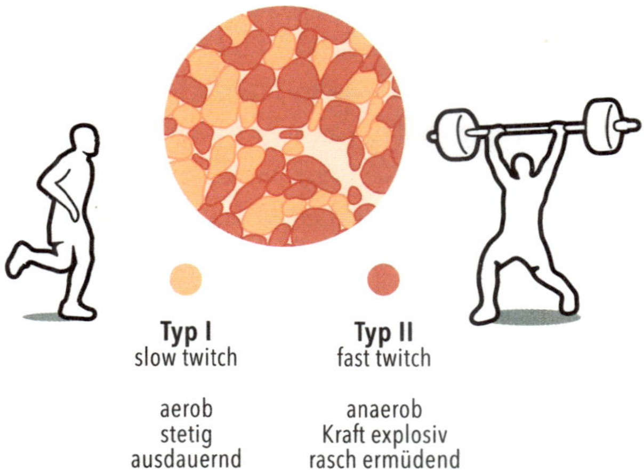

Der rote Muskelfasertyp (langsam zuckend – Slow-twitch-Faser, Typ 1) spricht auf Reize langsamer an, hat dabei eine längere Kontraktionszeit, aber er ermüdet sehr viel langsamer. Der weiße Muskelfasertyp (schnell zuckend – Fast-twitch-Faser, Typ 2) kann sehr schnell reagieren und ermöglicht kräftige Kontraktionen. Er ermüdet aber auch schnell.

» Mit dem Schwinden von Muskelmasse und Muskelkraft nimmt leider auch der tägliche *Kalorienbedarf* ab (auch wenn wir dagegen antrainieren). Ab dem 60. Lebensjahr sinkt er pro Jahr um so viele Kilokalorien wie das Körpergewicht in Kilogramm. Beispiel: Ein 70-Kilo-Mann benötigt 70 Kilokalorien weniger am Tag – in diesem Jahr. Im nächsten Jahr sind es weitere 70 Kilokalorien und so geht es munter weiter … Keine schöne Vorstellung!
Wenn man nicht verfetten will, muss man Jahr für Jahr die Kalorienmenge weiter reduzieren. Sprich: Je älter wir werden, desto weniger sollten wir essen!

Wie kommt es zum altersbedingten Muskelschwund?

Wie wir der Sarkopenie optimal vorbeugen können, erläutere ich gleich. Zunächst noch kurz zu den *Ursachen* des Muskelschwunds. Dann sind wir besser motiviert, dagegen anzutrainieren!

Was läuft mit den Jahren alles schief im Muskel? Auch hier habe ich eine etwas frustrierende Auflistung für Sie:

- Die muskelaufbauenden *Hormone* nehmen drastisch ab – das Wachstumshormon IGF-1 und Testosteron zum Beispiel.
- Die Entzündungsfaktoren steigen an, weil die Immunabwehr schwächer wird. Das führt zum Abbau von *Muskelproteinen* und geringerer Neubildung von solchen (anabole Resistenz).
- Dazu kommt, dass die für den Muskelaufbau so wichtigen Proteine aus der Nahrung nur noch zum Teil ihren Zielort erreichen. Proteine werden über den *Darm* nicht mehr gut resorbiert. Es kommen weniger Proteine ins Blut, und im Muskel wird das Wenige noch schlechter eingelagert als früher.
- Die *Nerven*, die die Muskelfasern aktivieren (Motoneurone), sterben ab. Das ist besonders bitter, weil viele Muskelfasern nicht mehr oder nur verzögert und ungenau aktiviert werden können. Der Muskel ist nicht mehr präzise einsatzfähig.

Der trübe Schluss: Alte Muskeln leisten weniger, sind schwieriger anzusteuern und regenerieren schlecht. Die Folgen sind eine immer weiter nachlassende körperliche Fitness, Gangunsicherheit, Stürze. Je stärker die Unsicherheit, desto geringer die Mobilität. Je weniger Mobilität, desto stärker der Muskelabbau, umso mehr Fetteinlagerung in den Muskeln. Ein gruseliger Teufelskreis. Da hilft nur Hölderlin: »Wo aber Gefahr ist, wächst das Rettende auch.«

Die klassische Doppelstrategie: Prävention und Therapie

Prävention heißt: Wir beginnen so früh wie möglich, dem drohenden Muskelschwund einen Riegel vorzuschieben. Das gilt aber nicht nur für die unter 60-Jährigen. Prävention macht in jedem Alter Sinn, muss aber auf die körperliche Befindlichkeit abgestimmt werden. Für diesen Part habe ich den renommierten und medienprominenten Professor für Prävention und Rehabilitation im Sport an der Deutschen Sporthochschule in Köln ausgefragt: INGO FROBÖSE.

Für die etwas höheren Altersklassen – wenn schwindende Muskelkraft und Muskelmasse bereits an der körperlichen Fitness knabbern – sprach ich im Anschluss mit der Psychogerontologin, der Privatdozentin Dr. ELLEN FREIBERGER und dem Biochemiker Dr. ROBERT KOB vom Institut für Biomedizin des Alterns am Lehrstuhl für Innere Medizin in Nürnberg.

Wir beginnen mit der Prävention, klar! Also mit INGO FROBÖSE, der als Sportmediziner seine Mitmenschen sicher sensibler und kenntnisreicher rastert als wir Laien.

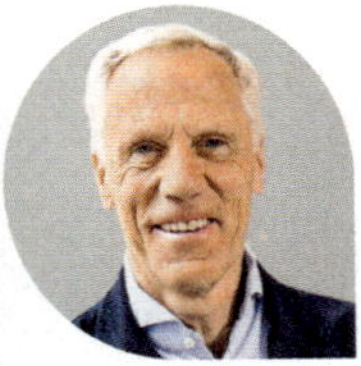

Professor Ingo Froböse, woran erkennen Sie »Alter« auf den ersten Blick?

Am besten sieht man es in der Dynamik, in der Vitalität eines Menschen. Das beginnt schon in der Gesichtsmimik, also in der Ausstrahlung. Man erkennt ja, ob Augen strahlen oder nicht. Dazu kommt die Dynamik der Bewegung. Wenn man dann vor allem den Gang betrachtet, der eine wichtige Ausdrucksform ist: Für mich ist die Muskulatur das emotionalste Organ, das wir haben. Warum? Weil neben dem Gehirn, welches ja quasi nur so ein bisschen der Chef ist, die Dynamik eines Menschen intuitiv aus dem Organismus herauskommt mit seinen 654 Muskeln. Die Muskeln sind deswegen so emotional, weil sie uns jubeln lassen, weil sie uns sichtbar die Sorgen auf den Schultern lasten lassen und weil sie uns zusammenkauern lassen, wenn wir uns schlecht fühlen.

Dann ist es doch spannend, zu erfahren, ob Frauen und Männer in der Vorbeugung von Muskelschwäche gleiche Chancen haben!

Sie treffen da wirklich einen sensiblen Punkt. Wir haben die Frauen in der Forschung sehr stark vernachlässigt, weil sie so problematisch sind. Wir kriegen sie nicht so schön standardisiert, weil ihre Stoffwechselprozesse zyklisch ablaufen und dementsprechend dann auch viel schwerer zu fassen sind. Ich gehe absolut davon aus, dass es große Unterschiede gibt in der Verstoffwechslung von Nährstoffen. Ich bin mir sicher, dass Frauen beispielsweise viel größere Probleme haben in der Proteinverarbeitung im Vergleich zu Männern. Sie sehen das ja schon allein am Muskelwachstum.

Das heißt, Muskelaufbau bei Frauen ist ein bisschen schwerfälliger?

Ja, das muss man leider sagen, denn bei Frauen ist ja auch die Bindegewebsstruktur anders und damit auch der Muskelaufbau. Ich werde zum Beispiel immer wieder gefragt: Wie kann das sein, dass Michelle Obama so knackige Oberarme hat?

Und was macht »die Obama« für ihre Oberarme?

Ich denke, dass Michelle Obama eine »gainerin« ist. Das heißt, es gibt Frauen, die von der genetischen Ausstattung her ein schnelleres Muskelwachstum und damit das Zeug zur Diskuswerferin haben. Das hängt möglicherweise auch mit dem Hormonspiegel zusammen. Aber ich weiß auch, dass Michelle sehr viel trainiert, Kurzhantel-Training für Bizeps und Trizeps, sie will ja schließlich armfreie Kleider und T-Shirts tragen.

Damit sind wir nahtlos bei der Frage: Wie trainiere ich gegen Sarkopenie an?

Sarkopenie trifft einen Muskel, der aus rot-weißen Muskelfasern besteht. Die roten nutzen wir alltäglich, die werden sehr sauerstoffreich versorgt, sind gut durchblutet, deswegen sind sie rot. Sie machen die kleinen Bewegungen, die Feinmotorik und sind jeden

Tag aktiv für uns, weil sie für unsere Haltung sorgen. Dann gibt es die großen weißen, kräftigen, und die sind dafür da, dass ich Gegenstände tragen, Treppen gut hochgehen, auch schon mal laufen, springen und hüpfen kann, dass ich möglicherweise einen Sturz verhindere, indem ich schnell reagiere. Die sind deswegen groß, weil sie für die große Kraft der Muskulatur sorgen. Sarkopenie betrifft primär die großen weißen Muskelfasern. Der Unterschied im Training ist, dass ich die weißen Muskelfasern nur mit hohen Lasten aktivieren kann und die roten Muskelfasern nur mit niedrigen Aktivitäten. Wenn ich also die weißen Muskelfasern trainieren will, kann ich das nur machen, indem ich quasi hohe Lasten oder schnellste Bewegungen absolviere. Denn sonst bekomme ich sie nicht trainiert. Wenn ich also Sarkopenie bekämpfen möchte, geht es nur mit höchsten Beanspruchungen.

Na gut, das muss dann halt sein. Machen Sie das auch selbst?

Ja. Deswegen ist mein Motto: »Je oller, je doller!« Muskeln müssen nicht in Watte gepackt werden, sondern Muskeln haben ein hohes Regenerations- und Reparaturpotenzial, sie können die Stammzellen aktivieren. Dementsprechend heißt es: Wenn deine Gelenke es mitmachen, die Muskulatur tut's! Und wenn du keine dynamischen Aktivitäten schaffst, dann mach isometrisches Krafttraining. (Anmerkung: *Isometrische Übungen* sind statische Übungen, die ohne Hilfsmittel auskommen. Beim *isometrischen Training* wird ein Muskel kontrahiert und auf maximaler Spannung gehalten.) Ich selbst mache zum Beispiel Kniebeugen in einer »Leg Press« immer noch mit 250 Kilogramm.

Okay. Das hasse ich ja.

Ja, aber nur so geht's. Das machen wir nicht unter dem Aspekt der Ästhetik. Ich habe noch ein Sixpack, aber nicht wegen der Optik. Es sind halt die großen Muskelgruppen am einflussreichsten, auch auf unsere Alterungsprozesse und letztlich auf unseren Stoffwechsel. Das sind die Waden, die Oberschenkel, das Gesäß, der Bauch und der Rücken, die Oberarme und die Schultern. Diese nehmen wir in den Trainingsprozess ganz massiv mit rein.

Egal, ob man es HIIT, also Hochintensives Intervalltraining nennt oder Krafttraining an der Belastungsgrenze – da kommen wir dann anscheinend nicht drum herum, oder gibt es doch einen Ausweg?

Wollen wir einen Reiz auf die Fast-twitch-Fasern (Anmerkung: siehe Abbildung auf Seite 147, die weißen Muskelfasern) setzen, machen wir weniger Wiederholungen mit höchsten Belastungsreizen, um die neuronale Innervationsfrequenz zu erhöhen, die dann über die motorische Endplatte auf die Muskulatur trifft und dort ganz gezielt die Fast-twitch-Fasern anspricht. Das geht nur mit höchster Belastungsintensität.

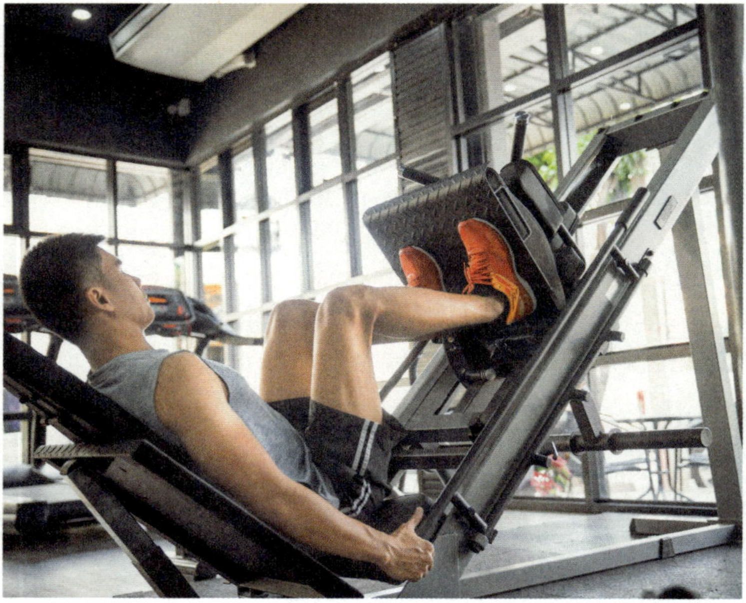

Kniebeugen im Liegen und dabei mit den Beinen ein Gewicht stemmen – Anti-Sarkopenie-Training in der Leg Press.

Sprich, wir können damit im besten Fall das Absterben der Nerven, die unsere Muskeln ansteuern, verhindern. Aber was ist mit Menschen – und da gibt es ja nun leider viele – die Herz-Kreislauf-Probleme haben? Wenn die so an die Belastungsgrenze gehen – könnte das gefährlich werden?
Da gebe ich Ihnen recht, aber ich kann Sie beruhigen, denn das Risiko hängt von der Anzahl der Wiederholungen ab: Mache ich Pressatmung (Anmerkung: Luftanhalten bei höchster Kraftanstrengung) mit 10, 15 Wiederholungen, dann habe ich natürlich ein Problem. Mache ich aber das für zwei, drei, dann hat der Muskel genug Reize, aber die Auswirkungen auf Blutdruck und Organismus sind gering.
Damit haben wir alles Wichtige für das Fithalten der weißen Muskelfasern gesagt?
Gegenfrage: Können Sie noch hüpfen und springen? Nein, das können die etwas Älteren alle nicht mehr, weil sie es verlernt haben. Die trainieren im Alltag nur ihre langsamen roten Fasern. Ich hüpfe und springe!
Ich darf sagen, dass Sie 64 sind – also sagen Sie uns doch bitte, welches Trainingsprogramm Sie privat absolvieren, dann wissen wir, was wir im Idealfall tun sollten, um Sarkopenie und Gebrechlichkeit vorzubeugen.
Also ich mache zwei- bis dreimal in der Woche ein komplettes Muskeltraining für alle großen Muskelgruppen an Geräten mindestens 30 bis 45 Minuten lang, meine Frau auch. Außerdem laufen wir täglich, ein moderates Ausdauertraining, rund 60 bis 75 Minuten. Danach springen wir, wir federn, rechts, links, vorwärts, rückwärts, um eben die weißen Fasern über schnelle Bewegungen zu trainieren und reaktionsfähig zu werden. Außerdem mache ich dynamische Dehnungsübungen. Ansonsten ist Dehnung für mich die überschätzteste motorische Beanspruchungsform überhaupt, weil ich die nur brauche, wenn ich ein Defizit habe.

Und was ist mit denen, die Knieprobleme, die Knorpelschäden haben? Da ist nichts mit Laufen und Hüpfen etc.
Das ist ja ein Teufelskreis: Wenn ich den Knorpel schone, indem ich nicht trainiere, dann geht die Muskulatur verloren. Der Knorpel hängt aber am Tropf der Bewegung! Knorpel kann ich langsam wieder aufbauen. Die meisten machen den Fehler, dass sie anfangs viel zu viel trainieren. Der Knorpel hat zwar nur eine begrenzte, aber er hat eine Regenerationskapazität, und die sollst du nutzen, aber mit langsamer Steigerung! Dazu brauchst du Stoßdämpfer, und das ist eine gut entwickelte Muskulatur.
Aber nicht in den Schmerz hinein trainieren?
Nein, natürlich nicht! Als bester Indikator gilt: Wenn du 18 bis 24 Stunden nach der Belastung erhöhte Schmerzen hast, dann hast du zu viel gemacht. Das Immunsystem hat eine geschätzte Reaktionszeit von 18 bis 24 Stunden.
Ich habe – wie so viele – im unteren Lendenwirbelbereich Probleme. Zwei Bandscheiben sind degeneriert, da ist eine latente Entzündung drin …
Kennen Sie meine Lieblingsübung, den Hacker? Die habe ich vor 20 Jahren erfunden, ich empfehle die immer. Und die Menschen schreiben mir: »Wow, Froböse, das hat geholfen!« (Anmerkung: Die Übung *Hacker* finden Sie auf Youtube. Einfach »Froboese« und »Hacker« in die Suchmaschine eingeben.) Die Übung schnell ausführen, das Atmen nicht vergessen dabei. Das sind nur 30 Sekunden, und Sie merken, wie die schnelle weiße Muskulatur direkt an der Wirbelsäule aktiviert, ja überlistet wird durch dieses schnelle Loslassen und Anspannen im Wechsel. Wenn Sie das mehrmals täglich vier bis sechs Wochen lang machen, werden Sie keine Rückenprobleme mehr haben.

Mir hilft die Übung tatsächlich! Und mit diesem Wissen von einem der renommiertesten Sportmediziner Deutschlands können wir einige Weichen in Richtung gesunder Langlebigkeit stellen – vorausgesetzt, wir kommen ins *Tun*, ins Training. Und das bitte regelmäßig, am besten natürlich täglich.

Vielleicht motiviert es Sie noch ein bisschen mehr, wenn Sie genauer verstehen, was Sie auf Zellebene alles stimulieren, sobald Sie Sport treiben. Sprich: Welche Effekte hat Sport auf die Mitochondrien und deren Fitness?

DIE MITOCHONDRIEN AKTIVIEREN DURCH AUSDAUERSPORT

Dazu habe ich hochspannenden Input von einem weiteren bedeutenden Wissenschaftler für Sie, denn Mitochondrien und Altern – das ist sein Spezialgebiet. Er ist Mediziner, nämlich Internist und

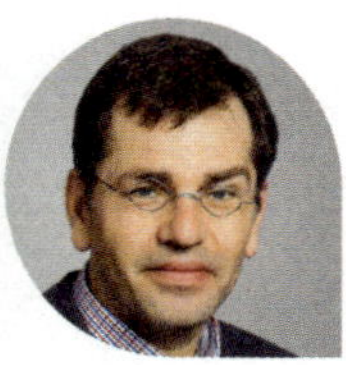

Professor für Energiestoffwechsel an der ETH Zürich, sein Forschungsgebiet ist der mitochondriale Stoffwechsel und dessen Bedeutung für die Alterung: MICHAEL RISTOW. Meine Zusammenfassung unseres Gesprächs über die Bedeutung der Mitochondrien für unsere gesunde Langlebigkeit lesen Sie hier – ich hoffe, das motiviert!

Die Mitochondrien sind extrem relevant für eine gesunde Langlebigkeit. Am besten trainiert man sie durch Sport – vor allem durch Ausdauersport. Genetisch bedingte Unterschiede in der Mitochondrienfitness gibt es durchaus. Aus Europa stammende Menschen haben beispielsweise weniger leistungsfähige Mitochondrien als etwa Menschen, die aus Ostafrika stammen. Das ist eine Folge der Evolution! Aufgrund der Lebensweise als Nomaden mussten die Menschen dort über 10.000 Jahre hinweg lange Strecken ausdauernd laufen, um zum Beispiel Nahrung oder Wasserstellen zu finden. Diejenigen, die bessere Mitochondrien hatten, konnten besser überleben. Die Selektion hat sie also bevorzugt, und so sind Ostafrikaner genetisch privilegiert. Menschen, die der westlichen Welt abstammen, können noch so viel trainieren: Sie werden an die enorme Energieproduktion, die die Mitochondrien der Kenianer oder aber auch der Äthiopierinnen leisten, nur sehr schwer herankommen. Das sieht man immer wieder angesichts der Marathonresultate von Ostafrikanern – bei den Männern genauso wie bei den Frauen. Trainierbar sind die Mitochondrien aber durchaus! Von ihnen hängt übrigens auch der Großteil unseres Leberstoffwechsels ab, selbst der Cholesterinspiegel. Mitochondrien sind demnach wirklich zentral für eine gesunde Alterung.

Die Hauptaufgabe der Mitochondrien ist es, Nahrungsenergie in Energie für die Zelle umzuwandeln, also ATP (Anmerkung: Milliarden Kleinstbatterien) zu produzieren. Die Zelle hat aber auch die Möglichkeit, Energie unabhängig von den Mitochondrien herzustellen, nämlich direkt aus Zucker. Das heißt: Je mehr Zucker ich esse, desto weniger haben meine Mitochondrien zu tun. Und so versteht man, wieso kurzkettige Zucker so ungesund sind. (Langkettige Kohlenhydrate aus Vollkornprodukten oder Hülsenfrüchten werden zum Beispiel wesentlich langsamer für die Energieproduktion zur Verfügung gestellt.) Zucker stellt daher das größte Problem unserer Ernährung dar. Mitochondrien können mit Zucker nichts anfangen, die Mitochondrien werden unterfordert und damit geschwächt.

Je früher man mit dem Mitochondrientraining anfängt – also mit Ausdauersport –, desto länger bleibt die Mitochondrienfitness dem Körper erhalten. Nehmen wir Winston Churchill, der bekanntlich übergewichtig war, Zigarren rauchte und keinen Sport trieb. Er profitierte wahrscheinlich davon, dass er ab dem 12., 13. Lebensjahr körperlich extrem aktiv war – genauso wie er das später auch noch lange beim Militär gewesen ist. Dazu gibt es einige Untersuchungen: Selbst wenn man die späteren zwei Drittel des Lebens inaktiv verbringt, profitiert man immer noch von der sportlichen Betätigung in der Jugend. Besser ist aber natürlich, weiterhin aktiv zu bleiben!

Bei Kurzleistungssport – zum Beispiel beim 100-m- bis 400-m-Lauf – spielen Mitochondrien fast keine Rolle, da verlässt sich der Muskel auf Zucker. Nur Ausdauersport aktiviert die Mitochondrien. Bereits 20 Minuten täglich sind ausreichend dafür, dennoch ist länger eindeutig besser. Grundsätzlich geht es leider mit der Mitochondrienfitness schon ab dem 25. Lebensjahr langsam bergab, weswegen Menschen selbst bei gleicher Kalorienaufnahme mit steigendem Alter immer mehr zu Übergewicht neigen. Aber: Durch Ausdauertraining kann man diesen Abbau um Jahrzehnte hinausschieben. Wenn das nicht motiviert, täglich mindestens ein Viertelstündchen zu joggen oder schnell zu walken, dann weiß ich auch nicht …

GESUND ALT WERDEN – DAS GEHT NUR MIT BEWEGUNG

So viel zum Thema *Vorbeugung*, zur *Prävention* von Sarkopenie. Für die Überleitung zur *Therapie* habe ich ein motivierendes Studienergebnis für Sie: Die Muskelkraft von 70-Jährigen ließ sich problemlos um bis zu 38 Prozent steigern – mit einem systematischen Krafttraining. Nämlich dreimal pro Woche, drei Durchgänge pro Übung und je 10 bis 15 Wiederholungen. Will sagen: Es ist nie, wirklich nie zu spät!

Also kommen jetzt ELLEN FREIBERGER und ROBERT KOB zu Wort – beide wie gesagt vom Institut für Biomedizin des Alterns in Nürnberg – und beantworten die Frage: Wie lässt sich Sarkopenie im Alter vorbeugen und therapieren? ELLEN FREIBERGER ist die deutsche Leiterin von Europas größtem Forschungsprojekt in der Altersmedizin mit Namen *SPRINTT – Intervention gegen Muskelschwund im Alter*. Insgesamt sind 16 europäische Einrichtungen der Altersmedizin daran beteiligt. Das wichtigste Ziel: Innovative Behandlungsmethoden von Sarkopenie. ROBERT KOB liefert uns als Biochemiker die zellbiologischen Basisdaten. Und so sind die beiden ideale Informanten für uns!

Als Erstes führen wir uns gleich mal die wichtigsten Daten zur Größe und künftigen Bedeutung des Problems Sarkopenie zu Gemüte, indem ich aus der Einführung zur *SPRINTT-Studie* zitiere: »Das Altern der Gesellschaft ist ein sichtbarer und unumkehrbarer Trend, nicht nur in Europa, sondern auch in den USA, Japan und China. Die Anzahl der Europäer, die 65 Jahre und älter sind, wird sich in den nächsten 50 Jahren von 85 Millionen in 2008 auf 151 Millionen in 2060 fast verdoppeln. Dabei ist der Anteil der 75- bis 85-Jährigen und der Hochbetagten (85 Jahre +) das am schnellsten wachsende Segment. Dieser demografische Wandel stellt eine große Herausforderung für Behörden, das Gesundheitssystem und die Öffentlichkeit sowie den Steuerzahler dar, denn die Nachfrage nach Gesundheitsprodukten und -leistungen wird steigen.«

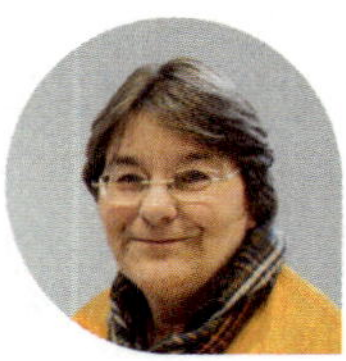

Dr. Ellen Freiberger, Dr. Robert Kob, und unser Anspruch an uns selbst steigt ja auch. Wir wollen uns selbst behandeln, Sarkopenie behandeln! Und dafür ist es, wie gesagt, nie zu spät – oder?

E. FREIBERGER: Gerade derjenige, der sein Leben lang ein Couch-Potato war und nun mit 72 oder 80 Jahren anfängt, mal sechs Wochen ein gezieltes Training zu machen, der explodiert förmlich, weil dessen Muskulatur enorm darauf anspringt.

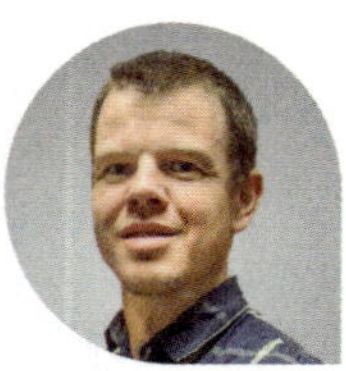

R. KOB: Wir kommen aus der Geriatrie. Unser Klientel ist 70 Jahre und älter. Für sie konnte in vielen Studien gezeigt werden, dass diejenigen, die die schwächeren Muskelfunktionen haben, schnell profitieren, sogar bei sehr leichtem Training, schon beim Spaziergeh-Training.

E. FREIBERGER: Und vergessen Sie bitte nicht, dass 70 Prozent der Bevölkerung inaktiv sind. Die interessieren sich auch nicht für die

Empfehlungen, die weltweit zählen. Aktuell wird Erwachsenen empfohlen, sich 150 Minuten pro Woche körperlich zu bewegen, und zwar so, dass man ein bisschen schneller schnaufen muss, also erwärmt ist. Auf diese Weise hat man allerdings nur einen Grundlevel erreicht. Wenn Sie relevante Gesundheitseffekte erreichen wollen, dann müssen Sie mindestens auf 300 Minuten pro Woche kommen.

R. KOB: Und dann muss man sich das Bewegungsmuster über den ganzen Tag anschauen und die empfohlenen 150 Minuten. Wer den ganzen Tag sitzt, dann aufsteht, um Sport zu machen und sich wieder hinsetzt, hat gesundheitlich schlechtere Karten als jemand, der zwar sitzt, aber regelmäßig aufsteht.

E. FREIBERGER: Es gibt dazu spannende Studienergebnisse. Die einen sitzen vier Stunden am Stück, die anderen sitzen zwar auch vier Stunden, aber sie stehen zwischendrin auf, gehen in die Küche, gehen zum Fenster, gehen vor die Tür. Mit diesen Unterbrechungen reduzieren sie ihr kardiovaskuläres Risiko und Mortalitätsrisiko (Anmerkung: Sterberisiko) um 20 Prozent. Jede Studie, die eine 20-prozentig geringere Mortalitätsrisiko-Reduzierung verkündet, würde in der Berichterstattung durch die Decke gehen, aber das Thema *Beweg dich zwischendurch mal, sitz nicht ewig rum* verkauft sich einfach schlecht.

R. KOB: Deshalb bauen wir für ein Training unserer älteren Patienten auch auf Alltagsaktivitäten. Mit hochintensivem Intervalltraining kann man den meisten nicht kommen. Doch Übungen mit wenig Gewichten oder auch der Hacker – die Ingo Froböse empfiehlt – sind auch für Ältere gut geeignet und werden ebenfalls gut angenommen.

E. FREIBERGER: Ich nehme ganz bewusst das Wort »Training« oder »Sport« gar nicht mehr in den Mund. Ich spreche von »Bewegung« – und zwar im Alltag! Ich kann meinen gesamten Körper, meine Kraft und mein Gleichgewicht mit Alltagsbewegungen trainieren.

Die Bundeszentrale für gesundheitliche Aufklärung hat etliche Bewegungsangebote in Form von Videos zusammengestellt, die Sie unter folgendem Link finden: https://www.aelter-werden-in-balance.de/online-bewegungsangebote/uebungsvideos/alltagsaktivitaeten/. Eine weitere Empfehlung – allerdings in papierener Version – ist das Buch von Lindy Clemson: *Aktiv und sicher durchs Leben mit dem LiFE Programm*. Sowohl bei den Videos als auch bei diesem Buch geht's um die Frage: Wie kann man Alltagssituationen zum Anti-Sarkopenie-Training nutzen? Auch hier nun ein paar wertvolle Tipps dazu:

» Gleichgewichtstraining beim Zähneputzen im Einbeinstand morgens und abends.

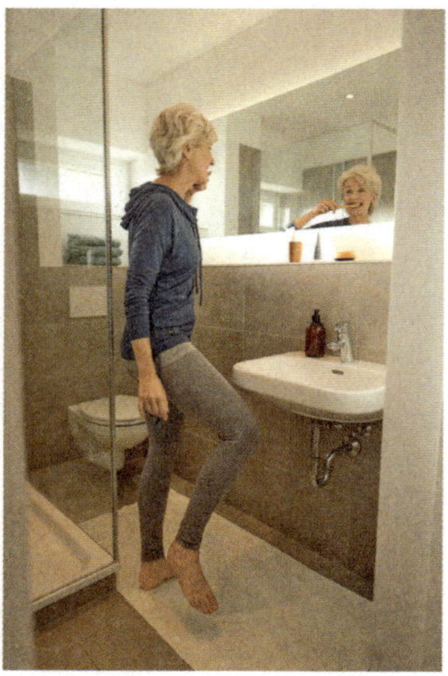

Einbeinstand

» Beinmuskulaturtraining beim Treppensteigen: zwei Stufen auf einmal nehmen.
» Krafttraining beim Einkaufen: zu Fuß gehen und den Einkauf nach Hause tragen, den Weg schließlich ausweiten. Also erst

mal mit zehn Minuten anfangen, dann in kleinen Schritten auf 30 Minuten steigern.

- Beim Telefonieren oder beim Fernsehen in den Werbepausen: einfach herumlaufen.
- Fahrrad fahren.
- Fensterputzen und andere Haushaltsarbeiten bewusst kraftvoll ausführen – und im Internet nachsehen, wie viele Kalorien man dabei verbraucht.
- Bei der Gartenarbeit gezielt die Bein- und Armkraft trainieren.
- Gleichgewichtsübungen: zum Beispiel Gemüseschneiden im Tandemstand durchführen.

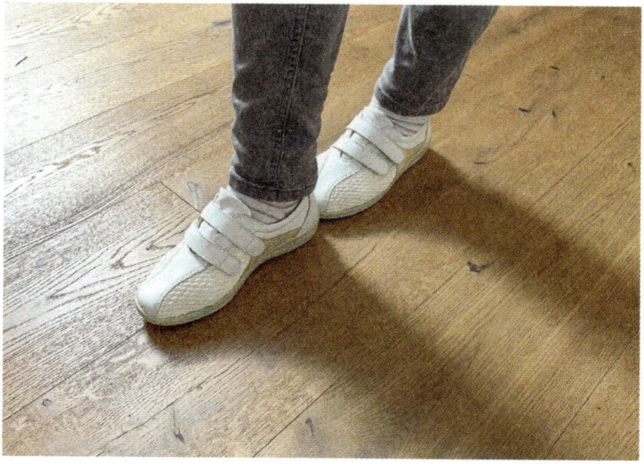

Tandemstand

- Gleichgewichtsübung an der Supermarktkasse: auf ein Bein stellen und sich, falls nötig, am Einkaufswagen festhalten.
- Kraft trainieren während des Fernsehens: immer mal wieder den Chair-Rise-Test mit gekreuzten Armen machen. Hier geht es darum, so rasch wie möglich fünfmal hintereinander – ohne sich mit den Armen abzustützen – vom Stuhl komplett aufzustehen und sich wieder zu setzen. Wenn möglich, sollten dabei

die Arme vor der Brust gekreuzt werden. Im Stehen müssen die Beine vollständig gestreckt werden. Wer unter zehn Sekunden für diese Übungseinheit bleibt, ist noch nicht sarkopeniegefährdet. Also: Üben, üben, üben!

ELLEN FREIBERGER verweist im Folgenden ebenfalls auf sehr gute Übungen, um Stürzen vorzubeugen.

E. FREIBERGER: Virtuelle Formen der Anleitung und Unterstützung – das ist heute für die über 70-Jährigen noch etwas schwierig. Die sind meist noch nicht online-affin. Aber in zehn Jahren, für meine Generation, wird das anders aussehen. Die Chancen sind riesig: Sie können das Training mit etwas Spielerischem verbinden, das habe ich schon in der Forschung eingesetzt, zum Beispiel Plates, die man mit Spielen verbindet. Da sind Sie dann auf einer Ski-Abfahrt und müssen dazu ein wenig Schnellkraft verwenden, indem Sie immer wieder hin und her hüpfen, um ein Männchen auf dem Bildschirm zu bewegen (Wii Nintendo). Das hat sich bei Menschen im Pflegeheim bereits bewährt.

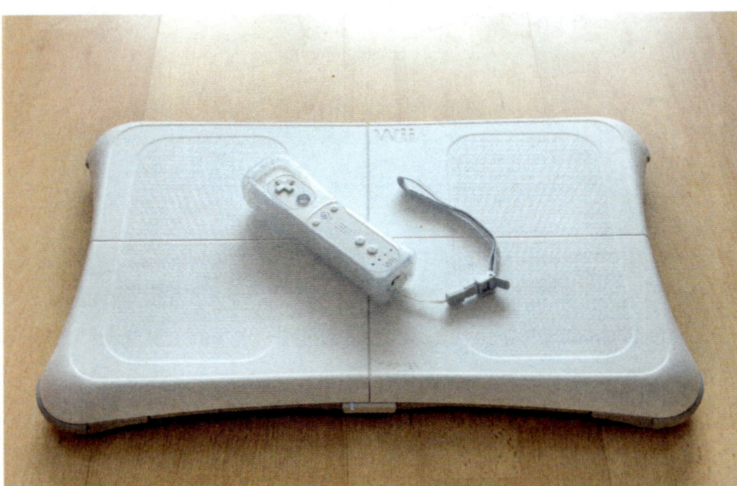

Wii Nintendo

Dann gibt es auch neue Varianten wie Kegeln – wir nennen das Exergaming, weil man Kraft, Gleichgewicht und auch Kognition trainiert. Exergaming verbindet die Faszination von Computerspielen mit Bewegung. Immer mehr Videospielkonsolen sind im Entstehen, die diesen Gedanken umsetzen und mit einem Training verbinden. Ich selbst bin von *Power Plates* sehr überzeugt, allerdings sind diese Vibrationsplatten nicht für jeden geeignet – da gibt es Probleme bei Herz-Kreislauf-Patienten oder solchen mit künstlicher Hüfte.

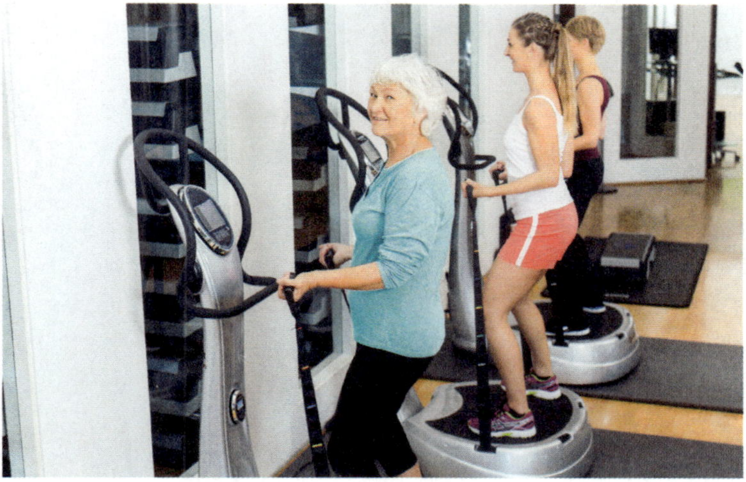

Power Plates

Schließlich ist da noch EMS *(Elektromyostimulation)*. Bei der Elektromuskelstimulation gelangen elektrische Impulse von den Elektroden einer Ganzkörperweste über angefeuchtete Pads auf der Haut direkt zu den Nervenzellen der Muskelfasern (*motorische Endplatten*, die kennen Sie schon). Mittels einfacher Übungen spannt man einzelne Muskeln an. Durch den zusätzlichen elektrischen Impuls wird diese Kontraktion verstärkt. Spannend ist, dass alle großen Muskelgruppen gleichzeitig adressiert werden. Die gesamte Übungsdauer beträgt 20 Minuten und wird für zweimal pro Woche empfohlen. Übergreifende Studien geben für Untrainierte eine Steigerungsrate der Muskelkraft von durchschnittlich 23,5 Prozent an. Das entspricht fast den Werten, die man mit hochintensiven Krafttrainings (30 Minuten und mehr) schafft.

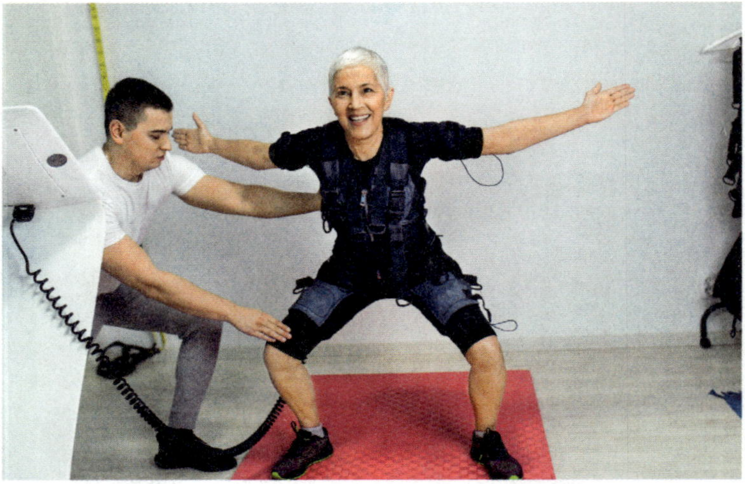

EMS-Training

E. FREIBERGER: Robert Kob hat mehrere EMS-Studien durchgeführt mit einem der wenigen Kooperationspartner, der auf diesem Gebiet wissenschaftlich arbeitet. Sein Kommentar damals: »Ja, das zeigt gute Effekte, fühlt sich aber nicht so gut an wie richtiger (normaler) Sport.« Es sind halt 20 Minuten Strom, einfache Übungen. EMS zeigt gute Effekte, ist aber nicht so befriedigend und auslastend wie klassischer Sport, wenn man zum Beispiel joggen oder schnell gehen war.

R. KOB: Als älterer Mensch sollte man aber Vorsicht walten lassen – bei Herz- oder Nierenerkrankungen zum Beispiel.

E. FREIBERGER: Ich persönlich würde wirklich einen Trainer empfehlen, der sich mit den gesundheitlichen Themen des Alters aus-

kennt. Wir denken natürlich an Fitnessstudios für Senioren. Da müsste ein Umdenken stattfinden, es müsste strukturell anders gearbeitet werden. Da braucht es andere Geräte, in die auch ein Senior einsteigen kann und sich nicht zusammenfalten muss.
R. KOB: Es gibt schon jetzt einige wenige Fitnesscenter und Sportvereine, die älteren Menschen das Training ermöglichen. Ein Sportverein in Erlangen wurde zum Beispiel ausgezeichnet, weil Ehrenamtliche die alten Menschen mit dem Auto von zu Hause abholen. Die Kurse wurden angepasst, da waren dann keine jungen, gut trainierten Menschen dabei, sondern die Älteren konnten mit Gleichaltrigen trainieren in ähnlicher Geschwindigkeit. Das muss halt gegeben sein: der Spaß an der Bewegung – am besten gemeinsam mit anderen. Deshalb sind auch Tanzkurse zu empfehlen, Wasser-Aerobic oder gemeinsames Nordic Walking. Da finden wir die Mischung aus Koordination, Kraft und kardiovaskulärem Training.

Herr Kob, Sie sind gerade mal 40, Sie spielen noch in einer anderen Liga, aber Frau Freiberger – Sie sind in etwa so alt wie ich –, was tun Sie für Ihre körperliche Fitness?

E. FREIBERGER: Ich war mein Leben lang Tennisspielerin, bis hin zur Oberliga. Aus beruflichen Gründen konnte ich das ab 45 nicht mehr in der Form machen. Da habe ich mit Golfen angefangen. Sie fragen: Ist das Sport? Also, ich kann diesen Sport bis ins hohe Alter ausführen, und wenn Sie 18 Loch gehen, dann ist das ganz klar ein Ausdauertraining. Sie brauchen ein gewisses Kraftmaß in der Rumpfmuskulatur. Mein Mann und ich spielen das ganze Jahr, auch im Winter bei minus zehn Grad. Und mir kommt zugute, dass ich muskulär von einem etwas höheren Niveau komme, weil ich so lange Leistungssport betrieben habe.

Werte Leser und Leserinnen, Sie sind jetzt sicherlich dauerhaft grundmotiviert, bis ins hohe Alter sportlich aktiv zu bleiben – solange es körperlich geht im FROBÖSE-Modus – und im hohen Alter dann vielleicht die eine oder andere FREIBERGER-KOB-Empfehlung befolgend …

WIE WICHTIG SIND ESSENZIELLE AMINOSÄUREN?

Einen wichtigen Aspekt zum Thema Muskeltraining/Sarkopenie muss ich noch ansprechen: die mit zunehmendem Alter schlechter werdende Versorgung mit muskelaufbauenden *essenziellen Aminosäuren*. Die Fähigkeit der Proteinaufnahme im Darm nimmt mit dem Alter ab (siehe Seite 148) und die wichtigen Aminosäuren (Bausteine der Proteine) können auch nicht mehr problemlos in die Muskelfasern eingebaut werden. Die *essenziellen verzweigtkettigen Aminosäuren (BCAA)* spielen jedoch für die Muskelgesundheit offenbar eine besondere Rolle, und das sind *Isoleucin, Leucin* und *Valin*. Sie dienen zum einen als Energiequelle für den Muskel und sind zum anderen wichtige Player beim Muskelaufbau, hier insbesondere das Leucin.

Da die essenziellen Aminosäuren nicht isoliert auf den Teller spazieren, wird eine Gesamteiweißaufnahme pro Tag von rund 1 bis 1,5 Gramm pro Kilogramm Körpergewicht empfohlen – bei Sarkopeniekranken sogar bis zu zwei Gramm pro Tag. Dazu jetzt eine interessante Rechenaufgabe: Eine 65-Kilo-Frau müsste demnach 72 Gramm Protein täglich zu sich nehmen. In 50 Gramm Fleisch oder in 100 Gramm Tofu sind jedoch gerade mal zehn Gramm Protein zu finden. Das bedeutete: Es müssten 360 Gramm Fleisch oder 720 Gramm Tofu verspeist werden – und zwar pro Tag! Eine gewisse Herausforderung …

Jüngere Studien haben zum Glück gezeigt, dass *Molkenprotein* (das ist ein Proteinanteil der Milch, der alle essenziellen Aminosäuren enthält) um rund 20 Prozent besser auf den Muskel wirkt als Fleisch. Und noch besser wirkt es, wenn es einen hohen *Leucin-Anteil* hat. Einer Studie ist zu entnehmen, dass die notwendige Molkenproteinmenge pro Tag auf ein Sechstel reduziert werden kann, wenn dazu noch fünf Gramm Leucin gegeben werden. Besonders gut wirkt diese Mischung nach körperlicher Anstrengung. Daher argumentieren Experten auf diesem Gebiet, dass der Schwerpunkt für eine optimale Muskelproteinsynthese nicht auf einer hohen Proteinzufuhr, sondern auf der richtigen Dosierung von Leucin und Molkenprotein liegen sollte. Leucin, nicht die Gesamtproteinzufuhr, scheint hier der entscheidende Faktor für den Muskelerhalt zu sein, allerdings nur dann, wenn man den Muskel auch wirklich trainiert.

Entsprechende Leucin-haltige Molkenpulver sind auf dem Markt erhältlich. *Vegetarier* können zu rein pflanzlichen Proteinpulvern greifen, die einen hohen Leucin-Gehalt haben. Allerdings können die anfangs auf den Darm schlagen. »Da muss man sich langsam eingrooven und den Darm mitnehmen, also mit kleinen Mengen beginnen«, so INGO FROBÖSE. Und wenn wir schon bei der Nahrungsergänzung sind: FROBÖSE ist ein großer Freund der Vitamine D und K2 für die Muskel- und Knochengesundheit – und zwar deutlich höher dosiert als offiziell empfohlen. Dafür sprechen ebenfalls etliche Studien. Er nimmt 20.000 bis 30.000 internationale Einheiten (I.E.) pro Woche in den Monaten von Oktober bis März ein. Dazu erfahren Sie im nächsten Teil des Buches *Gesund länger leben: Was können Nahrungsergänzungsmittel?* ab Seite 198 noch viel mehr.

So. Das war jetzt eine ganze Menge an Information zum Thema Muskelschwund beziehungsweise Sarkopenie – wie er im Alter entsteht und wie wir vorbeugen können. Wäre noch etwas hinzuzufügen? Ja, Wasser! FROBÖSE erwähnte, dass er morgens als Erstes immer ein großes Glas warmes Wasser trinke. Der folgende kleine Dialog zwischen dem Professor und mir ist für Sie vielleicht abschließend noch interessant, denn Froböse beginnt gleich mit einer etwas ungewöhnlichen Frage …

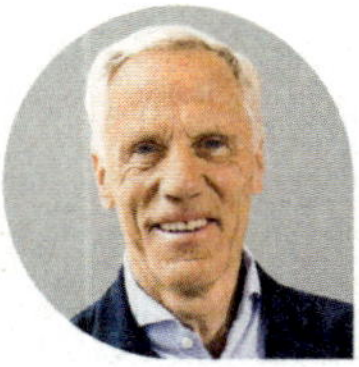

Haben Sie Umkehrosmose? Ich trinke immer Umkehrosmose …

Nein, habe ich nicht, Professor Ingo Froböse, was ist denn das?

Das ist einer meiner besten Ratschläge, womit ich natürlich mit der Mineralwasserindustrie im Clinch liege. Wasser soll ja im Körper vor allem seine Transportfunktion für alle möglichen Substanzen erfüllen. Abgefülltes Mineralwasser hat aber schon jede Menge Mineralien an Bord, kann also gar nicht mehr effizient transportieren. Deshalb trinke ich nur Leitungswasser, und da ist immer noch zu viel drin, also filtere ich mit meinem Umkehrosmosegerät alles raus – bis auf kleine Mengen der essenziellen Mineralien: Kalium, Natrium, Kalzium und Magnesium. Ich habe damit fast reines Quellwasser. Und wenn ich gleich am Morgen ein großes Glas davon trinke, können die Stoffe, die abtransportiert werden müssen nach der Nacht, sofort gelöst und abtransportiert werden. (Anmerkung: Im Kapitel *Was fehlt noch? Kritische Nährstoffe für eine gesunde Langlebigkeit* finden wir Befürworter von Mineralwässern, die mit Mineralien bewusst angereichert sind!

Dann ist ein Glas am Morgen ein bisschen wenig!

Genau, und weil fast alle Reinigungs- und Transportprozesse am Morgen stattfinden, sage ich immer: »Trink 60 Prozent deiner Flüssigkeit bis mittags! Das erste Glas Wasser ist also nur der erste Spülvorgang.«

Und haben Sie für den Spülvorgang am Vormittag einen Tipp, wie wir diese eineinhalb Liter Wasser problemlos täglich in uns hineinschütten können?

Grundsätzlich: Haben Sie nie ein leeres Glas vor sich. Wenn Sie es erst vollschütten müssen, greifen Sie unbewusst nie zu. Das Zweite ist natürlich: Sie müssen sich einen Trinkplan machen. Bis wie viel Uhr will ich wie viel konsumiert haben? Dann wird man sich darin so langsam einfinden. Ich bin also heute mit einem großen

Glas warmem Wasser gestartet, dann habe ich bis jetzt ungefähr 1,2 Liter Eisenkrauttee getrunken, nun bin ich in der Uni, und das hier ist mein zweites Glas Wasser. Ich habe bis jetzt, 9.30 Uhr, also ungefähr 1,5 Liter getrunken.

Meine Verehrung! Und zum Thema Blasenschwäche befrage ich Sie dann für das nächste Praxisbuch …

PERSPEKTIVE DR. DUSCHER

Obwohl Ihnen nach diesem Kapitel bestimmt klar ist, warum Bewegung für das Fundament unserer Langlebigkeitspyramide unabdingbar ist, möchte ich Sie nochmals auf einen kleinen Ausflug in die Grundlagenforschung mitnehmen. Anhand einer Studie, die ich 2014 noch zu meiner Zeit im schönen Kalifornien an der Stanford University veröffentlich habe, wird besonders klar, wie stark Bewegung und Zellkompetenz voneinander abhängen: Gesunde Freiwillige führten einen überwachten 30-minütigen Lauf durch, um eine Herzfrequenz von mehr als 140 Schlägen pro Minute aufrechtzuerhalten. Vor diesem moderaten Training, zehn Minuten danach und noch mal 24 Stunden später wurden Blutproben von den Läufern entnommen. Etwas Faszinierendes konnten wir dabei feststellen: Endotheliale Vorläuferzellen – eine besondere Art der Stammzellen unseres Körpers –, die sich normalerweise im Knochenmark aufhalten, wurden durch nur 30 Minuten Bewegung aus dem Knochenmark in die Blutbahn mobilisiert. Und die Anzahl der zirkulierenden endothelialen Vorläuferzellen stieg nach 24 Stunden auf das fast Vierfache an. Außerdem: Die nach dem Training isolierten endothelialen Vorläuferzellen zeigten eine erhöhte Funktionalität im Vergleich zu den normalen Zellkollegen, die sich im Knochenmark in Ruhe befanden.

Sport scheint also die endothelialen Vorläuferzellen zu mobilisieren und ihre Funktion zu verbessern. Dieser Mechanismus kann die positiven und regenerativen Wirkungen von Bewegung zumindest teilweise erklären. Noch unklar ist aber, wie sich die Grundfitness verschiedener Personen und zunehmende Belastungsniveaus auf die Mobilisierung und Funktion der endothelialen Vorläuferzellen auswirken würden. Intensivere Niveaus oder längere Zeiträume von körperlicher Bewegung können diese Ergebnisse möglicherweise beeinflussen. Um für die Mehrheit der Patienten Trainingspläne definieren zu können, die ein ideales Verhältnis von körperlicher Aktivität und Mobilisierung endothelialer Vorläuferzellen ergeben, sind allerdings noch weitere Studien erforderlich. Trotzdem ist eines klar: Bewegung ist einer *der* Motoren unserer Zellgesundheit!

AN ALLEN FRONTEN: DER KAMPF GEGEN DAS VERGESSEN

»Bald – und du hast alles vergessen.
Bald – und alles hat dich vergessen.«
MARK AUREL

An welchen Stellschrauben unserer Lebensführung wir drehen können, um gesund alt zu werden, dazu haben wir bis hierher Wesentliches erfahren. Dann steigen wir doch am Ende dieses Abschnitts in die Königsdisziplin gesunder Lebensführung ein: Was können wir tun, um unser Gehirn bis ins hohe Alter gesund und funktionsfähig zu erhalten? Was, um Alzheimer und Demenz zu verhindern? Um diese Fragen beantworten zu können, schauen wir uns den Begriff »Demenz« erst einmal genauer an, bevor wir uns danach einen Überblick über die neuesten Erkenntnisse verschaffen.

Demenz (von lateinisch »dementia« für »Wahnsinn, Torheit«) ist die wenig schmeichelhafte Sammelbezeichnung für sämtliche Erkrankungen des Gehirns, die zum schleichenden Verlust des Verstands führen. Die *Alzheimer-Demenz* ist mit rund 65 Prozent die häufigste Form. Während bei der *vaskulären Demenz* die Nervenzellen aufgrund von Durchblutungsstörungen absterben, sind bei der *Alzheimer-Demenz* die Bildung von *Amyloid-Plaques* und *TAU-Fibrillen* die wesentlichen Ursachen dafür.

Medikamentöse Therapien, Antikörper-Impfungen oder Elektro-Hirnstimulationen können den Tod der Nervenzellen – und damit das Absterben ganzer Hirnareale – oft verlangsamen, heilen aber können sie bislang nicht.

Vor ungefähr 19 Jahren wurde das letzte Medikament zur Alzheimer-Therapie zugelassen. Und auch der jüngste Hoffnungsträger *Aducanumab*, ein Antikörper gegen die Plaques, erhielt noch immer kein grünes Licht von der US-Gesundheitsbehörde. Die erhoffte

DEMENZFORMEN IM ÜBERBLICK

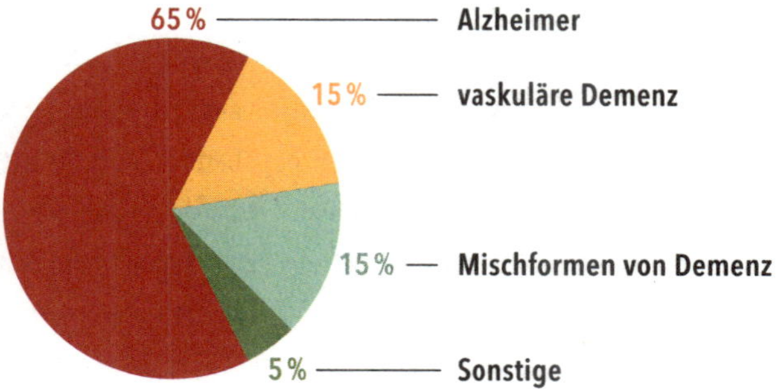

Sämtliche Formen der Demenz führen letztendlich zum Absterben der Nervenzellen im Gehirn.

Zulassung gab es erst mal nicht (siehe Seite 193). Deshalb konzentriert sich die Forschung sehr stark auf die Prävention, und hier liegt der Schlüssel – wer hätte das gedacht – in einem gesunden Lebensstil.

Also, dann schauen wir doch, was wir alle selbst tun können, um bis ins hohe Alter fit im Kopf zu bleiben! Auf den aktuellen Stand der Medikamentenentwicklung und auf Nahrungsergänzungsmittel werfen wir ebenfalls gleich einen Blick, obwohl Letzteres zu der nächsten Stufe der Langlebigkeitspyramide gehört und die Medikamente sogar ins kommende dritte Buch. Doch im komplexen Zusammenspiel der Gehirnfunktionen macht eine Trennung der Themen hier keinen Sinn.

Kurz noch zum aktuellen Umfang des Problems (Stand Juni 2020): In Deutschland werden täglich rund 900 Demenzerkrankungen diagnostiziert, das sind über 300.000 Fälle pro Jahr. Da der Anteil der Älteren in unserer Gesellschaft immer weiter steigt, nimmt die absolute Zahl der Demenzpatienten dementsprechend stark zu – allerdings nicht ganz so stark, wie in früheren Hochrechnungen befürchtet. Der Grund beziehungsweise die Ursachen (und die sollten uns noch mehr dazu motivieren, eigenverantwortlich vorzubeugen): Zumindest in etlichen westlichen Industrienationen ernähren sich die Menschen gesünder, treiben mehr Sport, sind besser gebildet – und beugen damit Demenzerkrankungen vor. So hofft man, dass im Jahr 2050 nicht drei Millionen Demenzkranker in Deutschland versorgt werden müssen, sondern »nur« zwischen 2,4 und 2,8 Millionen. Immer noch eine immens hohe Zahl. In Afrika und Asien dagegen steigt die Zahl der Erkrankungen ungebremst weiter an.

Lassen Sie uns jedoch erst mal klären, wie groß unser Handlungsspielraum überhaupt ist, durch einen »gehirngesunden« Lebensstil eine Demenzerkrankung bis weit ins hohe Alter hinauszuschieben oder gar vermeiden zu können! Zwei ausgewiesene Experten stehen uns dabei zur Seite: der Leiter des Alzheimer Therapie- und Forschungszentrums am LMU Klinikum München, Prof. ROBERT PERNECZKY und der Leiter des Arbeitsbereichs Altersmedizin an der Johann Wolfgang Goethe-Universität, Frankfurt am Main, Prof. JOHANNES PANTEL.

Wie stark können wir aber überhaupt Einfluss auf einen klaren Kopf bis ins hohe Alter nehmen – und in welchem Unfang sind daran unsere Gene beteiligt (Sie erinnern sich noch an ApoE4, siehe ab Seite 24)? Laut ROBERT PERNECZKY sind es nur 40 Prozent, die wir aktiv steuern können: »Immerhin 60 Prozent des Demenzrisikos scheinen nicht modifizierbar zu sein, oder wir wissen es zumindest nicht. Da kommen Gene, die Epigenetik und alle möglichen anderen Faktoren ins Spiel. Was wirklich verschwindend gering ist, sind die eindeutig familiären Fälle, die auf eine spezielle erbliche Mutation zurückgehen. Die weitere Form der familiären Belastung über das berühmte APOE-Gen ist durchaus relevant, aber man darf das nicht überbewerten. Jeder kann für sich selbst sehr viel tun.«

Rund 40 Prozent Erkrankungsrisiko können wir also steuern, und hier handelt es sich nicht um die Schätzung eines einzelnen Wissenschaftlers – nein, diese Zahl beruht auf einer breiten Forschungsleistung. Eines der renommiertesten medizinischen Fachmagazine der Welt, *The Lancet,* hatte nämlich eine 28-köpfige internationale Expertenkommission beauftragt, die wichtigsten »modifizierbaren« (also von uns beeinflussbaren) Risikofaktoren für Demenz zusammenzutragen. Der erste Report wurde bereits im Jahr 2017 veröffentlicht, der zweite folgte im Sommer 2020. Auch die Weltgesundheitsorganisation WHO hat Leitlinien zur Demenzprophylaxe herausgegeben, allerdings sind diese weniger differenziert. Der jüngste *Lancet*-Report weist *zwölf Risikofaktoren* für Demenz aus – und die bergen durchaus die eine oder andere Überraschung.

Bevor wir die einzelnen Risikofaktoren auf den nächsten Seiten aufblättern, sollten wir uns anschauen, ab welchem Alter sich Demenzsymptome zeigen und wir uns »gehirnbewusst« verstärkt um uns selbst kümmern sollten.

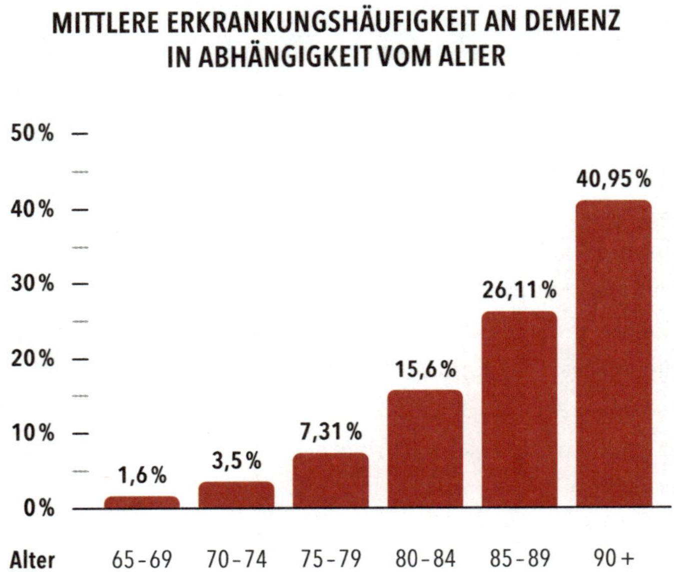

Die ersten Demenzsymptome zeigen sich jenseits des 60. Lebensjahrs – bei sehr wenigen Betroffenen. Die Zahl der Fälle steigt mit zunehmendem Alter jedoch steil an.

Demenzsymptome sind aber leider nur die Spitze des Eisbergs. Bis sie erkennbar zutage treten, hat sich im Gehirn schon einiges zum Unguten abgespielt, sodass man eine Prophylaxe so früh wie möglich beginnen sollte, eventuell bereits im frühkindlichen Alter. Dazu aber gleich mehr. Hier kommt nun erst mal ein Überblick über die zwölf Risikofaktoren der Demenz – und das gleich mit einem Altersbezug!

Lebensalter	Risikofaktor	Relatives Risiko	Wirkungsweise
Früh	Geringe Schulbildung	1,6	Weniger kognitive Reserve
Mittel	Bluthochdruck	1,6	Gefäßveränderungen
	Übergewicht	1,6	Diabetes, reduzierte Amyloid-Clearance
	Schädel-Hirn-Trauma	1,8	Veränderungen des Tau-Proteins (komorbid)
	Schwerhörigkeit (kein Hörgerät)	1,9	Unklar – mikrovaskulär, soziale Deprivation?
	Exzessiver Alkoholgenuss	1,2	Hippocampusatrophie?
Spät	Rauchen	1,6	Gefäßveränderungen
	Depression	1,9	Stresshormone, Hippocampusatrophie
	Körperliche Inaktivität	1,4	Geringere Ausschüttung neurotropher Faktoren
	Soziale Isolation	1,6	Geringere kognitive Aktivität, Depression
	Diabetes	1,5	Gefäßveränderungen, entzündliche Prozesse
	Luftverschmutzung	1,1	Cerebrovaskulär/kardiovaskulär

Prof. Alexander Kurz, Zentrum für Kognitive Störungen und Rehabilitation am Klinikum rechts der Isar, TU München, 2020

Die zwölf Risikofaktoren der Demenz in Abhängigkeit vom Alter: Die rote Kennzeichnung verweist auf vaskuläre Demenz, die schwarze auf Alzheimer-Demenz.

Wenn wir die Spalte »relatives Risiko« betrachten, dann fallen uns natürlich sofort die beiden höchsten Werte von »1,9« ins Auge. Am stärksten laufen wir also Gefahr, an Demenz zu erkranken, wenn wir im mittleren Alter (35 bis 65 Jahre) eine *Schwerhörigkeit* entwickeln und *kein* Hörgerät tragen – und/oder mit einer *Depression* in höherem Alter (ab 65 Jahre). »Wie bitte?«, fragen Sie da sicherlich erstaunt, »Schwerhörigkeit soll einer der stärksten Risikofaktoren für Demenz sein? Was hat denn nun das Ohr mit dem Abbau von Nervenzellen in unserem Gehirn zu tun?« Einiges, denn die wissenschaftliche Beobachtung sagt tatsächlich: Tritt Schwerhörigkeit im mittleren Alter auf, dann *verdoppelt* sich das Risiko für Demenz im hohen Alter. Und das ist doch tatsächlich eine bemerkenswerte Feststellung. Befragen wir dazu also gleich mal ROBERT PERNECZKY …

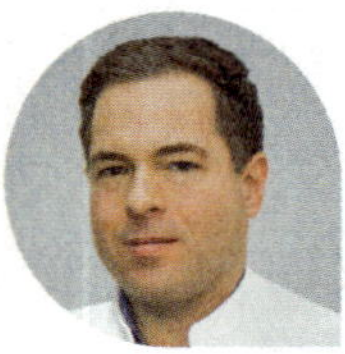

Professor Robert Perneczky, rechnerisch werden acht Prozent aller Demenzerkrankungen auf Schwerhörigkeit zurückgeführt. Wie erklären Sie sich das?

Die einfachste Erklärung ist, dass die soziale Interaktion ein wichtiger, schützender Faktor ist. Wenn ich nicht gut hören kann, dann kann ich mich nicht mit anderen austauschen. Ich benutze mein Gehirn nicht, die Reserven schwinden, das sind Eintrittspforten für eine Demenz. Die Vermeidung der sozialen Interaktion durch die Schwerhörigkeit ist aber nur ein Erklärungsmodell. Andererseits kann es auch sein, dass man durch schlechtes Hören mehr Reserven des Gehirns auf das Hören konzentrieren muss, die Kapazitäten des Gehirns damit grenzwertig ausgelastet sind. Man »frisst« an den mentalen Reserven durch das angestrengte Hören. Das wäre ein zusätzliches Erklärungsmodell. Eine Gefahr ist zudem, dass Schwerhörigkeit ein erstes Symptom einer Demenz sein kann. Der Patient baut kognitiv ab, deswegen wird er unaufmerksamer. Das wäre dann kein Risikofaktor, sondern eher ein Frühsymptom der Demenz.

Hat man denn auch ein erhöhtes Demenzrisiko, falls man schwerhörig auf die Welt kommt?
Wenn man schwerhörig geboren wird, dann ist das Gehirn noch so plastisch, dass es entsprechend umstrukturiert, dann hat das keinen Einfluss auf die Demenz. Das kommt erst im Alter von 50, 60 Jahren. Es gibt eine erste große Studie aus dem nationalen Gesundheitssystem von Taiwan, die besagt, dass das Demenzrisiko auch wieder gesenkt werden kann, wenn man die Schwerhörigkeit angemessen mit Hörhilfen kompensiert.
Dann wäre Ihre Empfehlung, möglichst frühzeitig ein Hörgerät zu nutzen, sobald man die ersten Anzeichen einer Schwerhörigkeit feststellt?
Ja, so ist es. Ein Hörgerät empfinden die Patienten als etwas enorm Stigmatisierendes. Ich habe regelmäßig ältere Menschen bei mir sitzen, die an sich ein Hörgerät haben, aber es dann nicht einmal zum Arzttermin mitbringen und mich kaum verstehen können. Ein Hörgerät bedeutet für sie: »Oh je, ich bin alt. Jetzt brauche ich nicht nur eine Brille, sondern auch ein Hörgerät und den Stock vielleicht auch noch.«

Da sind Sie doch mit mir einer Meinung, werte Leserinnen und Leser: Ein Hörgerät ist viel schicker als geistiger Abbau! Schon die Vermutung, dass Ihre Hörleistung abnehmen könnte, sollte Sie sofort zum Hörtest motivieren!
Zu den weiteren Risikofaktoren für die Entwicklung einer Demenz zählen *Depression* und *soziale Isolation.* Sie bedingen einander oft, schauen wir sie uns daher gemeinsam an: Depressionen und psychischer Stress im Alter stehen im Verdacht, das Demenzrisiko zu verdoppeln – Isolation im Alter erhöht es offenbar sogar um 60 Prozent. Lebenslange Singles scheinen wiederum um 20 Prozent stärker gefährdet zu sein. Hier geht man offenbar davon aus, dass Paare mehr soziale Kontakte haben, was die Hirnfunktionen

deutlich stärkt. Allerdings: Soziale Isolation kann in manchen Fällen auch *Folge* einer beginnenden Demenz sein … Und damit sind wir auch schon bei meinem nächsten Gesprächspartner angelangt, JOHANNES PANTEL, der neue Ansätze im Umgang mit Demenz auf den Weg gebracht hat.

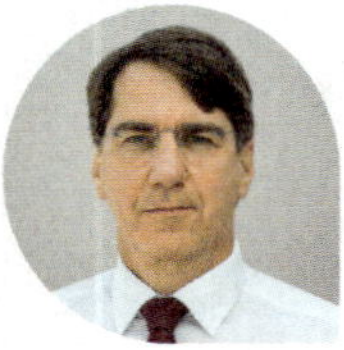

Professor Johannes Pantel, Sie haben aber nicht nur für sozial vereinsamte Patienten einen wirksamen therapeutischen Ansatz entwickelt, den *kreativ-therapeutischen Ansatz*. Wollen Sie uns diesen bitte erklären?

Die Effektstärke dieses Ansatzes liegt teilweise sogar über denen, die wir heute aus den medikamentösen Behandlungen der Demenzsymptome kennen. Wir haben – angeregt durch Kunstführungen für Demenzpatienten im Museum of Modern Art in Manhattan – im Frankfurter Städel Museum ein ähnliches Angebot etabliert. Dazu haben wir zu sechs Themen Kunstführungen für Demenzpatienten und ihre Angehörigen entwickelt, haben die Kunstvermittler des Museums entsprechend geschult. Ein Thema war etwa das menschliche Gesicht, ein anderes die Stadt Frankfurt, ein weiteres Thema war Familie. Während der Führungen wurden interaktive Gespräche geführt, und später, im Atelier des Städel Museums, haben die Teilnehmer selbst gemalt, gestaltet – in vielen kreativen Ausdrucksformen. Wir haben dann nachweisen können, in streng randomisiertem wissenschaftlichem Design, dass das Wohlbefinden und die Lebensqualität der Teilnehmer stieg, die Depression dagegen abnahm.

Die Inspiration durch Kunst und dann das Selbstgestalten aktiviert neue, andere Gehirnareale als gewohnt, die Wohlbefinden und Öffnung ermöglichen – habe ich das richtig verstanden?

Ja, genau. Aus neurobiologischer Sicht betracht, werden so Hirnareale miteinbezogen, die von der Krankheit bis dahin nicht so angegriffen waren, also Areale, die für ästhetische Wahrnehmung oder nonverbalen Ausdruck stehen. Aus psychologischer Sicht eröffnet diese Art ästhetischer Beschäftigung neue Wege der Kommunikation. Es handelt sich um eine kognitive Stimulation im weitesten Sinne, die den Personen hilft, neues Selbstvertrauen zu gewinnen, ihre Gefühle auszudrücken und letztlich dort mit künstlerischen Mitteln zu kommunizieren, wo die Sprache als Mittel der Kommunikation oft nicht mehr funktioniert. Das gilt genauso für die Musiktherapie, für das Chorsingen, für das künstlerische Gestalten im weitesten Sinne, auch das Schauspiel. Unser wissenschaftliches Team hat in einem umfangreichen Chorprojekt das Stresshormon Cortisol bei demenzerkrankten Teilnehmern untersucht und zeigen können, dass es hier durchgehend zu einer Verminderung von Cortisol kommt, was ein objektiver Hinweis darauf ist, dass die Teilnehmer sich nachweislich entspannt haben.

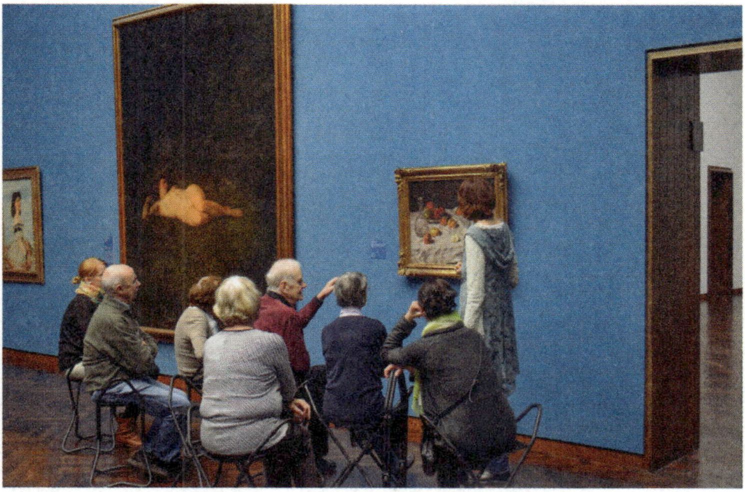

Im Frankfurter Städel Museum gibt es eine ganz neue Herangehensweise, mit Demenzpatienten zu kommunizieren.

Also könnte sicherlich auch *Prävention* über den kreativen Ansatz möglich sein. Was halten Sie auf der anderen Seite von klassischen Gedächtnisübungen wie beispielsweise Sudoku etc.?
Die kognitive Stimulation läuft auch zur Prävention nicht so sehr über Gehirnjogging. Wesentlich wirksamer ist eine ganzheitliche kognitive Stimulation, Altes mit Neuem verknüpfen, Freude dabei empfinden. Entscheidend ist das Ganzheitliche im sozialen Bezug, mit vielen Sinnen, und das mitten im Alltagsleben. Hier heißt es: Bei den Vorlieben der Menschen ansetzen, was macht dir Spaß, in deinen Alltag einzubauen? Zum präventiven Effekt von »Leisure Activities« liegen gute Studien vor. Einzelne Gehirnjoggingübungen bringen dagegen nicht so viel. Noch ein weiteres Beispiel für wirkungsvolle kognitive Stimulation: »Schreibe deine Biografie« als Aufgabe – auch zur Prävention! Das Spektrum der ganzheitlichen Aktivierung ist hier enorm breit.
Gilt das auch für die Therapie von Depression im Zusammenhang mit Demenz?
Ja, wir haben etliche psychologische Hinweise darauf, dass die eigene Wahrnehmung von Demenz zu einer starken Verunsicherung und einem Verlust an Selbstwertgefühl führt. Das wiederum bedingt sozialen Rückzug, das bedeutet weniger Stimulation … wodurch die kognitiven Defizite und die Depression verstärkt werden – eine Spirale nach unten. Mit unserem kreativ-therapeutischen Konzept kann dieser Prozess verlangsamt, zum Teil sogar umgedreht werden. Die Menschen werden aktiver, machen wieder positive Erfahrungen, die Defizite werden kleiner, die Farben kehren zurück.

Das sind doch großartige Hinweise, eine solche Prävention kann uns nur guttun! Sich kreativ ausleben, sich darauf besinnen, was die ureigenen Vorlieben sind, und diesen mit Leidenschaft nach-

gehen: Jetzt haben wir sozusagen eine höchst medizinische Verpflichtung dazu!
Betrachten wir auf den kommenden Seiten die weiteren Demenzrisikofaktoren. Enorm wichtig – und der einzige Risikofaktor im Alter unter 35 Jahren – ist in der Tabelle auf Seite 175 das Bildungsniveau. Mich hat die hohe Korrelation mit Demenz doch überrascht. Da geringe Bildung mit einem rund 60 Prozent höheren Demenzrisiko verbunden und ein geringes Bildungsniveau weitverbreitet sei, wiege dieser Faktor mehr als die meisten anderen, so die Autoren.

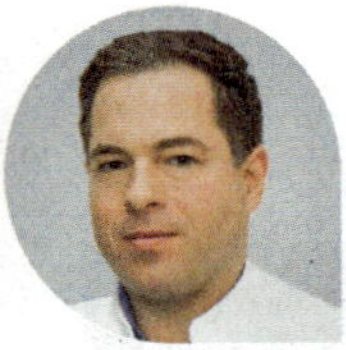

Das muss erläutert werden, Professor Robert Perneczky, bitte schön!
Bildung ist ja etwas sehr Komplexes. Und wahrscheinlich ist es nicht nur die Bildung an sich, sondern es sind die Faktoren, die darunter liegen und bedingen, dass man eine gute Bildung erhält. Da spielt die Genetik sicherlich eine Rolle, schließlich der soziale Rückhalt, eine gute Ernährung in der Kindheit dürfte ebenfalls wichtig sein und eine regelmäßige Stimulation, sodass später ein besserer Beruf ergriffen werden kann. Letztendlich geht es um größere Reserven des Gehirns. Und eine bessere Bildung hilft, mehr Reserven zu entwickeln, die dann im Alter wichtig werden, wenn sich das Gehirn gegen die Demenz zur Wehr setzt. Dass das Demenzrisiko insgesamt sinkt bei uns in den reichen Ländern, hängt zu einem guten Teil sicher mit der besseren Bildung zusammen.
Die weiteren Risikofaktoren, Bluthochdruck, Diabetes, Übergewicht, körperliche Inaktivität, spielen alle – wie viele unserer Leser/innen sicher wissen – ebenfalls eine große Rolle und lassen sich ja nicht wirklich gut voneinander trennen. Übergewicht, Diabetes und körperliche Inaktivi-

tät finden wir oft gemeinsam, Bluthochdruck kommt dann oft auch noch dazu …

Alles, was die Gefäße im Gehirn schützt, schützt vor Demenz. Schlaganfall oder Schädigungen von kleinen Gefäßen können Ursache für Demenz sein. Wenn zu der Gefäßschädigung noch Amyloid-Plaques kommen, was ja meist der Fall ist, dann ist das Demenzrisiko noch höher. Alles, was meine Gefäße schützt, schützt mich vor einer Demenz. Das heißt, wenn ich einen niedrigen Blutdruck habe, kriege ich seltener Mikroblutungen im Gehirn. Wenn ich kein hohes Cholesterin habe, wenn ich meine Zuckerkrankheit richtig eingestellt habe, wenn ich mich so ernähre, das es gut für die Gefäße ist, dann schützt mich das alles auch vor einer Demenz. Es gibt jede Menge Menschen, die wissen gar nicht, dass sie einen viel zu hohen Blutdruck haben. Sie laufen mit einem stark geschä-

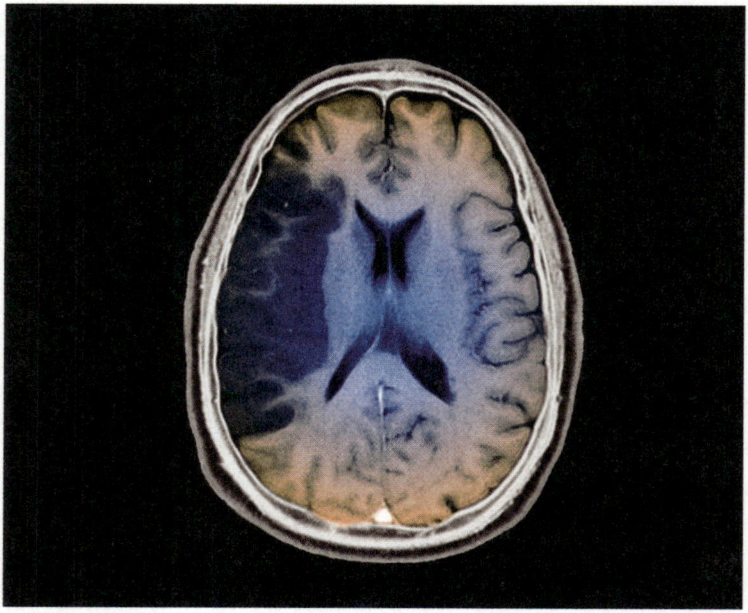

Zu hoher Blutdruck kann durch Kleinstinfarkte die Blutgefäße im Gehirn so stark schädigen, dass größere Bereiche absterben (dunkelblaues Areal links).

digten Gehirn herum und haben zunächst keine Beschwerden. Und wenn man dann ein Bild von diesem Gehirn macht, erkennt man dann, dass 50 Prozent der weißen Substanz nur noch totes Gewebe sind aufgrund des hohen Blutdrucks. Irgendwann überschreitet diese Person dann eine kritische Schwelle, und dann geht es schnell bergab.

Wenn wir wissen, wie stark ein gesunder Lebensstil (mental und körperlich!) das Demenzrisiko senken kann, dann beginnen wir doch möglichst schon in jungen Jahren mit der Prävention! Um immerhin rund 40 Prozent können wir es mindern – kein Zweifel, das macht Sinn!

» Regelmäßig den *Blutdruck* kontrollieren und gegebenenfalls alles dafür tun, dass er auf Normalmaß eingestellt wird (Sport, Ernährung, Blutdrucksenker).
» Genauso mit dem *Cholesterinwert* verfahren. Ablagerungen an den Gefäßwänden können schon früh entstehen. Sie sind nicht nur vom Cholesterinwert abhängig, müssen aber beobachtet und gegebenenfalls medikamentös behandelt werden.
» Regelmäßiger Sport und gesunde Ernährung beugen auch *Altersdiabetes* vor, der wiederum Demenz verstärken kann.
» *Rauchen* ist ein noch größerer Risikofaktor als ebenfalls schädlicher übermäßiger *Alkoholkonsum*. Es liegt in Ihrer Hand, beides stark zu kontrollieren oder ganz zu vermeiden!
» *Luftverschmutzung* scheint das alternde Gehirn zu belasten, vor allem Feinstaub und Stickoxide. Dieser Risikofaktor scheint nicht so schwer zu wiegen wie die anderen. Nachdem aber rund 75 Prozent der Weltbevölkerung in luftverschmutzten Regionen leben, führen die Autoren diesen Faktor auf.
» *Stress reduzieren* oder besser mit ihm umgehen lernen. *Kreativ und geistig aktiv* sein und auch bleiben – das alles hält unser Gehirn gesund.

» Und vor allem: keine Eitelkeit am Ohr! Zum Hörtest gehen, sobald man Meeresrauschen, Blätterrascheln beziehungsweise Kühlschranksurren nicht mehr wahrnehmen kann – und ein *Hörgerät* tragen, sobald der Facharzt es empfiehlt. Das Demenzrisiko wird mit einer Hörhilfe enorm gesenkt!

Also, diese Lektion ist gelernt, oder? Demenz ist kein Schicksal, dem wir hilflos ausgeliefert sind. Da sind immerhin zwölf Lebensstilfaktoren, die wir aktiv steuern können, um uns zu schützen (siehe Übersichtstabelle auf Seite 175)!
Können wir noch etwas tun, dieser »Pandemie«, wie PERNECZKY es formuliert, zu entkommen? Wie sieht es mit *Nahrungsergänzungsmitteln* aus? Eines hat in jüngster Zeit für Furore gesorgt: *Spermidin*. Erste Studien zeigen, dass es die Entwicklung und das Fortschreiten von Demenz verzögern könnte. Es scheint auch noch weitere positive Effekte auf das Herz-Kreislauf- und Immunsystem zu haben, doch an dieser Stelle betrachten wir zunächst nur seine Wirkung auf unsere kognitive Leistungskraft.

WAS IST SPERMIDIN?

Spermidin verdankt seinen Namen dem männlichen Sperma, denn es wurde 1870 darin entdeckt. Es ist in allen pflanzlichen und tierischen Zellen enthalten und hat eine wichtige Funktion im Zellstoffwechsel – sonst hätte es die jahrmillionenfachen, immer neuen evolutionären Bewährungsproben nicht überstanden. Denn alles, was nicht wirklich wichtig ist, fliegt irgendwann raus aus dem Bauplan von Pflanze und Tier.
Pflanzen nehmen Spermidin nicht von außen auf. Sie produzieren es in größeren Mengen besonders in Stresssituationen (zu hohe Temperaturen, Pilzbefall etc.), ähnlich wie wir es beim *Resveratrol* gesehen haben (Seite 86). Wir Menschen nehmen Spermidin zu etwa einem Drittel mit der Nahrung auf, zu einem weiteren Drittel

produzieren wir es im Körper selbst – und die restliche Menge stellen unsere Darmbakterien her, das Mikrobiom. In Versuchen an Hefen, Fliegen und Mäusen konnte eine lebensverlängernde Wirkung nachgewiesen werden, und eine Studie an der Berliner Charité (die *pre-Smart-Age-Studie)* hat tendenzielle Verbesserungen der Gedächtnisleistungen bei Menschen aufgezeigt, die selbst meinten, ihr Gedächtnis hätte sich verschlechtert. Eine zweite, umfangreichere Studie an der Charité, die *Smart-Age-Studie,* untersuchte diese ersten Hinweise weiter. Die Ergebnisse werden im zweiten Halbjahr 2021 veröffentlicht.

Spermidin wird heute von etlichen Herstellern in Kapselform angeboten. Um zu verstehen, was hinter den hohen Erwartungen steckt, die mit dem neuen Nahrungsergänzungsmittel verbunden werden, habe ich *den* Spermidinforscher schlechthin dazu befragt – er hat in den vergangenen 15 Jahre wesentliche Wirkungswege des Spermidins aufgedeckt: Prof. TOBIAS EISENBERG, Biochemiker, Molekularbiologe und Altersforscher, Universität Graz.

Vor elf Jahren entdeckten EISENBERG und sein Team eine völlig neue Funktion des Spermidins: Es schaltet die *Autophagie* ein, auch in Zellen, die das aus Altersgründen eigentlich nicht mehr könnten. Der Hintergrund: Wir produzieren Spermidin in größeren Mengen, beispielsweise wenn wir Sport treiben oder fasten, weil Spermidin die *Autophagie* aktiviert, die uns mit den energieliefernden Bausteinen versorgt.

So funktioniert die Autophagie

Autophagie (von griechisch »auto-« und »phagein« für »sich selbst fressend«) wird oft als »Entgiftungssystem« der Zelle bezeichnet. Doch es ist etwas viel Effizienteres, nämlich ein hochintelligentes Recyclingprogramm, das zur Unterstützung der Grundversorgung permanent auf niedrigem Niveau läuft. Verstärkt läuft es immer dann, wenn der Körper viel Energie benötigt: beim Sport, bei Krankheit, beim Fasten. Dann rastert dieses System extrem genau, was da so an Unnützem in der Zelle herumschwimmt: Proteine, die falsch gefaltet sind oder gerade nicht gebraucht werden, Mitochondrien, die nicht mehr richtig funktionieren, und vieles andere mehr … All das wird eingesammelt, in seine Grundbestandteile zerlegt und der Energieversorgung zugeführt. Natürlich hat das einen »reinigenden« Effekt, aber auch den der Energieversorgung. Die Autophagie ist also ein grundlegendes System für die Gesunderhaltung unserer Zellen, somit eine wesentliche Zellkompetenz. Wenn die zu schwächeln beginnt, »vermüllen« unsere Zellen *und* es leidet die Energiebereitstellung darunter. Genau das geschieht im Alter. Die Autophagie läuft nicht mehr rund.

Professor Tobias Eisenberg, die Fähigkeit des Spermidins, die Autophagie in der Zelle zu stimulieren, haben Sie und Ihr Team entdeckt und nachgewiesen.

Man mag sich selbst nicht loben, aber Sie haben schon recht, wir haben vor zehn Jahren einen kleinen Meilenstein gesetzt, indem wir diese Funktion des Spermidins entdeckt haben, nämlich seine stimulierende Wirkung auf die Autophagie – und dass es diese Autophagie in alternden Zellen, die diese Fähigkeit weitgehend verloren haben, auch wieder möglich macht. Das war völlig neu und hat ganz neue Forschungsrichtungen eröffnet.

Bei alternden Zellen schwindet die Power der Autophagie, sagen Sie. Und der Spermidinspiegel im Blutplasma sinkt mit dem Älterwerden …

Wenn man sich die neuesten Daten dazu anschaut, dann ist das tatsächlich ein kontinuierlicher Abfall, der von Jung nach Alt langsam fortschreitet. Aber wir sehen auch eine sehr starke Streuung in diesen Daten. Das heißt, ein 30-Jähriger kann ähnliche Mengen Spermidin im Plasma haben wie 80-Jährige. Interessanterweise misst man in den sogenannten Blue Zones, wo signifikant viele gesunde Hochbetagte leben, bei diesen einen außergewöhnlich hohen Spermidinwert im Plasma.

Weiß man, wie der zustande kommt? Ist es eine gemüsereiche Ernährung?

Das ist bislang nicht untersucht. Es könnte genetisch bedingt sein, dass bei diesen Menschen die Spermidin-Biosynthese besser funktioniert. Es ist sehr gut möglich, dass die Ernährungsgewohnheiten der 90 und 100-Jährigen in den Blue Zones den Rückgang des altersbedingten Spermidin-Plasmaspiegels kompensieren. Es geht allerdings vielleicht nicht nur um die Wahl der Nahrungsmittel, sondern auch um die Resorptionsfähigkeit im Darm. Man weiß, dass Spermidin im Dünndarm, also gleich am Anfang des Darmsystems, aufgenommen wird. Auch diese Resorptionsfähigkeit könnte sich im Alter verschlechtern.

Auf jeden Fall könnte es Sinn machen, sich spermidinreich zu ernähren, indem man Weizenkeime, Soja, fermentiertes Soja (Natto), Nüsse, Pilze, manche Käsesorten – vor allem ältere, gereifte –, Erbsen, grüne Gemüse und Blumenkohl zu sich nimmt, oder?

Spermidinklassiker sind tatsächlich Weizenkeime, Soja und das in Japan sehr beliebte Natto. Dazu gibt es Studien am Menschen. Wenn man über ein, zwei Monate hinweg Natto in einer Menge von rund 50 Gramm pro Tag zu sich nimmt, dann kann man auch die Spermidinerhöhung im Blut nachweisen. Doch leider liefert kein Lebensmittel eine Spermidingarantie. Wir haben etliche im Handel erhältliche Weizenkeimextrakte untersucht. Da finden sich Schwankungen bis zu hundert Prozent. Auch finden wir in manchen Käsesorten gar nichts – in anderen, meist gereiften Sorten, durchaus viel. Auch in Nahrungsergänzungsmitteln, die auf Weizenkeimextrakten basieren, haben wir eine große Variationsbreite gefunden: von einem vernünftigen Gehalt, wie er auf der Packung angegeben ist, bis hin zu null. Ich kann nur spekulieren, woran das liegt. Möglicherweise waren es die Temperaturen, denen der Weizenkeim bei der Produktion ausgesetzt war. Letztlich bleibt dem Verbraucher nur das Vertrauen in die Hersteller.

EISENBERG hat ein Verfahren entwickelt, wie der Weizenkeim aus dem Korn so isoliert werden kann, dass er getrocknet und pulverisiert zum Beispiel in einer Pillenkapsel in garantierter Menge eingeschlossen werden kann.

SPERMIDIN IST NUR IM KEIMLING DES KORNS ENTHALTEN

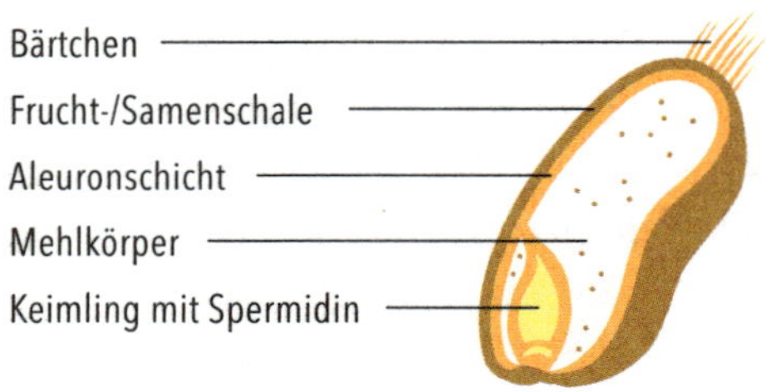

Der Weizenkeim macht nur einen geringen Teil des Weizenkorns aus und wird bei der Produktion von Weißmehl komplett entfernt, weil sein hoher Gehalt an Fettsäuren das Mehl schnell ranzig werden lässt. Im Vollkorn bleibt er enthalten. Allerdings wird das Spermidin im Vollkornmehl beim Brotbacken teilweise zerstört.

Kommen wir zurück zum Effekt, zur Wirkung von Spermidin auf Langlebigkeit und Gehirngesundheit. Hier hat die erste Studie an der Berliner Charité (die *pre-Smart-Age-Studie*) positive Effekte des Spermidins gezeigt. 30 Studienteilnehmer über 60 Jahre – die an sich selbst nachlassende Gedächtnisleistung beobachtet hatten – erhielten täglich 1,2 Milligramm Spermidin in Kapselform (die

Extraktionstechnologie war von EISENBERG entwickelt). Das Ergebnis: eine »moderate Verbesserung der Gedächtnisleistung« gegenüber der Kontrollgruppe.

Dem Fasten wird ebenfalls eine positive Wirkung auf die Gehirngesundheit zugeschrieben, diese ist wissenschaftlich aber noch nicht im Detail nachgewiesen. Die Frage ist: Kann Spermidin ein »Fasten-Nachahmer« sein, ein »Fasten-Mimetikum« – kann es das Fasten ersetzen?
Man muss hier ein bisschen vorsichtig sein, die Fasteneffekte mit der Autophagiestimulation durch Spermidin zu vergleichen. Wir haben beim Fasten eine Vielzahl weiterer Prozesse. Es ist wahrscheinlich nicht so, dass Spermidin die Autophagie zur Höchstleistung anschaltet, sondern vielleicht eher die Autophagiekompetenz von Zellen, die im Alter verloren geht, wiederherstellt. Das heißt: Dann, wenn die Zellen die Autophagie brauchen, können sie diese mithilfe des Spermidins auch aktivieren.
Fasten führt letztlich zu einer Schubumkehr der Stoffwechselprozesse in den Zellen, die viel stärker ist als das, was wir mit einer Spermidinzufuhr auslösen?
Es wäre anmaßend, zu sagen, dass wir mit Spermidin die kompletten Fasteneffekte imitieren können, gerade auch, was die Umstellung des Stoffwechsels angeht. Aber wir initiieren womöglich die positiven Wirkungen des Recyclingmechanismus Autophagie.
Und damit wären wir bei der Vorbeugung und Behandlung von Demenz. Könnte Spermidin über die Autophagie Plaques auflösen?
Dazu gibt es noch keine klaren Studienergebnisse. Aber die Vermutung ist schon, dass die Autophagie solche Proteinaggregate abbauen könnte. Die andere Möglichkeit ist, dass durch Spermidin die Mitochrondrienfunktion verbessert werden könnte, so wie es im Herzen bereits gezeigt ist (Anmerkung: siehe Seite 253).

Und nach diesem aufschlussreichen Interview landen wir jetzt automatisch bei der wichtigen Frage: Wie viele Milligramm Spermidin sollten es denn bitte schön pro Tag sein – am besten natürlich aufgeschlüsselt nach Spermidin im Essen und Spermidin als Nahrungsergänzung? Dabei sollte nicht unterschlagen werden, dass die Verbraucherzentrale von Spermidin als Nahrungsergänzung grundsätzlich abrät. Die Wirkung sei hier ja noch nicht bewiesen. Die Europäische Behörde für Lebensmittelsicherheit EFSA dagegen setzt als Höchstdosis pro Tag sechs Milligramm an. Die Anbieter von Spermidinkapseln empfehlen wiederum ein bis zwei Milligramm täglich – zusätzlich zur spermidinreichen Ernährung und einer gesunden Lebensweise wie sportliche Betätigung, versteht sich …

So viel also zum Nahrungsergänzungsmittel für die Gehirngesundheit. Die Argumente aufgrund der aktuellen Forschungslage habe ich Ihnen alle präsentiert – entscheiden müssen mal wieder Sie selbst!

Erklimmen wir aber doch gleich eine weitere Stufe auf der Langlebigkeitspyramide und blicken in die Zukunft: Welche *Medikamente* können uns Hoffnung machen, den Kampf gegen das Vergessen zu gewinnen? Und da ist wieder ROBERT PERNECZKY gefragt, von dem ich wissen wollte, was die größte Herausforderung für die Entwicklung von Medikamenten gegen Demenz ist. Seine Antwort lautete: »Dass die meisten Demenzen ›gemischt‹ sind. Die reine Krankheit der Alzheimer-Demenz gibt es wahrscheinlich gar nicht. Das heißt, man hat Tau-Fibrillen, ß-Amyloide, kaputte Gefäße, Entzündungsreaktionen, eine Depression, da war ein Schädel-Hirn-Trauma etc. Das heißt: *Das eine* wirksame Medikament wird es wahrscheinlich nicht geben. Nach einer sehr guten Diagnose aber – die wir in dieser Form noch nicht haben – könnten auf den ›Krankheitsmix‹ abgestimmte, spezifische Medikamente den Verlauf mildern.«

ZWEI WICHTIGE FACETTEN DER ALZHEIMER-DEMENZ: BETA-AMYLOID, TAU-FIBRILLEN

Sicherlich haben Sie von den beiden toxischen Proteinverklumpungen schon einiges gehört: von den *ß-Amyloid-Plaques* und *Tau-Fibrillen*. Der aktuelle Stand der Forschung geht davon aus, dass sich als Erstes die gefürchteten *Plaques* bilden. Sie entstehen ganz natürlich aus den von Nervenzellen »abgeschnittenen« Peptiden, also kurzen Eiweißstückchen, und werden *ß-Amyloid* genannt. Normalerweise werden sie abtransportiert und basta. Plaques bilden sich dann, wenn fehlgefaltete ß-Amyloide verklumpen oder sich zu Fibrillen verbinden. Diese Eiweißklumpen oder -stränge können von der normalen zellulären Müllabfuhr nicht abgebaut werden und die Funktion der Nervenzellen stören. Das *muss* aber nicht geschehen. Viele Menschen leben mit einem »verplaqueten« Gehirn und haben keine oder nur wenige kognitive Einschränkungen.

Richtig gefährlich wird es erst, wenn die ß-Amyloide die *Tau-Proteine* im Inneren der Nervenzellen destabilisieren. Die Tau-Proteine

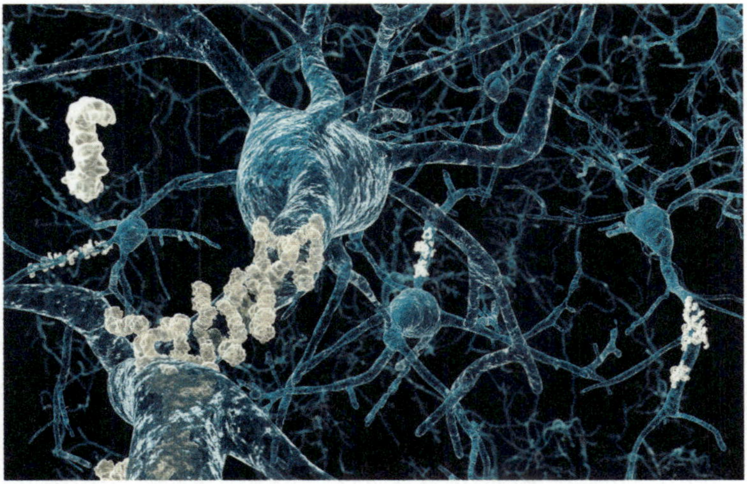

ß-Amyloide (gelb) verklumpen außerhalb der Nervenzellen und können diese in ihrer Arbeit beeinträchtigen.

sind sozusagen kleine »Klammern«, die wichtige Transportröhrchen *(Mikrotubuli)* stabil halten. Wenn nun ß-Amyloide verklumpen, setzen sie sich wie ein dünner Film auch auf die Synapsen der Nervenzellen, also auf die Enden der Nervenfasern, die für die Signalübertragung sorgen. Dort scheinen die verklumpten ß-Amyloide einen Reiz zu geben, der viel zu viel Kalzium in die Nervenzelle strömen lässt. Das führt offenbar dazu, dass bestimmte Enzyme hyperaktiv werden und die »Tau-Protein-Klammern« so verändern, dass die sich von den Transportröhrchen lösen und ebenfalls verklumpen. Die Transportröhrchen verlieren ihre Stabilität – und das ist der Anfang vom Ende der Nervenzelle: Sie stirbt ab.

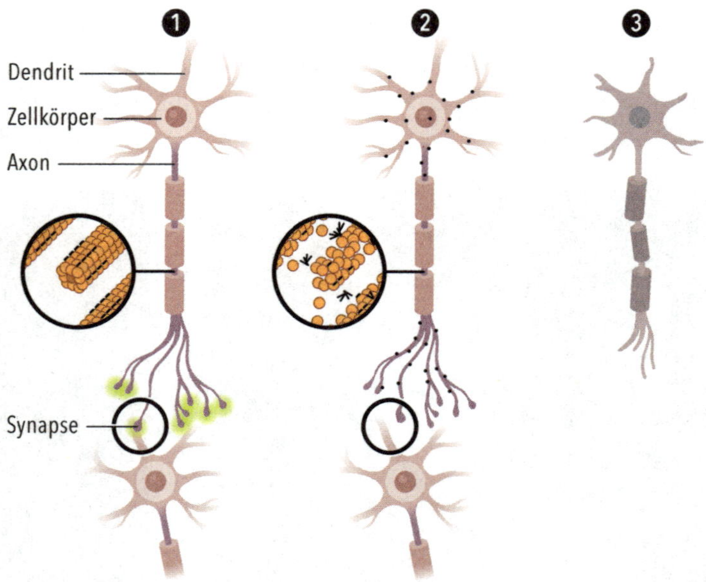

1: Gesunde Nervenzellen mit stabilen Transportröhrchen und funktionierenden Synapsen. 2: ß-Amyloid-Plaques lagern sich außen an den Nervenzellen an. 3: Die »Tau-Protein-Klammern« lösen sich ab und verklumpen, die Transportröhrchen werden instabil.

Dazu ROBERT PERNECZKY: »Also, ohne ß-Amyloid gibt es wahrscheinlich keine Tau-Verklumpung. Bei der Alzheimer-Krankheit entsteht zuerst das ß-Amyloid, und das führt dazu, dass das Tau kaputtgeht. Und das Perfide: Beide, das verklumpte ß-Amyloid wie auch die Tau-Verklumpungen bringen benachbarte Zellen dazu, ebenfalls diese Störungen zu entwickeln. Das läuft wahrscheinlich ähnlich wie bei der Creutzfeldt-Jakob-Krankheit oder beim Rinderwahnsinn – gewissermaßen eine Infektion weiterer Zellen ohne Viren oder Bakterien.«

Dann müsste doch ein Medikament gegen toxisches ß-Amyloid eine Menge bewirken können. Kein ß-Amyloid, keine Veränderung der »Tau-Protein-Klammern« … Deshalb waren mit der Entwicklung des *Aducanumab* auch so große Hoffnungen verbunden. Die US-Biotechnologiefirma BIOGEN ist jedoch nicht die erste, die einen Antikörper gegen ß-Amyloide entwickelt hat. Vorher steckten bereits zwei weitere Pharmakonzerne Abermillionen in die Entwicklung und Studien für solche Antikörper, mussten diese Arbeiten aber abbrechen, weil es keine überzeugenden Erfolge zu beobachten gab.

Auch Aducanumab enttäuschte zunächst – Biogen stoppte die Studien nach Jahren der Forschung und Entwicklung. Doch dann bemerkte man im Nachhinein, dass der Antikörper eine Wirkung zeigte, sobald die Dosis erhöht wurde. Die Amyloid-Ablagerungen verringerten sich um rund 22 Prozent, und sogar die Tau-Bestandteile im Plasma gingen zurück. Die Fachwelt fieberte der endgültigen Bewertung durch die US-Zulassungsbehörde FDA entgegen. Das erste wirksame Medikament gegen Alzheimer nach fast 20 Jahren! Die FDA äußerte sich schließlich auch sehr positiv: »Robust und außerordentlich überzeugend« sei das Ergebnis. Doch dann der Schock. Das externe Expertengremium, das zur Begutachtung von der FDA hinzugezogen wurde, votierte fast komplett gegen die Zulassung. Von elf Gutachtern sagten zehn Nein – einer enthielt sich. Ein Krimi! Immerhin: Die FDA forderte von BIOGEN noch »zusätzliche Analysen und klinische Daten« und verschob die Entscheidung über die Zulassung auf den 7. Juni 2021 – leider nach Redaktionsschluss dieses Buches. Branchenanalysten spekulieren nun, dass diese Verzögerung die Wahrscheinlichkeit einer Genehmigung erhöhen könnte. Eine Zulassung hätte enorme Auswirkungen auf das amerikanische Gesundheitssystem und in Folge dann sicher auch auf das unsere, denn Aducanumab würde zu einem Medikament, das abermillionenfach verordnet würde.

Was nun? Immerhin: Auch Aducanumab ist nicht der letzte Hoffnungsträger. Dazu einige Beispiele:

- *AADvac1* ist eine *Impfung* von Axon Neuroscience gegen die krankhaft veränderten Tau-Proteine. Das Unternehmen meldete im April 2020, dass in der Phase-II-Studie unter anderem die Zerstörung von Hirngewebe deutlich zurückgegangen war.
- Eine Bioanalytikerin der Hochschule Coburg hat für ihre Doktorarbeit ein *gentechnisch verändertes Virus* entwickelt, das im Tierversuch die Verklumpung von Tau verhindert hatte.
- Am Institut für Molekularmedizin der University of California Irvine hat ein australisches Forscherteam zwei Impfstoffe (AV-1959R und AV-1980R) kombiniert, um sowohl ß-Amyloid als auch bösartiges Tau *mittels Antikörpern* zu bekämpfen. Diese Kombination bietet das Potenzial, sowohl als vorbeugender Impfstoff als auch als Heilmittel bei Patienten mit Verklumpungen der Tau- und Amyloid-Proteine zu wirken, so die Forscher. Im Tierversuch zumindest konnten Verklumpungen beider Proteine verringert werden.
- Das Krebsmedikament *Nilotinib,* das bei einer bestimmten Form von Blutkrebs eingesetzt wird, hat in einer kleinen Studie mit an mittelschwerer Demenz erkrankten Patienten nach sechs bis zwölf Monaten einen Rückgang *beider* neurotoxischer Proteine – ß-Amyloid und Tau – bewirkt.

Die gerade genannten Ansätze veranschaulichen recht gut das breite aktuelle Spektrum der Forschungsanstrengungen. Auf dem letzten Welt-Alzheimertag am 21.9.2020 teilte der Verband der forschenden Arzneimittelhersteller mit, dass sich insgesamt 17 Medikamente gegen Alzheimer und Demenz in Phase-III-Studien (diese sind die Grundlage für die Entscheidung, ob ein Medikament zugelassen wird) befinden. Ja, die Krankheit ist komplex. Ja, sie wird komplexe Therapien benötigen. Und ja, die Prävention durch gesunde Lebensführung unter Berücksichtigung der zwölf Risikofaktoren ist wesentlich. Aber Hoffnung ist da – und zwar berechtigt!

Eine Therapieform hatte PERNECZKY noch erwähnt, die ich nicht unterschlagen sollte: Die *tiefe Hirnstimulation THS*. Das Zentrum für Kognitive Störungen, Klinik für Psychiatrie und Psychotherapie des Klinikums rechts der Isar in München hat den europaweit ersten Patienten in eine neue Studie eingeschlossen, die die Wirksamkeit der Tiefen Hirnstimulation bei Patienten mit leichtgradiger Alzheimer-Demenz untersucht. Bei einem neurochirurgischen Eingriff wurden dem Patienten Elektroden in das Gehirn implantiert, welche dann über Kabel mit einem Schrittmacher verbunden sind – ähnlich einem Herzschrittmacher. So werden kontinuierlich leichte elektrische Impulse an genau definierte Bereiche des Gehirns abgegeben. Die Therapie ist in der Europäischen Union, in den USA und Kanada bereits zur Behandlung zum Beispiel von der Parkinsonkrankheit zugelassen.

Ganz zum Schluss bleibt noch die Frage nach der Früherkennung von Alzheimer und Demenz. Da die bösartig veränderten ß-Amyloide und Tau-Proteine bereits viele Jahre, bevor die ersten Symptome auftreten, ihr Unwesen im Gehirn treiben, hatte man natürlich schon sehr lange ein Interesse daran, diese Prozesse frühzeitig zu erkennen. Das war bisher jedoch nur mit dem aufwendigen und enorm teuren PET, der Positronen-Emissions-Tomografie möglich oder durch eine Gehirnpunktion, damit man an Gehirnflüssigkeit kommt. KLAUS GERWERT, Professor an der Ruhr-Universität Bochum, und seinem Team gelang es 2018 gemeinsam mit dem Deutschen Krebsforschungszentrum und dem Krebsregister Saarland, einen einfachen und kostengünstigen Bluttest auf Alzheimer zu entwickeln. Dieser Bluttest kann die Erkrankung etwa acht Jahre vor den ersten Symptomen feststellen. Der Test ist noch nicht marktreif, wird aber hoffentlich dann verfügbar sein, wenn es wirksame Therapien gegen Alzheimer gibt.

Übrigens: Früherkennung von Alzheimer könnte auch ganz ohne Piks und Blutanalyse funktionieren! Die Fachzeitschrift *The Lancet* berichtet über einen Algorithmus, den IBM entwickelte. 270 Teilnehmer einer neurologischen Studie fertigten über Jahre hinweg schriftliche Bildbeschreibungen an. Durch die Analyse von Wortwiederholungen, Tippfehlern oder auch fehlenden Wörtern lernt der Algorithmus, welche Musterveränderungen sich mit dem Abbau von Gehirnkompetenz ergeben. Die Messgrößen müssen wohl so fein sein, dass sogar bei diesen Teilnehmern, die alle keinerlei Symptome zeigten, eine zukünftige Alzheimer-Erkrankung zu immerhin 75 Prozent vorhergesagt werden konnte. IBM optimiert den Test weiterhin.

So, damit sind wir am Ende unserer Reise durch die Welt der Lebensstilfaktoren, die uns eine gesunde Langlebigkeit ermöglichen, angelangt. Oder anders ausgedrückt: Jetzt wissen Sie, was Sie selbst tun können, um fit älter zu werden. Wie wäre es, wenn Sie sich eine persönliche Liste erstellen? Was Sie ändern in Ihrer Alltagsroutine, was Sie unbedingt neu einbauen möchten und was wegfallen sollte … Anregungen haben Sie jetzt sicher genug! Na ja, Sie kennen das: Je größer der Vorsatz, desto schneller verschwindet er im Nirwana.

ANDREAS MICHALSEN spricht als Fastenexperte aus sehr langer Erfahrung, wenn er uns sein 80:20-Prinzip empfiehlt. Immer nur 20 Prozent ändern – und 80 Prozent beibehalten! Sobald die 20 Prozent wunderbar in den Alltag integriert sind, kommen die nächsten 20 Prozent dran. Das gilt für die Ernährung genauso wie für die Bewegung und den Muskelaufbau, für die Atmung, Kälteanwendungen, Sauna und den Schlaf – aber nicht für das Hörgerät!

GESUND LÄNGER LEBEN: WAS KÖNNEN NAHRUNGS-ERGÄNZUNGSMITTEL?

NAHRUNGSERGÄNZUNGSMITTEL: ALLES UND NICHTS

»Im Leben muss man zu rechnen verstehen, aber nicht auf die anderen.«

PAUL-JEAN TOULET

Wie wir in den letzten Kapiteln erfahren haben, beschleunigt sich mit den Jahren der Abbau, das zelluläre Missmanagement, der Verfall. Allerdings können wir etwas dagegen tun – und zwar nicht nur durch einen angepassten Lebensstil, sondern auch mittels Nahrungsergänzungsmitteln, sogenannter NEM. Mit ihnen können wir dort nachhelfen, wo die schönen Effekte der gesunden Lebensführung nicht mehr ausreichen …

Die essenziellen verzweigtkettigen Aminosäuren BCAA (siehe dazu auch Seite 166), die die Muskelzelle im Alter in größeren Mengen braucht als in den jüngeren Jahren, haben wir ja bereits kennengelernt. Und am Beispiel des Spermidins konnten wir sehen, dass der Körper davon im Alter nicht mehr genügend selbst herstellen oder aufnehmen kann, um die Autophagie – das »Wertstoffrecycling« der Zelle – perfekt am Laufen zu halten. Weiter ging es mit dem Sulforaphan, dem Schutzstoff aus dem Brokkoli, über den wir beispielsweise von seiner möglichen Wirkung für die Krebsprophylaxe oder sogar für die Krebstherapie gehört hatten.

Das alles sind natürlich hochspannende Ansätze – und nur wenige von Tausenden Produkten, die als »Nahrungsergänzungsmittel« den Markt fluten, zum Teil zu exorbitanten Preisen und mit äußerst fragwürdigen Versprechungen. Deshalb möchte ich Sie jetzt über den aktuellen Forschungsstand zu den wichtigsten Nahrungsergänzungsmitteln informieren, denen positive Effekte auf eine gesunde Langlebigkeit zugeschrieben werden. Es gilt also, die Spreu vom Weizen zu trennen. Manches wird Sie beflügeln – vieles aber auch enttäuschen.

DIE NEM ZÄHLEN ZU DEN LEBENSMITTELN – WER HÄTTE DAS GEDACHT?

Wagen wir uns also auf ein vernebeltes Feld, aus dem hohe Gewinne sprießen: auf das der *Nahrungsergänzungsmittel.* Sie sind laut Definition der – Vorsicht, Bandwurmwort – *Nahrungsergänzungsmittelverordnung NemV:* Lebensmittel. Genauer gesagt: Sie sind Lebensmittelkonzentrate. Als solche müssen sie unter denselben Standards hergestellt werden wie andere Lebensmittel auch. Es ist gesetzlich festgelegt, was drin sein darf, nämlich: »... ein Konzentrat von Nährstoffen oder sonstigen Stoffen mit ernährungsspezifischer oder physiologischer Wirkung.« Unter »Nährstoffen« werden Vitamine und Mineralstoffe aufgelistet, und auch die »sonstigen Stoffe« sind hier definiert. Das sind Aminosäuren, Fettsäuren, Ballaststoffe und andere körpereigene Substanzen. Nichts anderes. Was allerdings etwas problematisch zu kontrollieren ist, wie wir gleich sehen werden.

Wenn Sie sich nun fragen, was eine »ernährungsspezifische oder physiologische Wirkung« sein könnte – vor allem, wenn später von »dosierter Form« die Rede ist –, dann kann ich Ihnen nur sagen, dass dies gesetzlich nicht definiert wird. Verständlich, denn wie soll eine Behörde unangreifbar festlegen, welche »Lebensmittelkonzentrate« in welcher Dosierung welche »physiologischen« Wirkungen haben? Die Abgrenzung zu den Medikamenten ist hingegen klar: NEM dürfen nicht in den natürlichen Stoffwechsel eingreifen, sondern sollen ihn nur bei seiner normalen Arbeit unterstützen. Klar ist das ein nebulöses Feld, denn wie will man die NEMs in ihrer Wirkweise sonst exakt abgrenzen?

Hoch anspruchsvolle Zulassungsverfahren vorzuschreiben, wie sie sämtliche Medikamente durchlaufen müssen – könnte das den Dschungel der NEM lichten? Klinische Studien mit Phase I, Phase II, Phase III – das bedeutet Millioneninvestitionen, und die Chance des Scheiterns, keine Zulassung zu erhalten, ist dabei hoch. Diesen

Zirkus für »konzentrierte Lebensmittel« zu veranstalten, erscheint überzogen, verständlicherweise. Also durchlaufen NEM eine Zulassung »light«: Sie müssen – unter Angabe aller Inhaltsstoffe und ihrer Mengen – dem Bundesamt für Verbraucherschutz und Lebensmittelsicherheit »angezeigt« werden. Das heißt, man meldet sie ohne Prüfung an, und dann dürfen sie verkauft werden. Die Verantwortung für die Sicherheit des Produkts liegt ausschließlich beim Hersteller.

Da sagt man sich doch: Vertrauen ist gut, Kontrolle ist besser! Die gibt es auch und zwar auf Länderebene, das sind die *Lebensmittelüberwachungsbehörden*. Es handelt sich ja – zur Erinnerung – um Lebensmittel! Diese Behörden haben eine wichtige Liste für die Beurteilung an der Hand, nämlich die Höchstmengenliste des Bundesinstituts für Risikobewertung (BfR). Allerdings ist diese Liste bisher nicht gesetzlich verpflichtend und die Landesbehörden können nur per Stichproben kontrollieren, welche Inhaltsstoffe tatsächlich im Produkt enthalten sind, ob Höchstmengen eingehalten werden oder etwa gar nichts von dem zu finden ist, was da auf dem Etikett ausgelobt wird. Nachdem immer mehr Produkte, besonders von ausländischen Herstellern, im Internet vertrieben werden, auch über die verschiedenen Social-Media-Kanäle wie Facebook, Instagram etc. und schließlich noch im Direktvertrieb, entgeht den Kontrolleuren sowieso ein erheblicher Teil des Angebots. Der Markt boomt also – und er boomte schon lange vor Corona: Etwa 6000 neue NEM pro Jahr werden derzeit bei den Behörden angezeigt, Tendenz steigend. 2018 wurden in Deutschland NEM in Höhe von knapp 1,5 Milliarden Euro verkauft, 39 Prozent aller Frauen und 29 Prozent der Männer nehmen regelmäßig NEM, Ältere verständlicherweise mehr als Jüngere. Schlanke, gesundheitsbewusste Menschen greifen besonders häufig zu NEM. In den USA sind es übrigens noch mehr: Über die Hälfte aller Erwachsener nehmen regelmäßig mindestens ein NEM.

WAS SAGT DER HEALTH CLAIM ÜBER NEM AUS?

Werden die Produkte kritisch unter die Lupe genommen, dann fallen nicht nur schwarze Schafe auf, die viel weniger »Nährstoffe« oder »andere Stoffe« enthalten, als auf der Packung angegeben, sondern etliche, die zu viel davon haben. Eine Studie der Pädagogischen Hochschule Schwäbisch Gmünd zeigte im August 2020, dass über die Hälfte der hier untersuchten 106 NEM-Produkte die Höchstmengen des BfR überschreiten. Bei den komplexen Multivitamin-/Mineralstoffpräparaten waren es sogar rund 80 Prozent. Im europäischen Ausland sind im Übrigen deutlich höhere Mengen erlaubt. Und in den USA sind Inhaltsstoffe als NEM erlaubt, die bei uns als Medikamente klassifiziert sind.

Immerhin hat die Europäische Behörde für Lebensmittelsicherheit (EFSA) strikt geregelt, welche positiven Aussagen für die Gesundheitsförderung zumindest für Vitamine und Mineralstoffe zulässig sind – und welche Aussagen unterbunden werden können. Die *Health-Claims-Verordnung* von 2012 wird ständig erweitert und umfasst zurzeit etwa 250 Claims wie zum Beispiel: »Kalzium wird für die Erhaltung normaler Knochen benötigt.« Schauen Sie im Internet unbedingt mal rein in diese »Artikel-13-Liste«! Für den Mineralstoff Zink finden Sie dort allein 18 zugelassene Claims … Zulässige Aussagen zur Wirkung von Pflanzeninhaltsstoffen gibt es allerdings noch nicht.

Die Frage ist natürlich: Weshalb wird die mögliche physiologische Wirksamkeit von NEM nicht besser durch seriöse Studien gestützt und damit Vertrauen aufgebaut? Ganz einfach: Solche Studien sind sehr teuer und komplex in der Durchführung. »Konzentrierte Lebensmittel« in ihrer Wirkung auf Stoffwechsel und Gesundheit eindeutig zu definieren – dazu bräuchte es große Studien mit Tausenden Teilnehmern, es müssten über viele Monate, vielleicht Jahre hinweg spezielle Biomarker genutzt, unendlich viele Urin- und Blutproben genommen werden etc. Ein immens aufwendiges und teures Prüfverfahren, das bei positivem Ergebnis sofort vom Mitbewerber geklaut werden könnte, weil »konzentrierte Lebensmittel« ja rechtlich nicht geschützt werden können. Also macht das keiner. Und die Leute kaufen die Produkte ja trotzdem massenweise. Weil sie sich und ihrer Gesundheit etwas Gutes tun wollen. Deshalb stelle ich mich jetzt der dankbaren Aufgabe, ein wenig Licht ins Dunkel zu bringen, das seriöse Profis durchaus als »Cowboy-Market« bezeichnen. Aber zum Glück bin ich ja nicht allein. Hervorragende Experten und eine große Zahl seriöser Studien unterstützen mich!

SEKUNDÄRE PFLANZENSTOFFE: FANTASTISCHE SCHUTZSTOFFE FÜR MENSCH UND PFLANZE

> **»Ich bin es, der für dich sorgt und dich behütet. Ich bin wie ein grüner Baum: An mir findet ihr die Frucht, die ihr zum Leben braucht.«**
>
> *HOSEA, 14, 9*

Beginnen wir mit den *sekundären Pflanzenstoffen*. Was wissen wir heute gesichert über die Heilkraft der Natur beziehungsweise welche Hinweise haben wir auf mögliche positive Wirkungen? Eine wichtige Frage, denn mit etlichen der sekundären Pflanzenstoffe sind höchste Erwartungen für die Gesunderhaltung unserer Zellkompetenzen verbunden. Die gute Nachricht lautet: Die Forschungsbemühungen sind erheblich. Die schlechte: Eindeutige Heilsversprechungen sind bis heute nur selten einzulösen. Doch da ist einiges, was uns aufhorchen lässt.

Bevor ich die wichtigsten Spieler in dieser Liga vorstelle, unternehmen wir erst einmal einen kleinen Exkurs in den Kosmos der sekundären Pflanzenstoffe …

SEKUNDÄRE PFLANZENSTOFFE SIND HEILSBRINGER

Wieso ist diese gigantische, heterogene, ja geradezu überbordende Vielfalt pflanzlicher Substanzen der verschiedensten Stoffgruppen denn bitte schön *sekundär?* Weil sie für die Pflanzen nicht genauso lebensnotwendig sind wie die *primären Pflanzenstoffe*, also Kohlenhydrate, Proteine, Fette. Doch Luxusprodukte sind sie keineswegs! Es wäre ja auch mehr als merkwürdig, wenn die über 100.000 verschiedenen Pflanzenstoffe (das sind nur die bisher bekannten!) keine wesentlichen Aufgaben für sie haben sollten. Da man aber lange nur wenig über ihre Bedeutung für unsere Gesundheit wusste, wurden sie auch kaum untersucht. Erst seit Anfang der 1990er-Jahre beschäftigt sich die Ernährungsforschung intensiver mit dieser gigantischen Stoffgruppe. Heute geht man davon aus, dass die sekundären Pflanzenstoffe wichtige *ökologische Aufgaben* haben. Sie unterstützen die Pflanzen bei Folgendem:

- Sie helfen, Fressfeinde abzuwehren (durch einen schlechten Geschmack oder eine giftige Wirkung).
- Sie dienen der Abwehr von Krankheitserregern, von Pilz- oder Bakterieninfektionen (»milde Chemo«).
- Sie wirken als Schutz vor zu starker UV-Einstrahlung.
- Sie produzieren Farbeffekte, um Insekten, Vögel und andere Tiere anzulocken (Bestäubung, Samenverbreitung) – oder aber auch, um Fressfeinde abzuschrecken.
- Sie schützen vor Austrocknung (zum Beispiel durch eine dicke Cutin-Schale).
- Sie stabilisieren die Pflanze mechanisch (so beispielsweise die Lignine).

In tierischen Lebensmitteln sind *keinerlei* Substanzen enthalten, die mit sekundären Pflanzenstoffen vergleichbar wären. Wieso eigentlich? Tiere können sich aktiv verteidigen, wenn sie angegriffen werden, sie laufen weg, tarnen sich, kämpfen, beißen. Gegen Miniaturfeinde wie Bakterien, Pilze, Viren schützt sie ein ausgeklügeltes Immunsystem. Pflanzen dagegen stehen im wahrsten Sinne angewurzelt in ihrem Lebensraum und brauchen andere Methoden der Verteidigung: sekundäre Pflanzenstoffe! Diese Wirkstoffe, mithilfe derer sich die Pflanze hungrige Angreifer vom Leibe hält, wurden während der Evolution immer weiter optimiert. Je stärker die Schutzwirkung der Stoffe war, desto größer die Überlebenschance. Sekundäre Pflanzenstoffe sind also hochentwickelt und oft hochwirksam. In Mensch und Tier wirken sie natürlich oft ganz anders als in der Pflanze. Im Laufe der Jahrtausende filterten Mensch und auch Tier mit der simplen Methode »Versuch und Irrtum« viele Wirkstoffe aus dem unendlichen pflanzlichen Angebot heraus, die sich als hilfreiche Arznei erwiesen. Heute werden solche Substanzen oft als Ausgangsprodukte genutzt, um synthetisch noch wirksamere Heilmittel zu finden.

In unserer pflanzlichen Nahrung vermutet man circa 5000 bis 10.000 dieser spannenden Wirkstoffe. In den einzelnen Früchten oder Gemüsen sind aber jeweils nur relativ wenig unterschiedliche Wirkstoffe enthalten:

- In Zwiebeln immerhin bis 1100
- In Äpfeln 200 bis 300
- In Tomaten 300 bis 350

Gemüse weist meist mehr sekundäre Pflanzenstoffe als Obst auf – und auch mehr Vitamine. Innerhalb der Pflanzen kommen diese besonderen Substanzen vor allem in den Schalen, Samen und Blättern vor, weniger im Fruchtfleisch. Und weil sekundäre Pflanzenstoffe eine ökologische Funktion für die Pflanzen haben – also in Reaktion auf Trockenheit, Wind, Hitze, Kälte, zu viel Feuchtigkeit, Bodenbeschaffenheit, Fressfeinde etc. gebildet werden –, beinhalten Pflanzen derselben Art an verschiedenen Standorten oft sehr unterschiedliche Mengen von ihnen.

Und wie viel dieser Stoffe nehmen wir täglich zu uns, wenn wir klassische gemischte Kost essen? Rund 1,5 Gramm, bei Vegetariern liegt der Wert noch deutlich höher. Und was haben wir nun wirklich davon? Einiges, denn die wissenschaftliche Datenlage kann heute immerhin mehrere Effekte sekundärer Pflanzenstoffe als sicher definieren:

- Sie erhöhen die Elastizität von Gefäßen und können damit den Blutdruck senken.
- Sie stärken die Funktionsfähigkeit der Nervenzellen.
- Sie beugen Herz-Kreislauf-Erkrankungen und Schlaganfällen mit »überzeugender wissenschaftlicher Evidenz« vor.
- Sie verhindern mit »gewisser Wahrscheinlichkeit« mancherlei Krebserkrankungen.
- Sie können »möglicherweise« Demenz, Fettleibigkeit, rheumatoide Arthritis, Asthma, Osteoporose und Makuladegeneration vorbeugen.

Das alles gilt für pflanzenbasierte Nahrung, also *generell* für den Konsum von *Gemüse, Obst, Hülsenfrüchten, Nüssen und Vollkornprodukten*. Was die wissenschaftlich nachgewiesene Wirkung einzelner sekundärer Pflanzenstoffe angeht, sind die Aussagen schon spärlicher gesät, aber es gibt sie. Die Problematik ist klar: Die positiven Wirkungen von sekundären Pflanzenstoffen auf gesunde Langlebigkeit beruhen meist auf *epidemiologischen Studien* (von griechisch »Epidemie, Volkskrankheit« für »die Lehre von dem, was über das Volk kommt«). Das sind Beobachtungsstudien oder Gesundheitsstatistiken, mithilfe derer man zum Beispiel Ernährungsgewohnheiten mit dem Gesundheitszustand einer Gruppe von Menschen in Verbindung bringt. Da nun aber in pflanzlicher Nahrung so unendlich viele Substanzen vorkommen – und über die sekundären Pflanzenstoffe hinaus auch Vitamine, Mineralstoffe, Ballaststoffe und andere wichtige Nährstoffe darin enthalten sind –, ist es wesentlich schwieriger, den einzelnen Wirkstoffen tatsächlich bestimmte gesundheitliche Effekte nachzuweisen. Außerdem nimmt man an, dass verschiedene pflanzliche Inhaltsstoffe durch ihr Zusammenwirken noch weitere, zum Teil auch intensivere Effekte haben könnten.

Der Ernährungsforscher Prof. DAVID R. JACOBS von der School of Public Health der University of Minnesota hat hierfür das Konzept der »food synergy« begründet. Seine These: Die positive Wirkung von pflanzlicher Kost auf unsere Gesundheit und gesunde Langlebigkeit beruht zu einem guten Teil auf den additiven und synergistischen Effekten der diversen pflanzlichen Inhaltsstoffe. Seine »Hypothese der orchestrierten Synergie der Nahrungsbestandteile« lässt ihn schlussfolgern, dass Einzelsupplementierung, also isolierte Substanzen in höherer Dosierung zuzuführen, wenig Sinn mache. Man solle sich der orchestrierten Wirkung von Inhaltsstoffen *einzelner Pflanzen* widmen. Auf jeden Fall braucht es für den Nachweis der Wirkung einzelner sekundärer Pflanzenstoffe isolierte *Interventionsstudien.* Das sind klassische Experimente mit definierten Variablen, sodass eine Wirkung (Intervention) eindeutig nachgewiesen werden kann. Der zuverlässigste Typ der Interventionsstudie ist daher die *randomisiert-kontrollierte Studie.*

Da wir uns im Folgenden ja zu den einzelnen im Handel verfügbaren Nahrungsergänzungsmitteln schlaumachen wollen, schauen wir uns hierzu den aktuellen Forschungsstand an. Die sekundären Pflanzenstoffe entstammen verschiedenen Stoffklassen – was uns hilft, sie ein bisschen zu ordnen. Einen *unvollständigen* Überblick erhalten Sie auf der nächsten Doppelseite. Blättern Sie also gern schon mal um und machen sich ein Bild über die heilsame Welt unserer sekundären Pflanzenstoffe.

Die *Polyphenole* zählen hierbei zu den spannendsten sekundären Pflanzenstoffen. Sie werden von den Pflanzen vor allem zur Abwehr von Stress jeglicher Art und bei Verletzungen gebildet. Zu ihnen gehören über 10.000 Substanzen. Ihre auch auf menschliche Zellen schützende Wirkung scheint hoch zu sein, sodass sie heute die stolze Bezeichnung »lifespan essentials« tragen dürfen. Aus diesem Grund stammen auch die meisten Substanzen, die wir in diesem Kapitel betrachten, aus dieser Gruppe. Doch tragen diese »lifespan essentials« ihren Namen zu Recht? Was weiß man denn darüber, ob diese Pflanzenstoffe – die im Stoffwechsel des Menschen natürlicherweise nicht vorgesehen sind – überhaupt in so großer Menge aufgenommen werden können, sodass sie eine gesundheitsfördernde Wirkung zeigen? Immerhin warten in Magen und Darm so einige Säuren und Enzyme, die ihnen zusetzen können … Letztendlich müssen sie auch noch durch die Darmwand transportiert werden, die Leber unverändert passieren – und dieses Privileg erfährt schlichtweg nicht jeder Nährstoff! Ein Stichwort wird uns also im Weiteren begleiten: die *Bioverfügbarkeit* der sekundären Pflanzenstoffe!

Bioverfügbarkeit – was bedeutet das?

In der Arzneimittelkunde gibt die Bioverfügbarkeit an, wie viel Wirkstoff eines Medikamentes in welcher Zeit dort ankommt, wo er wirken soll. Bei Arzneimitteln, die intravenös verabreicht werden, beträgt die Bioverfügbarkeit 100 Prozent. In unserem Fall handelt es sich aber um alles andere als um eine Spritze, sondern um pflanzliche Nahrung oder Kapseln mit isolierten Nahrungsergänzungsmitteln, die möglichst exakte Zielorte erreichen und dort positiv wirken sollen. Die *orale Bioverfügbarkeit* ist deshalb meist deutlich geringer als die *intravenöse,* weil die Wirkstoffe den Dünndarm und den Darm passieren müssen, dann durch die Darmwand ins Blut transportiert werden, weiter unversehrt durch die Leber wandern und schließlich noch ihre Zielorte finden müssen. Aus diesem Grund ist die Bioverfügbarkeit vieler sekundärer Pflanzenstoffe von jeder Menge Hürden begleitet und oft gering.

Sekundäre Pflanzenstoffe	Enthalten in	Bedeutung für die Pflanze
Polyphenole Flavonoide	Äpfeln, Birnen, Trauben, Kirschen, Pflaumen, Beeren, Zwiebeln, Grünkohl, Auberginen, Soja, schwarzem Tee etc.	Farbstoffe (rot, hellgelb, blau, violett)
Phenolsäuren	Kaffee, Tee, Vollkornprodukte, Weißwein, Nüssen	Abwehrstoffe gegen Fraßfeinde
Carotinoide	Karotten, Tomaten, Paprika, grünem Gemüse (Spinat, Grünkohl), Grapefruit, Aprikosen, Melonen, Kürbis	Farbstoffe (gelb, orange, rot)
Phytoöstrogene	Getreide und Hülsenfrüchten (z. B. Sojabohnen), Leinsamen	Pflanzenhormone, die ähnlich wie das weibliche Sexualhormon Östrogen aufgebaut sind
Glucosinolate	allen Kohlarten, Rettich, Radieschen, Kresse, Senf	Abwehrstoffe gegen Fraßfeinde oder Pathogene
Phytosterole	Nüssen und Pflanzen (Sonnenblumenkernen, Sesam, Soja), Hülsenfrüchten	Pflanzenhormone, die ähnlich wie Cholesterol aufgebaut sind

Deutsche Gesellschaft für Ernährung e. V., Bonn 2021 (Watzl und Rechkemmer 2

Mögliche Gesundheitseffekte	Einfluss auf die Gesundheit des Menschen
» antioxidativ » antithrombotisch » blutdrucksenkend » entzündungshemmend » immunmodulierend » antibiotisch » positiver Einfluss auf kognitive Fähigkeiten	Verringertes Risiko für: » bestimmte Krebskrankheiten » Herz-Kreislauf-Krankheiten
» antioxidativ	Verringertes Risiko für: » bestimmte Krebskrankheiten
» antioxidativ » immunmodulierend » entzündungshemmend	Verringertes Risiko für: » Herz-Kreislauf-Krankheiten » altersbedingte Augenkrankheiten » in Diskussion: Risikosenkung hinsichtlich Krebs, Gefäßveränderungen
» antioxidativ » immunmodulierend	» verbessern Blutgefäßfunktion und Blutdruck » in Diskussion: protektive Wirkungen hinsichtlich Krebs-, Herz-Kreislauf-Krankheiten, Knochendichte, klimakterische Beschwerden
» antioxidativ » immunmodulierend	Verringertes Risiko für: » bestimmte Krebsarten
» cholesterolsenkend	» senken die Cholesterol-Konzentration im Blut » in Diskussion: Zusammenhang mit Herz-Kreislauf-Krankheiten

2008, Watzl 2012)

Bei den sekundären Pflanzenstoffen gibt es – wer hätte es angesichts der Fülle der Wirkstoffe gedacht – enorme Unterschiede in der Bioverfügbarkeit. Manche werden nach der Passage durch den Magen nur sehr spärlich über die Darmwand ins Blut transportiert und sind schwups schon wieder ausgeschieden. Sie wirken also nur schwach – oder gar nicht. Andere werden im Magen und Dünndarm durch Magensäure und Verdauungsenzyme stark ver-

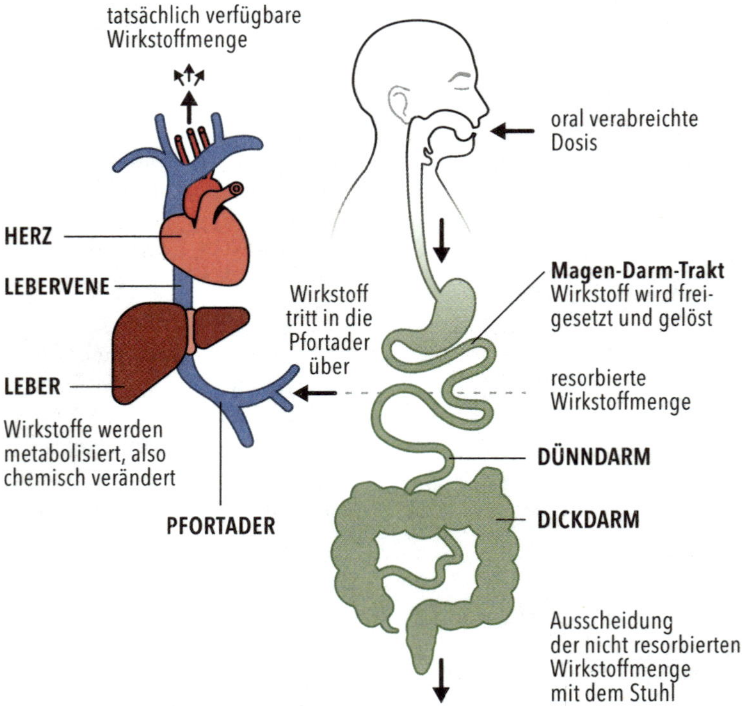

Sekundäre Pflanzenstoffe aus pflanzlicher Nahrung oder NEM in Kapselform müssen einige Barrieren überwinden, um an ihren Zielorten (zum Beispiel Herzmuskelzellen, Neuronen im Gehirn oder Gefäßwänden) anzukommen. Haben sie Magen und Dünndarm unversehrt passiert, werden sie eventuell in der Leber chemisch verändert, also metabolisiert. Das muss sie nicht unwirksam machen – es kann aber geschehen.

ändert, aber resorbiert. Wieder andere werden im Dickdarm von den Darmbakterien so umgebaut, dass sie überhaupt erst bioaktiv sind und locker durch die Darmwand treten können. Manche lassen sich nur durch Erhitzen bioverfügbar machen, wie etwa Betacarotin und das Lycopin der Tomate. Die einen brauchen Fette, um aufgenommen werden zu können, andere mögen keine Proteine oder Antioxidantien wie Vitamin C oder E in ihrer Nachbarschaft. Etliche sind hitzeempfindlich, viele werden beim Kochen ins Kochwasser ausgeschwemmt und gehen verloren, andere hingegen sind wieder überraschend stabil.
Tja. Was machen wir nun? Es gibt Zehntausende sekundäre Pflanzenstoffe, über deren Bioverfügbarkeit wir größtenteils noch gar nichts wissen – und deren Wirksamkeit eventuell durch die Kombinationen mit anderen Inhaltsstoffen bestimmt wird, die wir auch noch nicht kennen. Also bleibt uns nur eines: Wir listen das auf, was wir einigermaßen gesichert wissen. Und trösten uns mit der Tatsache, dass eine stark pflanzenbasierte Ernährung förderlich für die gesunde Langlebigkeit ist – 500 bis 600 Gramm täglich sollten es schon sein – und das ist eine ganze Menge, um nicht zu sagen: für manche eine Herausforderung. Deshalb sind Nahrungsergänzungsmittel ja so spannend. Wer schafft schon, diese große Menge an Gemüse, Salat und Obst zu essen? Und das täglich? Wenn Sie weiterlesen, dann tun Sie es aus tiefer Überzeugung!

SEKUNDÄRE PFLANZENSTOFFE UND IHRE MÖGLICHEN POSITIVEN WIRKUNGEN AUF DIE GESUNDHEIT

Bevor wir uns den einzelnen Hoffnungsträgern – oder auch Hochstaplern – unter den Nahrungsergänzungsmitteln widmen, sollte ich kurz auf die Lebensmittel eingehen, die als *Superfood* gehypt und entsprechend teuer verkauft werden. Nach dem Studium der vorherigen Tabelle auf den beiden Seiten 210/211 liegt es ja auch nahe, sich auf solche Gemüse, Nüsse und Obstsorten zu stürzen, die besonders hohe Mengen an sekundären Pflanzenstoffen, Vitaminen und Mineralstoffen aufweisen! Die exotische Herkunft der Superfoods suggeriert, dass da »viel mehr drin sein könnte« als in den Nahrungsmitteln unserer Breitengrade. Açaíbeere, Chiasamen, Gojibeeren, Spirulinaalge und Moringapulver … das klingt gleich nach ganz viel mehr, oder?

Die Forschungslage ist hier einigermaßen klar: *Açaí-* und *Gojibeeren* haben unseren einheimischen Beeren nichts voraus – was den Polyphenolgehalt angeht, für den sie stehen. Sie verfügen vor allem in der Schale über jede Menge Flavonoide – doch das gilt für Heidelbeeren zum Beispiel genauso! Hierzu hat MICHAEL RISTOW einen wichtigen Hinweis für uns: »Die Faustregel ist einfach: Alles, was blau ist oder violett, das ist wahrscheinlich besonders gut. Rot ist auch noch okay. In gelben Früchten dagegen sind relativ wenige Polyphenole enthalten. Und je kleiner die Frucht, desto mehr Schale hat sie im Verhältnis zur Menge Fruchtfleisch. Die Polyphenole sitzen nun mal in der Schale und direkt darunter. Deshalb enthält

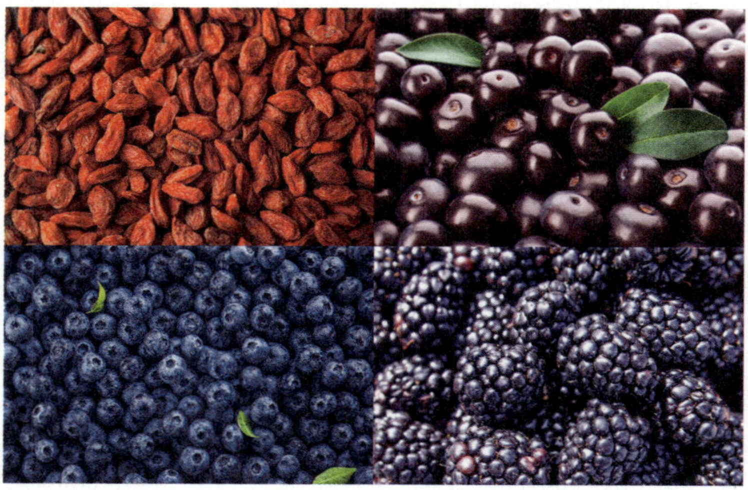

Goji- und Açaíbeeren (obere Reihe) sind gerade schwer im Trend. Unsere Heidel- und Brombeeren stehen ihnen im Polyphenolgehalt aber in nichts nach.

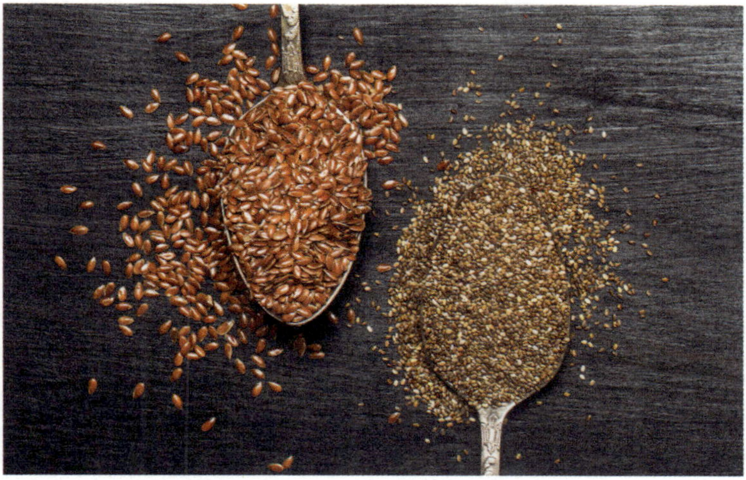

Mindestens genauso viele mehrfach ungesättigten Fettsäuren wie die weitgereisten Chiasamen (rechts) haben unsere regionalen Leinsamen zu bieten.

ein Kilogramm Blaubeeren deutlich mehr an Polyphenolen als ein Kilogramm Äpfel oder – noch ungünstiger – etwa Wassermelone.« Demnach fallen Blaubeeren, Schwarze Johannisbeeren und Brombeeren ebenfalls unter das »Superfood«, wenn wir diesen Marketingbegriff denn überhaupt verwenden wollen. Und wie sieht es bei den *Chiasamen* aus? Sie verfügen über mehrfach ungesättigte Fettsäuren, das ist schön. Unsere guten alten Leinsamen weisen die aber genauso auf. Zu *Moringapulver* gibt es dahingegen noch gar keinen wissenschaftlichen Nachweis.

Was man übrigens auch nicht außer Acht lassen sollte: Exotische Früchte werden oft sehr unreif geerntet, damit sie den langen Transportweg überleben. Dadurch enthalten sie deutlich weniger Wirkstoffe als kurz vor der Reife geerntete Früchte. Und getrocknetes Superfood in Pulverform wird häufig nicht unter Biostandards hergestellt und kann sowohl mit Pestiziden und Schwermetallen als auch mit Bakterien belastet sein. Bei Gojibeeren zum Beispiel findet man regelmäßig Insektizide.

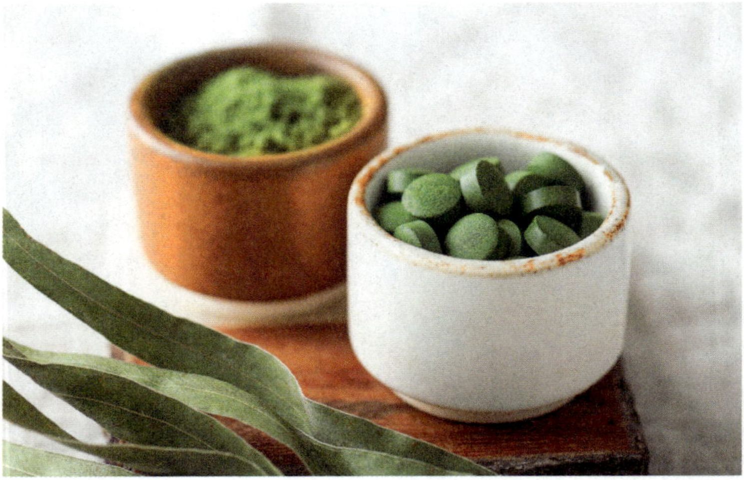

Super schön zurechtgemacht, aber von zweifelhaftem Nutzen: Spirulinaprodukte in verschiedenen Darreichungsformen.

Und wie sieht die Faktenlage nun bei der Süßwasseralge *Spirulina* aus? Aha. Sie enthält viel Eiweiß, was natürlich äußerst hilfreich ist. Außerdem kommt in ihr Vitamin B12 vor – das aber in einer Form, die vom Menschen nicht verwertet werden kann. Also: Ein teures Nahrungsmittel, dessen Nutzen noch nicht einmal nachgewiesen wurde. In Pulverform kann wiederum Unschönes wie etwa Pestizide dabei sein.

Superfood – ein zugkräftiger Marketingbegriff: Effekte für gesunde Langlebigkeit *können* sie liefern, sie können aber genauso gut kontaminiert sein. Alles super?!

POLYPHENOLE UND DAS MÄRCHEN VON DEN ANTIOXIDANTIEN

Sie erinnern sich an die Tabelle oben: sekundäre Pflanzenstoffe und ihre möglichen positiven Wirkungen auf die menschliche Gesundheit und Langlebigkeit? Was finden wir da an erster Stelle? Immer das eine, nämlich ihre *antioxidative Wirkung*. Besonders stark soll dieser Effekt nun ausfallen, wenn wir viele polyphenolhaltige

Lebensmittel essen. Antioxidativ ist gut. Jeder hat vom »oxidativen Stress« gehört, der durch viele böse *freie Radikale* entsteht und den man mit *Radikalfängern* bekämpfen soll. Vitamin A, E, Betacarotin, hoch dosiert, sollen als *Antioxidantien* gegen freie Radikale helfen. Also nichts wie her damit? Die jüngere Forschung macht Schluss mit diesem Märchen. Denn übereinstimmend hat die Fachwissenschaft die Geschichte umgeschrieben, und zwar so: *Oxidativer Stress* in Maßen ist gut für unsere Mitochondrien und unsere Zellgesundheit! Antioxidantien können hier sogar schädlich sein. Steigt der oxidative Stress aber über ein Normalmaß hinaus, können Antioxidantien sehr wichtig werden, um überschießende, unkontrollierte Mengen von freien Radikalen daran zu hindern, DNA, Gewebe oder Zellorganellen anzugreifen. Dann drohen allem voran DNA-Schäden und damit Krebsgefahr.

»Wie bitte?«, fragen Sie jetzt: »Soll ich dann etwa keine Polyphenole mehr essen, keine Blaubeeren, kein grünes Gemüse, kein Soja, keine Hülsenfrüchte etc.? Die strotzen ja nur so vor Polyphenolen

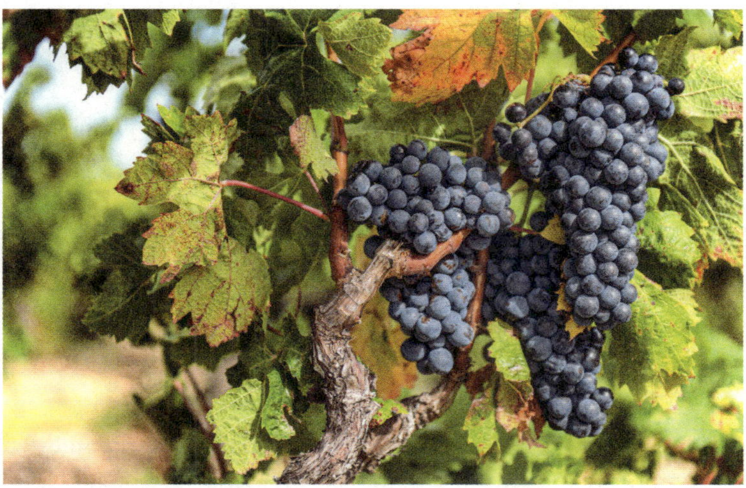

Weintrauben gehörten aufgrund ihres hohen Resveratrolgehalts (auch ein Polyphenol) lange Zeit zu den auserwählten Obstsorten.

und damit vor Antioxidantien!« MICHAEL RISTOW fragt zurück: »Wie wäre es denn, wenn Polyphenole gar keine Radikalfänger wären? Sondern im Gegenteil, wenn sie vielleicht sogar oxidativen Stress auslösen würden? Und DAS wäre ein wesentlicher Gesundheitseffekt?«

Gehen wir dem Ganzen anhand eines Polyphenols, das wir bereits kennengelernt haben, auf die Spur: nämlich der Stoff, aus dem die Träume sind und der in der Schale der Weintraube sitzt, das *Resveratrol*. *Pterostilben*, sein ganz naher Verwandter, gehört ebenfalls dazu. Am Beispiel des Resveratrols, dieses Prominenten in der Langlebigkeitsindustrie, können wir die ganze Stoffklasse der Polyphenole wunderbar einschätzen lernen.

Resveratrol – die Geschichte einer großen Enttäuschung

Resveratrol gehört zu den Substanzen, die die Effekte des Fastens erzeugen sollen, ohne fasten zu müssen. Deshalb tragen sie die schöne Bezeichnung »Fastenmimetikum« (auf Englisch »calorie restriction mimetic«, CRM), also »Fastennachahmer«. Das ist ja auch das Ziel der Sirtfood-Diät, die konsequent vor allem auf polyphenolhaltige Gemüse setzt, um Sirtuin 1 zu stimulieren, ein Langlebigkeitsprotein in unseren Zellen. Das Wichtigste zum aktuellen Forschungsstand dazu hatten wir schon auf Seite 84 erfahren. Resveratrol gehört zu den CRM und wurde umso attraktiver, als bekannt wurde, dass es auch im Rotwein enthalten ist (es ist gut in Alkohol löslich). Besonders viel sei in österreichischen Rotweinen konzentriert, und so waren die zu Zeiten des Resveratrolhypes in den USA ausverkauft.

Die Geschichte vom Aufstieg und Fall des Resveratrols ist spannend. Es war DAVID A. SINCLAIR, heute einer der bekanntesten Alternsforscher der Welt, der mit spektakulären Meldungen über die fantastischen Langlebigkeitseffekte von Resveratrol für Furore sorgte. Er gründete mit Partnern 2004 die Firma Sirtris, um Resveratrolprodukte in Pillenform zu entwickeln. Das Unternehmen publizierte eine Erfolgsstory nach der anderen, die Hoffnungen schossen ins Kraut. 2007 ging Sirtris an die Börse, 2008 kaufte der Pharmariese GlaxoSmithKline (GSK) das Unternehmen für sagenhafte 720 Millionen Dollar! Leider veröffentlichte die Konkurrenz – nämlich die Pharmakonzerne Amgen und Pfizer – kurze Zeit später eine vernichtende Studie: Resveratrol könne nicht halten, was es verspräche. Die Sirtuinstimulation sei nur sehr gering, selbst wenn man Resveratrol immens hoch dosiere. Außerdem könne man Resveratrol ja nicht patentieren lassen, weil es bekanntermaßen ein Naturstoff ist. Letzteres war SINCLAIR und seinem Team natürlich bewusst gewesen. Deshalb arbeiteten sie fieberhaft an synthetischen Varianten, die noch dazu besser bioverfügbar sein sollten, vielleicht sogar besser als das etwas potentere natürliche *Pterostilben* aus bestimmten Früchten. Doch dieses synthetische Molekül wurde nie entwickelt. GSK beendete schließlich die Forschung am Resveratrol und stellte 2013 sämtliche Geschäftstä-

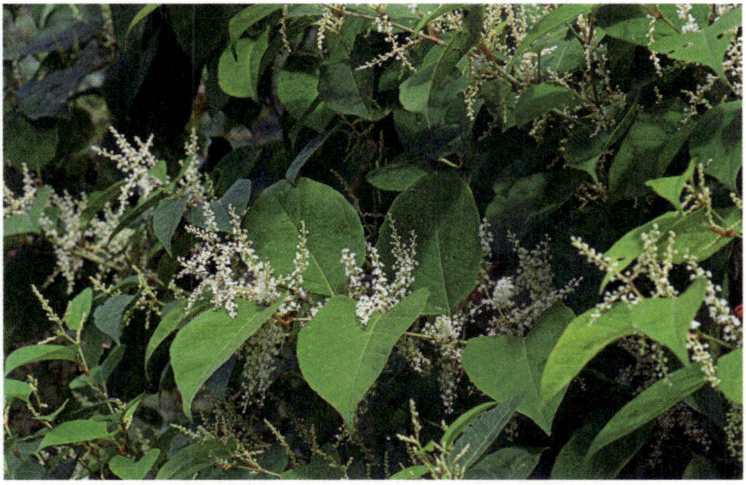

Der resveratrolhaltige japanische Staudenknöterich ist eine Heilpflanze der traditionellen japanischen Medizin und auch des indischen Ayurveda.

tigkeiten von Sirtris ein. Ein verflixt teurer Ausflug also in die Welt der Polyphenole!

Heute forsche man an völlig anderen Sirtuinstimulatoren, heißt es bei GSK. Immerhin: Resveratrol ist auf dem NEM-Markt trotz allem nach wie vor ein Hit. Die empfohlenen 500 Milligramm pro Tag und Kapsel kann man überall kaufen. Hergestellt wird es im Übrigen nicht aus Weintrauben, sondern aus der Wurzel des japanischen Staudenknöterichs *Polygonum cuspidatum*, aus dem es leichter zu extrahieren ist.

Resveratrol bleibt auf dem Radar der Wissenschaft. Der renommierte Molekularbiologe von der Universität Graz, FRANK MADEO schreibt in einer Übersichtsstudie:

» Resveratrol zeigt in *Tierstudien* (vor allem bei Mäusen), dass es positiv bei Typ-2-Diabetes, Adipositas, Herz-Kreislauf-Erkrankungen und neurologischen Problemen wirken kann.
» Interessant sind *Kombinationseffekte:* Resveratrol beispielsweise könnte in Kombination mit Spermidin die Autophagie verstärken (siehe Seite 185).
» Das große Problem des Resveratrols und der meisten anderen Polyphenole ist aber deren *geringe Bioverfügbarkeit.*

Derzeit arbeitet man an Lösungen, wie die Bioverfügbarkeit von Resveratrol erhöht werden könnte, zum Beispiel durch *Micronization* – Molekülverkleinerung (die wird unter anderem für eine bessere Aufnahme von Kurkuma entwickelt). Der Energiestoffwechsel-Papst MICHAEL RISTOW schließt sein wenig positives Urteil über Resveratrol dann doch noch versöhnlich: »Ich stelle nicht in Abrede, dass Resveratrol gesundheitsfördernd ist. Es wird im Körper zu anderen Polyphenolen abgebaut, die in den Mitochondrien die Energieproduktion ein wenig reduzieren, das heißt, es macht durchaus einen kleinen Fasteneffekt. Die Zelle reagiert darauf mit einer besseren Energieverwertung, aktiviert also die Mitochondrienfunktion.«

Also: Die großen Hoffnungen sind geplatzt, doch eine geringe Wirkung mag es haben, das Resveratrol ... Dazu kommt, dass es vermeintlich *antioxidativ* wirken soll, wie eben sämtliche Polyphenole. Womit wir zurück wären bei der Story *Böse freie Radikale – gute Antioxidantien*. Auch ich war davon so überzeugt, dass ich den aktuellen Studien zunächst nicht glauben wollte, die diese Angelegenheit weit differenzierter sehen. MICHAEL RISTOW stellt nun also – als einer der führenden Köpfe in der Energiestoffwechselforschung – das Antioxidantien-Märchen vom Kopf auf die Füße. Hier das Wichtigste aus unserem Expertengespräch.

Polyphenole aus Gemüse und Obst erzeugen freie Radikale

Wir wissen gesichert, dass Gemüse und Obst zu essen gut für die Gesundheit und gesunde Langlebigkeit ist. Aber *was* ist es denn nun genau, das so gesund ist? Es sind – und jetzt halten Sie sich bitte fest – freie Radikale! Wie wir eben gehört hatten, führt ja auch Resveratrol dazu, dass die Mitochondrien »effizienter« arbeiten. Das heißt: Sie produzieren *mehr* freie Radikale. Mitochondrien produzieren sogar 90 Prozent der freien Radikale im Körper. Für die Energieerzeugung in unseren Mitochondrien ist wiederum die *Atmungskette* verantwortlich. Hier werden Elektronen so geschickt auf Sauerstoff übertragen, dass die frei werdende Energie zur *ATP-Produktion* genutzt wird. Und ATP (Adenosintriphosphat) sind die Kleinstbatterien der Zelle, von denen wir mengenmäßig pro Tag so viel produzieren und wieder verbrauchen, wie wir in Kilogramm wiegen! Vielleicht können Sie sich noch daran erinnern – wir hatten das eingangs in unserem Buch auf Seite 16 erwähnt, als es um die Zellkompetenz Energieerzeugung ging. Nun entstehen beim Elektronentransport in der Atmungskette freie Radikale. Sie haben ein oder mehrere ungepaarte Elektronen und sind deshalb sehr reaktionsfreudig – sie »klauen« sich einfach das fehlende Elektron aus anderen Verbindungen. So können sie le-

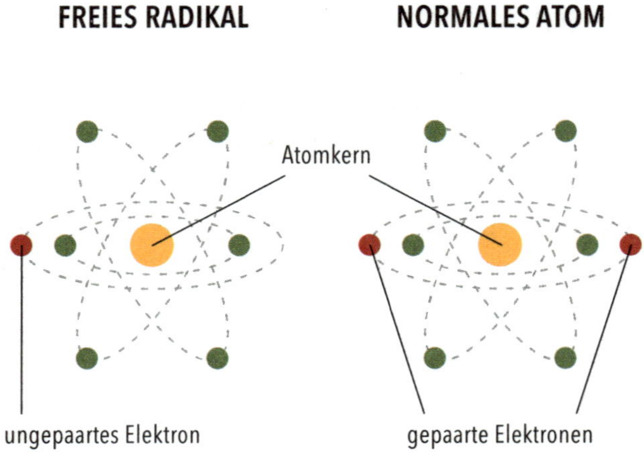

Dem Atom links fehlt ein Elektron. Weil es andere Verbindungen angreift, um das Elektronenpaar wieder »aufzufüllen«, gilt es als reaktionsfreudig, als aggressiv: Es wird zum »freien Radikal«.

benswichtige Enzyme angreifen, auch die DNA im Zellkern oder in den Mitochondrien.

Bis hierher folgen wir dem alten Märchen. Und von jetzt an weichen wir davon ab. Denn mit der Schlussfolgerung, dass wir nun ganz viele *Antioxidantien* in Form von Vitaminen wie A, E oder Betacarotin zu uns nehmen sollten, um den oxidativen Stress der freien Radikale zu bekämpfen, gehen wir nicht mit. Tatsache ist nämlich, dass bei vielem, was gesund ist, freie Radikale entstehen, weil die Mitochondrien aktiviert werden: beim Sport beispielsweise – und nach dem Gemüseessen auch. Je mehr Polyphenole ein Gemüse oder Obst enthält, desto mehr freie Radikale produzieren unsere Mitochondrien! Polyphenole sind also *Oxidantien* und keine Antioxidantien! »Wie kann das gehen?«, fragen Sie entsetzt. Indem man »um die Ecke denkt«, sagt MICHAEL RISTOW und liefert gleich ein praktisches Beispiel. Er hat nämlich die gesundheitsfördernde Wirkung von *grünem Tee* genau untersucht. Grüner Tee sei »extrem gesund«, lobt er. Denn der besteht zu 40 bis 50 Prozent aus einem einzigen Polyphenol, und das ist *EGCG (Epigallocatechingallat).* In schwarzem Tee ist wegen der Fermentation deutlich weniger enthalten, und wenn beispielweise Milch in grünen Tee gegeben wird, sinkt der EGCG-Gehalt ebenfalls.

Sehen wir uns diesen wundersamen Wirkstoff des grünen Tees doch einmal genauer an. Grüner Tee selbst wird im asiatischen Raum seit über 4000 Jahren konsumiert und die positive Wirkung des darin vorkommenden Epigallocatechingallats auf Langlebigkeit konnte zumindest in epidemiologischen Studien nachgewiesen werden:

- EGCG vermindert den Anstieg des Blutzuckerspiegels nach kohlenhydratreichen Mahlzeiten (Mäuseversuch).
- EGCG wirkt entzündungshemmend und kann ein entgleistes Immunsystem wieder normalisieren.

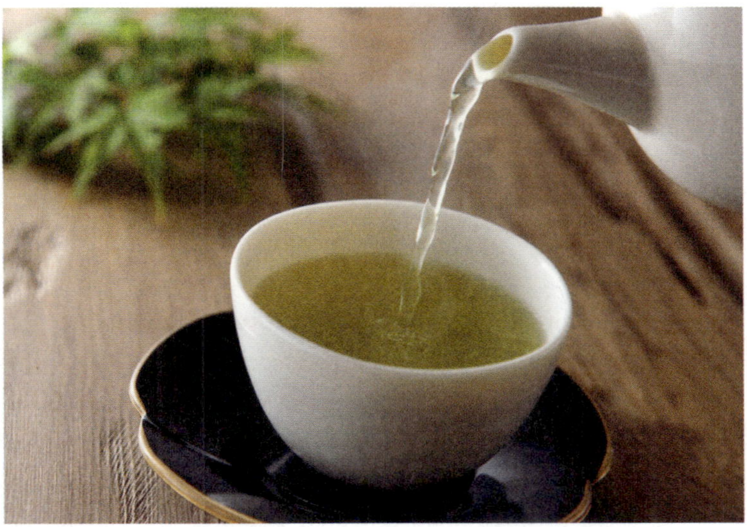

Grüner Tee enthält die höchste Konzentration des Polyphenols EGCG im Pflanzenreich und kann etliche positive Effekte auf eine gesunde Langlebigkeit haben.

» EGCG hemmt die Bildung von Tumorblutgefäßen, auch das Wachstum von Polypen im Darm, was ein vermindertes Darmkrebsrisiko bedeutet.
» EGCG senkt den Cholesterinspiegel und erhöht die Elastizität der Blutgefäße (Arterioskleroseprophylaxe).

MICHAEL RISTOW und sein Team fütterten Mäuse mit EGCG und konnten im Anschluss eine deutliche Erhöhung der Produktion von freien Radikalen messen. Sie fütterten eine weitere Gruppe mit EGCG und einem klassischen Antioxidans – zum Beispiel Vitamin E –, und es war kein erhöhtes Level von freien Radikalen zu messen. Das heißt: EGCG ist ein *Oxidans!* MICHAEL RISTOW erklärte mir im Gespräch die gesundheitsfördernden Effekte von EGCG, aber auch generell von Polyphenolen. Seine Aussagen dazu habe ich für Sie, werte Leserinnen und Leser, hier zusammengefasst: Polyphenole *steigern* die Produktion von freien Radikalen. Um diesen Anstieg abzuwehren, aktiviert die Zelle ihre zelleigene »Radikalabwehr«, das sind zum Beispiel Schutzenzyme wie *Katalasen*. Wie wird deren Produktion nun aber aktiviert? Indem verschiedene Zellfaktoren auf freie Sauerstoffradikale reagieren, in den Zellkern einwandern und dort ein Feuerwerk an Genexpression bewirken, also eine ganze Reihe von Proteinen, Enzymen in die Produktion schieben. Und diese Enzyme haben sehr viel mehr Aufgaben, als nur die Sauerstoffradikale unschädlich zu machen. Es werden nämlich auch Enzyme produziert, die die DNA auf ihre Vollständigkeit checken und gegebenenfalls reparieren (Menschen, die viele Polyphenole zu sich nehmen und Sport treiben, bekommen seltener Krebs). Außerdem werden Enzyme gebildet, die gegen chronische Entzündungsprozesse arbeiten, und andere, die die Muskelmasse erhalten. Wiederholter geringfügiger Radikalstress führt auch dazu, dass Proteinaggregate im Gehirn abgebaut werden können. Polyphenole in der Nahrung und sportliche Ak-

tivität erhöhen also im ersten Schritt die Menge freier Radikale in den Zellen, wodurch ein System aktiviert wird, das nicht nur effizient gegen einen Überschuss von freien Radikalen vorgeht, sondern sich auch gegen eine Reihe weiterer schädlicher Einflüsse wehren kann. Wohlgemerkt: Hier sprechen wir von normalen, niedrig dosierten und immer wieder auftretenden Radikalmengen. Die führen also zu einem Stoffwechselgeschehen, das wir am besten mit einer *Impfung* vergleichen können. Kleine Mengen an Radikalen aktivieren die zelleigene Radikalabwehr und viele positive Prozesse zur Stabilisierung der Zellgesundheit weit darüber hinaus.
Die Beobachtung aus dem Versuch mit den Nagetieren oben: 24 bis 48 Stunden nach dem Anstieg der freien Radikale in der Zelle durch EGCG-Fütterung war die *antioxidative Kapazität*, also die Abwehr der Zelle, deutlich angestiegen. Die Radikalbildung der Zelle wird dann, aber erst dann … *gesenkt!* Werden aber bestimmte Schwellenwerte an Radikalflutung überschritten, dann treten die klassischen Schädigungen vermehrt auf: DNA-Mutationen, Krebs, Demenz und vieles andere mehr. Jetzt ist natürlich die Frage: Wo befinden sich denn da die *Schwellenwerte?* Die sind zum Glück nicht so leicht zu erreichen. Lang andauernde, hohe radioaktive Strahlung löst etwa einen klassischen Schaden aus, genauso wie starkes Rauchen, enormer Stress, extremes Sonnenbaden, exzessive sportliche Belastungen etc.
Fazit: Regelmäßige, geringfügige »normale« Belastung mit freien Radikalen kurbelt ein Feuerwerk an Gesunderhaltung und Reparaturprozessen in der Zelle an, das deutlich länger anhält als der oxidative Stress. Wir haben es also mit einem fantastischen Mechanismus der gesunden Langlebigkeit zu tun. Deshalb ist es geradezu kontraproduktiv, regelmäßig Antioxidantien einzunehmen. Vitamin A und E zum Beispiel dauerhaft genommen, verkürzen nachweislich das Leben. Die natürliche Feuerwehr zur Gesunderhaltung der Stoffwechselprozesse und auch des Immunsystems

kann nicht durch freie Radikale aktiviert werden – das körpereigene Abwehrsystem wird lahmgelegt. Dazu kommt, dass die antioxidativen Vitamine fettlöslich sind, was ein Problem darstellt. Denn wasserlösliche Vitamine wie Vitamin C (auch antioxidativ) zum Beispiel, werden bei Überdosierung locker wieder durch die Niere ausgeschieden. Bei fettlöslichen Vitaminen sieht es anders aus. Die reichern sich im Fettgewebe an, deshalb: Vorsicht!

Also grünen Tee trinken, literweise! Doch wer den nicht mag, was soll der machen? Und wäre es nicht vielleicht noch besser, EGCG-Konzentrat in Tablettenform einzunehmen? Das gibt es in Hülle und Fülle auf dem Markt. Allerdings sei dies keine gute Idee, wie uns jüngere Studien signalisieren. Diese Produkte sind zu hoch dosiert. Die Europäische Behörde für Lebensmittelsicherheit (EFSA) hält eine Tagesdosis von maximal 800 Milligramm für tolerabel. Eine japanische Studie zeigte nun aber, dass bei täglicher Einnahme von rund 300 Milligramm bereits ein deutlicher *Blutdruckanstieg* zu verzeichnen war. Es werden auch schwere *Leberschädigungen* beschrieben. Also: Die Menge an EGCG im grünen Tee scheint absolut in Ordnung zu sein und sich positiv auf eine ge-

RESORPTIONSRATE VON EGCG

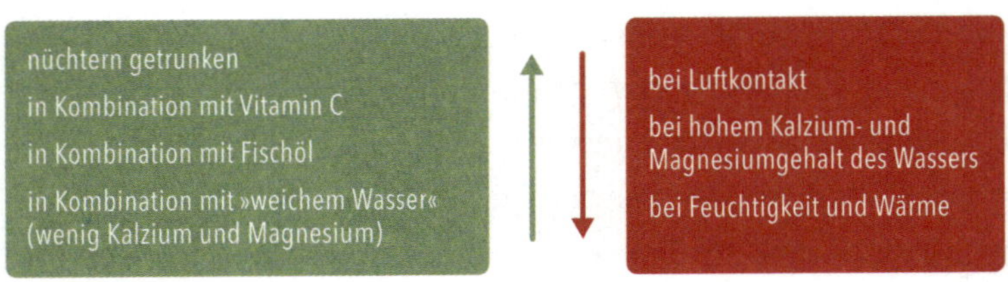

Einflussfaktoren auf die Resorptionsrate (Bioverfügbarkeit) von EGCG im Kontext menschlicher Ernährung. Bereits Luftkontakt während der Teeherstellung kann dazu führen, dass EGCG weniger gut im Körper aufgenommen werden kann.

sunde Langlebigkeit auszuwirken – selbst wenn man ihn literweise trinkt. EGCG als Einzelsubstrat in höherer Dosierung zu nehmen, ist jedoch nicht zu empfehlen.

Folgendes fand ich in diesem Zusammenhang noch interessant: EGCG hat eine schlechte Bioverfügbarkeit, so wie alle Polyphenole. Doch es scheint einige »Aufnahmehilfen« zu geben, nämlich Vitamin C, Omega-3-Fettsäuren und kalkarmes Wasser – sowie einige »Blockierer« wie Sauerstoff (Teeblätter offen lagern, Tee lange herumstehen lassen), kalkhaltiges Wasser und Magnesiumtabletten. Siehe dazu die Abbildung auf nebenstehender Seite.

Und jetzt die Gretchenfrage: Was ist denn mit dem oxidativen Stress, mit der massenhaften Zunahme von freien Radikalen in unseren Zellen, wenn wir älter werden? Bei dreijährigen Ratten (entspricht 90 Menschenjahren) entdeckten Wissenschaftler, dass deren Enzyme bis zu 75 Prozent weniger aktiv waren, weil sie durch freie Radikale massiv geschädigt wurden. 30 bis 50 Prozent *aller* Proteine waren geschädigt! Auch viele Lipide, also Fette, waren wegen der aggressiven Radikale funktionsunfähig. Da Lipide in den Membranen der Mitochondrien sitzen, nimmt die Leistungsfähigkeit der Zellkraftwerke deutlich ab. Als Folge werden *noch mehr* freie Radikale gebildet – die Mitochondrienleistung sinkt weiter ab. Ein Teufelskreis des Alterns.

Was also tun, Herr RISTOW? »Ich muss fairerweise sagen: Ich weiß es nicht. Ich denke, dass Antioxidantien auch im Alter nicht von Vorteil sind, weil die Menge an freien Radikalen bei abnehmender körperlicher Aktivität ebenfalls heruntergeht. Ich empfehle es meiner Mutter nicht.«

WIE GUT WIRKEN SEKUNDÄRE PFLANZENSTOFFE? DIE BIOVERFÜGBARKEIT DER FLAVANOLE

Falls sich in der riesigen Stoffgruppe der sekundären Pflanzenstoffe so einige Wunderdrogen für gesunde Langlebigkeit befänden, wäre es doch ideal, die besten Wirkstoffe zu identifizieren und sie in Kapseln zu bringen, damit sie als *Nahrungsergänzungsmittel (NEM)* perfekt wirken können. Da stimmen Sie mir doch zu, oder? Deshalb werden wir uns hier auch mit einigen sekundären Pflanzenstoffen beschäftigen, die oft empfohlen werden, nämlich mit *Olivenpresswasser, Curcumin, Quercetin* und seit Neuestem *Fisetin*. Bis auf das Olivenpresswasser gehören all diese Wirkstoffe zu den *Flavonoiden,* einer Untergruppe der Polyphenole. Einige dieser Inhaltsstoffe, also entsprechend auch Blüten und Früchte, sind gelb gefärbt – daher leitet sich ihr Name ab: »flavus« (aus dem Lateinischen für »gelb«). Wichtige Vertreter dieser Gruppe von sekundären Pflanzenstoffen sind im schwarzen Tee enthalten – auch das EGCG aus dem grünen Tee ist ein solcher Vertreter –, man findet sie aber genauso gut in Kakao, Äpfeln, Beeren und Nüssen. Sie wiederum heißen, was jetzt für etwas Verwirrung sorgen könnte, »Flavanole« und sind eine Untergruppe der Flavonoide.

Über die Flavanole habe ich mit einem Spezialisten gesprochen: Er ist Professor für Ernährungswissenschaften an der britischen Universität Reading: GUNTER KUHNLE.

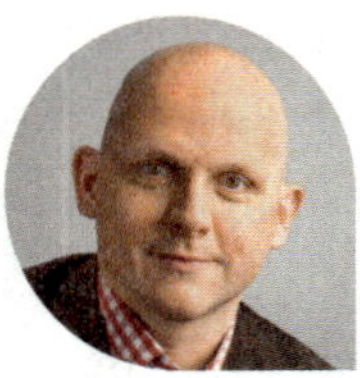

Von ihm wünschte ich mir Antwort auf folgende Frage: Wenn wir nun wissen, dass bestimmte Inhaltsstoffe – in diesem Fall *Flavanole* – wirklich gut für unseren Zellstoffwechsel sind, wie können wir dann wissen, wie viel davon tatsächlich dort ankommen, wo sie wirken sollen, sobald wir sie mit unserer täglichen Nahrung essen?

Die »guten« Polyphenole sind in den meisten pflanzlichen Nahrungsmitteln nämlich mit einem Zuckermolekül verbunden. Nimmt man sie in dieser Form auf, kann man sie deutlich besser resorbieren, sie sind besser bioverfügbar als ohne Zuckermolekül *(Aglycon)*. Isolierte Pflanzenstoffe werden aber meist in die Tabletten oder Kapseln *ohne* die Zuckerkomponente gebracht, was bedeutet, sie sind schlechter bioverfügbar. »Das Problem mit der Bioverfügbarkeit ist, dass es viel zu wenig Studiendaten gibt. Solche Studien sind halt nicht wirklich aufregend durchzuführen, eher eine Fleißaufgabe, in etwa so, wie ein Telefonbuch zu schreiben. Im Körper werden die Polyphenole in die verschiedensten Stoffe umgebaut, und niemand weiß genau, welche Verbindungen bioaktiv sind, also wirklich wirken. Noch dazu haben die meisten dieser Stoffe eine sehr geringe Halbwertszeit. Bei manchen Flavanolen sind es nur ein paar Stunden.«

Was bleibt also? Die wenigen pflanzlichen Inhaltsstoffe, die besser untersucht sind, auf ihre Wirksamkeit zu testen – und zwar *nicht isoliert* als NEM, sondern in groß angelegten Beobachtungsstudien (epidemiologische Studien). Hier werden nun zwei ausgeführt, die Sie interessieren könnten …

GUNTER KUHNLE war Leiter dreier großer Flavanol-Untersuchungen in der britischen *EPIC-Studie*. Hier ging es um die Wirkung von *Flavanolen* auf den Blutdruck. Wie wir eben hörten, kommen Flavanole in Lebensmitteln vor, die Engländer sehr gerne mögen: Tee, Kakao, Äpfel, Beeren, Nüsse. Rund 25.000 Menschen aus der Region Norfolk berichteten nun zwei Jahre lang per Fragebogen darüber, was sie täglich gegessen hatten. Die exakte Menge an Flavanolen, die sie dabei aufnahmen, wurde parallel per *Biomarker* im Urin gemessen. Das ist eine neue Methode, um genauere Daten zu erhalten. Das Ergebnis: Diejenigen, die am wenigsten Flavanole zu sich genommen hatten, wiesen einen um zwei bis vier mmHg höheren Blutdruck auf. Bei Menschen, die zuvor schon einen erhöhten Blutdruck hatten, war der Senkungseffekt größer als bei Menschen mit Blutdruck im Normalbereich. Die Schlussfolgerung, natürlich als Hypothese: Flavanole wirken der altersbedingten Versteifung der Arterien entgegen. Diejenigen, die das Problem noch nicht hatten, wiesen auch keinen Flavanoleffekt auf. Doch die Gruppe, die bereits daran litt, profitierte von der neuen Elastizität der Arterien mit sinkendem Blutdruck. Einen messbaren Rückgang der Herz-Kreislauf-Erkrankungen wie etwa Herzinfarkt gab es aber nicht. Vielleicht ist die Wirkung der Flavanole auf den Blutdruck dann doch nicht stark genug?

Die andere aktuelle Studie trägt den Namen COSMOS. 18.000 über 60-jährige US-Amerikaner sind bis Ende 2021 fünf Jahre lang mit von der Partie. Sie nehmen jeden Tag 600 Milligramm Kakao-Flavanole in Pillenform ein. Der Wirkstoff heißt »Epicatechin« und ist chemisch nicht weit vom EGCG des grünen Tees entfernt. Untersucht wird, ob sich dieses Kakao-Flavanol positiv auf das Gedächtnis, also auf die kognitiven Fähigkeiten und – was man vermutet – auf den Blutdruck auswirken. Finanziert wird die Studie vom Pharmariesen Pfizer und dem Schokoladenkonzern Mars. Letzterer verkauft in den USA bereits eine Schokolade mit dem offiziell genehmigten Claim: »Fördert ein gesundes Herz«. Bei uns ist die Schokolade noch nicht erhältlich.

Einer der weltweit größten Schokoladenproduzenten, die Schweizer Barry Callebaut AG, untersucht die gesundheitsfördernden Wirkungen von Kakaobohnen schon seit Langem. Als einzigem Hersteller hat die EFSA immerhin für zwei Produkte den folgenden Health-Claim erlaubt: »Kakao-Flavanole helfen, die endothelabhängige Elastizität der Blutgefäße aufrechtzuerhalten, und tragen damit zu einem normalen Blutfluss bei«. Sprich: Blutdrucksenkung mithilfe von Schokolade ist gewissermaßen garantiert. Aber so einfach ist das natürlich nicht, Voraussetzung für diese Aussage ist: Der Konsument nimmt mindestens 200 Milligramm Kakao-Flavanole pro Tag zu sich. Und wie viel Schokolade ist das bitte? Auch die Kakaobohnen müssen in einer bestimmten Weise geröstet sein, Milch stört. Das heißt: Dieser Claim gilt nur für dunkle Schokolade.

Wieder zurück zu unserer eingangs erwähnten Studie. Hintergrund ist hier, dass die Kuna-Indianer einer kleinen Insel bei Panama täglich drei bis vier Tassen dunklen, bitteren Kakao trinken und Bluthochdruck genauso wenig wie Herzkrankheiten kennen. Ziehen sie aber nach Panama-Stadt und trinken weniger Kakao, treten diese Herz-Kreislauf-Probleme genauso wie bei den anderen Städtern auf.

Die Ergebnisse einer weiteren Studie zu kognitiven Effekten von Kakao-Flavanolen wurde im Februar 2021 veröffentlicht. 211 gesunde Erwachsene im Alter zwischen 50 und 77 Jahren nahmen zwölf Wochen lang täglich unterschiedliche Mengen an Kakao-Flavanolen zu sich. Parallel wurden den Teilnehmern Lern- und Erkennungsaufgaben gestellt. Die Flavanolmengen im Körper wurden per Biomarker bestimmt und per MRT wichtige Bereiche des Gehirns beobachtet. Hier die Einschätzung von GUNTER KUHNLE zu den Ergebnissen: »Das Interessanteste an der Studie ist meiner Meinung nach, dass die Ernährungsgewohnheiten der Teilnehmer einen großen Einfluss auf das Ergebnis, die kognitiven Fähigkeiten, hatten: In der Studie wurde die Ernährungsqualität mit dem *Alternative Healthy Eating Index* (*AHEI* ist eine Liste von Lebensmitteln und Nährstoffen, die das Risiko von chronischen Krankheiten vorhersagt) bestimmt, und die größte Verbesserung wurde bei Teilnehmern beobachtet, die im unteren Drittel waren. Sie ernährten sich also relativ ungünstig. Das deutet darauf hin, dass Flavanole durchaus eine wichtige Rolle spielen können und viele Menschen nicht genug davon konsumieren.«

Wenn Sie jetzt aber die herrliche Botschaft erwarten, dass Schokolade schlau machen könnte, dann muss ich Sie leider enttäuschen. Flavanole schmecken bitter. Das heißt, in Milchschokolade sind sie aus diesem Grund nur sehr wenig vertreten – in Kakao und dunkler Schokolade aber durchaus. Und wie sieht es in Deutschland mit dem Schokoladenkonsum aus? Nicht so schlecht, denn ein Deutscher isst im Jahr 5,7 Kilogramm Schokolade. Rund 20 Prozent davon entfallen auf dunkle Schokolade, Tendenz steigend. Gute Nachrichten also!

Auch hier erfahren wir einmal mehr: Eine pflanzenbasierte Nahrung, gerne mit grünem oder schwarzem Tee oder mit Kakao garniert, scheint sehr viel Sinn zu machen. Doch da wir bis heute so wenig darüber wissen, in welche Formen die Wirkstoffe, die Polyphenole/Flavanole im Körper umgewandelt werden müssen, um optimale Effekte zu zeigen – ob sie isoliert optimal wirken oder dafür noch weitere Mitspielersubstanzen aus der Pflanze brauchen, wie man sie am besten extrahiert und in die Kapsel bringt, ab wann es zu einer Überdosierung und schädlichen Nebenwirkungen kommt –, gilt für die meisten sekundären Pflanzenstoffe: Die ganze Pflanze zu essen, und davon möglichst viel, scheint besser zu sein als Einzelsubstanzen in Pillenform.

Olivenpresswasser – alles andere als Abfall

Ein Nahrungsergänzungsmittel der natürlichen Art mit hoher Konzentration an wasserlöslichen Polyphenolen, die ja besonders gut vom Körper aufgenommen werden können (hohe Bioverfügbarkeit), ist ein Abfallstoff: das Presswasser, das bei der Olivenölpressung anfällt, nämlich das sogenannte Vegetationswasser oder »Olive Mill Wastewater« (OMW). Zwei Millionen Tonnen Olivenöl werden jedes Jahr in Europa produziert – dabei entstehen rund 30 Millionen Tonnen an Abfällen, an Presswasser, Pressrückständen und Olivenblättern. Im Presswasser finden wir logischerweise die wasserlöslichen Inhaltsstoffe der Olive und im Olivenöl vor allem die fettlöslichen. Das Olivenpresswasser ist so stark polyphenolhaltig, dass es geradezu toxisch auf die Umwelt wirkt, wenn es einfach abgelassen wird. Man darf dieses Olivenpresswasser durchaus als »Aschenputtel« am Hof des wertvollen Olivenöls bezeichnen. Denn es enthält jede Menge einer hochwirksamen Phenolsäure: *Hydroxytyrosol*. Im Olivenöl finden wir maximal 0,7 bis 0,8 Gramm pro Liter – im Presswasser fast das Zehnfache, nämlich vier bis sechs Gramm pro Liter.

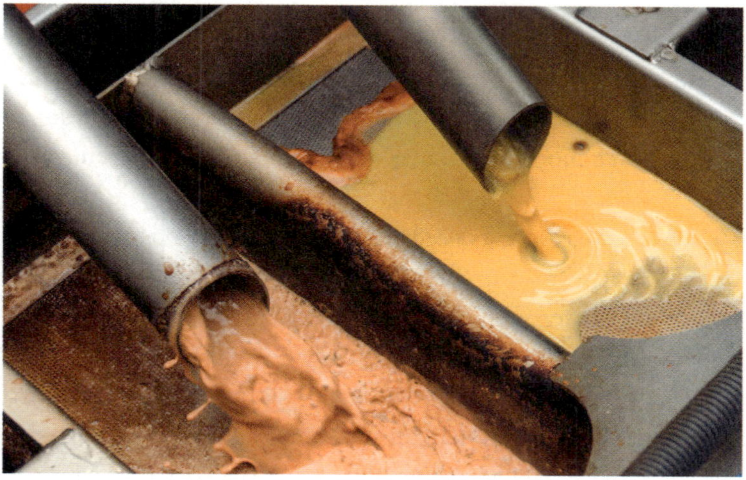

Beim Pressen des Olivenöls fällt eine große Menge an polyphenolhaltigem Presswasser an. Es enthält einen wesentlich höheren Anteil des gesundheitsfördernden Polyphenolgemischs als Olivenöl.

Hydroxytyrosol ist billig industriell herstellbar, doch das Geheimnis der gesundheitsfördernden Wirkung des Presswassers beruht auf dem *Phytokomplex*, von dessen Bedeutung wir schon mehrfach gehört haben. Im Presswasser sind viele Dutzend weitere bioaktive Moleküle vorhanden, davon etliche Polyphenole – und ihr Zusammenwirken scheint die positiven Effekte für gesunde Langlebigkeit zu bewirken (polyphenolischer Phytokomplex). Die genauen Wirkungsmechanismen auf den Zellstoffwechsel sind kaum erforscht. Deshalb dürfen wir die Effekte auch nur im Konjunktiv formulieren. Olivenölpresswasser könnte …

» … bestimmten Krebsarten (zum Beispiel Darmkrebs) vorbeugen und eventuell sogar bei der Therapie unterstützen.
» … Herz-Kreislauf-Erkrankungen verhindern.
» … blutdrucksenkend wirken.
» … entzündungshemmend sein.
» … antiviral, antibakteriell fungieren.

» … cholesterinsenkend wirken (das gilt für das Presswasser wie für das Olivenöl).
» … ein starkes »Antioxidans« in unserem Sinne sein, also die Schutzreaktion der Zellen gegen freie Radikale erhöhen.

Mein Konjunktiv ist eventuell zu vorsichtig gesetzt, denn die EFSA hat etliche Claims zur Werbung für Olivenöl und Olivenpresswasser zugelassen, aber nur dann, wenn in 20 Milliliter Olivenöl mindestens fünf Milligramm Hydroxytyrosol plus Polyphenolverwandte nachgewiesen werden können. Das haben mein Mann und ich zum Anlass genommen, unser sehr hochwertiges Bioolivenöl, das wir in der Toskana produzieren, testen zu lassen (darauf ist ein Institut in Innsbruck spezialisiert: ADSI, Austrian Drug Screening Institute) – und siehe da: Wir lagen mit unserem eingereichten Öl 2020 *über* fünf Milligramm Hydroxytyrosol pro 20 Milliliter! Also dürfen wir die Ölflaschen nun mit dem EFSA-Claim versehen: »Olivenöl-Polyphenole tragen dazu bei, die Blutfette vor oxidativem Stress zu schützen.«
Doch Olivenöl ist in Sachen Hydroxytyrosolgehalt geradezu ein Stiefkind des Olivenbaums. Denn aus dem Olivenpresswasser können deutlich höhere Werte extrahiert werden: bis zu 117 Milligramm Hydroxytyrosol in 50 Millilitern (was rund einem halben Kilo Oliven entstammt). Um ein Nahrungsergänzungsmittel zu gewinnen, sind die Polyphenolkomplexe nicht leicht aus dem Olivenpresswasser zu extrahieren, denn sie sind sauerstoffempfindlich und die bioaktiven Moleküle müssen mithilfe einer Membrantechnologie herausgefiltert und schließlich konzentriert werden. Ein solches Produkt ist mittlerweile von einer Firma entwickelt worden und in Apotheken erhältlich. Wegen der Sauerstoffempfindlichkeit wird es in Einzelportionen abgefüllt, die tägliche Menge von 150 Milligramm Hydroxytyrosol sollte allerdings nicht überschritten werden.

CLEMENS STEEGBORN, Professor für Biochemie und molekulare Alterungsprozesse an der Universität Bayreuth, der sich bereits zum Sirtfood geäußert hatte, meint dazu: »Es macht Sinn, die wasserlöslichen Polyphenole aus dem Olivenpresswasser herauszufiltern. Ich bin davon überzeugt, dass da ein ganz großer Schatz an interessanten Stoffen mit positiven Effekten enthalten ist. Es ist nur sehr schwierig, diese Effekte nach wissenschaftlichen Standards aufzuarbeiten, also klar zu sagen, welche Substanz an welchem Effekt beteiligt ist. Diese Naturstoffe kommen eben mit einer ungeheuren Komplexität daher. Das ist ein wildes Gemisch von Stoffen, die zu verstehen derzeit analytisch einfach nicht möglich ist.«
Und dieses »wilde Gemisch« an Polyphenolen des Olivenpresswassers besteht aus jeder Menge Bitterstoffen. So schmeckt dieses so gesunde Extrakt dann auch …

Quercetin – ein hochprominenter Pflanzenfarbstoff

Quercetin ist im Pflanzenreich weitverbreitet und unter den Polyphenolen mit am besten untersucht. Da es denselben Unwägbarkeiten der gesamten Stoffklasse unterliegt, trage ich hier das Spektrum des bislang sehr Wahrscheinlichen zusammen – und Sie ziehen Ihre Schlüsse daraus für Ihr eigenes Handeln!
Quercetin (von lateinisch »quercus« für »Eiche«) ist ein gelber Pflanzenfarbstoff, der in besonders hohen Mengen in Fruchtschalen, Rinde und äußeren Blättern vorkommt. Hier ist die Hitliste der Lieferanten – allerdings habe ich mich dabei auf einige wenige Beispiele beschränkt:

- Kapern (1800 mg/kg)
- Liebstöckel (1700 mg/kg)
- Apfelschale (bis zu 440 mg/kg), im geschälten Apfel finden wir fast nichts
- Zwiebel (über 300 mg/kg)
- Schnittlauch (245 mg/kg)

- Tomaten aus biologischem Anbau (bis zu 80 Prozent mehr als solche aus konventionellem Anbau)
  Cherrytomaten (bis 200 mg/kg)
  Fleischtomaten (nur bis 10 mg/kg)
- Grünkohl (bis 100 mg/kg)
- Heidelbeeren (wild bis 160 mg/kg, kultiviert bis 75 mg/kg)
- Grüne Bohnen (rund 40 mg/kg)
- Brokkoli (30 mg/kg)
- Weintrauben (rund 15 mg/kg)

Beim Kochen wird Quercetin zu 20 bis 25 Prozent ausgewaschen, beim Anbraten geht weniger verloren. Zur Bioverfügbarkeit von Quercetin existieren sehr unterschiedliche Angaben. In Gemüsen und Früchten kommt es in Form diverser Quercetin-Glykoside vor, davon gibt es rund 180 verschiedene. Früher war man der Meinung, dass sie deutlich besser aufgenommen würden, wenn der Zucker abgespalten sei. Doch wir finden heute auch Studien, die das Gegenteil behaupten. Auf jeden Fall kann man einen erhöhten Quercetinspiegel im Blut messen, sobald man einfach nur Zwiebeln gegessen hat – und der hält recht lang an. Die Halbwertszeit liegt bei rund 17 Stunden.
Aber was haben wir nun davon, wenn wir Quercetin in ordentlichen Mengen essen? Wie wirkt es überhaupt?

- *Lebensverlängerung!* Bewiesen ist das bislang nur an Tieren, zum Beispiel an Fadenwürmern. Wurden die auf quercetinhaltigem Substrat gehalten, verlängerte sich ihre Lebensdauer deutlich, und Hitzestress hielten sie ebenfalls viel länger aus. Laut CLEMENS STEEGBORN aktiviert Quercetin das Langlebigkeitsenzym *Sirtuin 6*.
- Quercetin erhöht die Wirksamkeit von Vitamin C.
- Es wirkt blutdrucksenkend.
- Es senkt den Blutzuckerspiegel.

- Es kann bestimmten Krebsarten vorbeugen beziehungsweise das Wachstum von Tumorzellen verlangsamen (Lungenkrebs, Magen- und Darmkrebs).
- Es kann die Wirkung von Chemotherapeutika verstärken – aber genauso gut die Wirksamkeit anderer Krebsmedikamenten behindern.
- Es wirkt antientzündlich.
- Es senkt den Cholesterinspiegel.
- Es kann Bakterien und Viren abtöten.
- Und es wirkt generell antioxidativ (oder genauer: Es wirkt im guten Sinne oxidativ, wie wir auf Seite 225 gesehen haben).

Jüngste Studien legen nahe, dass es auch als Senolytikum fungiert, also die im Alter zunehmende Menge von entzündungsfördernden »untoten« Zellen begrenzen könnte. Hier gibt es Studienergebnisse zu einer interessanten Partnerschaft: Quercetin und Dasatinib in Kombination scheinen große Hoffnungen zu erwecken. Wobei Dasatinib alles andere als harmlos daherkommt: Es ist ein Krebsmittel gegen bestimmte Formen von Leukämie (dazu mehr auf Seite 245). Ein beeindruckendes Wirkungsspektrum also, das Quercetin zugeschrieben wird und zum Teil auch nachgewiesen werden konnte. So hat das Gesundheitsministerium von Saudi-Arabien gerade eine Studie gestartet, in der untersucht wird, ob eine Kombination aus Zink, Quercetin, Bromelain und Vitamin C bei einer Covid-19-Infektion tatsächlich helfen kann, die Virusvermehrung zu unterbinden.
Auch hier stellt sich wieder die Frage: Sollen wir – wenn Quercetin so viele positive Effekte im Körper zeigt – neben einer quercetinreichen Nahrung zusätzlich Quercetin als Nahrungsergänzungsmittel zu uns nehmen? Es ist genauso wie andere sekundäre Pflanzenstoffe meist in Form von 500-Milligramm-Kapseln auf dem Markt erhältlich, zum Teil auch in Kombination mit Vitamin C,

weil angenommen wird, dass sich die beiden Wirkstoffe verstärken. Da aber bisher so wenig über den exakten Weg des Quercetins im Stoffwechsel und damit kaum etwas über seine sinnvolle Dosierung bekannt ist, raten etliche Mediziner von Quercetin in Pulver- oder Tablettenform ab. Viele nehmen es aber trotzdem. MICHAEL RISTOW soll auch hier als Letzter zu Wort kommen – und er bezieht sich im Experteninterview für dieses Buch *nicht* auf Nahrungsergänzungsmittel, sondern auf den Wirkstoff: »Quercetin finde ich gut.«

Curcumin – viel mehr als nur ein exotisches Gewürz

Curcumin finden ebenfalls sehr viele gut – und das bereits seit Jahrtausenden. Sie kennen es als den gelben Farbstoff und als Hauptbestandteil des Currys, es darf hochoffiziell als Lebensmittelfarbe E100 Margarine färben genauso wie Marmelade oder auch Senf. Seit Jahrhunderten wird es als Heilpflanze zur Behandlung von Verdauungsstörungen eingesetzt und sehr viele Heilpraktiker arbeiten damit. Man gewinnt es aus der Kurkumapflanze, es kann allerdings auch synthetisch hergestellt werden. Der Hunger nach Kurkuma ist wahrlich groß: Allein nach Deutschland wurden 2019 über 5000 Tonnen importiert – zweieinhalbfach so viel wie zehn Jahre zuvor.

Rund hundert Kurkumaarten gibt es, sie alle gehören zur Gattung der Ingwergewächse, die in subtropischen und tropischen Regionen Asiens gedeihen. Am häufigsten wird *Curcuma longa*, die Gelbwurz, genutzt. In den unterirdischen Trieben (Rhizom) speichert die Pflanze besonders viele Nährstoffe und von außen sieht sie dem Ingwer täuschend ähnlich. Schneidet man sie auf, sticht sofort das Gelb des Curcumins ins Auge. Fantastische 720 Inhaltsstoffe zählt das Rhizom, rund fünf Prozent der Masse machen dabei die Curcuminoide aus – und mindestens 75 Prozent davon bestehen wiederum aus Curcumin.

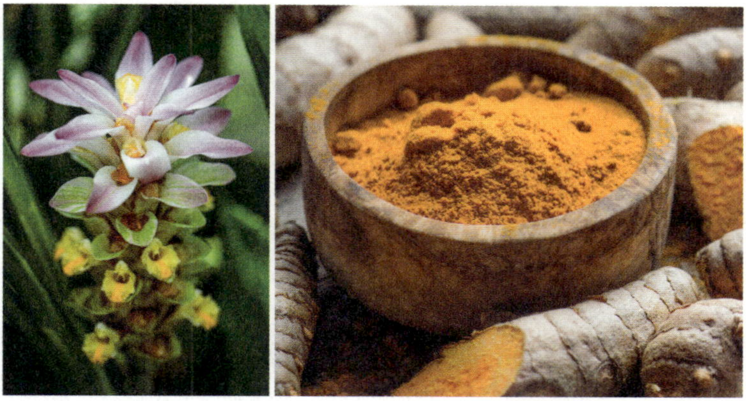

Kurkuma ist eine uralte Heilpflanze. Ihr Wirkstoff Curcumin aus dem unterirdischen Trieb ist intensiv gelb gefärbt und die Basis des Currys.

Curcumin hat dieselbe ungünstige Eigenschaft wie alle Polyphenole – nämlich eine äußerst geringe Bioverfügbarkeit von schätzungsweise nicht mehr als einem Prozent. Es ist sehr schlecht wasserlöslich – und Wasserlöslichkeit ist Grundvoraussetzung, damit Stoffe im Darm überhaupt aufgenommen werden können. Außerdem wird das wenige, was ins Blut übergeht, dann in der Leber stark verstoffwechselt. Wie die Folgeprodukte, die aus dem Curcumin entstehen, im Einzelnen wirken, ist nicht erforscht. Dennoch regen sie die Leber nachweislich an, den Gallenfluss zu erhöhen, und helfen so bei der Fettverdauung. Curcumin wird deshalb seit Jahrtausenden bei Verdauungsbeschwerden eingesetzt. Wegen dieses Effekts wird übrigens Patienten mit Gallensteinen, Schwangeren und Stillenden von Curcumin-Nahrungsergänzungsmitteln abgeraten.
Die EFSA hat Curcumin genau unter die Lupe genommen, als es für die Zulassung als Lebensmittelfarbstoff geprüft wurde. Sie legte die maximale Menge, die täglich nicht überschritten werden sollte (»acceptable daily intake«, ADI), mit drei Milligramm pro Kilogramm Körpergewicht fest. In Indien isst man so viel Curry und

andere curcuminhaltige Gerichte, dass die Durchschnittsaufnahme immerhin bei 1,5 bis 2 Milligramm pro Kilogramm Körpergewicht liegt. Seit Jahrhunderten nehmen die Menschen also sehr viel Curcumin zu sich – über Nebenwirkungen ist nichts bekannt. Das ist doch schon mal eine schöne Nachricht.

Schauen wir uns also an, welche Heilwirkungen dem Curcumin zugeordnet werden – und dann folgt natürlich die kritische Frage auf dem Fuß: Was davon ist wissenschaftlich nachgewiesen? Immerhin wurden bislang über 16.000 Publikationen zum Curcumin veröffentlicht und fast alle Studien sind an isolierten Zellen (in vitro) oder an Tieren erfolgt, leider. Humanstudien finden sich allerdings kaum. Noch dazu muss man sich fragen: Was wurde denn da genau eingesetzt, wenn »Curcumin« verabreicht wurde? Wie viel reines Curcumin war da wirklich drin? Die Antwort lautet: Häufig wurde Curcuminpulver eingesetzt, meist getrockneter und gemahlener Wurzelstock. Der enthält rund fünf Prozent Curcuminoide, von denen – wie gesagt – etwa 75 Prozent aus Curcumin bestehen. Da muss natürlich nachgehakt werden: Wie wirken denn die anderen 25 Prozent, wie wirken die Verwandten des Curcumins in unserem Körper?

Deshalb akzeptiert die jüngste ausführliche Bewertung der wichtigen Expertenkommission des Bundesamts für Verbraucherschutz und Lebensmittelsicherheit sowie des Bundesinstituts für Arzneimittel und Medizinprodukte nur Studien, bei denen nachweislich 98-prozentiges Curcumin eingesetzt wurde. Da wird die Luft schon ziemlich dünn, und von den 16.000 Publikationen bleibt nicht viel Belastbares übrig. Immerhin gibt es aber starke Hinweise, dass Curcumin antientzündlich wirken könnte – eventuell weil es einen ähnlichen Wirkungsmechanismus wie Cortison hat, nicht aber dessen Nebenwirkungen. Allerdings waren die Dosierungen in den entsprechenden klinischen Studien extrem hoch: 1125 bis 2500 Milligramm pro Tag. Die EFSA hält – wie oben bereits erwähnt – nicht mehr als 180 Milligramm für eine 60 Kilogramm schwere Person für akzeptabel. Die Deutsche Gesellschaft für Gastroenterologie, also für Magen-Darm-Erkrankungen, empfiehlt Curcumin beispielsweise für eine Behandlung der entzündlichen Darmerkrankung Colitis ulcerosa. Manche Studien wiederum weisen auf Schmerzlinderung bei Arthrose und eventuelle Entzündungshemmung hin – falls Curcumin in hohen Dosen verabreicht wird. Mit sehr hohen Curcumindosen konnten im Tierversuch oder an isolierten Zellen im Labor Krebszellen an ihrer Teilung gehindert werden, oder sie starben sogar ab. Und: Curcumin könnte – auch dazu existieren kleine Studien, die nicht wirklich belastbar sind – die Plaques-Entstehung im Gehirn behindern und die Mitochondrien in den Nervenzellen des Gehirns aktivieren.

Auf jeden Fall glauben viele an die Wirkung von Curcumin als Nahrungsergänzungsmittel – das Angebot boomt und ist mehr als undurchsichtig. Wenn Sie im Netz das Angebot sondieren, fällt sofort auf, wie stark die Mengenabgaben differieren – und natürlich fragt man sich sofort: Ist das wirklich reiner Curcuminextrakt, der da in der Kapsel ist? Die Menge an »Kurkuma pro Tagesdosis« reicht bei den vier Testsiegern des *Sterns* 2021 von 700 bis 4350 Milligramm, die Menge an »Curcumin pro Tagesdosis« – in denselben Kapseln wohlgemerkt – von 35 bis 228 Milligramm. Aha … Also wenig Gesichertes, aber viele Vermutungen und manche Hoffnung sind mit Curcumin verbunden. Und die Hoffnung nimmt zu, seit es gelungen ist, die Bioverfügbarkeit von Curcumin deutlich zu erhöhen! Wie das funktioniert, lesen Sie hier:

» Da werden Emulgatoren verwendet, also Hilfsstoffe, die das wasserabweisende Curcumin nun doch verleiten, sich mit Wasser zu vermengen.
» Die Kurkumapartikel werden mikronisiert, das heißt extrem verkleinert und mit Kurkumaöl vermischt.

- Ein uraltes Verfahren ist die Beimengung von Piperin – dies ist der Schärfeträger des Pfeffers und zu fünf bis acht Prozent im Pfefferkorn enthalten. Also Achtung: Hochkonzentriert ist Pfeffer im Curry reichlich vorhanden. Piperin verlangsamt den Abbau des Curcumins im Darm und in der Leber, sodass es mehr Zeit hat, ins Blutplasma zu gelangen. Mehr als zwei Milligramm reines Piperin sollte ein Erwachsener pro Tag allerdings nicht aufnehmen, so das BfR. In der Testsiegerliste des *Sterns* werden dann auch wieder interessante Unterschiede deutlich: Das eine Siegerprodukt enthält 2,1 Milligramm »Pfeffer pro Tagesdosis«, ein anderes 360 Milligramm. Ist das Pfefferkorn gemeint? Oder Piperin? Gott behüte!
  Zusammenfassend sei gesagt: Nicht bis ins Letzte nachgewiesen, aber von hochseriösen Wissenschaftlern und Praktikern werden *Bioperin*-Präparate empfohlen, die bis zu 95 Prozent Piperin enthalten (meist in Kapseln von 10 bis 20 Milligramm), was die Empfehlung des BfR allerdings um das Zehnfache übersteigt. Sie sollen die Bioverfügbarkeit von Polyphenolen zumindest kurzzeitig drastisch erhöhen – das konnte in etlichen Studien zum Curcumin nachgewiesen werden.
- Nanopartikel werden genutzt, um die Bioverfügbarkeit zu erhöhen. Hierfür wird Curcumin mit nanokleinen Hilfsstoffen ummantelt, um die Passage ins Blutplasma zu erleichtern.

Immerhin: In ersten Studien mit einem Curcumin, dessen Bioverfügbarkeit erhöht wurde (bei *mikronisiertem* Curcumin zum Beispiel), konnte eine um das 277-Fache erhöhte *relative Bioverfügbarkeit* des Curcumins gemessen werden – bei Frauen. Bei Männern lag sie beim 144-Fachen. Auch bei anderen Verfahren zeigte sich eine deutlich höhere Bioverfügbarkeit, aber nicht in dieser Dimension. Deshalb kommt die prüfende Expertenkommission der beiden Bundesämter zu dem schlichten Ergebnis: »Offensichtlich kann die

Bioverfügbarkeit von Curcumin (...) erhöht werden.« Dies hat aber auch zur Folge, dass die Dosierungen der auf den Markt gekommenen, viel stärker bioverfügbaren Curcuminprodukte ganz neu und niedriger gedacht werden müssen. Studien zu Curcumin werden dementsprechend anders aufgesetzt. Noch ist alles im Fluss – und die Hoffnung wächst. Auch hier soll MICHAEL RISTOW das letzte Wort haben: »Curcumin – das wird jetzt als Einzelsubstanz ziemlich gut untersucht. Man kann durchaus davon ausgehen, dass es Zukunft hat.«

Fisetin – natürlicher Hoffnungsträger gegen Zombiezellen

Fisetin hat seinen interessanten Namen von einer hübschen Pflanze: vom Perückenstrauch, dessen Holz als *Fisettholz* firmiert. Fisetin ist heute noch ein Mauerblümchen, doch es sieht ganz danach aus, als würde sich das bald ändern.

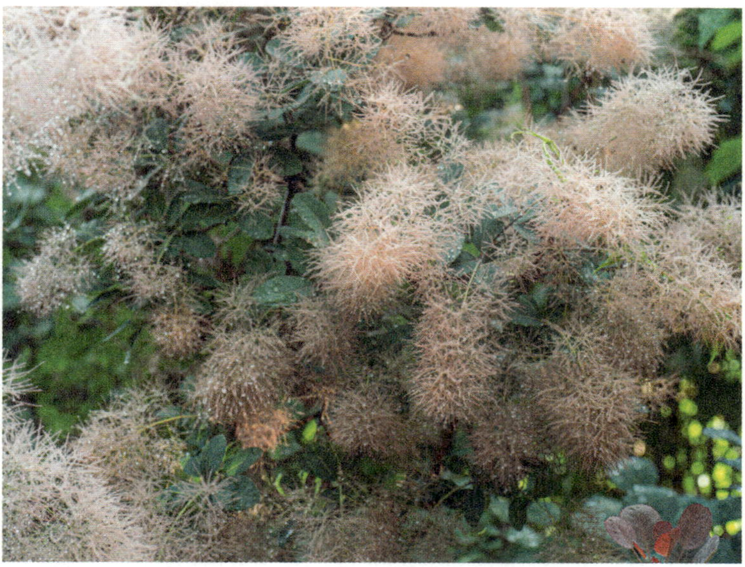

Das Flavanol Fisetin hat viele wunderbare Eigenschaften und befindet sich im Holz des Perückenstrauchs – hier ein blühendes Exemplar.

Zunächst scheint Fisetin ein »ganz normales« Polyphenol zu sein aus der Gruppe der Pflanzenfarbstoffe, der Flavonoide, die wir bereits kennengelernt haben. Es ist gelb, kommt aber in besonders großen Mengen in den bekanntlich roten Erdbeeren vor. Hier eine kleine Übersicht:

Gemüse/Obst	Fisetin in mg/kg
Erdbeere	160,0
Apfel mit Schale	27,0
Kakifrucht mit Schale	10,5
Zwiebel	4,8
Weintraube	3,9
Tomate	0,1

Fisetin ist vielen anderen gesunden Pflanzenstoffen in seiner vermuteten Wirkung sehr ähnlich: Es soll antioxidativ wirken, indem es zunächst den Anstieg von freien Radikalen bewirkt. Es soll Krebszellen abtöten: Dazu gibt es bereits einige Studien, die aufhorchen lassen. Im Zellversuch senkte Fisetin das Krebswachstum um 61 Prozent binnen 72 Stunden, wenn Vitamin C hinzugegeben wurde. Es soll antientzündliche Effekte haben, das Langzeitgedächtnis verbessern und das Fortschreiten von Demenz verlangsamen.

Im Tierversuch und an isolierten Zellen wurde schon einiges dazu nachgewiesen – am Menschen aber noch nicht. So wurde einer Gruppe von Mäusen vom dritten bis zum zehnten Lebensmonat Fisetin gefüttert, einer anderen wiederum nicht. Parallel wurden bei allen Tieren die Entzündungswerte gemessen. Das Ergebnis: In der Gruppe, die Fisetin erhalten hatte, waren wesentlich niedrigere Entzündungswerte und eine deutlich bessere kognitive Leistung zu verzeichnen. Doch – ein Mensch ist keine Maus – es braucht weitere Studien …

Ich führe Fisetin hier aber aus einem anderen Grund auf: Es weist vieles darauf hin, dass es ein wirksames natürliches Senolytikum sein könnte, und zwar das effektivste aus der Welt der Pflanzenstoffe. Wir hatten *Quercetin* bereits als mögliches Senolytikum kennengelernt, besonders effizient in Kombination mit *Dasatinib,* einem Medikament gegen Blutkrebs. So ein starkes Mittel würde wohl kaum einer zur Vorbeugung des Alterns einfach mal einnehmen. Aber den Wirkstoff der Erdbeere als Nahrungsergänzungsmittel? Wieso nicht?

Senolytika: Killer der Zombiezellen

Zunächst aber zu den Zombiezellen, auch »seneszente Zellen« genannt: Sie sind ein Kennzeichen des Alterns. Junge Menschen haben kaum Zombiezellen, und wenn, dann machen die sogar Sinn, denn sie helfen dabei, Krebszellen abzutöten. Je älter wir werden, desto mehr »untote Zellen« finden wir jedoch im Körper – bis zu 15 Prozent aller Zellen! Diese untoten Zellen haben ihre »Geschäftstätigkeit« weitgehend eingestellt, sie teilen sich nicht mehr, ihr Stoffwechsel läuft aber auf niedrigem Niveau weiter. Das Ungute an ihnen: Sie beginnen, entzündungsfördernde Proteine auszuscheiden, die bei vielen entzündlichen Prozessen des Alters beteiligt sind (Arthrose, Gebrechlichkeit, Demenz). Besonders unangenehm: Sie können Nachbarzellen dazu anstiften, ebenso in den Zustand des Untoten zu verfallen.

Wieso sterben diese Zellen nicht einfach ab? Schließlich verfügen alle Zellen über ein unerbittliches Selbstmordprogramm (Apoptose), das gnadenlos abläuft, sobald die Stoffwechselaufgaben nicht mehr erfüllt werden. Seneszente Zellen verfügen über ein Schutzprogramm gegen die Apoptose – und zwar über ein sehr intelligentes. Sie produzieren Signalstoffe, die die Zellen resistent gegen jene Killersubstanzen machen, die programmgemäß zu ihrem Abbau führen sollten. Und verschiedene Zelltypen haben obendrein

DAS PRINZIP DER ZELLULÄREN SENESZENZ

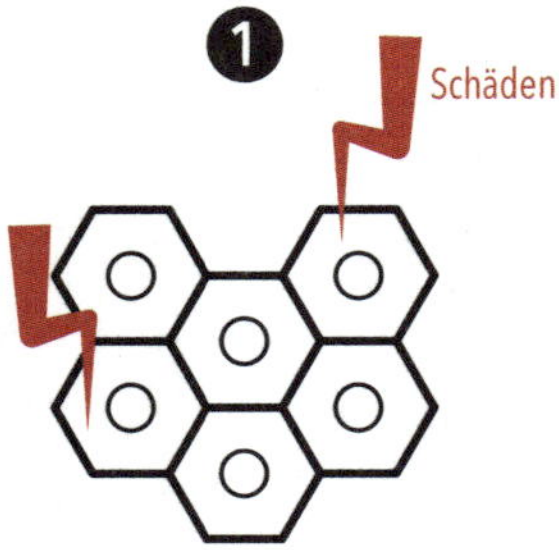

Auslöser

Schäden, Krankheiten und die Signale anderer Zellen können Seneszenz auslösen.

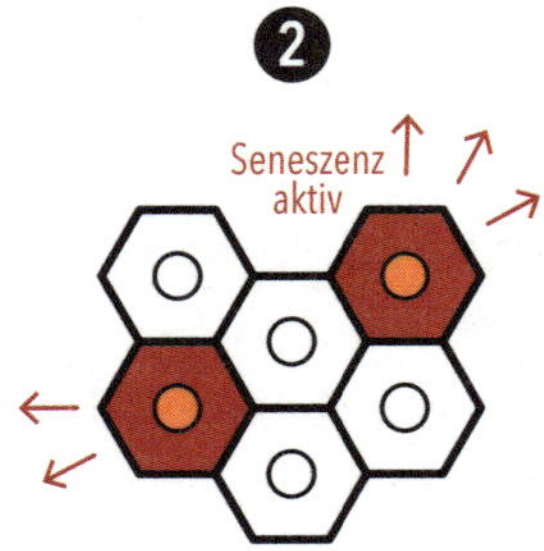

Freisetzung von Signalen

Im seneszenten Zustand hören Zellen auf, sich zu teilen, und schütten entzündungsauslösende Zytokine aus, die Immunmoleküle anlocken.

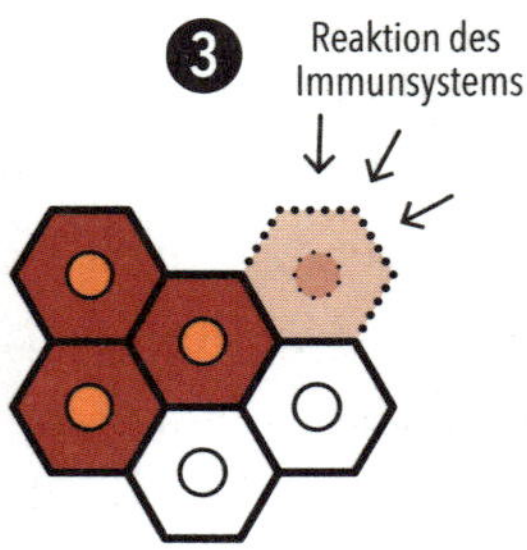

Abtöten oder Akkumulation

Das Immunsystem kann seneszente Zellen abtöten und dadurch eine Regeneration des Gewebes bewirken. Doch in erkranktem oder alterndem Gewebe kommt es zu einer Anhäufung seneszenter Zellen.

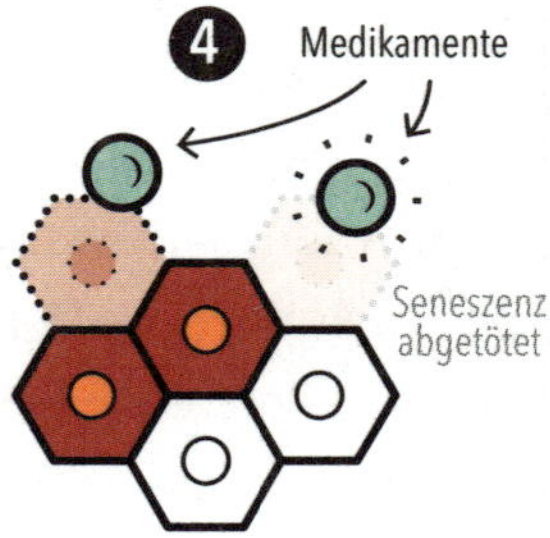

Töten der Zombies

In der Entwicklung befindliche Medikamente (Senolytika) schalten die Überlebenstricks der seneszenten Zellen aus und beseitigen diese aus Gelenken, Blutgefäßen oder den Augen.

Seneszente Zellen öffnen in höherem Alter Krankheiten wie Arthrose Tür und Tor – und schwächen das Immunsystem. In dieser Abbildung sehen wir die Wirkung von seneszenten Zellen und die Möglichkeit, sie abzutöten.

auch noch unterschiedliche Signalstoffe, um sich gegen den Abbau zu immunisieren. *Sechs* sogenannte *Signalwege* nutzen Zellen, die seneszent werden, um dem programmierten Zelltod zu entgehen. Genau diese Signalwege will man nun stören, damit man der wachsenden Flutung des Körpers mit seneszenten Zellen im Alter ein Ende setzen kann. Diese Störer nennt man »Senolytika«, Seneszenz auflösende Substanzen. Und jetzt kommt es: Fisetin kann vier der sechs Signalwege stören!

Dazu haben Versuche an Mäusen große Aufmerksamkeit erregt: Gab man alten, gebrechlichen Mäusen, die Entzündungsprozesse wie Arthrosen zeigten, Fisetin, verbesserte sich ihr Zustand deutlich, sie lebten signifikant länger. Je höher die Dosis, desto stärker die Störung der Seneszenz und umso mehr Zombiezellen verfielen dann doch in das natürliche Selbstmordprogramm und starben ab.

Wie kann Fisetin bioverfügbar gemacht werden?

Jetzt ploppen natürlich sofort drei Fragen auf: Ist Fisetin bereits in hoher Qualität in Kapselform auf dem Markt erhältlich? Wie steht es um seine Bioverfügbarkeit, also um die Aufnahmefähigkeit unseres Körpers? Und: Sind Nebenwirkungen bekannt – besonders bei hohen Dosen?

Ja, es gibt Nahrungsergänzungsmittel mit Fisetin, die oft mit Claims wie »Förderung der Gehirngesundheit« beworben werden, allerdings keinerlei Qualitätsprüfungen unterliegen. Man könnte Fisetin tatsächlich auch aus Erdbeeren gewinnen. Da man es aber mithilfe von Kunstharzen extrahieren müsste, würden enorme Mengen an umweltschädlichen Abwässern anfallen. Deshalb arbeitet man an der *Biosynthese:* Auf diese Weise könnte das Bakterium Escherichia Coli das Fisetin kontrolliert produzieren. Des Weiteren wird daran geforscht, es komplett synthetisch herzustellen, um es als definierten Arzneistoff API (Active Pharmaceutical In-

gredient) sowohl für seriöse Studien als auch für die Alterstherapie verfügbar zu machen.
Und schon sind wir bei der *Bioverfügbarkeit* von Fisetin angelangt. Es ist leider – wie alle Polyphenole – kaum wasserlöslich und wird deshalb im Darm nur schlecht resorbiert. Wenn ein 70-Kilo-Mann sieben Gramm Fisetin zu sich nimmt (100 Milligramm/Kilogramm), werden davon nur rund 55 Milligramm aufgenommen, der Rest wird unverändert ausgeschieden. Da aber mit Fisetin einige Hoffnungen verbunden sind, wird an Möglichkeiten zur Verbesserung der Resorption – genauso wie beim Curcumin und Quercetin – intensiv gearbeitet. Auch beim Fisetin gibt es erste Erfolge, wenn es zum Beispiel in Nanopartikel verpackt oder micelliert wird. Was genau bei der Micellierung vor sich geht, das schauen wir uns jetzt kurz an.

Die Micellierung – ein weiterer Ansatz
Fettlösliche Nahrungspartikel, Vitamine oder eben auch Polyphenole nimmt der Darm nicht gut auf. Manche von ihnen werden aber im Dünndarm von einem Gemisch halb fettfreundlicher und halb wasserfreundlicher Substanzen ummantelt, sodass sie nach außen hin wasserlöslich sind und innen den fettlöslichen Kern beibehalten. Auf diese Weise können fettlösliche Substanzen vom Darm resorbiert werden. Gesteuert wird die Aufnahme durch die Gallensäuren. Natürliche micellare Strukturen, die also die »fetten« Partikel umhüllen, sind zum Beispiel in Milch enthalten (Kasein) und im Hühnerei (LDL und HDL). Neuerdings wurden »Produktmicellen« entwickelt, die unabhängig vom Magen- und Darminhalt das fettlösliche Molekül ummanteln, zur Dünndarmwand transportieren und es dort so freisetzen, dass es durch die Dünndarmwand in den Blutkreislauf übertreten kann.
Hat es das Fisetin dann in den Blutkreislauf geschafft hat, wird es recht schnell, nämlich binnen rund neun Minuten *metabolisiert,* das

heißt, es werden vor allem in der Leber weitere Stoffpartikel angehängt, zum Beispiel schwefelhaltige, stickstoffhaltige Gruppen oder Zucker. Damit verändert das Fisetin natürlich sein Wirkungsmuster und Versuche an Zellen mit der reinen Substanz Fisetin sind nicht mehr sehr aussagekräftig. Bislang wurden nur wenige Fisetin-Metaboliten untersucht, doch die wenigen zeigten oft sogar noch eine stärkere Wirkung (zum Beispiel gegen Lungenkrebszellen). Ein weiterer aktueller Ansatz, um die Problematik der schlechten Resorbierbarkeit im Dünndarm zu umgehen, ist die Verwendung von Fisetin-Zäpfchen! Studien gibt es hierzu aber noch keine …

DAS PRINZIP DER MICELLIERUNG

Fettlösliche Wirkstoffe passieren den Dünndarm in einem »trojanischen Pferd«.

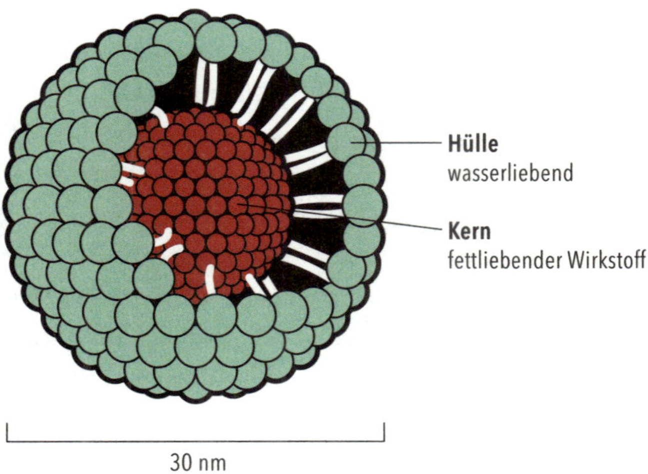

Bei der Micellierung wird das fettlösliche Substrat mit einer Schicht aus einer Trägersubstanz umkleidet, die nach innen fett- und nach außen wasserliebend ist. So kann das Substrat im Dünndarm resorbiert werden.

Wie hoch darf Fisetin dosiert werden?
Wie viel Fisetin braucht es, damit es seine senolytische, krebs- und entzündungshemmende Wirkung entfalten kann? An der Mayo Clinic in Rochester, Minnesota, laufen dazu die ersten und einzigen klinischen Studien am Menschen. Welches Fisetin-Produkt eingesetzt wird, ist nicht bekannt. Dafür wissen wir, dass an 70- bis 90-jährigen Patienten untersucht wird, ob Fisetin bei *Entzündungen, Gebrechlichkeit* oder *Nierenerkrankungen* helfen kann (die Nierenstudie läuft mit ab 40-Jährigen). Die Dosis, die die Patienten erhalten, ist die bislang einzige am Menschen getestete und heißt »Mayo-Protokoll«. Die Studienteilnehmer erhalten täglich 20 Milligramm Fisetin pro Kilogramm Körpergewicht, eine 60-Kilo-Frau also 1,2 Gramm. Verglichen mit der durchschnittlichen *Gesamtmenge* an Fisetin, die wir bei gemischter Normalkost *insgesamt* pro Tag zu uns nehmen, nämlich 0,4 Milligramm, ist das durchaus ein »Hammer«. Wie riskant ist das denn? Was weiß man über Nebenwirkungen beziehungsweise über die Toxizität hoher Gaben? Da Fisetin in sehr hoher Dosierung bis zu 30 bis 40 Prozent der seneszenten Zellen abtöten kann, wäre es möglich, dass die hohe Zahl der plötzlich abgestorbenen Zellen den Stoffwechsel überfordert. Das ist aber nur eine Vermutung. Genauso wie die Leber belastet werden könnte – was wohl bei einigen Patienten beobachtet wurde – und eine verzögerte oder gestörte Wundheilung möglich ist.
In den Studien der Mayo Clinic trägt man dem Rechnung: Weil seneszente Zellen offenbar schnell – auch in hoher Zahl durch Fisetin – getötet werden, geht man ein recht geringes Nebenwirkungsrisiko ein, wenn man die Behandlung auf zwei Tage begrenzt. Will heißen: Zwei Tage je 20 Milligramm Fisetin pro Kilogramm Körpergewicht, und das vielleicht einmal wiederholen. Das ist das »Hit-and-run«-Prinzip: Schlag zu, Fisetin, und lauf dann weg!
Übrigens: An Ratten hatte man über neun Monate extrem hohe Dosen Fisetin verfüttert, ohne dass irgendetwas Negatives festge-

stellt werden konnte. Das stimmt uns optimistisch. Allerdings sehen Fachleute die Notwendigkeit zu prüfen, ob Fisetin eventuell die Wirkung anderer Medikamente beeinflusst. So könnte beispielsweise die blutzuckersenkende Wirkung von Metformin verstärkt werden. Aber das lässt sich testen! Ich denke, für eine abschließende Bewertung oder gar Empfehlung von Fisetin ist es noch zu früh – doch von diesem Mittel aus dem wunderbaren Perückenstrauch und der köstlichen Erdbeere werden wir noch hören!

Spermidin – der etwas andere Pflanzenstoff mit vielen positiven Effekten

Das *Spermidin* haben wir ja bereits als einen universellen Stoff kennengelernt, der nicht nur von Pflanzen, sondern auch von Mensch und Tier produziert wird – und als Hoffnungsträger für eine sanfte Prophylaxe und Therapie von Demenz gilt, weil er das zelluläre Recycling- und Abfallwirtschaftssystem (die sogenannte Autophagie) aktiviert. Da dieses Spermidin aber noch an ganz anderen Stellen unseres Stoffwechsels für gesunde Langlebigkeit sorgen könnte, möchte ich es hier noch einmal aufgreifen, um die Vielfalt seiner Effekte zu komplettieren – soweit sie bislang erforscht sind. Genau genommen gehört Spermidin gar nicht zu den sekundären Pflanzenstoffen dieses Kapitels, denn es ist weder ein Pflanzenfarbstoff (Flavonoid) noch ein Mitglied der großen Klasse der Polyphenole. Es stammt nämlich aus dem *Aminosäurestoffwechsel,* abgeleitet von Arginin und Ornithin, und diese beiden gehören zum *primären Stoffwechsel,* also zu den unverzichtbaren Substraten für das Überleben von Pflanze und Tier. Ich möchte es Ihnen aber trotzdem in diesem Kapitel vorstellen, weil es genauso wie die meisten Polyphenole von der Pflanze gebildet wird, wenn sie unter Stress steht – als Reaktion auf sehr hohe oder sehr niedrige Temperaturen, zu viel oder zu wenig Salz etc. Doch Vorsicht: Spermidin ist ein *Polyamin,* also in anderer Hinsicht nicht mit den sekundären Pflanzenstoffen vergleichbar. Hier ein Überblick über sein Wirkungsspektrum:

LEBENSVERLÄNGERUNG DURCH SPERMIDIN?

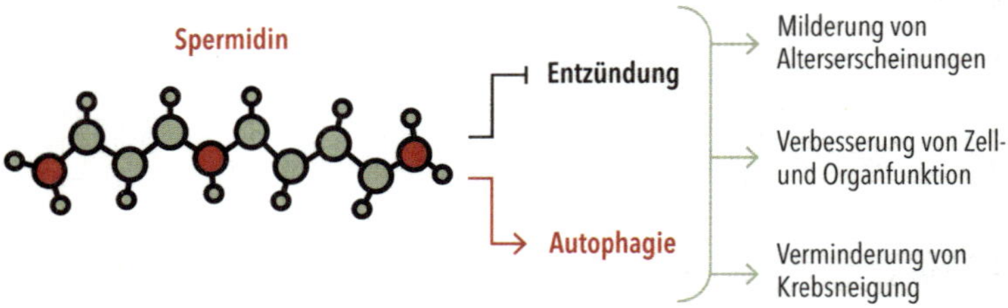

Spermidin stabilisiert Herzmuskel- sowie Gehirnzellen, es mildert altersbedingte Stoffwechselverschlechterungen und stimuliert in Tierversuchen die Immunabwehr gegen Krebs. Spermidin unterdrückt entzündungsfördernde Zytokine und erhöht die Arginin-Bioverfügbarkeit für die Stickoxidproduktion, das für die Elastizität der Gefäße notwendig ist. Ob all diese Effekte von der Stimulierung der Autophagie abhängig sind, weiß man noch nicht.

Wenn so viele schöne Dinge zu erwarten sind … wie steht es denn dann um die Bioverfügbarkeit? Wie gut ist Spermidin im Darm resorbierbar? Immerhin wird es ja auch von unseren Darmbakterien produziert (siehe Seite 185) und dort auf einem anderen Weg aufgenommen als über Magen und Dünndarm.

Spermidin gelangt wohl vor allem über den oberen Teil des Dünndarms – den Zwölffingerdarm (Duodenum) und den Leerdarm (Jejunum) – ins Blut, was eine schön lange Strecke bedeutet, auf der es aufgenommen werden kann: Der Zwölffingerdarm ist rund 30 Zentimeter lang, das Jejunum bis zu zwei Meter. Wie genau die Aufnahme läuft, weiß man noch nicht, es sieht aber sehr danach aus, als ob es sowohl durch reine Diffusion als auch per aktiven Transport funktionieren könnte. Auf jeden Fall gehen nach jüngsten Studien (an Ratten!) 61 bis 76 Prozent des Spermidins binnen zehn Minuten in die Blutgefäße über, was für eine hohe Bioverfügbarkeit spricht.

In Studien am Menschen fand man nach dem Essen besonders spermidinreicher Nahrungsmittel wie fermentiertem Soja (Natto) einen deutlichen Anstieg von Spermin – einem nahen molekularen Verwandten des Spermidins – im Blutplasma. Im Tierversuch hatte das Füttern mit Spermidin höhere Spermidinmengen zum Beispiel im Herzmuskel zur Folge, was die positiven Spermidineffekte im Herzen erklären könnte. In den Herzmuskelzellen scheinen nämlich die Mitochondrien vor altersbedingtem Leistungsabfall geschützt zu werden. Im Tierversuch wurde das bereits nachgewiesen, erste Studien mit menschlichen Zellen deuten ebenfalls darauf hin. Spermidin führte bei alten Mäusen dazu, dass versteifte Arterien, die Bluthochdruck hervorrufen, wieder elastischer wurden. Auch bildeten sich weniger Plaques in den Gefäßen, die Schlaganfallgefahr sank.

Aber es gibt auch erste Studien am Menschen. Die berühmte *Bruneck-Studie* erregte Aufsehen, weil sie starke Hinweise darauf lieferte, dass eine spermidinreiche Ernährung mit einem niedrigeren Blutdruck, einem geringeren Risiko für Herzinsuffizienz und einer verlängerten Lebensspanne einhergeht.

Die vielversprechende Bruneck-Studie

Die Studie lief unter der Federführung der Medizinischen Universität Innsbruck gemeinsam mit einem internationalen Forscherteam und dem Krankenhaus Bruneck (Tirol) und wurde im Juli 2018 im *American Journal of Clinical Nutrition (AJCN)* veröffentlicht: »Unsere validen Ergebnisse basieren auf Daten von 829 Proband/-innen aus der *Bruneck-Studie* und spezifischen Diätfragebogen zur Berechnung der Nahrungsaufnahme. Damit können wir die aus verschiedenen Modellorganismen bereits bekannte Wirkung von Spermidin auf altersbedingte Prozesse bestätigen sowie seine

Rolle als unabhängige Einflussgröße auf die Lebensspanne nun auch erstmals beim Menschen untermauern«, erklärt der Neurologe Prof. STEFAN KIECHL von besagter Medizinischer Universität Innsbruck. »Der Überlebensvorteil von spermidinreicher (über 80 Mikromol pro Tag) im Vergleich zu spermidinarmer Ernährung (weniger als 60 Mikromol pro Tag) beträgt rund fünf Jahre.«

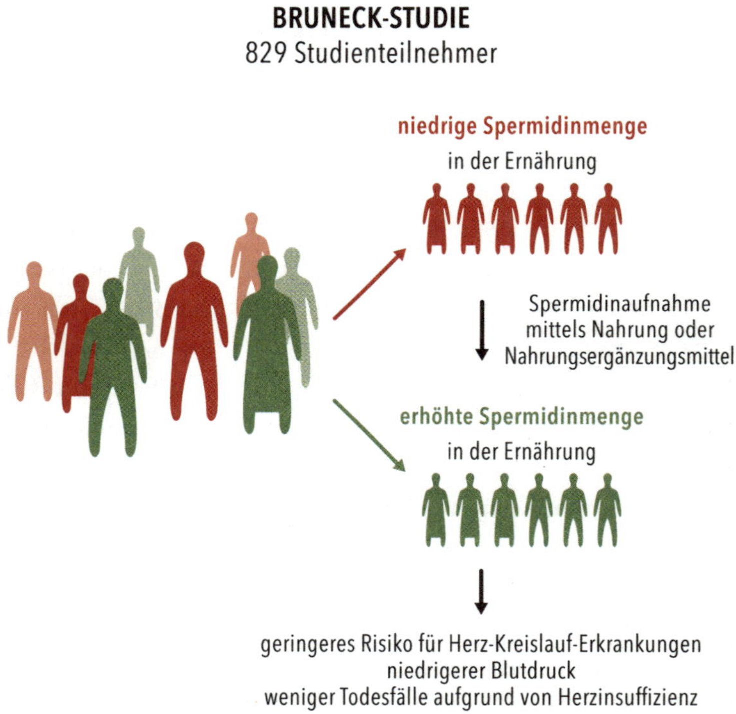

Was hätten wir dem hinzuzufügen? Die jüngsten Erkenntnisse darüber, wie Spermidin das *Immunsystem* stärken könnte: In einem Versuch mit menschlichen Spenderzellen konnten die B-Zellen des Immunsystems – das sind die Antikörperfabriken, also die Produzenten der Artillerie gegen Eindringlinge (Antigene) – durch Spermidin »verjüngt« werden, indem ihre Autophagie wieder an-

sprang. Prof. ANNA KATHARINA SIMON, Immunologin vom Kennedy Institute of Rheumatology der University of Oxford untersucht die Wirkung von Spermidin auf die T-Gedächtniszellen des Immunsystems. T-Gedächtniszellen sind Wächter des Immunsystems, die im Thymus gebildet werden – dieser schrumpft mit zunehmendem Alter und stellt irgendwann seine Arbeit ein (siehe Seite 42/43). Die T-Gedächtniszellen »merken« sich ehemalige Angreifer, das heißt: Wenn wir einmal eine bestimmte Infektion durchgemacht und sie mithilfe der Antikörper unseres Immunsystems überwunden haben, springt unsere Immunabwehr bei einem zweiten Kontakt mit demselben Erreger extrem schnell an. Das liegt daran, dass sich die T-Zellen an »den Feind erinnern« können. Bei älteren Menschen funktioniert das System nicht mehr so gut, weil der Thymus geschrumpft, der Nachschub an T-Lymphozyten also versiegt ist – und die T-Gedächtniszellen an Power verlieren.
In mehreren Studien konnte ANNA KATHARINA SIMON nun nachweisen, dass Spermidin in den T-Gedächtniszellen die lahmende Autophagie wieder anwirft und so die Fitness dieser Zellen erhöht. Das bedeutet, dass die Impfantwort von älteren Menschen verbessert wird, weil die nach der Impfung gebildeten T-Gedächtniszellen verstärkt arbeiten. Deshalb plant Prof. STEPHAN SIGRIST vom Institute of Biology der Freien Universität Berlin, Spermidin darauf zu testen, ob es die Immunabwehr von älteren Menschen nach einer Covid-19-Impfung verbessern könnte. Das macht Sinn, oder?
FRANK MADEO und TOBIAS EISENBERG, beide Alters-, Autophagie- und Spermidinforscher, liefern uns noch die spannenden Spermidinfragen für die Zukunft:

- Könnte die Kombination *Spermidin/Resveratrol* die Autophagie der Zellen noch stärker ankurbeln?
- Wäre es möglich, dass *Spermidin mit Kaffee* eine deutlich stärkere Wirkung entfaltet?

- » Obwohl es noch keine Hinweise darauf gibt: Könnte es bei unnatürlich hohen Dosierungen ungünstige Nebenwirkungen durch Spermidin geben? Die EFSA hat europaweit eine tägliche Höchstmenge von sechs Milligramm Spermidin-Nahrungsergänzung zugelassen.
- » In welchen Zellen des Körpers wirkt Spermidin eventuell besonders stark? Muskelzellen, Herzmuskelzellen, Nervenzellen – da ist einiges bekannt –, aber *Nierenzellen* scheinen ebenfalls positiv darauf anzusprechen …
- » Wirkt Spermidin auch bei der Behandlung von *Adipositas und Typ-2-Diabetes?* Darauf gibt es erste Hinweise.
- » Spermidin scheint auch unabhängig von der Autophagiestimulierung zu wirken. Auf welchen Stoffwechselwegen genau?

Spermidin wird uns in die Zukunft der Altersforschung und -therapie begleiten, so viel dürfte sicher sein. Damit haben wir die große Stoffklasse der sekundären Pflanzenstoffe und einen Artverwandten, das Spermidin, auf mögliche Effekte für gesunde Langlebigkeit durchforstet. Besonders interessierte uns dabei, ob Nahrungsergänzungsmittel mit isolierten Pflanzenstoffen stärker wirken könnten als eine pflanzenbasierte Ernährung allein. Wie wir gesehen haben, könnten sich einige noch zu Leuchttürmen entwickeln, während andere wohl eher kleine Lichter bleiben. Auf jeden Fall werden die neuen Technologien, die die Bioverfügbarkeit erhöhen, neue Türen öffnen.

Aber sekundäre Pflanzenstoffe sind ja nicht alles, was die Langlebigkeitsforschung auf dem Radar hat. Da sichtet man die Mitochondrienbooster NADH und NR und NMN, da finden sich bestimmte Vitamine, Omega-Fettsäuren, verschiedene Coenzyme … und da gibt es die Top Five, die stärksten Wirkstoffe für gesunde Langlebigkeit, die MICHAEL RISTOW empfiehlt, der Experte für den Stoffwechsel von Mitochondrien. Es bleibt spannend!

PERSPEKTIVE DR. DUSCHER

Die sekundären Pflanzenstoffe bieten tolle Perspektiven, unsere Zellkompetenzen zu stärken. Sollte es möglich sein – entweder durch das Essen von speziellen Pflanzen oder die Einnahme von konzentrierten und aufbereiteten Nahrungsergänzungsmitteln –, eine ausreichende Bioverfügbarkeit von Stoffen wie den Polyphenolen zu erreichen, könnte der Funktionsverlust von Zellen effektiv eingedämmt werden. Quercetin und Fisetin zum Beispiel sind potente Senolytika, die unsere Zellkompetenz Erneuerung durch das Abtöten von Zombiezellen stärken. Dies hat nicht nur einen generell positiven Effekt auf das Altern als Krankheit, sondern kann sogar neue Behandlungsmöglichkeiten für bisher schwierige bis gar nicht behandelbare Leiden eröffnen. Eine kleine Sensation zur Bedeutung von Zombiezellen wurde im Februar 2021 von Forscherkollegen aus Israel publiziert. In einer aufsehenerregenden Arbeit konnten sie die Anhäufung von seneszenten Zellen (Zombiezellen) über einen gewissen Schwellenwert hinaus als gemeinsame Ursache hinter einer Gruppe von altersassoziierten Krankheiten wie Krebs, Diabetes, Arthrose und idiopathischer pulmonaler Fibrose (IPF) identifizieren. Für die beiden Letzteren wurde auch ein neuer plausibler Entstehungsmechanismus beschrieben, der auf dem Konzept der »frontline tissue« beruht. Also Gewebe, das »an der Front« verstärkt schädlichen Einflüssen ausgesetzt ist. Die Forscher beschreiben, dass Stammzellen im Gelenkknorpel und in der Oberfläche der Lunge sehr stark exponiert sind – im Gegensatz zu Stammzellen in der Haut und im Darm, wo sie in besser beschützen Nischen beheimatet sind. Daher kann sich bei Arthrose und IPF eine Hemmung der Zellkompetenz Erneuerung, die durch die starke Präsenz von Zombiezellen hervorgerufen wird, besonders kritisch auswirken. Der Grund ist, dass der Schwellenwert, bei dem die Zellerneuerung aus den Stammzellenpools nicht mehr mit dem Verschleiß der Stammzellen der »frontline tissue« mithalten kann, schneller erreicht wird. Dies führt zu einem Zusammenbruch des Gewebes mit chronischer Degeneration und Fibrose, also Vernarbung. Eine solch chronische Vernarbung ist das zugrunde liegende Problem der bisher unheilbaren idiopathischen pulmonalen Fibrose (IPF). Durch die Ansammlung von Narbengewebe wird in der Lunge die Elastizität reduziert, Atemzüge fallen immer schwerer, bis man schlussendlich überhaupt keine Luft mehr bekommt. Das Fortschreiten der IPF ist sehr unterschiedlich: Während bei einigen Patienten die Krankheit schnell fortschreitet, bleiben andere Patienten jahrelang stabil. Über die Mechanismen, die der IPF-Verschlimmerung zugrunde liegen, weiß man nach wie vor wenig. (Hier wird der Begriff »idiopathisch« verwendet, da die Ursache dieser Lungenfibrose noch nicht bekannt ist.) Neueste Hinweise deuten allerdings darauf hin, dass fibroblastische Herde – also Orte, an denen fibrotische (Narben-)Prozesse beginnen – hauptsächlich aus seneszenten Zellen bestehen. Seneszente Zellen schütten eine Reihe von Signalmolekülen aus, die vermutlich die Fibrose (die Vernarbung des Gewebes) fördern können.

Es ist bekannt, dass seneszente IPF-Lungenfibroblasten gegen Signale resistent sind, die ihren Tod auslösen. Quercetin kann diese Zellen allerdings selektiv abtöten, indem es Apoptose induziert, also eine Form des programmierten Zelltods hervorruft. Um die Fähigkeit von Quercetin zu beurteilen, das »Selbsttötungsprogramm der Zelle« zu starten, behandelten Forscher in einer kürzlich veröffentlichten Studie IPF-Zellen 24 Stunden lang mit Quercetin. Die Ergebnisse zeigten, dass Quercetin zu einer erhöhten Expression von Todesrezeptoren führt. Bei normalen Zellen wurden hingegen keine Unterschiede beobachtet. Während Quercetin allein nicht ausreichte, um Apoptose in seneszenten Lungenzellen auszulösen, erhöhte es die Anfälligkeit

der Zellen für pro-apoptotische Signale. Das Team testete dann die In-vivo-Wirksamkeit von Quercetin bei der Fibrose in einem gealterten (älter als zwölf Monate) Bleomycin-induzierten Lungenschädigungs-Mausmodell. Sieben Tage nach der Verabreichung von Bleomycin (der Entzündungsphase) erhielten die Mäuse jeden zweiten Tag über einen Zeitraum bis zu drei Wochen nach der Lungenschädigung Quercetin (30 Milligramm pro Kilogramm). Es wurde festgestellt, dass Quercetin die Lungenfibrose bei diesen Tieren umkehrt. Darüber hinaus stellte die Therapie den Körpergewichtsverlust der Tiere wieder her und erhöhte ihr Überleben im Vergleich zu Kontrollmäusen.
Erst im Dezember 2020 wurde eine ähnlich vielversprechende Studie für Fisetin publiziert. Diese Ergebnisse unterstützen die potenziellen therapeutischen Vorteile von Quercetin und Fisetin bei der Behandlung von IPF und anderen fibrotischen Erkrankungen.

ENERGIEBOOSTER FÜR DIE ZELLGESUNDHEIT

»Gott ist immer mit den stärksten Bataillonen.«
FRIEDRICH II.

Da liegt also der Schatz der rund 100.000 Pflanzenstoffe vor uns, und einen verschwindend winzigen Teil davon sind wir dabei, zu heben, zu identifizieren und in Form von Nahrungsergänzungsmitteln als Booster für unsere Zellgesundheit verfügbar zu machen. Aber das kann natürlich nicht alles sein! Seit Langem fluten Coenzyme als Kraftspender für Langlebigkeit den Markt, sie gehören quasi zu den Grundnahrungsmitteln der Moderne. Und vor Kurzem hat uns DAVID A. SINCLAIR – der Wissenschaftler, der uns unter anderem in seinem internationalen Bestseller *Das Ende des Alterns* erklärt – die Wunderdroge mit dem schlichten Kürzel NR samt seinen Verwandten NMN und NAD^+ aus den USA nach Europa gebracht. Sie alle sind Booster für die Mitochondrien, für unsere Energieversorgung – hoffentlich auch im Alter. Also machen wir uns daran, diese Wirkstoffe unter die Lupe zu nehmen. Es braucht wieder ein wenig Erläuterung, aber ich verspreche Ihnen: Es bleibt weiterhin spannend!

Beginnen möchte ich mit einer handfesten Empfehlung quer durch die Stoffklassen, genauer gesagt: mit einem Fünferset an Empfehlungen. Professor MICHAEL RISTOW haben Sie ja bereits als Topwissenschaftler kennengelernt, als Spezialisten für die Ursachen des Energieverlusts im Alter an der ETH Zürich. In unserem Expertengespräch erwähnte er zunächst beiläufig, dass der Wirkstoff des grünen Tees EGCG zu seinen Top Five der Langlebigkeit gehöre. Das ließ mich natürlich aufhorchen. Einer, der sich seit über 20 Jahren auf höchstem wissenschaftlichem Niveau mit Wirkstoffen beschäftigt, die unsere Mitochondrien und unseren Zellstoffwechsel boosten, hat eine persönliche Hitliste zur Langlebigkeit aus der gigantischen Auswahl an Wirkstoffen zusammengestellt? Das ist natürlich hochinteressant.

DIE »TOP FIVE DER LANGLEBIGKEIT« ZUR ZELLENERGIE

Top 1: EGCG aus grünem Tee

Weshalb ist der Wirkstoff mit dem definitiv unaussprechlichen Namen *Epigallocatechingallat* (Sie kennen ihn ja bereits) denn nun auf der Hitliste des Experten MICHAEL RISTOW gelandet? Weil etliche der positiven EGCG-Effekte weitgehend nachgewiesen wurden – und MICHAEL RISTOW formuliert das so: »Ohne Evidenz im Menschen finde ich es sehr schwierig, etwas auf eine Top-Five-Liste zu setzen und damit zu empfehlen. Beim grünen

Tee ist diese Evidenz ziemlich eindeutig. Menschen, die regelmäßig grünen Tee trinken, bleiben gesünder und leben länger. Was allerdings fehlt, ist eine kontrollierte Studie, das heißt, die Studienteilnehmer nach dem Zufallsprinzip in zwei Gruppen einzuteilen und dann zu messen: Wer ist nach sechs Jahren gesünder? Die Gruppe mit grünem Tee oder die ohne?
Solche Studien werden für neue Medikamente in der Pharmaindustrie sinnvollerweise durchgeführt, aber für Nahrungsergänzungsmittel oder gar für Nahrungsmittel ist das eigentlich nicht vorstellbar, weil das niemand finanziert. Deshalb müssen wir immer im Hinterkopf haben: Selbst epidemiologische Studien, bei denen man Hunderttausende Menschen beobachtet und feststellt ›Jene, die grünen Tee trinken, leben länger und sind gesünder‹, liefern keinen hundertprozentigen Beweis für die Wirksamkeit von grünem Tee. Aber sie liefern doch einen besseren Beweis als die Erkenntnis: ›Wenn ich Fadenwürmer mit grünem Tee füttere, dann leben sie länger.‹«
Und es waren vor allem epidemiologische Studien, die – wie wir im Kapitel *Polyphenole aus Gemüse und Obst erzeugen freie Radikale* lesen konnten – besagen: Der Wirkstoff des grünen Tees, EGCG, wirkt sich positiv aus auf …

- … den Blutzuckerspiegel,
- das Immunsystem,
- den Cholesterinspiegel und
- den Blutdruck.
- Er senkt die Tumorgefahr und
- das Entzündungsgeschehen.

Also EGCG ist unter den Top Five von MICHAEL RISTOW und wird von ihm mit dem Hinweis versehen: »Gerne literweise Tee, aber keine Tabletten!« Deren Konzentration ist oft zu hoch und kann die Leber schwer belasten.

Top 2: das »Gelenkmittel« Glucosamin

Das Nahrungsergänzungsmittel *Glucosamin* finden wir eher nicht in den gängigen Hitlisten der Wirkstoffe für gesunde Langlebigkeit. Wie gelangte es nun in die Top Five von MICHAEL RISTOW? Schauen wir uns das Glucosamin genauer an. Wir haben jede Menge Glucosamin im Körper, weil es Bestandteil des Bindegewebes, des Gelenkknorpels und der Gelenkflüssigkeit ist. Es ist ein naher Verwandter des *Traubenzuckers*. Der einzige Unterschied besteht darin, dass Glucosamin eine stickstoffhaltige *Aminogruppe* trägt, was entscheidend zu seiner Wirkung im Körper beiträgt, wie wir gleich sehen werden. Da es für den Knorpel und das Gelenk eine so wichtige Komponente darstellt, kam man schon vor Jahrzehnten auf die Idee, es als Nahrungsergänzungsmittel bei Gelenkbeschwerden, vor allem bei Arthrose einzusetzen: Wenn der Knorpel sich mit den Jahren abnutzt und verschwindet, dann schluckt man einfach einen seiner Grundbaustoffe und füllt ihn wieder auf! Und so gehört Glucosamin in Form zweier Salze sozusagen zur Grundausstattung eines Pillenschranks von Millionen Menschen mit Gelenkbeschwerden. Das Dumme ist nur: Einige Studien zeigten zwar, dass es im Darm gut aufgenommen wird, also eine hohe Bioverfügbarkeit aufweist, doch bis heute konnte nicht zweifelsfrei nachgewiesen werden, ob es tatsächlich im Knorpel ankommt und dort eingebaut wird. Deshalb hat die EFSA den Herstellern solcher Nahrungsergänzungsmittel im Jahr 2012 verboten, weiter mit Claims zu werben, die in irgendeiner Form »Gelenkgesundheit« in Aussicht stellen. Manche Produzenten umschiffen dieses Verbot bis heute, indem sie den Glucosaminkapseln Vitamin C oder Zink zusetzen, für die Claims wie »Vitamin C trägt zu einer normalen Knorpelbildung bei« oder »Zink trägt zum Erhalt der Knochen bei« erlaubt sind. Der Verbraucher gewinnt so den Eindruck, dass diese Aussage auch für Glucosamin gelte. Wohlgemerkt: Es existieren seriöse Studien, die eine geringe schmerzlindernde und knorpelregenerierende Wirkung des Glucosamins zeigen – andere Studien kamen aber zu einem anderen Ergebnis. Nämlich: »Glucosamin wirkt nicht gelenkschützend.«

Was verleiht denn dann dem Glucosamin die Ehre, in den Top Five von MICHAEL RISTOW zu weilen? Ganz einfach, weil es ein naher Verwandter des Traubenzuckers ist und damit die Vermutung naheliegt, es könnte Einfluss auf unseren Zuckerstoffwechsel haben. Diese Vermutung brachte einer großen Beobachtungsstudie mit 77.000 Personen Auftrieb, die andeutete, dass die Einnahme von Glucosamin das Leben verlängern könnte – ganz unabhängig von allen Gelenkproblemen!

Einige wissenschaftliche Teams begannen vor rund zehn Jahren, die Wirkung von Glucosamin auf den Zellstoffwechsel und damit verbunden auf lebensverlängernde Effekte zu untersuchen. MICHAEL RISTOW gehörte dazu: »Sehr viele Menschen nehmen Glucosamin, und zwar vor allem Menschen ab einem Alter von 40, 50 Jahren, wenn Knorpelprobleme anfangen. Das heißt, wir haben unbeabsichtigt gigantische Versuche dazu, wie Glucosamin in der zweiten Lebenshälfte wirkt. Und dass es positive Effekte haben kann, ist ziemlich eindeutig der Fall. Diese Effekte beziehen sich nicht so sehr auf die Knorpelgesundheit, aber auf die Gesamtmortalität. Die geht zurück und man kann den Rückgang bei bestimmten Erkrankungen beobachten. Das ist schon relativ beeindruckend.«

MICHAEL RISTOW verwies hier auf eine aktuelle epidemiologische Studie der Tulane University New Orleans, die sieben Jahre lang Datensätze von 495.077 Briten auswertete, welche in der UK Biobank erfasst sind. Sämtliche Personen wiesen zu Studienbeginn keinerlei Herz-Kreislauf-Erkrankungen auf und es wurde detailliert notiert, welche Nahrungsergänzungsmittel genommen wurden. 19,1 Prozent der Teilnehmer hatten Glucosaminpräparate eingenommen. Ob diese 19,1 Prozent eventuell genetisch besser vor Herz-Kreislauf-Erkrankungen oder Schlaganfall geschützt waren, konnte geklärt werden. Beide Gruppen (sowohl die mit Glucosamin als auch die ohne) wiesen ähnliche Risiken auf. Das Ergebnis war frappierend:

- Schlaganfälle traten bei Glucosamineinnahme neun Prozent weniger auf.
- Koronare Herzkrankheiten um 18 Prozent und
- Tod durch Herzinfarkt oder andere Herzkrankheiten sogar um 22 Prozent weniger.

Was steckt dahinter, wie wirkt Glucosamin, wenn wir es zusätzlich zu uns nehmen? Die gängigen Präparate enthalten eine Dosis von 700 bis 1250 Milligramm pro Tag. Nebenwirkungen werden übrigens kaum beschrieben. Wichtig zu wissen ist allerdings, dass manche dieser Nahrungsergänzungsmittel aus Teilen von Schalentieren hergestellt werden – was zu Problemen bei Allergikern führen kann. Es ist aber auch Glucosamin erhältlich, das von Hefen produziert wird. Wer Blutverdünner verschrieben bekommen hat, sollte auf Glucosamin verzichten – und Diabetiker müssen bei Einnahme den Blutzuckerspiegel genau beobachten. Wieso? Das erfahren wir jetzt.

MICHAEL RISTOW und sein Team gaben zunächst bestimmten *Fadenwürmern* glucosaminhaltige Nahrung. Ihre Lebensdauer erhöhte sich um fünf Prozent. Eine andere Forschergruppe um TOMOYA SHINTANI von der Ehime University in Japan stellte bei höheren Dosen Glucosamin sogar eine Lebensverlängerung von rund 30 Prozent fest. Und *Versuchsmäuse* in der Studiengruppe von MICHAEL RISTOW lebten rund zehn Prozent länger, wenn sie mit dem Futter Glucosamin erhielten.

Welchen lebensverlängernden Einfluss könnte Glucosamin nun auf den Zellstoffwechsel haben? MICHAEL RISTOW: »Glucosamin schlägt dieselben Stoffwechselwege ein wie Traubenzucker.

Er kann aber nicht verstoffwechselt werden wie normaler Traubenzucker, sondern blockiert hier einen Abbauschritt. Traubenzucker – der ja auch in Früchten enthalten ist – führt im Normalfall zu einem schnellen Anstieg des Blutzuckerspiegels. Sein Konkurrent, das Glucosamin, bremst nun seinen Abbau, der Blutzuckerspiegel bleibt niedriger.«

Und damit wird ein Prozess in den Zellen aktiviert, den wir schon als Effekt des *Fastens* und des *Spermidins* kennengelernt haben: Die *Autophagie* – das Müll-Recyclingprogramm der Zelle, das nicht nur die intelligente Entsorgung des Zellmülls bewerkstelligt, sondern auch die Mitochondrienaktivität erhöht. Dabei wiederum werden freie Radikale produziert, welche im Zellkern diverse Schutzmechanismen aktivieren, die unter anderem entzündungshemmende und herzschützende Wirkung haben (siehe Seite 93). Eine Studie aus dem Jahr 2013 zeigt übrigens, dass diese *Autophagie-Stimulierung*, die die Zellfitness erhöht, unter Glucosamin auch in den Knorpelzellen stattfindet. Vielleicht wirkt es also dort doch … zumindest ein bisschen.

MICHAEL RISTOW: »Glucosamin verwendet sozusagen einen chemischen Trick, um die Verstoffwechslung von Kohlenhydraten zu reduzieren. Deswegen ist es durchaus ein *Fasten-Mimetikum*. Um seine Wirkung aber wirklich zu beweisen, müsste man klassische Interventionsstudien machen wie: 5000 Menschen bekommen Glucosamin und 5000 nicht, und dann beobachtet man das fünf bis sieben Jahre und schaut, ob es Vorteile gibt bei Glucosamin. Das wäre der ultimative Beweis.«

Da es sich aber um ein Nahrungsergänzungsmittel handelt, das bereits bekannt und deswegen nicht patentierbar ist, wird niemand solche enormen Summen in eine Studie investieren, von der dann sämtliche Hersteller profitieren könnten. Dennoch: RISTOW setzt Glucosamin auf seine Liste der »Big Five« der Lebensverlängerung: »Ich neige dazu, dieses Nahrungsergänzungsmittel zu empfehlen.«

Top 3: das wichtige Spurenelement Selen

Ich war zunächst ein wenig erstaunt, als MICHAEL RISTOW *Selen* als einen der fünf wichtigsten Wirkstoffe für gesunde Langlebigkeit nannte. Denn Selen ist durchaus als biomedizinisch enorm wichtig für den Menschen anerkannt, doch die Studienlage erscheint verworren bis undurchsichtig, ob es wirklich besonders vor Tumorerkrankungen schützen kann. Aber RISTOW nimmt den Vorbehalten den Wind aus den Segeln: »Selen gehört zu meinen Top Five nur, weil ich in Europa lebe. Wenn ich in den USA leben würde, fiele Selen aus der Liste sofort heraus, denn unsere Selenversorgung hängt davon ab, wie viel die Böden davon enthalten und damit die Ackerpflanzen, die darauf angebaut werden. Die Böden der USA sind gut versorgt, die in Europa aber schlecht.«

TÄGLICHE SELENAUFNAHME DURCH DIE NAHRUNG

in µg/Tag

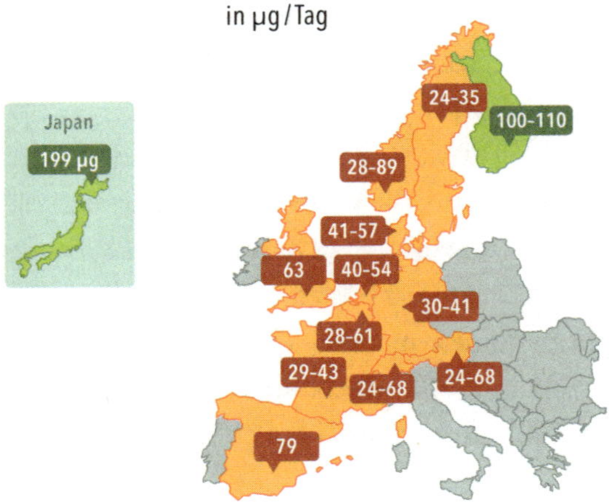

In Europa sind die Böden recht selenarm: In Deutschland nimmt eine Frau durchschnittlich 30 Mikrogramm pro Tag auf, ein Mann 41 Mikrogramm. In Finnland wiederum werden die Ackerböden seit 1984 mit Selen gedüngt. Hier ist die mittlere Aufnahme von 30 Mikrogramm auf circa 100 Mikrogramm täglich gestiegen.

In manchen Gebieten Nordamerikas essen die Menschen zwischen 100 und 200 Mikrogramm Selen pro Tag, in Venezuela sogar bis zu 300 Mikrogramm. Von kritischen Nebenwirkungen wird nicht berichtet. In Deutschland fällt die natürliche Versorgung mit Selen dagegen deutlich geringer aus: Sie liegt zwischen 30 und 40 Mikrogramm. Eine Studiengruppe an der ETH Zürich hat zudem berechnet, dass weltweit zwei Drittel der gesamten Ackerbodenfläche durch den Klimawandel bedingt weiter an Selen verlieren werden. Eine Milliarde Menschen sind bereits heute nicht ausreichend damit versorgt. Wie hoch die tägliche Zufuhr sein sollte, darauf konnte sich die gemeinsame Kommission der Deutschen, Österreichischen und Schweizer Gesellschaft für Ernährung noch nicht einigen. Deshalb liegt der »Schätzwert« zwischen 30 und 70 Mikrogramm.

Spätestens jetzt muss ich natürlich die Gretchenfrage dieses Buches beantworten: »Welche Rolle spielt Selen für die gesunde Langlebigkeit?« Dazu RISTOW: »Selen ist kein *Antioxidans,* als das es gemeinhin bezeichnet wird. Aber es ist wichtiger Bestandteil der körpereigenen Abwehr gegen oxidativen Stress. Es hilft also dem Körper, besser auf oxidativen Stress zu reagieren.« Allerdings besitzt es eine elementar wichtige Stellung für eines unserer wichtigsten Enzyme, die die Zellmembranen und unsere DNA vor oxidativer Zerstörung schützen – und damit Radikalfänger sind: die *Glutathionperoxidase.* Die zählt jedoch nur zu einem von 25 Enzymen in unserem Körper, die Selen brauchen, um funktionieren zu können.

Wenn also das Enzym mit dem so hübschen Namen Glutathionperoxidase so wichtig ist, um unsere Zellstrukturen und unsere DNA zu schützen, dann liegt der Schluss nahe, dass es vor schlimmen Mutationen schützen kann – nämlich vor denen, die Krebs auslösen können. Dazu wurden in den vergangenen 20 Jahren jede Menge Studien gemacht, aber die Studienlage ist – wie schon gesagt – ziemlich unübersichtlich. Berücksichtigt man bei der Bewertung allerdings nur *einen* Parameter, lichtet sich schließlich der Dschungel. Dazu schaut man sich die Menge an aufgenommenem Selen in Abhängigkeit davon an, wie viel Selen die Studienteilnehmer/innen sowieso schon im Blut hatten, abhängig von der Region, in der sie leben.

Besonders genau wurde bei Prostatakrebs hingesehen – hier kommen die jüngsten Übersichtsstudien zu folgendem Schluss: Patienten mit Prostatakrebs haben nachweislich niedrigere Selenspiegel im Blut als Kontrollgruppen. Umgekehrt haben Männer mit einem höheren Selenspiegel im Blut ein deutlich niedrigeres Risiko, an Prostatakrebs zu erkranken. In manchen Studien sind es 30 Prozent, in anderen sogar 65 Prozent. Ein Plasmaspiegel von 130 Mikrogramm pro Liter scheint optimal zu sein. In unseren Breiten erreicht das aber kaum einer. Und so erklärt sich, wieso etliche Studien in den USA keinerlei Effekt von Selen auf die Prostata-

SELENAUFNAHME UND STERBERISIKO

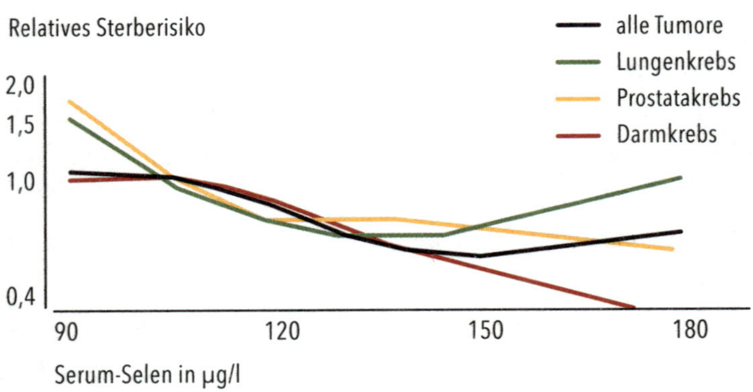

Das Risiko, an einem Tumor zu sterben, sinkt mit einer zunehmenden Selenkonzentration im Blutserum – steigt allerdings ab einem bestimmten Wert wieder an.

krebsprophylaxe zeigten: Die Männer weisen dort aufgrund des Selengehalts der Böden im Schnitt sowieso schon rund 115 Mikrogramm davon im Blut auf.

RISTOW fasst das wie folgt zusammen: »In Europa sind wir mit Selen unterversorgt, aber leider gibt es keine guten Studien dazu, außer in Finnland. Dort ist die Krebshäufigkeit nach dem Beginn der Selendüngung der Ackerflächen zurückgegangen – und auch andere Erkrankungen. Insofern ist die Beweislage für Selen sehr gut. Ich würde zumindest Männern raten, davon gelegentlich etwas einzunehmen. Bei Frauen ist der Mangel – vielleicht aus genetischen Gründen – weniger ausgeprägt als bei Männern.«

Top 4: Lithium – das Leichtmetall im Akku

Als ich DOMINIK DUSCHER berichtete, dass *Lithium* auf der Top-Five-Liste von MICHAEL RISTOW prangt, winkte er ab. Es gäbe noch keine eindeutigen Beweise für eine positive Wirkung auf unsere Langlebigkeit. Ich schaute mir also sehr kritisch die aktuelle Forschungslage an – und kam zu dem Schluss: Es macht durchaus Sinn, Ihnen Lithium vorzustellen, denn es gibt *Hinweise* auf eine mögliche Wirkung. *Beweise* gibt es tatsächlich noch nicht.

Die erste Heilwasserstory des Lithiums sprudelte im US-Bundesstaat Georgia aus dem Boden. Lithiumsalze sind in vielen Gesteinen enthalten, aus denen sie vom Flusswasser und Regen ins Trinkwasser gespült werden. Das Trinkwasser des Ortes Lithia Springs war so beliebt, dass die Menschen von weither kamen, besonders um per Trinkkur Gichtschmerzen loszuwerden. Clevere Investoren eröffneten 1887 ein Luxus-Kurhotel, das *Sweetwater Park Hotel,* wo man nicht nur das Heilwasser, sondern auch Lithium-Dampfbäder genießen konnte. Von Mark Twain über Mitglieder der Vanderbilt-Familie bis hin zu Theodore Roosevelt – alle, die Rang und Namen hatten, ließen sich hier verwöhnen. Heute ist der Glamour passé. Nur das »Lithia«-Wasser wird noch abgefüllt.

Wieso brach das Geschäft mit den Lithiumkuren zusammen? Dazu RISTOW: »Das einzige Mittel, das gegen die Schmerzen der Gicht half, war damals lithiumhaltiges Wasser. Warum? Bei Gicht bilden sich aus Harnsäuren Kristalle: Natriumurat, Kalziumurat – und diese führen dann zu Gichtanfällen sowie furchtbaren Schmerzen. Wenn ich lithiumhaltiges Wasser trinke, werden Natrium und Kalzium durch Lithium ersetzt, dann lösen sich diese Kristalle auf, und die Gichtpatienten waren ihre Schmerzen los. Der Heilwassertourismus ist schließlich mit der Entdeckung des Gichtmedikaments Allopurinol kollabiert. Das ist eine Substanz, die die Bildung von Uratsalzen blockiert.«
1949 entdeckte der australische Psychiater JOHN CADE, dass Lithiumsalze Manisch-Depressiven helfen könnten – und entwickelte die Lithiumtherapie. Bis heute wird sie zur Behandlung von bipolaren Störungen und auch Depressionen eingesetzt, allerdings in sehr hohen Dosen (500 bis 1200 Milligramm pro Tag). Da diese

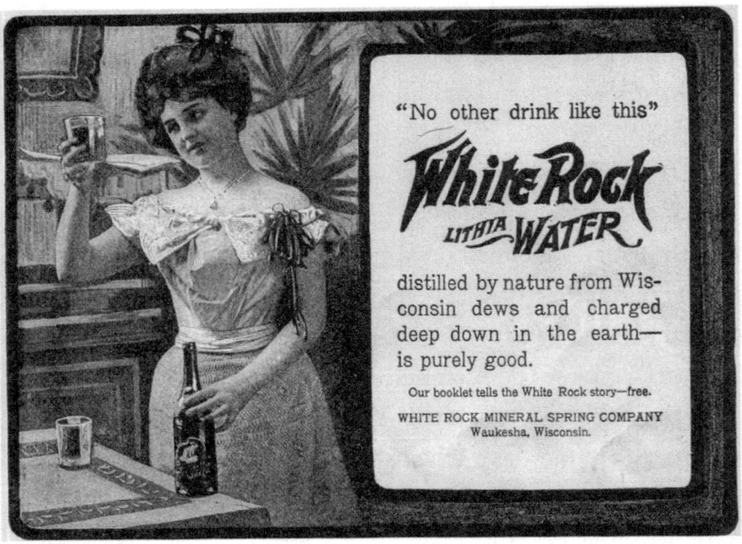

Werbung für lithiumhaltiges Wasser war damals nichts Ungewöhnliches. Hier eine Anzeige für das White Rock Lithia Water aus Wisconsin.

Dosis knapp unter der toxischen Grenze liegt, muss der Lithiumblutspiegel engmaschig kontrolliert werden. Aber schon vorher war man auf die stimmungsaufhellende Wirkung von Lithium aufmerksam geworden: 1929 hatte ein professioneller Softdrinkentwickler ein Getränk auf den Markt gebracht, das für gute Laune sorgen und gegen Kater wirken sollte: 7 Up Lithiated Lemon Soda. Erst 1950 wurde das Lithiumcitrat aus 7 Up entfernt.

Weshalb erzähle ich das? Zum einen, weil im August 2020 eine Studie der Brighton and Sussex Medical School veröffentlicht wurde, in der 15 Studien (seit dem Jahr 1948) zusammengefasst wurden. Danach senkt Lithium im Trinkwasser die Selbstmordrate deutlich. Wohlgemerkt: Im Trinkwasser finden wir nur Tausendstel der Dosis, die in der Psychiatrie eingesetzt wurde. RISTOW veranlasste diese Beobachtung zu prüfen, ob es einen Zusammenhang zwischen dem Lithiumgehalt des Trinkwassers und der Lebensdauer geben könnte. Er untersuchte erst Fadenwürmer und fand dann zusammen mit japanischen Wissenschaftlern heraus, dass Menschen, die viel Lithium über das Trinkwasser aufnehmen, länger leben. Ähnliche Zusammenhänge wurden von anderen Forschern festgestellt. Auch in Fruchtfliegen verlängerte Lithium das Leben um 16 bis 18 Prozent.

RISTOW: »Es gibt mittlerweile zwölf Studien an Menschen, die alle übereinstimmend sagen: Je mehr Lithium im Trinkwasser ist, desto länger lebt man.« Das gilt natürlich nicht unbegrenzt. In Regionen Argentiniens und Boliviens gibt es große Lithiumreserven, die Menschen dort nehmen daher das bis zu Dreißigfache an ›normalen‹ Lithiummengen mit dem Trinkwasser auf. Mineralwässer oder Trinkwässer, die hohe Lithiumwerte aufweisen, enthalten rund ein Milligramm Lithiumsalz pro Liter. In bestimmten Regionen der Anden enthält das Trinkwasser beispielsweise bis zu 30 Milligramm pro Liter. Das tut dann wiederum nicht so gut – die Schilddrüsenfunktion kann zum Beispiel gestört werden.

Jetzt ist natürlich die große Frage, wie Lithium in der Zelle wirkt und welche Ursache der lebensverlängernde Effekt haben könnte. Die Forschungsgruppe um Prof. LINDA PARTRIDGE, Gründungsdirektorin des Max-Planck-Instituts für Biologie des Alterns in Köln, hat einen Wirkungsweg an Fruchtfliegen identifiziert: Lithium blockiert ein schillerndes Enzym, nämlich *Glykogen Synthase Kinase-3 (GSK-3)*, das in etlichen Stoffwechselprozessen der Zelle mitmischt. So ist es nicht nur bei der Entstehung von Typ-2-Diabetes beteiligt, sondern auch bei der Alzheimer-Demenz, es fördert Entzündungen, bestimmte Krebsarten – und bipolare Störungen. GSK-3 mithilfe von Lithium sanft zu hemmen, scheint also durchaus Sinn zu machen.

LITHIUM FÖRDERT DIE LANGLEBIGKEIT

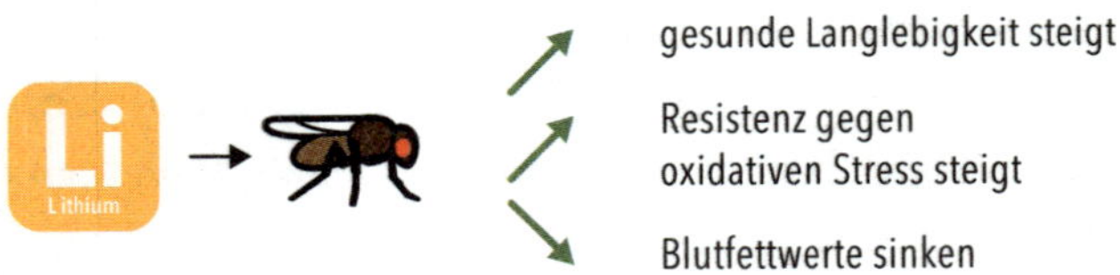

Geringe Lithiumgaben erhöhen in Fruchtfliegen die Lebensdauer um 16 bis 18 Prozent. Lithium aktiviert die Stressresistenz der Zellen gegen freie Radikale, senkt die Typ-2-Diabetes-Gefahr und wahrscheinlich auch manches Krebsrisiko.

RISTOW: »Lithium scheint denselben Faktor im Zellkern zu nutzen, den auch freie Radikale triggern. Es erzeugt nämlich dieselben positiven Abwehrmechanismen wie die freien Radikale, ohne dass wir freie Radikale erzeugen – und das sind Faktoren der gesunden Langlebigkeit. Das wäre natürlich hochinteressant. Aber das ist momentan noch mit einem halben Fragezeichen versehen. Wir wissen, dass Lithium in Fadenwürmern und Fruchtfliegen diesen schützenden Effekt hat, ob das bei Mäusen oder Menschen der

Fall ist, müssen wir mal sehen. Doch das ist derzeit aber die wahrscheinlichste Erklärung.«

Das macht natürlich neugierig, ob wir in unserem Trinkwasser zu Hause und in abgefüllten Mineralwässern Lithium vorfinden – und wenn ja, wie viel? Die deutsche Trinkwasserverordnung schreibt grundsätzlich keine Obergrenzen für Lithium vor. Der Gehalt ist hier einfach zu niedrig, um ihn regulieren zu müssen. Es gibt auch Wassertests im Handel, mithilfe derer man selbst das eigene Trinkwasser auf bis zu 50 Prüfwerte testen kann.

Und nun liegt eine Studie vor, in der 360 deutsche Mineralwässer und 21 Heilwässer auf ihren Lithiumgehalt und die Bioverfügbarkeit von Lithiumsalzen untersucht wurden. In Deutschland wird sehr viel Mineralwasser getrunken (144 Liter pro Kopf und Jahr) und recht wenig Leitungswasser. Heilwässer müssen eine wissenschaftlich nachgewiesene therapeutische Wirkung besitzen und werden deshalb vom Bundesinstitut für Arzneimittel und Medizinprodukte zugelassen.

Aber wo gibt es denn in Deutschland überhaupt lithiumhaltige Quellen? Insgesamt sind im Norden und Osten weniger Quellen vorhanden als im Süden und Westen, und auch der Lithiumgehalt des Wassers zeigt ein deutliches Gefälle: Quellen in Brandenburg, Sachsen, Mecklenburg-Vorpommern sowie Schleswig-Holstein weisen durchweg niedrige Konzentrationen auf – siehe dazu auch die Grafik auf der nächsten Seite. Die 17 lithiumreichsten Quellen befinden sich in Rheinland-Pfalz (6), Hessen (5), Baden-Württemberg (5) und Bayern (1).

Und hier der Überblick über die Studienergebnisse. Die Wissenschaftler gruppierten die Mineral- und Heilwässer in drei Stufen – in Abhängigkeit von ihrem Lithiumgehalt:

» Niedriger Gehalt: bis 1,7 Mikrogramm pro Liter
» Mittlerer Gehalt: 1,7 bis 171 Mikrogramm pro Liter
» Hoher Gehalt: 171 bis 1724 Mikrogramm pro Liter

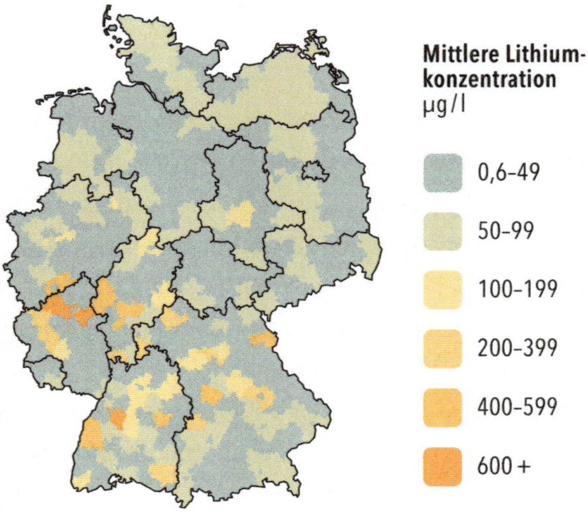

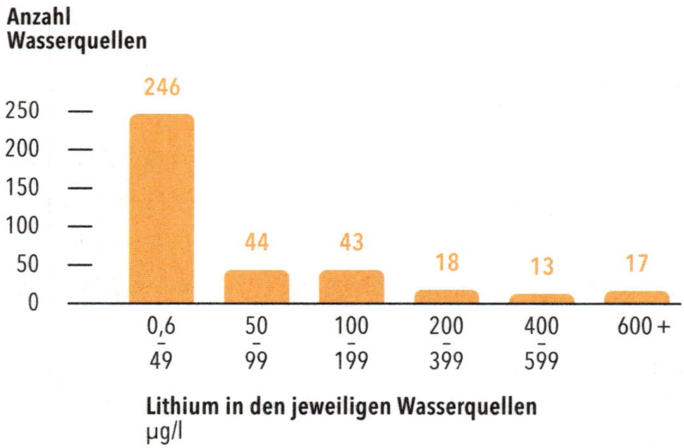

Mittlere Lithiumkonzentration von Mineral- und Heilwässern in deutschen Landkreisen. Im Südwesten Deutschlands lassen sich die meisten Quellen und der höchste Lithiumgehalt (siehe Karte hier oben) finden. Der Großteil der deutschen Mineral- und Heilwässer (246) hat einen geringen Lithiumgehalt (unter 50 Mikrogramm pro Liter), 17 Quellen weisen hingegen hohe Werte auf (über 600 Mikrogramm pro Liter).

Bei denjenigen, die Wasser mit mittlerem Lithiumgehalt getrunken hatten, stieg der Lithiumgehalt im Blutserum stark an. Wiederum bei denen, die das Wasser mit einem hohen Lithiumgehalt zu sich nahmen, stieg er sogar zehnmal so stark an. Und bei den Personen, die Wasser mit niedrigem Gehalt getrunken hatten, gab es keinerlei Veränderung des Lithiumgehalts im Blut. Daraus schlussfolgerten die Wissenschaftler: Ab einer gewissen Menge an Lithium im Wasser ist die *Bioverfügbarkeit* – also die Lithiumaufnahme im Körper – sehr gut.

Für Verbraucher interessant: Der Lithiumgehalt war nicht beeinträchtigt, wenn ein Wasser in Plastikflaschen abgefüllt war. Weder Glas- noch Plastikverpackungen hatten darauf Auswirkungen. Auch wichtig zu wissen: War der Lithiumgehalt hoch, enthielt das Wasser auch viel Natrium, Magnesium und Kalium. Wer also diese Mineralien als Nahrungsergänzungsmittel zu sich nimmt, sollte genau schauen, dass er nicht überdosiert, wenn er lithiumhaltiges Wasser trinkt. Und noch eine Information ist für uns bedeutsam: Nur auf wenigen Flaschen waren die enthaltenen Lithiummengen angegeben. Aber dort, wo sie aufgeführt waren, stimmten sie mit den gemessenen Werten überein. Die Autoren schließen also mit dem Resümee: »Insgesamt deuten die Daten der vorliegenden Studie daraufhin, dass lithiumreiche Mineralwässer eine wichtige und hoch bioverfügbare Lithiumquelle sind.«

Offen bleibt nun, wie viel Lithium jeder von uns über das Leitungswasser aufnehmen könnte – falls er oder sie denn Wasser aus dem Hahn trinkt. Dazu habe ich keine Übersicht gefunden. MICHAEL RISTOW findet dafür folgende Erklärung: »Meines Erachtens ist bis heute noch niemand durchs Land gezogen, um den Lithiumgehalt der verschiedenen Leitungswasser zu untersuchen.« Aber immerhin hat das Schweizer Bundesamt für Umwelt im Jahr 2018 mit einer großen Pilotstudie das Schweizer *Grundwasser* untersucht – und das gründlich, lieber Professor RISTOW! An 525 Messstationen im

ganzen Land wurde der Gehalt von insgesamt 25 Spurenelementen verfolgt, darunter auch das Lithium. Da der größte Teil des Leitungswassers aus Grundwasser gewonnen wird (80 Prozent), geben diese Werte guten Aufschluss über die Menge des Lithiums, das aus dem Wasserhahn sprudelt. In der Schweiz ist der Lithiumgehalt aus geologischen Gründen sehr niedrig. Nur an vereinzelten Messstellen in der Schweiz liegen die Konzentrationen bei mehr als zehn Mikrogramm pro Liter.
Auch bei den Münchner Wasserwerken wird gemessen! Hier die Antwort auf meine Anfrage: »Lithium ist kein Parameter, der entsprechend der Trinkwasserverordnung untersucht werden muss. Die SWM (Anmerkung: Stadtwerke München) untersuchen trotzdem in unregelmäßigen Abständen das Trinkwasser zusätzlich zu gesetzlichen Vorgaben auf verschiedenste Parameter, darunter auch auf Lithium. Der Lithiumgehalt von M-Wasser (Anmerkung: Münchner Wasser) ist geologisch bedingt und mit circa ein bis zwei Mikrogramm pro Liter sehr gering.«
Es kann sich also durchaus lohnen, bei der zuständigen Kommune einmal nachzufragen!
Und falls man nun auf Mineralwasser umschwenken will: In welchen abgefüllten Mineralwässern befindet sich nun Lithium in höheren Mengen? ParaMediForm nennt folgende Marken in Deutschland, Österreich und der Schweiz: Zurzacher (Schweiz), Preblauer Sunshine (Österreich), Bad Mergentheimer und Rogaska Heilwasser (Deutschland).

Top 5: Niacin – das Vitamin B3 mit hochspannenden Abkömmlingen

Die Nummer fünf unter den Top Five der gesunden Langlebigkeit von MICHAEL RISTOW hat mich so einiges an Zeit und Energie gekostet. Es geht um das scheinbar harmlose Vitamin B3 – auch *Niacin* oder *Nikotinsäure* genannt – und RISTOWs folgende Aussa-

ge: »Also, ich persönlich empfinde Niacin oder Vitamin B3 als eine vielversprechende Substanz, dessen Evidenz (Anmerkung: wissenschaftlicher Wirkungsnachweis) und die biochemische Logik dahinter ich gut finde.« Ich darf Ihnen gestehen: Die *biochemische Logik* von Niacin und seinen Abkömmlingen so zu erläutern, dass es Spaß macht, sie nachzuvollziehen, hat mir manches Kopfzerbrechen bereitet. Ich hoffe, dass mir das trotzdem gelungen ist. Zunächst muss ich natürlich erklären, wieso ich dem fünften RISTOW-Favoriten gleich ein ganzes Kapitel einräume. Niacin und seine Wirkstofffamilie gehören zu den größten Hoffnungsträgern, zu den »Drogen« für eine gesunde Langlebigkeit. Dementsprechend sind hier Forschung, Produktentwicklung, Marketing und Gewinnerwartung oft eng miteinander verknüpft, der definitive Nachweis für Verjüngungs- beziehungsweise Langlebigkeitseffekte ist in vielerlei Hinsicht allerdings noch nicht erbracht – der Erwartungsdruck aber gigantisch. Formulieren Sie da mal entspannt seriöse Empfehlungen …!
MICHAEL RISTOW macht mir zumindest den Einstieg leicht, indem er Niacin zu einem seiner Favoriten kürt – und nicht die hippen Kürzel, hinter denen sich die Heilserwartungen bündeln: nämlich NR, NA, NMN und NAM. Die lernen Sie dann gleich im nächsten Kapitel genauer kennen! RISTOW betont aber, dass er Niacin bewusst auf den fünften Platz setzt: Der Nachweis einer lebensverlängernden Wirkung von Niacin im Menschen fehlt – anders als bei Lithium, EGCG oder Glucosamin.
Also Niacin. Es hat eine bewegte Geschichte. 1937 entdeckte der Arzt und Epidemiologe Dr. JOSEPH GOLDBERGER, welches die wahre Ursache für eine schlimme »Epidemie« namens *Pellagra* in armen Regionen Amerikas und Südeuropas war. Pellagra führte zu heftigen Hautausschlägen, Gliederschmerzen, Fieber, Durchfällen, Krämpfen, psychischen Störungen – und verlief nicht selten tödlich. Da diese Krankheit auch in Norditalien auftrat, stammt

ihr Name »Pellagra« aus dem Italienischen und bedeutet »raue Haut«. Damals stellte GOLDBERGER fest, dass die Krankheitsursache der Mais war, genauer gesagt: falsch zubereiteter Mais. Die Azteken, die Mais schon vor 5000 Jahren anbauten, wussten, wie das gesundheitsfördernd ging. Sie weichten daher die Maiskörner in Aschewasser, also alkalischer Lösung ein, bevor sie zu Tortillas oder Suppen weiterverarbeitet wurden. Damit lösten sich das Vitamin B3 und die Proteine aus dem Korn. Überall dort, wo man dieses Verfahren jedoch *nicht* kannte und sich die Menschen hauptsächlich von Mais ernährten, trat schließlich Pellagra auf. Daran wird uns die Bedeutung von Vitamin B3 für unsere Gesundheit mehr als klar …

Welche Vitamin-B3-Quellen gibt es nun, und welche Aufgaben übernimmt das Vitamin in unserem Körper? Es ist in Fleisch, Fisch, Eiern, Milchprodukten enthalten und zum Glück auch in vielen pflanzenbasierten Lebensmitteln wie Pilzen, Vollkornprodukten, Erdnüssen, Cashewkernen, Weizenkleie, Hülsenfrüchten. Außerdem in Obst, Gemüse und Kaffee. Leider sieht es so aus, als ob Niacin aus Fleischprodukten zu 100 Prozent bioverfügbar sei, aus Pflanzen jedoch nur zu rund 30 Prozent. Übrigens: Dem Futter für Milchkühe wird Niacin beigesetzt.

Auch aus der Aminosäure *Tryptophan* können wir Niacin selbst herstellen – sie steckt ebenfalls vor allem in tierischen Produkten, aber genauso in Getreide, Nüssen, Hülsenfrüchten. Allerdings läuft diese Art der Vitamin-B3-Produktion ziemlich ineffizient, denn aus 60 Milligramm Tryptophan (und das ist wirklich eine Menge!) können wir ein Milligramm Niacin bauen. Im Allgemeinen sind wir in jungen Jahren ausreichend mit Niacin versorgt, doch mit dem Älterwerden reichen die natürliche Aufnahme und Produktion nicht mehr aus. Und das ist ungut. Denn Niacin, also Nikotinsäure ist ein wichtiger Lieferant unseres elementaren *Energiemanagementmoleküls NAD*.

NAD: das elementar wichtige Coenzym – auch fürs lange Leben

Nicotinamidadenindinukleotid – das ist der Bandwurmname –, und so lang er ist, so groß ist die Bedeutung für unser Leben, für die Energieproduktion in unserem Körper. Kein Wunder, dass es als Nummer eins firmieren darf, als *Coenzym 1*. Und was ist nun ein Coenzym? Coenzyme sind kleine Helfermoleküle, die den »großen« Enzymen »kleine«, enorm wichtige chemische Gruppen übertragen. NAD ist ein Energiepaketträger. Es liefert die Energie für über 500 chemische Reaktionen in der Zelle und führt Lieferdienste in sämtlichen unserer über 37 Billionen Zellen aus. Ein Energie-Expresslieferservice also! Die Bezeichnung *NAD* ist eigentlich nur dazu da, uns die Sache mit den Energiepaketlieferungen verständlich zu machen. Denn der Lieferant hat zwei Existenzformen – so wie beispielsweise der Riegel an einer Toilettentür. Er zeigt entweder »besetzt« oder »frei« an. Etwas dazwischen gibt es nicht. Deshalb trägt er auch zwei Namen: »Frei« bedeutet, dass er Platz hat, Energie aufzunehmen – dann heißt er *NAD*$^{+}$. Hat er Energie, nämlich zwei Elektronen aufgenommen, ist er »besetzt« und wird *NADH* genannt.

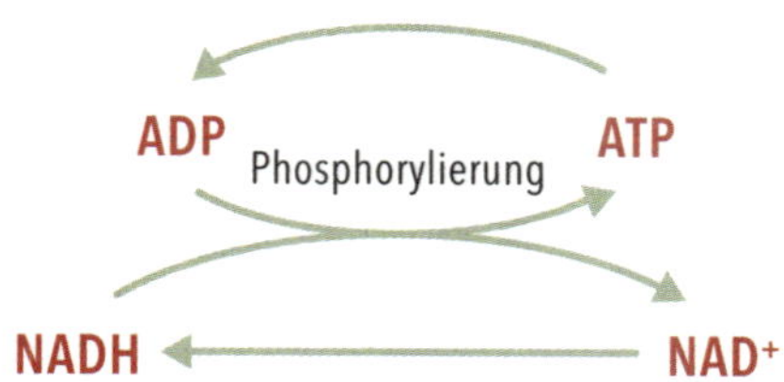

NAD^{+} *nimmt Energie aus dem Nährstoffabbau auf und wird dabei zu NADH. Das lädt die Kleinstbatterien ATP auf.*

NAD spielt eine enorm wichtige Rolle bei der *Zellatmung* in den Mitochondrien. Wenn Zucker und Fette abgebaut werden, wird ihre gespeicherte Energie auf das »freie« NAD^+ übertragen. Damit ist es »besetzt«, also NADH, und speichert die Energie in den Kleinstbatterien ATP. Ohne NAD also kein ATP. Und ohne ATP kein Stoffwechsel in der Zelle, also kein Leben.

Genügend NAD in sämtlichen unserer Zellen als Energietransporter verfügbar zu haben, ist also eine elementare Voraussetzung für unser Leben und unsere Gesundheit. Doch das ist nicht alles, was NAD kann! Es hat tatsächlich etwas von einem Wundermolekül, denn vor einigen Jahren wurde entdeckt: NAD ist ein Schlüssel zur gesunden Langlebigkeit! Es ist nämlich grundlegend für *NAD-konsumierende Enzyme,* und zu denen gehören unter anderem die sieben Langlebigkeitsenzyme, die wir schon kennengelernt haben, die *Sirtuine.* Sie »zerkauen« NAD, das heißt, sie zerbrechen das Molekül und nutzen kleine Stückchen, um die Chromosomen zu *deacetylieren,* sprich: um die Produktion bestimmter Proteine anzuregen. In den Mitochondrien können sie zum Beispiel die Abwehr von oxidativem Stress stimulieren.

Andere Enzyme, die NAD »zerkauen«, damit sie ihre Arbeit tun können, heißen *PARP.* Von ihnen gibt es 17 verschiedene. Sie nutzen NAD-Bruchstücke, um das System der DNA-Reparatur zu dirigieren. Das bedeutet: NAD ist unendlich wichtig, um uns vor Krebs zu schützen! Aber es existieren noch weitere NAD-konsumierende Enzyme, zum Beispiel C38 und C157. Die steuern die Funktion unserer Nervenbahnen, sie aktivieren die T-Zellen des Immunsystems und anderes. Manche dieser NAD-kauenden Enzyme verbrauchen große Mengen unserer Wundermoleküle. Uns ist also klar: NAD ist Lebenselixier!

Wer genügend Vitamin B3 aufnimmt und auch die Aminosäure Tryptophan, scheint trotz des ständigen enorm hohen NAD-Verbrauchs nicht in eine Unterversorgung zu laufen. Dazu kommt, dass offensichtlich eine gesunde Lebensweise zu höheren NAD-Spiegeln führt (Fasten, Kalorienreduktion, Sport, genügend

Schlaf, nicht rauchen, wenig Alkohol). Allerdings: Älteren Menschen droht ein NAD-Mangel auch dann, wenn sie sehr gesund leben. Bei Versuchen mit älteren Ratten und Mäusen fand man heraus, dass der NAD-Verbrauch permanent zunimmt, während die NAD-Produktion stetig sinkt. Und auch beim Menschen kam heraus, dass der NAD-Spiegel mit zunehmendem Alter deutlich sinkt. Das ist ungut.

CLEMENS STEEGBORN, der als Professor für Biochemie über molekulare Signalwege des Alterns und bei altersbedingten Krankheiten an der Universität Bayreuth forscht, kommt zu folgendem Schluss: »Wenn ich meinen Körper präventiv unterstützen möchte, mit dem Älterwerden besser zurechtzukommen, dann würde ich den Sirtuinen einfach das zur Verfügung stellen, was sie brauchen. Und da sind wir beim NAD-Level. Es hieße, das NAD-Level zurückzubringen auf höhere Werte, möglichst auf solche, die man früher hatte. Und dann lasse ich den Körper machen, was er machen will. Der weiß das am besten.«

Mit dieser Meinung steht CLEMENS STEEGBORN nicht allein da. Der Superstar der Langlebigkeitsforschung, DAVID A. SINCLAIR, propagiert das schon seit Langem. In den USA stehen die teuren Nahrungsergänzungsmittel bereits millionenfach auf den Nachttischen, und wir wollen natürlich wissen: Was ist dran, an den Stoffen, die als NAD-Booster wirken sollen, die da heißen: NR, NMN, NA und NAM? Und was unterscheidet sie von dem RISTOW-Top-Five-Favoriten, nämlich dem Vitamin B3 beziehungsweise dem Niacin? Das klären wir jetzt – soweit es nach dem aktuellen Wissensstand möglich ist!

DIE VITAMIN-B3-FAMILIE: SEHR HIP UND INDIVIDUELL

Also, wir sind jetzt total überzeugt: Ein wichtiger Schlüssel für gesunde Langlebigkeit ist, unseren NAD-Spiegel möglichst auf ein jugendliches Niveau zurückzubringen. Damit können wir sämtliche unserer Zellen mit dem lebenswichtigen Energiebooster versorgen – was für ein cooles Vorhaben! Natürlich denken wir sofort: NAD^+ wollen wir im Körper haben, NAD^+ packen wir also in eine Kapsel und nehmen es ein, wie so viele andere Nahrungsergänzungsmittel auch! Leider funktioniert das nicht. NAD^+ ist eine sture Prinzessin, denn sie lässt sich zwar isolieren, weigert sich aber, über den Magen-Darm-Trakt als schnöder Kapselinhalt aufgenommen zu werden. Die Bioverfügbarkeit ist aus diesem Grund lausig. Da muss man ein paar Umwege gehen – und die stelle ich Ihnen jetzt vor …

Vier Namen für die Urmutter der Energiebooster: NA, Nikotinsäure, Niacin oder einfach Vitamin B3

Also kehren wir noch mal zur »Urmutter« der NAD-Booster zurück, zu einem der RISTOW-Top-Five, dem Vitamin B3. All die Wirkstoffe, an denen derzeit unter Hochdruck geforscht wird, sind enge Verwandte des *Niacins*, unterscheiden sich aber deutlich

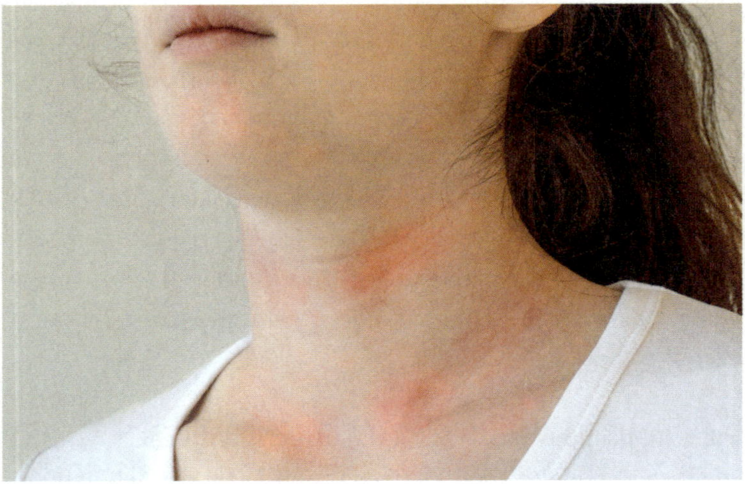

Bei höherer Niacin-Dosierung kann es (harmlose) Hautrötungen und Kribbeln geben, die jedoch schnell wieder abklingen.

in ihren Wirkungsmustern, auch in der Bioverfügbarkeit – und im Preis! Dem *Namen* nach unterscheiden sie sich allerdings kaum. Deshalb möchte ich Sie schon gleich mal sensibilisieren: Es lohnt durchaus, sich die Kürzel einzuprägen! Sie stehen für die Blockbuster-Nahrungsergänzungsmittel unserer Zukunft. Gut, sie jetzt schon zu kennen!

Aber wieso reicht es nicht aus, einfach nur hoch dosiert Niacin einzunehmen? Diese *Nikotinsäure* ist ja – wie wir bereits gesehen haben – seit den1930er-Jahren bekannt. Das liegt hauptsächlich daran, dass sie einen unangenehmen Nebeneffekt haben kann: In etwas höheren Dosen (ab ungefähr 250 Milligramm) erzeugt sie häufig den sogenannten »Flush-Effekt« – und der bedeutet Rötungen der Haut, Kribbeln sowie ein Hitzegefühl (fast wie bei einem Sonnenbrand). Niacin erweitert die Kapillaren, das jedoch nur für kurze Zeit.

Der Körper gewöhnt sich offenbar an die regelmäßige Einnahme von Niacin, der Flush-Effekt soll dann nicht mehr auftreten. MICHAEL RISTOW sagt über seinen Top-Five-Kandidaten: »Der Flush ist nichts Gefährliches.« Und Niacin gibt es immerhin preisgünstig zu kaufen, weil es nicht patentgeschützt ist. Die meisten anderen Familienmitglieder des Vitamins B3 sind deutlich teurer. Deren Synthese ist aufwendiger, doch der Preisaufschlag lässt sich damit nicht wirklich begründen …

Kurz noch zur Dosierung: Die EFSA legte die sichere tägliche Höchstdosis von Niacin für Erwachsene erstaunlich niedrig fest, nämlich auf zehn Milligramm pro Tag. Bei solch niedrigen Dosierungen tritt sicher kein Flush auf. Wer aber seinen NAD-Spiegel anheben möchte, braucht höhere Dosierungen. »Hoch dosiert« kann man Niacin frei auf dem Markt in 250-Milligramm- und 500-Milligramm-Kapseln kaufen. In solche Dosierungen sollte man sich dann langsam »einschleichen«, also eventuell mit 100 Milligramm täglich beginnen.

Die Stoffwechselschwester von Niacin heißt Nicotinamid (NAM) und ist Flush-free

Heute gibt es B3-Vitamine *Flush-free* auf dem Markt. Hier handelt es sich meist um Präparate, die *Nicotinamid* – auch *Niacinamid* genannt *(NAM)* – enthalten. Das ist die Stoffwechselschwester vom Niacin. Den Packungen ist meist nicht eindeutig zu entnehmen, ob sich Niacin oder Niacinamid darin befindet, denn die beiden Wirkstoffe sind chemisch eng miteinander verwandt, und beides darf als Vitamin B3 bezeichnet werden.

Die beiden Schwestern greifen aber an verschiedenen Stellen der NAD-Bildung ein, wie Sie auf der nebenstehenden Abbildung gut erkennen können. NAM entsteht, *nachdem* das NAD^+ die Langlebigkeitsenzyme, die Sirtuine, aktiviert hat, allerdings wird es dann wieder zu NAD^+ umgewandelt. Laut manch neueren Studien soll es sogar die Sirtuinaktivierung hemmen, doch der Topexperte CLEMENS STEEGBORN sieht diesen unerwünschten Effekt nur bei sehr hohen Dosierungen, die niemand einzunehmen wagt. Da es keine Flush-Effekte bewirkt, wurde von der EFSA ein viel höherer Verträglichkeitswert festgelegt als für das Niacin: nämlich eine sichere tägliche Höchstmenge von 900 Milligramm, das 90-Fache des Niacins!

Die jüngsten Empfehlungen von Molekularbiologen, die in der Altersforschung unterwegs sind, lauten: NAM könnte nach aktuellen Studien durchaus Krebs vorbeugen, aber andere Schwestern des Niacins sind in Sachen gesunder Langlebigkeit wahrscheinlich doch wirksamer unterwegs.

Kommen wir zu den weiteren Verwandten des Niacins, die alle erst vor wenigen Jahren entdeckt beziehungsweise auf den Markt gekommen sind – zum Teil mit sehr hohen Erwartungen an ihre Leistung als NAD-Booster. Den hier auf der nächsten Seite folgenden »Familienstammbaum« des NAD^+ kann ich Ihnen deshalb nun nicht ersparen …

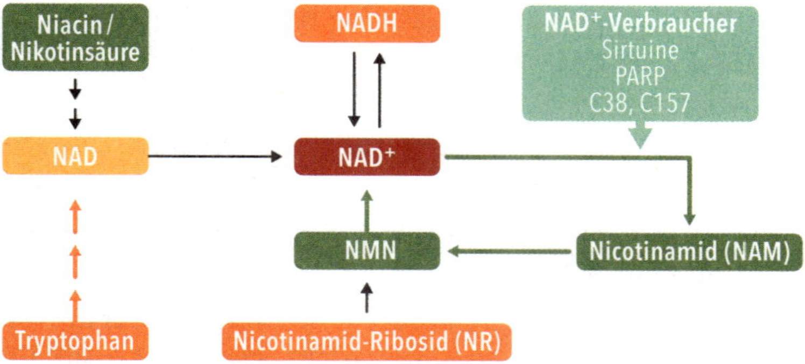

Um das NAD⁺ im Körper »aufzufüllen«, kann man auf Niacin/Nikotinsäure (das klassische Vitamin B3) setzen, auf die Vorstufe Nicotinamid-Ribosid (NR) oder die andere Vorstufe NMN einnehmen. Auch die Aminosäure Tryptophan wird in NAD⁺ umgewandelt. Alle Vorstufen helfen, NAD⁺ zu bilden, das aktivierend unter anderem auf das Langlebigkeitsenzym Sirtuin 1 wirkt.

NR – Nicotinamid-Ribosid: der Blockbuster unter den NAD-Boostern?

Die Geschichte des NR hat das Zeug zu einem Krimi in der Life-sciences-Welt. Nicotinamid-Ribosid wurde in den 1940er-Jahren als dritte Variante des Vitamin B3 entdeckt. Aber dass es den NAD-Spiegel erhöhen kann, fand Prof. CHARLES BRENNER erst im Jahr 2004 heraus. BRENNER ist Internist und heute Vorsitzender der Alfred E Mann Family Foundation für Diabetes und Krebsstoffwechsel am City of Hope Comprehensive Cancer Center, Kalifornien. Er konnte in ersten Studien nachweisen, dass NR den Spiegel des NAD⁺ deutlich erhöht – als ersten Beweis dafür führte er einen Selbstversuch an: Er hatte selbst NR in größeren Mengen genommen und konnte so nachweisen, dass der NAD-Spiegel im Blut deutlich gestiegen war. Die erste klinische Studie am Menschen lief schließlich 2016. Sie war klein, doch sie erregte Aufsehen. Je sechs Studienteilnehmer erhielten 100, 300 oder 1000 Milligramm NR in unterschiedlichen Intervallen. Das Ergebnis: Je höher die NR-Dosis, desto mehr NAD^+ war im Stoffwechsel vorhanden. Nebenwirkungen gab es nicht. DAVID A. SINCLAIR fachte das PR-Feuer für NR als Droge der Lebensverlängerung noch weiter an, indem er ihm in seinem Buch *Das Ende des Alterns* eine internationale Plattform gab. NR wurde binnen weniger Jahre zum Wonneproppen der Anti-Aging-Industrie.

Nachdem CHARLES BRENNER der wissenschaftliche Berater von ChromaDex war, des Unternehmens, das NR als Erstes auf den Markt gebracht hatte und sich auch das entsprechende Patent für dessen Synthese sichern konnte (*nicht* aber für das Molekül, denn das ist nicht patentierbar), wurde er in der Lifesciences-Welt zum Superstar. Das Start-up Elysium Health, das in großem Stil NR von ChromaDex für seine eigenen Nahrungsergänzungsmittel bezog, warb dann nicht nur CHARLES BRENNER als Chefwissenschaftler ab, sondern focht auch die Patente für NR an. Der Gerichtsstreit dauert nach wie vor noch an. Auf jeden Fall zeigt uns das: Die Langlebigkeitsindustrie entwickelt sich seit geraumer Zeit zu einem Hotspot für Investoren. Viele Finanzexperten prophezeien sogar, dass Longevity-Unternehmen die IT-Branche als Spielfeld für Investoren bald überflügeln werden.

Aber zurück zur Zukunftsdroge NR. In der Abbildung oben sehen wir, dass NR über das Zwischenprodukt NMN direkt die Produktion des NAD^+ erhöhen kann. Es verursacht keine Flushs und hemmt auch keine Sirtuine. Es wurden bis heute keine Nebenwirkungen bekannt und die Zahl der Studien an NR explodiert. Das klingt fast zu schön, um wahr zu sein. Auf jeden Fall ist NR dabei, den Markt für Nahrungsergänzungsmittel aufzurollen – auch bei uns. Im Augenblick allerdings gelingt das nur einer Firma mit höchster Genehmigung: ChromaDex. Anfang 2020 wurde im *Amtsblatt der Europäischen Union* veröffentlicht, dass NR der Firma ChromaDex als »neuartiges Lebensmittel« und »als Niacinquelle in

Nahrungsergänzungsmitteln (...) bei Verwendungshöchstmengen von 300 Milligramm/Tag« in der EU verkauft werden darf.
Übrigens: Wenn man NR in dieser Menge, also 300 Milligramm täglich, mit der Ernährung aufnehmen wollte, dann wäre das etwas anspruchsvoll. NR ist in so geringen Mengen in der Milch enthalten, dass man rund 100.000 Gläser pro Tag trinken müsste. Es handelt sich deshalb beim Nahrungsergänzungsmittel NR um ein hoch konzentriertes Produkt, wobei das Molekül Nicotinamid-Ribosid nicht aus Milch gewonnen, sondern »naturidentisch« synthetisiert wird. Tägliche Höchstmengen wurden von den Behörden noch nicht festgelegt. Aber derzeit schätzt man, dass 100 Milligramm täglich einen deutlichen Effekt auf den NAD-Spiegel haben müssten.
Was sagen unsere Experten dazu? RISTOWs Haltung ist klar: Er ist der Meinung, dass Niacin wahrscheinlich genauso wirksam sein dürfte wie NR, wobei das Thema »Flushs« bei Niacin-Einnahme nicht vom Tisch zu wischen ist. Das »flushfreie« NAM könnte aber – wie es aussieht – ähnlich gut wirken. Sowohl CLEMENS STEEGBORN als auch MICHAEL RISTOW halten NR durchaus als ebenfalls hochinteressant, aber den höheren Preis nicht wirklich für gerechtfertigt. MARTIN SMOLLICH betont, dass es noch keine aussagekräftigen Studien zur Bioverfügbarkeit und zu den optimalen Dosen von NR gäbe, und rät zur Zurückhaltung, bis weitere Studienergebnisse vorliegen. CLEMENS STEEGBORN sieht NR als einen der wichtigsten Hoffnungsträger: »Eine Dosis von 150 bis 300 Milligramm kann durchaus sinnvoll sein. Von einer Dosis von über 1000 Milligramm wäre absolut abzuraten wegen möglicher Nebenwirkungen, zum Beispiel einer Tumorinduktion.« Das will heißen: Es gibt erste Hinweise darauf, dass hohe NAD^+-Spiegel zwar *krebsvorbeugend* wirken können, sollte sich jedoch ein Tumor bereits entwickelt haben, könnte ein erhöhter NAD^+-Spiegel dessen Wachstum sogar beschleunigen. NMN, das bereits massiv ver-

marktet wird, sieht STEEGBORN als durchaus wirksam an. Allerdings ist die Studienlage recht dünn – und es kostet noch mehr als NR. Also müssen wir wohl ein bisschen abwarten! Und wie sieht nun STEEGBORNs Hitliste der NAD^+-Booster aus? »Meine Favoriten sind NR und NMN, dann käme Niacin, dann NAM – und am Ende NADH.«

Zwei Moleküle aus dieser Hitliste schauen wir uns doch noch genauer an: NMN und NADH!

NMN – Nicotinamid-Mononukleotid: Könnte es NR bald überholen?

An der Washington University School of Medicine in St. Louis laufen derzeit unter Hochdruck Studien, die im Wettlauf um den besten NAD-Booster Punkte machen. Prof. SHIN-ICHIRO IMAI untersucht die direkte Vorstufe für das NAD^+, will heißen: den Stoff, der eventuell noch schneller und unkomplizierter NAD^+ pushen könnte als unsere bisherigen Kandidaten. Warum? Weil er im Stoffwechsel ganz nah dran ist an diesem Molekül. NMN ist – wer hätte das gedacht – ein weiterer Verwandter des Vitamins B3, aber in diesem Fall handelt es sich um ein *Nukleotid*. Es ist so aufgebaut wie die Bausteine unserer DNA, wird aber dort nicht eingebaut.

Wenn Sie sich die Abbildung auf Seite 285 nochmals anschauen, dann sehen Sie: NMN finden wir direkt unter dem NAD^+. Die Wahrscheinlichkeit ist also hoch, dass es NAD^+ boosten kann, falls man es zu sich nimmt. Das müsste wieder über Nahrungsergänzungsmittel geschehen, denn es ist zwar in vielen Nahrungsmitteln enthalten, aber nicht in großen Mengen. Die Forschung dazu steckt allerdings noch in den Kinderschuhen.

Immerhin: IMAI und sein Team aus Wissenschaftlern haben in einer kleinen Studie an japanischen Männern schon mal die Verträglichkeit getestet. Und eine tägliche Dosis von 500 Milligramm NMN zeigte keinerlei Nebenwirkungen. An Mäusen hatte man

bereits zuvor gesehen, dass NMN sehr schnell aufgenommen wird und eine lebensverlängernde Wirkung hat. Eventuell wirkt es sogar schneller und besser als NR.
SHIN-ICHIRO IMAI hat vor Kurzem noch etwas Spannendes entdeckt: Unsere Zellen verfügen über einen Mechanismus, der NMN aktiv durch die Zellwände transportiert – nicht aber NR. Nun versuchen die Forscher herauszufinden, wie man diesen Transporter aktivieren kann. Das würde bedeuten: Man gibt nicht nur NMN als (synthetisch hergestelltes) Nahrungsergänzungsmittel, sondern auch noch den Transportaktivator dazu. Damit könnte man NAD^+ also doppelt boosten!
Allerdings: NR, seine Dosierung und seine Wirkung sind deutlich besser erforscht als die von NMN. Nichtsdestotrotz wird NMN schon seit einiger Zeit aggressiv vermarktet – auch bei uns in Deutschland –, und es ist teurer als NR. Deshalb raten unsere Experten abzuwarten, bis wir mehr über diesen coolen Player im Spiel des NAD wissen. Es kann also durchaus sein, dass es noch sehr spannend wird im Wettlauf zwischen NR und NMN …

NADH: Nicotinamid-Adenin-Dinucleotid-Hydrid – unterschätztes Mauerblümchen unter all den NAD-Boostern?

Kleine Suchaufgabe: Bitte studieren Sie ein weiteres Mal die Abbildung auf Seite 285 und finden Sie heraus: Welche »Schwester« des NAD haben wir als möglichen NAD-Booster noch nicht unter die Lupe genommen? Genau. Das NADH. Das hatte ich Ihnen ja vorhin als Energiepakettransporteur für die Kleinstbatterie-Erzeugung, also das ATP, beschrieben. NADH ist die »Besetzt«-Form des NAD, es hat zwei Elektronen aufgenommen. Und NAD^+ ist die »Frei«-Form des NAD. Es kann Elektronen aus dem Nahrungsabbau aufnehmen. Auch wissen Sie schon, dass wir das NAD^+ selbst nicht als Nahrungsergänzungsmittel aufnehmen können, denn es scheint nur schlecht bioverfügbar zu sein. Vom NADH hielt die

Wissenschaft wenig, weil es nur schwer in die Kapsel zu packen ist – um es mal plump auszudrücken. Es wird sehr schnell, sobald es an der Luft ist, zu NAD^+ oxidiert, das wir ja wiederum kaum aufnehmen können. Ein Familienunternehmen behauptet allerdings schon lange, NADH mit einem sicheren, patentierten Verfahren verkapseln zu können *und* dass es außerdem gut bioverfügbar sei – also der Inhalt der Kapsel prima vom Darm ins Blut übertreten und sehr viele positive gesundheitliche Effekte bewirken könne. Deshalb habe ich dazu den Geschäftsführer der NADH GmbH, Prof. JÖRG BIRKMAYER befragt. Natürlich verfolgt ein Hersteller von Nahrungsergänzungsmitteln klare Geschäftsinteressen, weswegen ich Expertengespräche dieser Art sonst vermieden habe. Doch die BIRKMAYER-Produkte sind seit etlichen Jahren auf dem Markt und werden auch von vielen Ärzten und Heilpraktikern empfohlen. In der Wissenschaftsszene ist BIRKMAYER sehr umstritten. Seine Studien hielten wissenschaftlichen Kriterien nicht stand, heißt es meist.

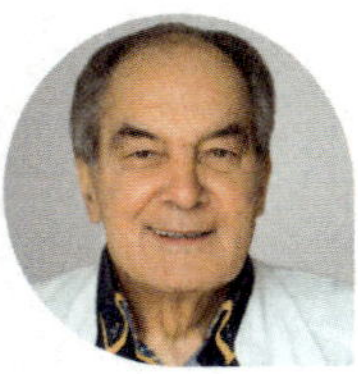

Die wichtigsten Aussagen von JÖRG BIRKMAYER aus unserem Gespräch fasse ich für Sie hier nun kurz zusammen:

» NR, NMN sowie NAD^+ sind bei der ATP-Energieproduktion unwirksam. Bisher wurde kein wissenschaftlicher Beweis erbracht, dass NR, NMN und NAD^+ von der Zelle aufgenommen werden. NADH hingegen wird in die Zelle transportiert und führt zu einer ATP-Erhöhung.
» Fügt man den Herzzellen in einer Gewebekultur NADH bei, dann produzieren ebenjene Zellen binnen einer halben Stunde messbar ATP.
» Wir haben ein Verfahren entwickelt, mit dem wir NADH in Tablettenform stabilisieren können.

» Es stimmt, NADH ist extrem empfindlich gegen Sauerstoff. Wir haben herausgefunden, dass NADH in einer Tablette mit dem am häufigsten verwendeten Füllstoff, nämlich Laktose (Milchzucker), nicht stabil bleibt. Nach mehr als fünfjähriger Forschungsarbeit ist es uns gelungen, Füllstoffe und Stabilisatoren zu finden, die das NADH stabilisieren und es dann auch mehr als zwei Jahre lang stabil halten.
» Für die Entwicklung beziehungsweise das Verfahren der stabilisierten Form von NADH haben wir bereits vor mehr als 20 Jahren Weltpatente erhalten. Die Patente sind zwar mittlerweile abgelaufen, aber unser Produktionsgeheimnis bleibt.
» Mit der stabilisierten (patentierten) Form von NADH haben wir mehr als 60 wissenschaftliche Studien über den Mechanismus der Wirkung und über die Sicherheit von NADH durchgeführt und seine positiven Wirkungen bei einer Vielzahl von Anwendungen (bei Athleten bis hin zu Alzheimer-Patienten) nachweisen können.
» Ich habe nie behauptet, dass mich DAVID A. SINCLAIR als reiner Geschäftemacher bezeichnet hat. Er hat aber mehrfach behauptet, dass NADH für die Energiegewinnung bedeutungslos sei und »nur« ein Nebenprodukt des Zitronensäurezyklus.

Den Informationen der Firmen-Website entnehme ich, dass die NADH-Kapseln magensaftresistent sind und der Wirkstoff binnen einer Stunde über die Darmschleimhaut aufgenommen werden kann. Deshalb soll man über diese Zeitspanne nichts essen. Die Tagesdosis: je nach Beschwerden 7,5 bis 50 Milligramm. Allerdings gibt es kaum einen Vertreter der Fachwissenschaft, der die auf der Homepage des Unternehmens beschriebenen »Wirkmechanismen« des NADH sachlich bestätigen mag. Der NAD-Forscher CLEMENS STEEGBORN, der BIRKMAYER persönlich nicht kennt, bemüht sich um eine faire Einschätzung: »Ich möchte nicht ausschließen, trotz der unzureichenden Publikationen dazu, dass NADH zu erhöhten NAD-Leveln führen kann, obwohl seine Bioverfügbarkeit miserabel ist. Eine naheliegende Vermutung, wie es dazu kommen könnte, ist: Im Darm wird NADH abgebaut, also gespalten, und so *könnte* ein Bruchstück hervorgehen, das dort sehr gut aufgenommen wird und Vorläufer des NAD^+ ist, das NRH (Anmerkung: Dihydronicotinamid-Ribosid). Selbst wenn nur ein kleiner Teil des NADH im Darm zu NRH umgebaut würde, könnte das einen signifikanten Effekt haben. Doch mir ist wichtig zu betonen: Das ist derzeit nichts als eine bloße Vermutung.«

Eine spannende Erkenntnis, oder? Aber spätestens an dieser Stelle könnte es dann doch sein, dass es Ihnen ein bisschen blümerant wird angesichts der vielen Kürzel um unsere Wunderdroge NAD. Jetzt also auch noch *NRH?* Keine Sorge, hier beende ich das Kapitel über den wesentlichen Langlebigkeitsfaktor NAD – und werfe nur noch kurz in den Raum: Die aktuellen Studien zu NRH zeigen so positive Ergebnisse, dass es tatsächlich den NAD-Spiegel deutlich anheben könnte. Das Spiel geht demnach in eine neue Runde, vielleicht werden NMN und NR bald ausgestochen und NRH wird das Präparat, das wir alle nehmen … Wir werden davon wahrscheinlich noch einiges hören. Und *Sie* können mitreden!

Es bleibt mir jetzt nur, Ihnen ans Herz zu legen, wieder einmal sorgsam abzuwägen, falls Sie Ihren NAD-Spiegel boosten möchten. Wäre Ihr Favorit …

- … das klassische Vitamin B3, Niacin – das Flushs hervorrufen kann?
- Oder das Flush-free NAM, welches ganz ähnlich zu arbeiten scheint wie Niacin?
- Oder NR, das noch recht teuer ist, nicht endgültig in seiner Wirkung erforscht, aber klarer Hoffnungsträger der Wissenschaft?
- Oder NMN, was noch mehr kostet, wenig erforscht ist, aber durchaus Potenzial hat?

» Oder NADH, welches schon lange auf dem Markt ist, keine Nebenwirkungen zeigt und quasi über den Abbau im Darm zu NRH dann doch ein wenig NAD boosten könnte?
» NRH selbst ist bislang nicht erhältlich und es braucht wohl noch ein wenig Zeit, bis wir es besser einschätzen können.

DER KLASSISCHE ENERGIEBOOSTER COENZYM Q10 HAT AUCH EINE FAMILIE!

Das Coenzym Q10 ist ein früher Star der Nahrungsergänzungsmittelindustrie und gleichzeitig ein Spiegel der gesamten Branche. Wer sich intensiv mit diesem *Vitaminoid* auseinandersetzt, fragt sich: Wieso, verflixt noch mal, kann uns bis heute niemand hundertprozentig sagen, ob wir es als Nahrungsergänzungsmittel einnehmen sollen? Und falls ja, ab welchem Alter, bei welchen Erkrankungen, in welcher Menge – und in welcher Form? Denn das lebenswichtige Molekül Q10 wurde bereits 1957 entdeckt und für dessen Erforschung seiner Funktion im Energiestoffwechsel erhielt Dr. PETER D. MITCHELL 1978 den Nobelpreis für Chemie. Ich fürchte, die Antwort fällt bescheiden aus: Es liegen zwar Unmengen an Studien vor, aber noch mehr Geschäftsinteressen. Schon früh konnte Coenzym Q10 aus Hefen günstig hergestellt werden. Welch eine Goldgrube! Es ist nun mal lebenswichtig! Seriöse Informationen für den Verbraucher – was als gesichert über diesen Dukatenesel in Coenzym-Form gelten kann – waren da eher Nebensache. Wundergeschichten faszinieren die Menschen von jeher, also wurden Wundergeschichten erzählt … Und die wahre Potenz des Q10 in Form eines Nahrungsergänzungsmittels fällt uns bis heute schwer zu definieren. Mir auch. Die Flut an Veröffentlichungen ist beträchtlich. Jedes Unternehmen, das dieses Produkt vertreibt, besitzt »seine« Studien, höchst positive natürlich. Presse und Verbraucherzentralen sind entsprechend alarmiert und wettern dagegen. Also – ich gebe mein Bestes …

Fangen wir ganz einfach an: Wer oder was ist Q10? Q10 ist ein Vitaminoid und Coenzym. Beides definiert seine Herkunft und seine Potenz. Seine Herkunft als Vitaminoid verrät uns: Es handelt sich um eine *vitaminähnliche* Substanz, einen Verwandten der Vitamine E und K, der aber im Gegensatz zu den Vitaminen in ausreichender Menge im Körper gebildet werden kann. *Vitamine* sind dagegen *essenziell*, sie können vom Körper nicht selbst hergestellt werden, sprich: Wir müssen sie mit der Nahrung zu uns nehmen. Zwei Ausnahmen gibt es: *Vitamin D* können wir aus Cholesterin und UV-Licht in begrenzter Menge selbst produzieren – und auch *Vitamin B3*, das *Niacin* (aus der Aminosäure Tryptophan).
Beiden – den Vitaminen und Vitaminoiden – ist gemeinsam, dass sie NICHT zur Energiegewinnung gebraucht werden, sondern für andere lebenswichtige Stoffwechselvorgänge. Und welche sind das

ATMUNGSKETTE
Schlüsselfunktion von Q10

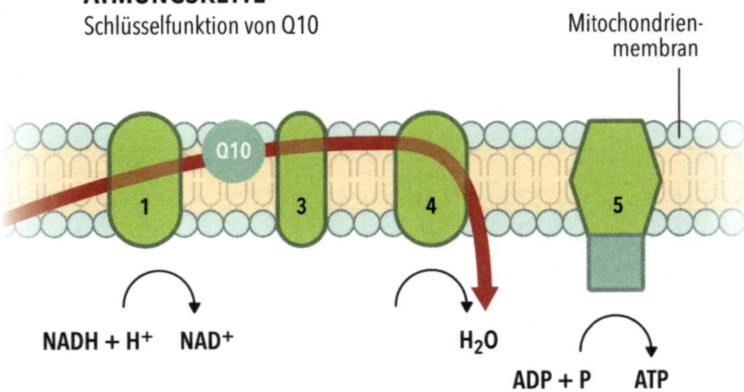

Während des **Elektronentransports** in der Atmungskette enstehen **NAD^+**, **H_2O** und **ATP**

Klein, aber fein: Das Coenzym Q10 sitzt in der Haut unserer Zellkraftwerke, der Mitochondrien, und leitet Energie aus dem Nahrungsabbau weiter, also die Elektronen, die ihre Energie in die Kleinstbatterien ATP übertragen (rechts). Links sehen wir, dass die Elektronen aus dem NAD stammen!

beim Q10? Da sind wir bei seiner Funktion als Coenzym angelangt. Es spielt bei der Energiebereitstellung für unsere Körperfunktionen eine ähnlich wichtige Rolle wie das Coenzym NAD. Ja, wir können sagen: NAD und Q10 sind »buddies« und sorgen vereint für die reibungslose und milliardenfache Produktion unserer Kleinstbatterien ATP. Was noch? Q10 ist in Wasser nicht löslich. Weil das Molekül über eine lange Seitenkette verfügt, die fettliebend ist, kann es sich in der fetthaltigen Membran der Zellkraftwerke, unserer Mitochondrien, fest verankern. Dort arbeitet es genauso wie das NAD. Das NAD existiert – frei nach dem Bild des Toilettenriegels – in der »Frei«-Form, kann also zwei Elektronen aufnehmen. Und in der »Besetzt«-Form, wenn es zwei Elektronen aufgenommen hat. So leitet es die Energie weiter und ermöglicht die Produktion von ATP – siehe dazu die Abbildung auf der linken Seite.
Jetzt schauen wir uns die jeweilige »Frei«- und »Besetzt«-Form des Q10 noch kurz genauer an. Das »freie« Q10 trägt den offiziellen Namen *Ubiquinon* und das »besetzte« heißt »Ubiquinol«.

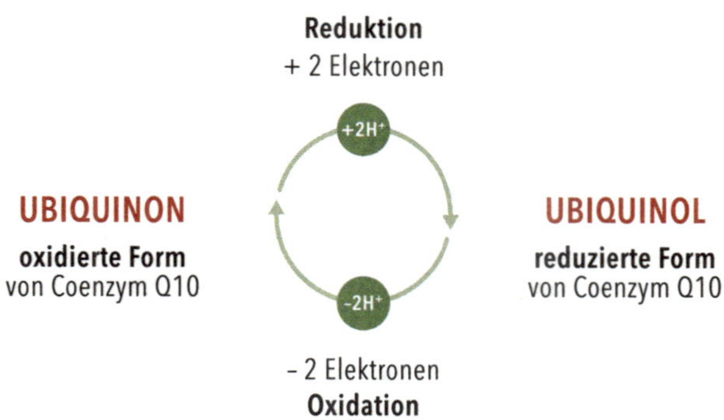

Ubiquinon ist das Coenzym Q10, das es schon lange im Handel gibt. Es ist die »Frei«-Form des Q10, kann also Elektronen aufnehmen. Ubiquinol ist die »Besetzt«-Form des Q10. Es hat zwei Elektronen aufgenommen. Moleküle, die so arbeiten, haben eine »Redoxfunktion«: Sie reduzieren und sie oxidieren.

Jetzt verstehen wir auch, wieso Q10 in Herz- und Skelettmuskeln, in der Leber, Bauchspeicheldrüse, in den Sinneszellen von Augen und Nase sowie im Gehirn in besonders großen Mengen vorkommt: Dort wird besonders viel Energie gebraucht, da schuften besonders viele Mitochondrien.
Nachdem wir nun wissen, wie Q10 arbeitet, geht es im nächsten Schritt darum, nachzuvollziehen, welche Rolle es im Alterungsprozess spielt und ob wir es irgendwann »auffüllen«, also einnehmen sollten. Zunächst: Woher stammt das Q10 in der Membran unserer Abermilliarden Mitochondrien überhaupt? Das meiste produzieren wir selbst (deshalb gilt es ja als Vitaminoid). Drei bis fünf Prozent unseres täglichen Bedarfs nehmen wir aber auch mit der Nahrung auf. Besonders viel Q10 ist in öligem Fisch enthalten (Sardinen, Makrelen etc.), in Nüssen finden wir Q10, aber genauso in Fleisch sowie Innereien – in Gemüse und Obst hingegen nur sehr wenig. Beim Erhitzen wird Q10 leider zerstört. Einen kleinen Anteil der Q10-Versorgung liefern unsere Darmbakterien.
Und hier eine weitere Gretchenfrage unseres Buches: Ab welchem Alter und bei welchen gesundheitlichen Problemen sinkt der Q10-Spiegel im Körper und in den Mitochondrien? Und kann man diesen im Fall der Fälle »wiederauffüllen«? Ich muss vorsichtig formulieren, weil sich die Wissenschaft bis heute nicht einig ist:

- Als wichtigste Ursache für starken Q10-»Verbrauch« gelten Erkrankungen, die zu starken Entzündungen führen. Dann wird deutlich mehr ATP verbraucht und auch Q10.
- In einigen Studien wurde beobachtet, dass bei Menschen, die als Blutfettsenker Statine einnehmen, die Q10-Produktion abnahm – um bis zu 50 Prozent. Noch ist dieser Effekt nicht gänzlich wissenschaftlich gesichert, doch wir sollten das natürlich im Hinterkopf behalten.
- Andauernder Stress, Rauchen, exzessiver Sport und auch eine sehr fettarme Ernährung können den Q10-Spiegel senken.

» Und es sieht sehr danach aus, als ob mit zunehmendem Alter besonders in den Zellen, die nur geringfügig neu gebildet werden (Herz, Gehirn unter anderem), der Q10-Gehalt kontinuierlich sinkt. In Herzzellen von 80-Jährigen fand man 40 Prozent weniger Q10 als in Zellen eines 20-Jährigen.

Hintergrund des absinkenden Q10-Spiegels könnte sein, dass die entzündlichen Prozesse im Zuge des Alterns zunehmen und deutlich mehr ATP verbrauchen. Es wäre aber auch möglich, dass die Umwandlung von Ubiquinon in Ubiquinol und damit der Elektronentransfer langsamer läuft – Energiemangel wäre die Folge. Logisch, denken wir uns: Wenn Q10 so elementar wichtig für die Energieversorgung unserer Zellen ist und im Alter deutlich weniger zur Verfügung steht, dann nehmen wir es doch einfach als Nahrungsergänzungsmittel ein, damit wir immer auf einem gesunden

Q10-ABNAHME IM ALTER

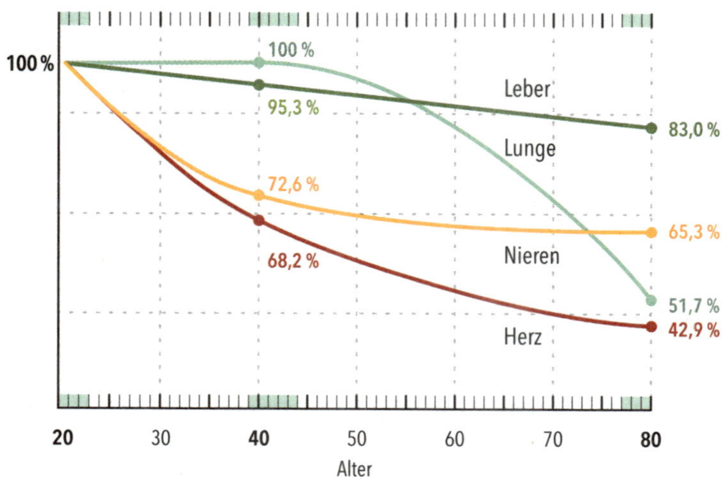

Mit dem Älterwerden sinkt der Q10-Gehalt unterschiedlich schnell in den Zellen der verschiedenen Organe.

Pegel bleiben! Aber was ist denn ein »gesunder Pegel«? Den kann man im Blutserum messen, und er sollte sich bei 1,2 Mikrogramm pro Milliliter befinden. Bei Patienten mit entzündlichen Erkrankungen oder solchen, die Statine zu sich nehmen, darf er höher liegen, nämlich bei über 2,5 Mikrogramm pro Milliliter. Ein Test kostet derzeit zwischen 30 und 40 Euro. Also gibt man doch am besten Q10, das schon lange und recht einfach aus Hefen gewonnen werden kann, in eine Kapsel und nimmt täglich eine davon. Das wird ja auch von den Herstellern propagiert, und zwar mit erheblichem Werbeaufwand. Das Bundesamt für Verbraucherschutz und Lebensmittelsicherheit hat schon mal einen Grenzwert bestimmt: Es dürfen in Deutschland nur Kapseln verkauft werden, die eine »Verzehrmenge von 100 Milligramm Q10 nicht überschreiten«. Und die EFSA hat bis heute keine »Healthclaims« als Nahrungsergänzungsmittel zugelassen.

Schauen wir uns später noch mal an, in welchen Dosierungen Q10 empfohlen werden – auch von ärztlicher Seite. Zunächst möchte ich über die Diskussion berichten, die unter anderem getrieben durch einen erheblichen Werbeaufwand entbrannt ist: Ob denn nicht das neue, patentierte *Ubiquinol* viel besser sei als das alte, patentfreie *Ubiquinon*. Grundsätzlich hat das Q10 wie alle fettlöslichen Nahrungsergänzungsmittel und sekundären Pflanzenstoffe eine sehr schlechte Bioverfügbarkeit. In manchen Studien ist von *einem* lächerlichen Prozent die Rede. In fettreicher Nahrung scheint es durchaus besser aufgenommen zu werden, also in Form von Ölsardinen zum Beispiel. Wenn man aber auf einen messbar höheren Q10-Spiegel kommen möchte, müsste man – nach Schätzung eines Ernährungsmediziners – rund zwei Kilogramm davon essen, um auf 100 Milligramm Q10 zu kommen. Gruselige Vorstellung. Wie kriege ich also ein fettlösliches Molekül in einigermaßen wirksamen Mengen per Kapsel als Nahrungsergänzungsmittel durch den Darm ins Blut? Am besten in Begleitung. Und so gibt es als

Erstes den Hinweis: »Nehmen Sie Q10 immer zum Essen ein« – das hoffentlich hilfreiche Transportfette enthält. Manche Hersteller fügen den »Scharfstoff« des Pfeffers hinzu, das *Piperin*. Sie haben es schon als helfenden Begleiter des *Curcumins* kennengelernt. Genauso wie ein anderes, neues und offenbar wirksameres Verfahren, nämlich die *Micellierung* (Schleuserpartikel in Nanogröße umgeben das Q10-Molekül) oder aber die Verkapselung mit *Cyclodextrinen* (molekulare »Zuckertüten« aus der Lebensmittelindustrie, die fettlösliche Moleküle einschließen).

Der Hit soll allerdings das *Ubiquinol* sein. Es ist – weil es das »Besetzt«-Molekül im Kreislauf der Elektronentransporter Ubiquinon und Ubiquinol darstellt – durch Luftsauerstoff sehr leicht oxidierbar und damit enorm instabil, ähnlich wie das »Besetzt«-Molekül NADH. Eine japanische Firma hat nun ein Verfahren entwickelt, das das Ubiquinol stabilisiert, natürlich patengeschützt und damit teuer. Nun streitet sich die Wissenschaft darüber, ob Ubiquinol – das wohl tatsächlich besser bioverfügbar sein soll, weil nicht ganz so fettliebend – wirklich effizienter in den Mitochondrien landet als das Ubiquinon.

Auf alle Fälle wird das Ubiquinol in den Mitochondrien eh ständig in Ubiquinon umgewandelt – und umgekehrt. Jede Menge Studien verweisen darauf, dass Ubiquinol schnell in hohen Mengen im Blut nachweisbar sei. Hinzu würden positive Effekte auf die Nierenfunktion und die Parkinsontherapie kommen, es wirke außerdem als Entzündungshemmer, steigere die Fitness etc. Allerdings gibt es auch einige Studien, die wenig davon bestätigen. Eines aber ist unstrittig: Bei Herzinsuffizienz, also Herzschwäche, kann Q10 nachweislich die Heilung unterstützen. In manchen Ländern ist es offiziell für die Therapie zugelassen. Doch was ist nun mit Q10 beziehungsweise Ubiquinol als Nahrungsergänzungsmittel, das gesunde Langlebigkeit fördert? Hier kommen unsere beiden Experten MARTIN SMOLLICH und MICHAEL RISTOW zu Wort:

» MARTIN SMOLLICH

»Nach Herzinfarkt oder bei Herzinsuffizienz würden wir auch Q10 empfehlen. Aber das ist ja eine medizinische Indikation. Bei Menschen, die keine Krankheit haben, außer alt zu sein, da nimmt der Q10-Status ab – allerdings bedeutet das noch lange nicht, dass es ihnen besser geht, wenn sie Q10 nehmen. Selbst wenn sie es wunderbar bioverfügbar ins Blut bekämen, heißt das nicht, dass sie dadurch einen Vorteil im Alterungsprozess erfahren. Denn der hängt ja von vielen Substanzen ab. Es kann gut sein, dass Q10 gar nicht der limitierende Faktor für eine funktionierende Atmungskette beispielsweise ist, also für das optimale Funktionieren der Energieversorgung. Wenn Sie dazu jedoch noch NMN zum Beispiel geben (Anmerkung: um das NAD zu erhöhen), dann hätten Sie schon mal eine größere Chance.«

» MICHAEL RISTOW

»Das Problem mit Ubiquinon und Ubiquinol ist die geringe Bioverfügbarkeit von beiden. Das Ubiquinol ist zwar etwas besser bioverfügbar, aber das ändert nichts daran, dass wirklich nur ein Bruchteil davon im Blut auftaucht. Das heißt jedoch nicht, dass es unwirksam ist. Dasselbe gilt auch für viele Polyphenole, von denen ebenfalls nur ein ganz kleiner Anteil ins Blut gelangt und der Rest im Darm bleibt. Das könnte den Vorteil haben, dass weniger Darmkrebs entwickelt wird. Ich finde die Idee, Ubiquinon oder Ubiquinol zu nehmen jenseits der 50, nicht falsch. Richtig gute Studien dazu gibt es allerdings nicht. Ob Ubiquinol besser ist als Ubiquinon? Wenn man bei Raumtemperatur im Döschen Ubiquinol herumstehen hat, dann ist es nach einiger Zeit zur Hälfte wieder Ubiquinon, weil es oxidiert wird. (Anmerkung: Q10, also Ubiquinon, ist gelb – Ubiquinol hingegen weiß. Falls Ubiquinol-Kapseln einen gelben Inhalt haben, dann ist der Inhalt wieder zu Ubiquinon oxidiert). Aber in dieser Substanzfamilie ist das Ubiquinol durchaus eine vernünftige Idee. Sinnvoll scheint die Einnah-

me besonders bei Menschen zu sein, die einen Cholesterinsenker aus der Statin-Familie einnehmen: Statine hemmen nämlich nicht nur die Bildung von Cholesterin, sondern unbeabsichtigt auch die Bildung von Ubiquinon.«
Hm. Angesichts dieser Gemengelage bin ich zu dem Schluss gekommen: Q10 macht durchaus Sinn – vielleicht schon jenseits der 40. Wer mag, lässt den Serumspiegel messen, aber auch ohne das würde ich eher zu Q10-Präparaten der neuen Generation greifen: micelliert oder mit Cyclodextrin verkapselt. Da hat man auf jeden Fall die bessere Bioverfügbarkeit.

PQQ – DIE TURBOVERSION DES Q10?

Nehmen wir zum Schluss ein Nahrungsergänzungsmittel unter die Lupe, das unsere Experten mit Glacéhandschuhen anfassen, weil es nur wenige Studien am Menschen gibt. Es ist aber bereits auf dem Markt – und das, was es zu berichten gibt, klingt spannend. Das könnte was werden …
Sein Name ist ein Paradebeispiel dafür, wie schön organische Chemie klingen kann: *Pyrrolochinolinchinon*. Das lassen Sie sich doch bestimmt auf der Zunge zergehen. Es ist ein naher Verwandter des Coenzyms Q10 und doch ganz anders. Wie es Verwandte eben so an sich haben. Aber zuerst einmal zu den Gemeinsamkeiten. Eine wesentliche besteht darin, dass beides Coenzyme mit Redoxfunktion sind. Das heißt, PQQ liegt sowohl in »Frei«-Form vor und kann Elektronen aufnehmen als auch in der »Besetzt«-Form und kann Elektronen wieder abgeben. Zudem kommt es in sämtlichen Lebewesen vor. Nun zum wesentlichen Unterschied: Wir finden es im gesamten Tier- und Pflanzenreich nur in sehr geringen Mengen in den Zellen. Außerdem ist PQQ wasserlöslich und damit wesentlich besser bioverfügbar als Q10. Wir können es auch nicht selbst herstellen. Damit müsste es den Vitaminen zugeordnet werden, und zwar den wasserlöslichen der B-Gruppe. Das ist

aber bisher hochoffiziell noch nicht geschehen. PQQ nehmen wir mit der Nahrung auf, und hier – wer hätte das gedacht – vor allem mit pflanzlicher: Besonders viel finden wir in grüner Paprika, Petersilie, Kiwi, Tofu und grünem Tee. In geringeren Mengen ist es in allen Pflanzen und Tieren präsent. Gebildet wird es vor allem in Bodenbakterien, deren Substrate in Pflanzen gelangen.

Weshalb ist PQQ nun so spannend? Es ist als Elektronentransporteur offenbar extrem effizient und wesentlich langlebiger als Q10 zum Beispiel. Es wirkt daher als starkes Antioxidans. Und es scheint die Neubildung von Mitochondrien anzuregen, die Leber- und Muskelfunktion sowie das Immunsystem zu unterstützen – und die kognitiven Leistungen zu fördern. Als wäre das nicht genug, fördere es auch das Wachstum von Neugeborenen, weil es in nennenswerten Mengen in der Muttermilch vorhanden sein soll. Wohlgemerkt: Ich habe wieder im Konjunktiv formuliert, da es große Studien am Menschen noch nicht gibt, durchaus aber recht viele zu Einzelaspekten an Maus und Mensch.

Wie sind nun die PQQ-Nahrungsergänzungsmittel dosiert, die wir schon länger kaufen können? Mit der Nahrung nehmen wir schätzungsweise 0,1 bis 1 Milligramm PQQ pro Tag auf. Die meisten frei erhältlichen Präparate enthalten aber 20 Milligramm – das 20-Fache! Diese Dosis wird auch in den meisten Studien am Menschen verwendet. Die EFSA hat das *neuartige Lebensmittel* PQQ bis exakt zu einem Höchstverbrauch von 20 Milligramm täglich als »sicher« deklariert, wenn es aus einem bestimmten Bakterium gewonnen und als *Dinatriumsalz* verkauft wird. Dennoch bleibt die Frage: Falls PQQ in den Zellen sämtlicher Lebewesen offenbar während der gesamten Evolution vorhanden war und ist, wieso dann in so geringen Mengen? PQQ scheint im Zellstoffwechsel sehr potent zu sein. Könnte es denn, wenn man es in sehr viel höheren Dosen nimmt – wie derzeit in den Kapseln verfügbar –, auf Dauer nicht doch Unerwünschtes bewirken? Unser Experte MARTIN SMOLLICH zum

Thema PQQ: »Ohne umfangreiche menschliche Studien würde ich es nicht empfehlen. Sie wollen Ihr Buch ja für Menschen schreiben und nicht für Mäuse.«
Ich möchte allerdings die jüngste Veröffentlichung (Juli 2020) des Teams von JUDITH P. KLINMAN, Professorin an der Graduate School der University of California Berkley – das die Struktur und Funktion aller fünf Bakterienproteine zur Herstellung von PQQ erforscht – nicht unterschlagen. »Ich bin immer an PQQ interessiert, weil es ein sogenannter Cofaktor für die Lebensfähigkeit von Zellen ist, der bestimmten prokaryotischen Zellen (Anmerkung: unter anderem Bakterien) den Vorteil bietet, ihre Lebensfähigkeit zu steigern, indem sie einen alternativen Weg zur Energieerzeugung haben. Wir stellen fest, dass die PQQ-Biosynthese bei vielen (…) Krankheitserregern auftritt.« Deshalb arbeitet sie daran, Medikamente zu entwickeln, die diese PQQ-Synthese bei für uns Menschen infektiösen Bakterien hemmt, um sie für die Behandlung von bakteriellen Erkrankungen den Antibiotika hinzufügen zu können. Damit wären sie stärker wirksam. Es gibt aber auch Hinweise, dass PQQ die gesunde Langlebigkeit beim Menschen fördern könnte. Denn in der Veröffentlichung heißt es: »Studien haben gezeigt, dass Langlebigkeitsvitamine wie PQQ das Krankheitsrisiko während des Alterns senken können, möglicherweise durch Stimulierung wichtiger zellulärer Aktivitäten.«
So, das war ein ziemlich gehaltvolles Kapitel. Falls Sie sich auf die Informationsflut einlassen konnten, haben Sie sicher einiges an Langlebigkeitserkenntnissen gewinnen können: die Top Five von MICHAEL RISTOW wie den Wirkstoff des grünen Tees, das Glucosamin, Selen, Lithium und Niacin; die geheimnisvoll-potente Familie der NAD-Booster, die Story des Coenzyms Q10 und seiner Verwandten. Da ist ein Schatz an Langlebigkeitsfaktoren zu heben, für deren richtige Verwendung – ich wiederhole mich – nur zwei verantwortlich sein sollten: Sie und der Arzt Ihres Vertrauens!

PERSPEKTIVE DR. DUSCHER

In der Top-Five-Liste von MICHAEL RISTOW steckt geballte Power für unsere Zellkompetenz Energieerzeugung! Dieser Liste ist nur noch wenig hinzuzufügen. Wichtig: Alle präsentierten Stoffe sind als Nahrungsergänzungsmittel rezeptfrei erhältlich. Bewusst haben wir deshalb den momentan wohl größten Hoffnungsträger der Anti-Aging-Medikamente ausgespart, obwohl es über einen Boost der Zellkompetenz Energieerzeugung wirkt: das Metformin. Es wird vermutet, dass Metformin – welches verschreibungspflichtig ist – seine positive Wirkung auf die Langlebigkeit hauptsächlich über eine Aktivierung der AMPK (ein Schlüsselenzym der Langlebigkeit, das auch beim Fasten aktiviert wird) in unseren Zellen erreicht. Eine pflanzliche Alternative, die ich hier noch vorstellen möchte, ist das Berberin. Der sekundäre Pflanzenstoff, der zum Beispiel in der Berberitze vorkommt, ist kostengünstig und rezeptfrei erhältlich. Berberin ist ein starker AMPK-Aktivator und es gibt Hinweise darauf, dass es bei der Regulierung des Insulinspiegels, des Cholesterins und des Blutdrucks unterstützen könnte. Zu Fragen der Verträglichkeit bei medizinischer Anwendung gibt es nur vorläufige Einschätzungen, weshalb es während der Schwangerschaft und Stillzeit nicht eingenommen werden darf.

Nicht unerwähnt bleiben sollte auch die Aminosäure *Glycin*. Zahlreiche Studien belegen, wie wichtig die kleinste Aminosäure für unseren Muskelaufbau ist – hauptsächlich wegen ihrer Beteiligung am Kreatinstoffwechsel. Zudem ist Glycin eine zentrale Aminosäure in der Bindegewebsbildung und besitzt viele weitere positive Funktionen bei der Zellerneuerung sowie der DNA-Reparatur. Für den Kontext dieses Buches aber am wichtigsten: Nur einer Handvoll Stoffe wurde bisher eine lebensverlängernde Wirkung durch das National Institute on Aging (NIA) der US-Regierung attestiert. Glycin ist einer davon.

Im Rahmen des *Interventions Testing Program (ITP)* der NIA werden in multi-institutionellen Studien Behandlungen untersucht, die die Lebensdauer verlängern und Krankheiten sowie Funktionsstörungen verzögern können. Zwar liefen diese Studien mit Mäusen und nicht mit menschlichen Probanden, insgesamt aber trotzdem ein respektables Ergebnis für diesen sehr gut verträglichen Stoff, den es frei verkäuflich auf dem Markt gibt.

WAS FEHLT NOCH? KRITISCHE NÄHRSTOFFE FÜR EINE GESUNDE LANGLEBIGKEIT

»Wenn du erkennst, dass es dir an nichts fehlt, gehört dir die ganze Welt.«

LAOTSE

Jeder, der sich mit gesunder Lebensführung und Langlebigkeit auseinandersetzt, hat sie auf dem Radar und vielleicht auch im Vorrat seiner Nahrungsergänzungsmittel: So einiges an Vitaminen, Mineralstoffen und Fettsäuren, die sinnvoll und gut sein könnten. Wir sprechen jetzt also über *Mikronährstoffe,* die wir nur in Kleinstmengen benötigen – im Gegensatz zu den *Makronährstoffen* wie Kohlenhydrate, Eiweiße, Fette. Viele Mikronährstoffe nehmen wir sowieso mit unserer Nahrung auf. Im Alter, wenn sich der Stoffwechsel verändert, manche auch weniger essen, können dann Mangelerscheinungen auftreten. Andere hingegen wollen diesen vorbeugen und überfrachten sich mit Vitaminen und Mineralstoffen. Mit der Coronapandemie ist der enorm lukrative Markt noch weiter gewachsen. Würde ich nun einen fundierten Überblick über das gesamte Spektrum, Pro und Kontra, Dosierung – und das möglichst altersspezifisch – geben wollen, könnte ich gleich das nächste Buch beginnen. Deshalb möchte ich mich hier ausschließlich auf die *kritischen Nährstoffe* konzentrieren, die tatsächlich Mangelsituationen bewirken könnten, wenn sie denn zu wenig im Körper vorhanden sind. Aus diesem Grund ist das Kapitel auch ähnlich eines Beipackzettels aufgebaut – Sie finden hier zu den Mikronährstoffen deren wichtigsten Aufgaben, aber auch die Nebenwirkungen bei einer Überdosierung oder einem Mangel etc. Sortieren wir also gleich mal aus: Die »kritischen« Nährstoffe ins Töpfchen, die »unkritischen« ins Kröpfchen.

VITAMINE – DAS ZUWENIG UND DAS ZUVIEL!

Vitamine sind lebensnotwenig. Schließlich steckt das lateinische Wort »vita« – was so viel bedeutet wie »Leben« – in ihrem Namen. Ohne sie könnten viele Stoffwechselfunktionen nicht laufen. Im Gegensatz zu uns stellen Pflanzen sämtliche Vitamine selbst her, die sie benötigen. Wir schaffen das nur mit Vitamin D – und das auch nur im Sommer. Also ein weiteres Argument dafür, viel, viel Gemüse und ein bisschen Obst zu essen!

Vitamine lieben das Fett – und wo fett ist, bleiben sie

Dass ein »Zuwenig« sehr ungut sein könnte, liegt auf der Hand. Die Sache mit dem »Zuviel« betrifft vor allem die fettlöslichen Vitamine, aber nicht alle. Hier sind die davon betroffenen:

- Vitamin A
- Vitamin D
- Vitamin E
- Vitamin K

Weshalb kann es bei diesen Vitaminen nun zu einem »Zuviel« kommen? Auf Seite 226 hatte ich das schon kurz angesprochen: Fettlösliche Vitamine werden nicht einfach wieder ausgeschieden, wenn man zu viel davon genommen hat, nein, sie werden im

Fett- und Muskelgewebe gespeichert. Wer also regelmäßig hoch dosierte Nahrungsergänzungsmittel mit fettlöslichen Vitaminen einnimmt, kann irgendwann an einer *Hypervitaminose* erkranken. Allein im ersten Halbjahr 2020 stieg der Umsatz mit Vitamin-A- und Vitamin-D-Präparaten in Deutschland um 35 Prozent. Klar, die Menschen wollten ihrem Immunsystem in Zeiten von Corona etwas Gutes tun. Gegen eine kurzfristige »Kur« in Zeiten der viralen Bedrohung ist auch nichts zu sagen. Wer allerdings dauerhaft Multivitaminpräparate *und* zusätzlich Einzelvitamine der fettlöslichen Gruppe zu sich nimmt, muss vorsichtig sein: Das kann – ohne es zu merken – langfristig zu Vergiftungserscheinungen führen. Analysen von Multivitaminpräparaten haben nämlich nicht selten ergeben, dass sie höher dosiert sind, als auf der Verpackung angegeben. Dazu kommt, dass viele zu Lebensmitteln greifen, die mit Vitaminen zusätzlich angereichert sind. Allein durch eine stark pflanzenbasierte Ernährung entsteht *keine* Hypervitaminose. Und auch das gilt es zu bedenken: Menschen, die sich sehr fettarm ernähren, können fettlösliche Vitamine deutlich schlechter resorbieren. Außerdem kann der antioxidative Effekt von fettlöslichen Vitaminen ein gewisses Risiko darstellen, sogar lebensverkürzend wirken, wie ich bereits beschrieben habe. Deshalb hier ein Überblick darüber, wo das »Zuwenig« *und* das »Zuviel« der einzelnen fettlöslichen Vitamine beginnt.

VITAMIN A/RETINOL

WAS IST ES, WO FINDEN WIR ES? Es kommt nur in *tierischen Produkten* vor, besonders in Leber. Pflanzen enthalten rund 600 Varianten des *Betacarotins*, der *Vorstufe des Vitamins A* – deshalb wird es auch Provitamin A genannt.

WELCHE AUFGABE HAT ES? Vitamin A ist elementar wichtig, um sämtliche Nervenzellen gesund zu erhalten, rote Blutkörperchen zu bilden sowie für den Eiweiß- und Leberstoffwechsel, für

ein gesundes Hautgewebe, aber auch für die inneren Organe, für eine gesunde Knochenbildung und das Immunsystem.
WIE VIEL BRAUCHEN WIR? Erwachsene und Ältere sollten ein Milligramm Vitamin A beziehungsweise Retinol pro Tag aufnehmen. Wer die pflanzliche Vorstufe Betacarotin einnimmt, darf zwei bis vier Milligramm täglich haben. Nachdem es fettlöslich ist, macht es Sinn, zu Karotten und Gemüse immer etwas Pflanzenöl hinzuzugeben.
WIE KOMMT ES ZUM MANGEL? Entzündliche Erkrankungen wie beispielsweise Arthritis, Diabetes, aber auch Gallenprobleme können den Vitamin-A-Spiegel senken. Deshalb ist es gerade bei *älteren Menschen* durchaus möglich, dass sie in einen Mangel laufen, wenn die Ernährung nicht stimmt (Stichwort: Krankenhaus- oder Heimkost). Oder Resorptionsstörungen aufgrund von Erkrankungen oder Einnahme von bestimmten Medikamenten vorliegen. Da sollte der betreuende Arzt befragt werden! Bei der Durchschnittsbevölkerung ist *Vitamin-A-Mangel* allerdings selten.
WAS PASSIERT BEI ÜBERDOSIERUNG? Eine *Vitamin-A-Überdosierung* kommt durchaus vor, wenn dauerhaft zu viel *Retinol* als Nahrungsergänzungsmittel genommen wurde. Die Vorstufen der pflanzlichen Betacarotinoide können nicht zu einer Überdosierung führen. Vitamin A wird bis zu zwei Jahre in der Leber gespeichert. Eine chronische Überdosierung kann zu Vergiftungserscheinungen wie Leberschäden, Hautproblemen, Kopfschmerzen oder Übelkeit führen. Extreme Überdosierungen können sogar tödlich sein.

VITAMIN D3/CHOLECALCIFEROL

WAS IST ES, WO FINDEN WIR ES? Vielleicht wundern Sie sich manchmal, wenn Sie auf Verpackungen »Vitamin D3« lesen. Das ist die Form des Vitamins D, die wir selber in der Haut bilden, wenn wir in die Sonne gehen. *Vitamin D2* produzieren wiederum

Pflanzen – es ist aber weniger potent und muss höher dosiert werden, falls man es einnehmen möchte. Da D3 oftmals aus tierischen Produkten hergestellt wird, bevorzugen Veganer D2.

WELCHE AUFGABEN HAT ES? Vitamin D steuert den *Kalziumhaushalt* und damit nicht nur die Knochenbildung, sondern könnte auch Krebs, Herz-Kreislauf-Erkrankungen, Diabetes und Autoimmunkrankheiten vorbeugen. Dazu liegen aber noch keine eindeutigen Forschungsergebnisse vor. Ein optimaler Vitamin-D-Spiegel im Blut verstärkt die cholesterinsenkende Wirkung der Statine, also Blutfettsenkern.

WIE VIEL BRAUCHEN WIR? Die Fachverbände sind sich nicht einig. Immerhin empfiehlt der Dachverband Osteologie, täglich zwischen 800 bis 2000 I.E. Vitamin D3 einzunehmen, *besonders im Alter*. Die EFSA hat die »sichere« Höchstmenge auf 4000 I.E. pro Tag festgelegt. Und die deutschen Kunden tun hier auch was: 2018 wurden etwa 5,7 Millionen Packungen Nahrungsergänzungsmittel mit Vitamin D verkauft.

WIE KOMMT ES ZUM MANGEL? Da wir D3 selbst herstellen können, ist es im strengen Sinne kein Vitamin. In unseren Breiten kann allerdings in den *sonnenarmen Monaten* – von Oktober bis März – die Eigenproduktion des Vitamins D3 auf null absinken. Dazu kommt: Sonnenschutzcreme mit einem Lichtschutzfaktor über 15 kann die Vitamin-D3-Synthese um bis zu 95 Prozent verringern. *Ältere Menschen* produzieren grundsätzlich weniger Vitamin D, weil die Haut dünner wird und somit die »Produktionsorte« schwinden. Außerdem läuft die Produktion selbst ineffizienter ab. Geschätzter Produktionsausfall im Alter: bis zu 75 Prozent. Über die *Nahrung* können wir nur wenig Vitamin D aufnehmen, hier geschieht das vor allem über fetten Fisch. So sind die Daten zur *Mangelversorgung* hierzulande dann doch beunruhigend. Laut *Nationaler Verzehrsstudie II (NVSII)* erreichen 82 Prozent der Männer und 91 Prozent der Frauen nicht die empfohlene Vita-

min-D-Zufuhr. Vegetarier und Veganer haben vor allem in den Wintermonaten noch schlechtere Werte.
WAS PASSIERT BEI ÜBERDOSIERUNG? Es addiert sich im Fettgewebe, weshalb es regelrecht zu Vergiftungen kommen kann: also zu Nierenschäden, Osteoporose und einigem mehr. Das allerdings ist nur bei einer dauerhaft extremen Überdosierung zu befürchten. Grundsätzlich empfehlen Ernährungswissenschaftler: Pause machen! Wer sich in den Sommermonaten viel im Freien aufhält, benötigt kein Vitamin D3 in Tablettenform oder als Tropfen. *Ältere Menschen* können die tägliche Dosis möglicherweise etwas reduzieren, aber für sie dürfte eine ganzjährliche Supplementierung sinnvoll sein.

VITAMIN E – TOCOPHEROL

WAS IST ES, WO FINDEN WIR ES? Für dieses Vitamin – genauer gesagt, werden *acht Vitamine* unter »E« zusammengefasst – gilt: Eine Mangelversorgung gibt es bei uns so gut wie gar nicht, deshalb kann man sich ohne Nahrungsergänzung angemessen versorgt wissen. Vorausgesetzt, man ernährt sich einigermaßen vernünftig – zum Beispiel mit *Pflanzenölen*. Denn darüber nehmen wir es vor allem auf, besonders über die aus Pflanzenkeimen und Nüssen, aber auch durch Raps-, Distel- oder Olivenöl. Vitamin E ist nicht hitzeempfindlich, bleibt also beim Braten weitgehend stabil – falls die genannten Öle verwendet werden. Auch grünes Blattgemüse, Schwarzwurzel, Fenchel und Brombeeren enthalten ordentlich Vitamin E.
WELCHE AUFGABEN HAT ES? Vitamin E wirkt *stark antioxidativ*, leicht cholesterinsenkend und schützend für Muskelzellen. Außerdem wird ihm eine Schutzwirkung vor Diabetes, Thrombosen, Arteriosklerose, chronischen Entzündungen und neurodegenerativen Erkrankungen zugeschrieben. Gespeichert wird es vor allem im Fettgewebe, in der Leber und anderen Organen –

und das recht lange: nämlich sechs bis zwölf Monate. So kann eine angemessene Versorgung gut gewährleistet werden.

WIE VIEL BRAUCHEN WIR? Die Europäische Behörde für Lebensmittelsicherheit setzt 300 Milligramm/rund 450 I.E. Vitamin E als Höchstaufnahmemenge fest. Das ist, wie gesagt, die Menge, die ein gesunder Erwachsener ohne gesundheitliche Risiken lebenslang täglich einnehmen kann. In jüngeren Studien zeigten sich für eine gesunde Langlebigkeit allerdings Risiken ab einer täglichen Zufuhr von 400 I. E., weil die antioxidative Wirkung des Vitamins E so stark ist.

WIE KOMMT ES ZUM MANGEL? Mit der industriellen Lebensmittelproduktion wird oft Vitamin E *eliminiert*. Weizenmehl zum Beispiel enthält kaum noch etwas davon. Es sieht also so aus, als ob Vitamin E als Nahrungsergänzung bei einigermaßen ausgewogener Ernährung keinen Sinn macht – oder sogar kontraproduktiv wirken könnte. Fast-Food-Fans könnten allerdings profitieren. Übrigens: Als *Antioxidationsmittel für Lebensmittel* ist es in der EU unter »E 306« zugelassen, auch für Biolebensmittel.

WAS PASSIERT BEI ÜBERDOSIERUNG? Wer es regelmäßig in größeren Mengen einnimmt, geht ein gewisses Risiko ein. Die akuten Begleiterscheinungen können Übelkeit, Kopfschmerzen, erhöhte Blutungsneigung sein – und der starke antioxidative Effekt kann bei dauerhafter Überdosierung durch NEM laut jüngerer Studien zu einer *kürzeren Lebensdauer* führen!

VITAMIN K – VON »K« WIE KOAGULATION

WAS IST ES, WO FINDEN WIR ES? Diese Stoffklasse hat rund *hundert »K«-Verwandte*, von denen nur zwei für uns Menschen relevant sind: *Vitamin K1* und *K2*. Die Entdeckung dieser Vitamingruppe war 1943 immerhin einen Nobelpreis wert. *K1* produzieren Pflanzen während der Fotosynthese, deshalb ist es in pflanzlicher Nahrung in unterschiedlicher Menge vorhanden (in grünem

Gemüse wie Brokkoli oder Grünkohl in höheren Mengen) und kann auch recht gut resorbiert werden. *K2* setzen manche unserer Darmbakterien frei, ein kleiner Teil davon wird dann offenbar auch über den Darm aufgenommen.

WELCHE AUFGABEN HAT ES? Elementar wichtig sind die K-Vitamine für die *Regulierung der Blutgerinnung* sowie für die Vermeidung innerer Blutungen. Aber auch für die *Knochenstabilität* könnte es eine Rolle spielen. Die EFSA erlaubt folgende Claims: »Vitamin K trägt zu einer normalen Blutgerinnung bei« und »Vitamin K trägt zu Erhaltung normaler Knochen bei«. Bei Frauen nach der Menopause wurde in einigen Studien deutlich, dass Vitamin K in Kombination mit Vitamin D die Neigung zu Knochenbrüchen durch Osteoporose senken konnte. Bei uns in Deutschland empfehlen die Fachgesellschaften Vitamin K noch nicht für die Osteoporosebehandlung. In Japan allerdings ist es einer der am meisten verordneten Wirkstoffe. Vitamin K scheint laut einiger Studien der Gefäßverkalkung Arteriosklerose entgegenzuwirken.

WIE VIEL BRAUCHEN WIR? Die Deutsche Gesellschaft für Ernährung (DGE) empfiehlt eine tägliche Dosierung von ungefähr *65 Mikrogramm bei Frauen* und *80 Mikrogramm bei Männern.* Da die DGE davon ausgeht, dass Vitamin K2 hauptsächlich von der Darmflora selbst hergestellt wird, erachtet sie eine zusätzliche Zufuhr über die Nahrung für nicht notwendig. Zumal die Wirkung des Vitamins K und insbesondere des Vitamins K2 hinsichtlich des Einflusses auf die Knochengesundheit noch nicht wissenschaftlich endgültig abgesichert ist. Vorsicht: Wer wegen Thrombosegefahr gerinnungshemmende Medikamente wie Marcumar einnimmt, darf auf keinen Fall Vitamin K zu sich nehmen, denn das arbeitet gegen solche Medikamente.

WIE KOMMT ES ZUM MANGEL? Vitamin K kann ein paar Wochen lang im Körper gespeichert werden, sodass Phasen, in denen kaum grünes Gemüse gegessen wird, überbrückt werden

können. Schon Mengen von 30 bis 100 Gramm Spinat, Grünkohl und ähnlichem Gemüse reichen aus, um den Tagesbedarf zu decken – wenn das Gemüse nicht zu lange gelagert wurde, denn Vitamin K ist sauerstoffempfindlich. Ein Vitamin-K-Mangel tritt offenbar nur selten auf.
WAS PASSIERT BEI ÜBERDOSIERUNG? Vergiftungen durch Hypervitaminose, also durch eine Überdosierung in Tablettenform, kommen nicht vor.

Also: Fettlösliche Vitamine als Nahrungsergänzungsmittel für eine gesunde Langlebigkeit einzunehmen, macht in Sachen *Vitamin D* durchaus Sinn, besonders im Alter. Wer auf industriell produzierte, hochverdichtete Lebensmittel nicht verzichten kann oder will, ist hin und wieder mit einer *Vitamin-E-Kur* gut beraten. Und das *Vitamin A* im Alter durchaus einmal im Blut testen zu lassen, ist keinesfalls verkehrt. Bei Frauen nach der Menopause könnte die Kombination von *Vitamin D* und *K* ebenfalls Sinn machen.
Da im Alter der oxidative Stress stark ansteigen kann – wie wir ja mehrfach gehört haben –, liegt es nahe, dann doch Antioxidantien zu nehmen. Leider wollte mir das aber keiner der Experten bestätigen, zumindest zeigten sie alle Zurückhaltung, was die fettlöslichen Vitamine betrifft. Offenbar gibt es noch keine aussägekräftigen Studien dazu. Meine persönliche Schlussfolgerung: Vielleicht zu Antioxidantien greifen, die wasserlöslich sind und sich nicht im Gewebe anreichern. Dazu gehören zum Beispiel Vitamin C und die NAD-Booster!

Vitamine der B-Gruppe und das gute alte Vitamin C – alle lieben Wasser

Während der Coronapandemie haben diese Vitamine nochmals an Beliebtheit gewonnen: Im ersten Halbjahr 2020 stieg der Umsatz allein von Vitamin-C-Präparaten um 94 Prozent. Vitamin-B-

Präparate verkauften sich für knapp 90 Millionen Euro. Die wasserlöslichen Vitamine werden bis auf eine Ausnahme, nämlich *Vitamin B12*, bei einem »Zuviel« gut über die Niere mit dem Urin wieder ausgeschieden.
Ich gehe im Folgenden nur auf die B-Vitamine genauer ein, die als »kritisch« angesehen werden, weil Mangelsituationen entstehen können. Vor allem gilt es natürlich, zu klären: Welche Vitamine unterstützen uns in der Altersprävention? Hier lesen Sie jetzt also alles über die Vitamingruppe, die es im Dutzend gibt – oder sind es etwa doch weniger?
Die schiefe Logik, dass es zwar die Vitamine B1 und B12 gibt, aber nur *acht* B-Vitamine, hängt schlicht und einfach mit der Geschichte ihrer Entdeckung zusammen. Die Gruppe der B-Vitamine besteht aus chemisch sehr verschiedenen Substanzen, die zweierlei gemeinsam haben: Der menschliche Körper kann sie nicht selbst herstellen und sie sind *Vorläufer von Coenzymen*, besitzen also alle Schlüsselfunktionen im Stoffwechsel. Da es bei manchen Verbindungen zunächst so aussah, als würden sie beide Voraussetzungen erfüllen, wurden sie in diese Klasse aufgenommen und entsprechend durchnummeriert. Später flogen die Vitamine B4, B8, B10 und B11 allerdings wieder raus – und diese nun folgenden acht B-Vitamine blieben übrig:

» B1: Thiamin
  Wichtig für die Funktion des Nervensystems und den Energiestoffwechsel.
» B2: Riboflavin
  Übernimmt eine wesentliche Rolle in der Atmungskette, bei der Bereitstellung des NAD.
» B3: Niacin
  Hat eine bedeutende Funktion bei der NAD-Bereitstellung – das haben wir ab Seite 276 ja schon ausgiebig behandelt und genau unter die Lupe genommen.

- B5: Pantothensäure
  Gewichtig für die Energiebereitstellung, den Auf- und Abbau von Fetten und Kohlenhydraten sowie für den Cholesterinstoffwechsel.
- B6: Pyridoxin
  Entscheidend beim Aufbau der Aminosäuren und beim Glykogenabbau, außerdem für das Immunsystem.
- B7: Biotin
  Spielt eine große Rolle beim Stoffwechsel der Proteine, Kohlenhydrate und Fette sowie bei der epigenetische Steuerfunktion von rund 2000 Proteinen.
- B9: Folat
  Wichtig für den DNA-Aufbau und die Zellteilung.
- B12: Cobalamin
  Von großer Bedeutung für die Zellteilung, Blutbildung, Funktion des Nervensystems.

Die meisten Vitamine der B-Gruppe nehmen wir mit der Nahrung in ausreichender Menge auf – zumindest bei einigermaßen ausgewogener Mischkost. Bei bestimmten Erkrankungen, auch bei Rauchern und Alkoholikern, findet man durchaus Mangelerscheinungen mit recht klar definierten Symptomen vor. Leider gehört das Altern als Risikofaktor im Hinblick auf eine ausreichende Versorgung dazu. Fünf Vitamine der B-Gruppe möchte ich daher herausgreifen und etwas sensibler darauf schauen, ob wir nicht zu wenig von ihnen konsumieren: Es sind die Vitamine B1, B2, B6, B9 und B12.

VITAMIN B1: THIAMIN – FÜR NERVEN UND ENERGIE

WAS IST ES, WELCHE AUFGABEN HAT ES? Vitamin B1 spielt beim Glukoseabbau und damit bei der *Energiebereitstellung* eine große Rolle, auch für die Nerven- und Herzfunktion ist es wichtig.

WO FINDEN WIR ES? Wer ausreichend Gemüse, Vollkornbrot und Naturreis isst, kann keinen Mangel entwickeln, weil Vitamin B1 *vor allem im Keim und in den Randschichten des Korns* enthalten ist.
WIE VIEL BRAUCHEN WIR? Die täglich empfohlene Vitamin-B1-Zufuhr beträgt laut DGE für Männer 1,2 Milligramm und für Frauen 1,0 Milligramm.
WIE KOMMT ES ZUM MANGEL? Der Keim und die Randschichten des Korns werden bei der Produktion von Weißmehl entfernt. Wer sich also ausschließlich von Weißmehlprodukten und poliertem Reis ernährt, könnte in die Unterversorgung laufen. Immerhin ist das laut NVSII bei 21 Prozent der Männer und 32 Prozent der Frauen in Deutschland der Fall. In 71 Ländern wird Vitamin B1 deshalb dem Weißmehl zugesetzt, nicht aber in Deutschland, Österreich und der Schweiz. Menschen mit chronischen Krankheiten haben möglicherweise einen erhöhten Vitamin-B1-Bedarf. Alzheimer-Patienten zeigen häufig einen *Thiaminmangel* und können wahrscheinlich deshalb Glukose im Gehirn schlechter verwerten. Vitamin B1 wirkt offenbar gemeinsam mit B6 positiv auf die kognitive Funktion im Alter. Weil Thiamin wasserlöslich ist, geht es ins Kochwasser über. Gemüsekochwasser also am besten weiterverwenden oder aber schonend dämpfen.
WAS PASSIERT BEI ÜBERDOSIERUNG? Aufgrund der Wasserlöslichkeit kann es glücklicherweise nicht überdosiert werden.

VITAMIN B2: RIBOFLAVIN – NOCH EIN »NERVEN- UND ENERGIEVITAMIN«

WAS IST ES, WELCHE AUFGABEN HAT ES? Vitamin B2 wird im Körper zu einem wichtigen *Coenzym* – nicht nur für die Atmungskette – umgewandelt, es dient also der Energiegewinnung, hat antioxidative Eigenschaften, fördert den Erhalt der Nervenumhüllung und ist in Leber-, Nieren- und Herzmuskelzellen besonders stark vertreten.

Laut EFSA dürfen für NEM folgende Claims verwendet werden: »Es trägt dazu bei, die Zellen vor oxidativem Stress zu schützen, es trägt zu einem normalen Energiestoffwechsel, zur Verringerung von Müdigkeit und Ermüdung, zu einer normalen Funktion des Nervensystems bei, zur Erhaltung normaler Sehkraft, zur Erhaltung normaler Haut, zur Erhaltung normaler roter Blutkörperchen, zur Erhaltung normaler Schleimhäute bei.«

WO FINDEN WIR ES? Wichtige Vitamin-B2-Lieferanten sind *Milchprodukte*, aber es sitzt wie das Thiamin auch in den *Randschichten von Getreide*. Teilweise werden Lebensmittel auch gezielt mit dem Vitamin angereichert. So findet sich Riboflavin häufig in Energydrinks, Lightjoghurt und Sportfood (zum Beispiel in Proteinriegeln, Eiweißpulver). Außerdem wird das Vitamin als gelber Lebensmittelfarbstoff E 101 (auch gekennzeichnet als »Laktoflavin« oder »Lactoflavin«) eingesetzt.

WIE VIEL BRAUCHEN WIR? Die täglich empfohlene Vitamin-B2-Zufuhr beträgt laut der DGE für Männer 1,4 Milligramm und für Frauen 1,1 Milligramm. Im Mittel ist die Versorgungslage in Deutschland gut, jedoch erreichen 26,3 Prozent der Frauen und 20,0 Prozent der Männer nicht die empfohlenen Mengen an Vitamin B2 (NVSII).

WIE KOMMT ES ZUM MANGEL? Menschen über 65 – besonders solche mit Alterskrankheiten wie Diabetes – und Personen, die ständig Medikamente einnehmen, wird eine etwas *höhere Menge* an Vitamin B2 empfohlen. *Veganern* mangelt es oft an B2, das über Milchprodukte besonders gut verfügbar ist.

WAS PASSIERT BEI ÜBERDOSIERUNG? Die meisten Deutschen nehmen *mehr* Vitamin B2 zu sich, als sie wirklich benötigen. Das ist kein Problem, Überschüssiges wird nämlich ausgeschieden. Ein leichter Riboflavinmangel kommt allerdings häufiger vor und kann rissige Mundwinkel sowie entzündliche Stellen an Zunge und Lippen bewirken.

Die Vitamine B6, B9 und B12 – Feinde des Homocysteins

So unterschiedlich dieses Triumvirat aus B6, B9 (Folsäure) und B12 auch sein mag: Sie scheinen gemeinsam dafür verantwortlich zu sein, wenn – meist bei älteren Jahrgängen – der *Homocysteinspiegel* ansteigt. Und das ist ungünstig. Sehr ungünstig sogar. Denn Homocystein wirkt als *Zellgift*. Es ist eine Aminosäure, die wir *nicht* mit der Nahrung aufnehmen, die aber ständig in unserem Stoffwechsel entsteht und sofort wieder umgebaut wird. Fehlen Vitamin B6, Folsäure und/oder Vitamin B12, dann geschieht dieser Umbau nicht und das Homocystein reichert sich an. Mit negativen Folgen: Es erhöht signifikant die Gefahr von *Herzinfarkt* und *Schlaganfall*, gilt aber auch als Trigger für *Demenz*. Bei älteren Menschen über 65 wurde schließlich zu 12 bis 25 Prozent ein Vitamin-B12-Mangel festgestellt. Eine Ursache scheint zu sein, dass wir mit zunehmendem Alter immer häufiger eine chronische Gastritis, eine Magenschleimhautentzündung entwickeln. Das gilt für schätzungsweise 40 Prozent der Senioren. Oft werden dann Magensäureblocker verschrieben, was dazu führt, dass Vitamin B12 und andere B-Vitamine nicht gut aus den Eiweißen der Nahrung herausgelöst werden können. Deshalb wird durchaus empfohlen, den Homocysteinspiegel zu messen. Ist er erhöht, kann man ihn meist mit B6-, Folsäure- und Vitamin-B12-Gaben in den Griff bekommen. Das ist allerdings ebenfalls umstritten, denn die potenten Drei fördern den DNA-Aufbau sowie die Zellteilung und stehen damit im Verdacht, unentdeckte Tumore weiter wachsen zu lassen. Wie hier der Stand der Forschung aussieht, dazu kommen wir gleich, zunächst die Steckbriefe dieses B-Triumvirats.

VITAMIN B6: PYRIDOXIN - DER STOFFWECHSELJONGLEUR

WAS IST ES? Vitamin B6 besteht wiederum aus *drei Playern,* die ständig hin- und hergewandelt werden können. Sie spielen eine wichtige Rolle beim Aminosäurestoffwechsel.

WELCHE AUFGABEN HAT ES? Sie helfen bei der Herstellung zahlreicher *Botenstoffe des Nervensystems* (Neurotransmitter) wie Serotonin, Dopamin oder dem Allergiebotenstoff Histamin. Auch an der Blutbildung, speziell bei der Herstellung von Hämoglobin sind sie beteiligt. Den Homocysteinwert kann es – wie gesagt – nicht allein senken. Dazu braucht es seine Kollegen, die Folsäure und B12. Die EFSA hat folgende Health Claims zugelassen: »Vitamin B6 trägt zu einem normalen Energiestoffwechsel, zu einer normalen Funktion des Immunsystems, zur Verringerung von Müdigkeit, zu einer normalen Funktion des Nervensystems, zu einem normalen Protein- und Glykogenstoffwechsel, zur Regulierung der Hormontätigkeit, zur Erhaltung normaler roter Blutkörperchen, zu einem normalen Homocysteinstoffwechsel bei.« Das ist eine ganze Menge, oder?
WO FINDEN WIR ES? Es ist vor allem im *Muskelfleisch* von Putenbrust, Rinderfilet, Hühnerfleisch enthalten, in Lachs und Hering sowie in Milchprodukten, Kartoffeln, Avocado und Nüssen.
WIE VIEL BRAUCHEN WIR? Die *empfohlene Tagesmenge* an Vitamin B6 liegt laut DGE für Jugendliche ab 15 Jahren sowie Erwachsene bei 1,4 Milligramm für Frauen und 1,6 Milligramm für Männer.
WIE KOMMT ES ZUM MANGEL? *Ältere Menschen,* die sich einseitig ernähren oder sehr wenig essen, sind oft unterversorgt. Es sieht auch so aus, als würde die meist *verringerte Muskelmasse* bei älteren Menschen nicht mehr ausreichend als Vitaminspeicher zur Verfügung stehen. In Deutschland sind wir im Allgemeinen jedoch gut versorgt. Trotzdem erreichen zwölf Prozent der Männer und 13 Prozent der Frauen die Empfehlungen nicht. Dabei ist der Anteil der 19- bis 24-jährigen Frauen mit 16 Prozent etwas höher (laut NVSII).
WAS PASSIERT BEI ÜBERDOSIERUNG? Vitamin-B6-Produkte für Sportler aus dem Internet liefern manchmal mehr als 3000 Prozent der Zufuhrempfehlungen. Diese sehr hohen Do-

sierungen erkennt man an dem NRV-Wert auf der Verpackung, 3500 Prozent NRV (Nutrient Reference Value) bedeutet: 3500 Prozent der empfohlenen Menge. Das ist sicherlich *nicht* zu empfehlen. Dennoch: Es ist nicht ganz einfach, sich durch eine extreme Überdosierung zu vergiften, da auch B6 wasserlöslich und leicht auszuscheiden ist.

VITAMIN B9: FOLSÄURE – ECHTE MANGELWARE

WAS IST ES? *Folsäure* ist die künstliche, also synthetisch im Labor tonnenweise hergestellte Form des natürlichen *Folats des Gemüses.* Folsäure kann im Körper besser verwertet werden als Nahrungsfolat: Die Bioverfügbarkeit für Folsäure liegt bei 90 Prozent und bei nur 50 Prozent für natürliches Folat.

WELCHE AUFGABEN HAT ES? Folate spielen eine wichtige Rolle beim Aufbau der *Nukleinsäuren unserer DNA*, sind also für die Zellteilung unentbehrlich. Da sich die blutbildenden Zellen im Knochenmark sehr häufig teilen, gilt das auch für die Blutbildung. Die EFSA hat folgende Health Claims zugelassen: »Folat/Folsäure trägt zu einer normalen Funktion des Immunsystems, zur Verringerung von Müdigkeit, zum Wachstum des mütterlichen Gewebes während der Schwangerschaft, zu einer normalen Blutbildung, zu einem normalen Homocysteinstoffwechsel bei und hat eine Funktion bei der Zellteilung.«

WO FINDEN WIR ES? Folate sind vor allem enthalten in Blattgemüse, Hülsenfrüchten und Vollkornprodukten sowie in Leber, Eidotter und Weichkäse. Die Folate aus Lebensmitteln *tierischen Ursprungs* werden vom Körper in der Regel – leider – besser verwertet als jene pflanzlichen Ursprungs.

WIE VIEL BRAUCHEN WIR? Die Empfehlung für die tägliche Aufnahme liegt derzeit bei 300 Mikrogramm Folat. In Deutschland wird diese Zufuhr von einem großen Teil der Erwachsenen allerdings *nicht* erreicht. Dasselbe gilt für Österreich und die Schweiz.

WIE KOMMT ES ZUM MANGEL? Ältere Menschen sind oft schlechter mit Folat versorgt als jüngere. Auch Personen, die sich einseitig ernähren und wenig Gemüse sowie Salat essen, weisen häufig einen Mangel auf. Weil ein Folsäuredefizit in der Schwangerschaft zu Missbildungen des Embryos führen kann, fordern Kinderärzte und Gesundheitspolitiker immer wieder, Folsäure dem »Grundnahrungsmittel« Weißmehl hinzuzufügen. Das war politisch bisher nicht durchsetzbar, weil es Folsäure nicht nur als Nahrungsergänzungsmittel, sondern darüber hinaus als damit angereicherte Müsliriegel, Getränke, Milchprodukte oder als Kochsalz problemlos zu kaufen gibt.
WAS PASSIERT BEI ÜBERDOSIERUNG? Bislang sind *keine Gefährdungen* bekannt, die sich aus einer zu hohen Folsäureaufnahme ergeben würden. Eines allerdings kann riskant sein: Sehr hohe Folsäurespiegel können Symptome eines Vitamin-B12-Mangels überdecken. Dazu gleich mehr.

VITAMIN B12: COBALAMIN – DAS ETWAS ANDERE B-VITAMIN

WAS IST ES? Vitamin B12 stellt eine ganze Gruppe von Vitaminen und ist der einzige Nährstoff, der das *Metall Kobalt* enthält, daher der Name Cobalamin. Für die Entdeckung gab's dann 1964 für die britische Biochemikerin Dorothy Crowfoot Hodgkin ebenfalls einen Nobelpreis.
WELCHE AUFGABEN HAT ES? Vitamin B12 ist wichtig für die DNA-Synthese, für die Zellteilung und damit für die Blutbildung, aber auch für die Funktion des Nervensystems. Da es sich um ein Coenzym handelt, hat es eine wesentliche *Steuerungsfunktion* und arbeitet eng mit dem Vitamin B9 zusammen, der *Folsäure/dem Folat.* Die beiden gemeinsam bewirken, dass *Homocystein* umgebaut wird. Fehlt eines von ihnen, steigt dass Homocystein an und damit die Gefahr von Herz-Kreislauf-Erkrankungen, Thrombosen, Schlaganfällen.

Die EFSA hat folgende Health Claims genehmigt: »Vitamin B12 trägt dazu bei, die Zellen vor oxidativem Stress zu schützen, außerdem zu einem normalen Energiestoffwechsel, zu einer normalen Funktion des Immunsystems, zur Verringerung von Müdigkeit, zu einer normalen Funktion des Nervensystems, zur normalen Kollagenbildung, zu einer normalen Funktion der Knochen, zu einer normalen Knorpelfunktion, zu einer normalen Funktion der Haut, zu einer normalen Funktion der Blutgefäße.« Das ist nicht ohne, oder?

WO FINDEN WIR ES? In der Natur produzieren nur *Bakterien* Vitamin B12. Das ist ungünstig – besonders für Veganer und Vegetarier. Denn diese Bakterien gelangen durch *Fleisch* und *Fisch* in unsere Nahrung. Schweinen und Geflügel wird sogar B12 ins Futter gegeben, Wiederkäuer hingegen benötigen das nicht, sie haben Vitamin-B12-Bakterien im Magen. 1972 gelang die künstliche Produktion von B12: das Cyanocobalamin. Bis heute ist das eines der größten jemals im Labor synthetisierten Moleküle. In Rotalgen aus dem Meer und in der Süßwasseralge Chlorella ist eine Vitamin-B12-Variante enthalten, die wirksam sein könnte. Bei *Spirulina* weiß man heute: Deren Vitamin-B12-Spielart ist es nicht. Das natürliche Vitamin B12 ist jedoch besser bioverfügbar als das synthetische.

WIE VIEL BRAUCHEN WIR? Offiziell empfohlen werden derzeit vier Mikrogramm B12 pro Tag und allerhöchstens 25 Mikrogramm. Bei *älteren Menschen* mit Resorptionsstörungen darf's dann aber doch ein bisschen mehr sein – allerdings ist dafür ein Gespräch mit dem Arzt notwendig. Bei Männern und Frauen liegt in allen Altersgruppen die mittlere Vitamin-B12-Zufuhr über der Empfehlung. Dennoch erreichen acht Prozent der Männer und 26 Prozent der Frauen die empfohlene tägliche Zufuhr von Vitamin B12 nicht. Davon besonders viele junge Frauen: etwa 33 Prozent im Alter von 14 bis 24 Jahren. In der Altersgruppe der

51- bis 64-Jährigen befinden sich nur noch 23 Prozent darunter, während in der ältesten Gruppe der Anteil wieder auf 26 Prozent ansteigt (laut NVSII).

WIE KOMMT ES ZUM MANGEL? So schnell geraten wir nicht in eine Mangelsituation, denn wir verfügen über sehr gute Vitamin-B12-Speicher, vor allem in der Leber. Sie können uns sogar über eineinhalb bis zwei Jahre versorgen – natürlich nur, wenn sie gefüllt sind. Das zeigt, welch enorme Bedeutung das Vitamin in der Evolution innehat: Es muss immer verfügbar sein. In einen Vitamin-B12-Mangel geraten trotzdem einige Menschen, einhergehend damit steigt das *Homocystein* an und bei der DNA-Produktion kommt es zu Problemen. *Veganer* und *Vegetarier* müssen hier gut aufpassen (und am besten einmal pro Jahr den Vitamin-B12-Spiegel messen lassen), *Ältere,* wenn sie chronische Magenschleimhautentzündungen haben, und Menschen, die *Magensäureblocker* nehmen, ebenfalls. Dazu kommen noch all die, die das Diabetesmittel *Metformin* nehmen. Auch sie können in einen Vitamin-B12-Mangel rutschen.

WAS PASSIERT BEI ÜBERDOSIERUNG? Das ist ein äußerst umstrittenes Thema, wir wir gleich lesen werden …

MARTIN SMOLLICH, Ernährungsmediziner, warnt: »Eine Überdosierung von Vitamin B12 ist höchst riskant«, weil B12 laut etlicher Studien als Wachstumsfaktor Lungenkrebs verursachen könnte.

Dagegen hält JÖRG PUCHTA, Hormonspezialist: »Große nordamerikanische Studien *(HOPE-2)* zeigen keine Erhöhung der Krebsinzidenz durch eine Vitamingabe. Auch bei Studien wie *SEARCH* mit 12.000 Patienten oder *VITATOPS* mit 8000 Patienten über sieben Jahre wurden keine Unterschiede in der Krebshäufigkeit zwischen der Vitamingruppe und der Placebogruppe gesehen. Aus meiner Sicht sprechen die Daten der beiden Metaanalysen gegen eine mögliche negative Wirkung der B-Vitamine.«

VITAMIN C: ASCORBINSÄURE – NOCH IMMER SCHEIDEN SICH DIE GEISTER

WAS IST ES, WELCHE AUFGABEN HAT ES? Die Ascorbinsäure hat ihren Namen von der tödlichen Krankheit, die sie heilt: *Skorbut*. Ascorbin heißt »ohne Skorbut«. Vor allem Seeleute, die wochenlang von Zwieback, Dörrfleisch und -fisch leben mussten, hatten grauenhafte Zahnfleischwucherungen (»Mundfäule«), ihnen fielen die Zähne aus, es traten innere Blutungen und furchtbare Gelenkschmerzen auf – und das sind nur einige der Skorbutsymptome. Die Entdeckung, dass Vitamin C diesem Leiden vorbeugen und es auch heilen kann, hat 1937 gleich zwei Nobelpreise gebracht. Bei extrem einseitiger und schlechter Ernährung zeigt sich also die dunkle Seite der Hypovitaminose des Vitamins C. Es ist als Coenzym elementar wichtig bei der Kollagenbildung: Fehlt es, betrifft es gleich unseren gesamten Körper, denn Kollagen stabilisiert nicht nur unsere Haut, sondern kommt in sämtlichen Organen und vor allem in allen Muskeln vor. Sobald das Kollagen kollabiert, machen sich die schrecklichen Symptome des Skorbuts bemerkbar.

Außerdem: Bei der *Immunabwehr* spielt die Ascorbinsäure eine positive Rolle, so enthalten zum Beispiel die Leukozyten jede Menge Vitamin C. Und: Ascorbinsäure kann als *Antioxidans* Radikale fangen. Trotzdem existiert bis heute keine Studie, die eindeutig nachweist, dass Vitamin C dabei hilft, Infekten vorzubeugen. Jüngere Studien geben zumindest an, dass Infekte mit Vitamin C schneller abklingen können. Immerhin glauben die Menschen an das Vitamin C, was die Verdoppelung des Vitamin-C-Umsatzes in Coronazeiten beweist. Vitamin C ist das am häufigsten ergänzte Vitamin überhaupt: 52,6 Prozent der Verwender von Nahrungsergänzungsmitteln greifen auf Vitamin-C-Produkte zurück – so das Ergebnis einer repräsentativen Studie der Leibniz Universität Hannover und der GfK. Laut ESFA dürfen folgende Health

Claims eingesetzt werden: »Vitamin C trägt dazu bei, die Zellen vor oxidativem Stress zu schützen, es trägt zu einem normalen Energiestoffwechsel, zu einer normalen Funktion des Immunsystems, zur Verringerung von Müdigkeit und Ermüdung, zu einer normalen Funktion des Nervensystems, zur normalen Kollagenbildung für die normale Funktion der Knochen, der Knorpel, der Haut und der Blutgefäße bei.«

WO FINDEN WIR ES? Fast alle Tiere können das lebenswichtige Vitamin C selbst herstellen. Nur wir Menschen, auch Affen und Meerschweinchen, haben diese Fähigkeit vor rund 65 Millionen Jahren per *Gendefekt* verloren. Das fiel damals nicht so sehr ins Gewicht, weil die Primaten sich ganzjährig in Klimazonen bewegten, in denen es genug Obst und Gemüse gab, also reichlich Vitamin C. Aber wie verhält es sich heutzutage – im 21. Jahrhundert – mit der Ascorbinsäure? Ist sie in unseren Lebensmitteln, in Gemüse und Obst ausreichend vorhanden? Wie bei so vielen Vitaminen stellt es sich nicht ganz einfach dar, sie unbeschadet aus der Pflanze in ausreichender Menge in den Körper zu bugsieren. Denn erstens hängt der Gehalt in Obst oder Gemüse von der Jahreszeit, der Bodenbeschaffenheit und der Pestizidbehandlung ab. Zweitens wird er durch die Länge und Art der Lagerung und der Zubereitung bestimmt. Durch Kochen wird jede Menge zerstört und auch ins Kochwasser ausgespült, was zu einem *hundertprozentigen Verlust* führen kann. Also doch ein Vitamin-C-Präparat einnehmen, obwohl viele Ernährungswissenschaftler sagen, dass wir bei vernünftiger Mischkost gut versorgt wären?

WIE VIEL BRAUCHEN WIR? Eines muss uns klar sein: Die Empfehlung der Deutschen Gesellschaft für Ernährung, täglich rund 100 Milligramm Vitamin C zu uns zu nehmen (was mit Obst und Gemüse ganz gut hinzukriegen ist, sobald gute, frische Produkte *schonend* zubereitet werden), gilt nur für *Gesunde mittleren Alters.* Bei Menschen mit *Alterskrankheiten* sieht das zum Beispiel anders aus, denn bei chronisch entzündlichen Erkrankungen wie Arthritis entstehen jede Menge freie Radikale. Da könnte Vitamin C als Radikalfänger keine schlechte Idee sein, zumal es als wasserlösliches Vitamin ausgeschieden wird, wenn es nicht genutzt wird. Auch *Raucher* haben einen hohen oxidativen Stress, da könnte Vitamin C ebenfalls sinnvoll sein. Die EFSA setzt die tägliche Höchstmenge, die »sicher« ist, bei 1000 Milligramm Vitamin C an. Wichtig zu wissen ist hier allerdings, dass die Bioverfügbarkeit des Vitamins C offenbar bei steigender Dosis *abnimmt*. Wer also phasenweise höher dosieren möchte, sollte über den Tag verteilt *mehrfach* 200 Milligramm einnehmen – oder zu Depotpräparaten greifen, die so verkapselt sind, dass sie im Magen-Darm-Trakt langsam freigesetzt werden.

WIE KOMMT ES ZUM MANGEL? Bei einer Studie mit 300 über 75-jährigen Patienten, die von einem Heidelberger Krankenhaus aufgenommen wurden, zeigten sich *durchweg unbefriedigende Vitamin-C-Konzentrationen* im Blut (um 50 und noch mehr Prozent erniedrigt). Viele Medikamente stören die Vitaminresorption, und im Alter lässt auch die Enzymproduktion etlicher Organe nach. Im Detail ist die Wechselwirkung der Vitamin-C-Aufnahme oft noch nicht erforscht, doch wird beispielsweise bei einer Magenschleimhautentzündung, die bei so vielen älteren Menschen auftritt, Vitamin C in höheren Dosierungen empfohlen.

WAS PASSIERT BEI ÜBERDOSIERUNG? Negative Folgen durch Überdosierungen sind nicht zu befürchten, allerdings: Wer über längere Zeit täglich hohe Dosen über 1000 Milligramm einnimmt und zu *Nierensteinen* neigt, kann deren Bildung beschleunigen.

Summa summarum bedeutet das: Die Vitamin-D-, Folsäure- und Vitamin-B12-Spiegel sollte man beim Älterwerden gut im Auge behalten und dabei auch vorliegende Erkrankungen mitberücksichtigen, die entzündliche Begleiterscheinungen mit sich bringen.

Hier muss natürlich als Erstes überprüft werden, ob Medikamente oder eben eine Magenschleimhautentzündung die Vitaminresorption beeinträchtigen könnten.
Außerdem sollten Sie kritisch prüfen, wie Sie sich ernähren. Ob die »gesunde Mischkost« tatsächlich eine größere tägliche Menge an Gemüsen enthält, die möglichst aus biologischem Anbau stammt, kurz gelagert und schonend gedünstet beziehungsweise das Kochwasser wiederverwendet wurde. Gemüsegerichte, die in der Kantine oder im Schnellrestaurant lange in Metallwannen warm gehalten werden, sind »Vitaminwüsten« und enthalten nichts mehr.
Schauen Sie sich unsere Vitaminliste noch mal kritisch an und überlegen Sie, ob Sie nicht – zumindest phasenweise – Ihre gesunde Langlebigkeit mit diesen fantastischen Lebens-, also »Vitalstoffen« unterstützen mögen. Wahllos Multivitaminpräparate aus dem Internet zu schlucken, macht natürlich keinen Sinn. Jeder sollte – seinem Lebensstil, seinem Alter und seinen Erkrankungen gemäß – die Vitaminzufuhr individuell anpassen, am besten gemeinsam mit seinem Arzt.
War da nicht noch was? Genau, die Mineralstoffe! Der kurze Überblick darüber folgt jetzt.

KRITISCHE MINERALSTOFFE

Auch bei den Mineralstoffen werden wir mit Informationen überflutet, die leider oft ziemlich uneindeutig oder gar widersprüchlich sind. Ich habe die jüngsten seriösen Erkenntnisse zusammengetragen – wieder mit besonderem Augenmerk auf gesunde Langlebigkeit, versteht sich.

EISEN – LEBENSWICHTIG UND LEBENSVERKÜRZEND

WAS IST ES, WELCHE AUFGABEN HAT ES? Wir tragen drei bis fünf Gramm Eisen in unserem Körper herum – und die sind lebenswichtig. Das Eisenmolekül ist das Zentrum des *Blutfarbstoffs in den roten Blutkörperchen* und damit des Sauerstofftransports. 60 Prozent des Eisens sind hier gebunden. Weitere 18 Prozent befinden sich in unseren Eisenspeichern, dem *Ferritin*. Das sind große Proteinmoleküle, von denen jedes rund 4000 Eisenmoleküle speichern kann und damit die Zellen vor aggressivem freiem Eisen schützt. Am meisten Ferritin finden wir in Leber- und Muskelzellen sowie in der Milz. Eisen ist nicht nur wichtig für den Sauerstofftransport im Blut, sondern auch Aktivator vieler Enzyme: Unter anderem (!) ist es beim Elektronentransport in der Atmungskette der Mitochondrien beteiligt, bei der Immunabwehr. Die EFSA hat deshalb auch sehr schöne Health Claims parat: »Eisen trägt zur normalen Bildung von roten Blutkörperchen und Hämoglobin, zu einem normalen Sauerstofftransport im Körper, zu einem normalen Energiestoffwechsel, zu einer normalen Funktion des Immunsystems und zu einer normalen kognitiven Funktion bei. Es hat eine Funktion bei der Zellteilung und trägt zur Verringerung von Müdigkeit und Ermüdung bei.«

Doch aufgepasst: Zu viel Eisen *kann* uns gesunde Jahre kosten! Dazu gleich mehr.

WO FINDEN WIR ES? Die *Bioverfügbarkeit* von Eisen ist relativ gering. Das Eisen in Fleisch und Fisch ist mit 20 bis 30 Prozent besser bioverfügbar als das aus pflanzlicher Nahrung (unter zehn Prozent). In Hülsenfrüchten, Kürbis- und Sesamsamen, Nüssen, Vollkorngetreide sowie in etlichen Gemüsesorten ist aber einiges an Eisen enthalten. Läuft der Körper in einen Eisenmangel, passt sich die *Resorptionsfähigkeit* an – und steigt auf immerhin 28 bis 30 Prozent. Kombiniert man eisenreiche Lebensmittel mit Vitamin C, erhöht sich die Eisenaufnahme signifikant. Also unbedingt Petersilie, Paprika und Zitronensaft zum Gemüse geben!

WIE VIEL BRAUCHEN WIR? Die Deutsche Gesellschaft für Ernährung empfiehlt, täglich zehn bis zwölf Milligramm Eisen zu sich zu nehmen, am besten mit der Nahrung.

WIE KOMMT ES ZUM MANGEL? Zunächst leert der Körper bei Mangelsituationen die Ferritinspeicher, dann wird irgendwann das Hämoglobin nicht mehr mit Eisen versorgt. Das kann eine Anämie zur Folge haben, die man bei rund vier Prozent der weiblichen Bevölkerung vorfindet. Bei *Vegetarierinnen* und *Veganerinnen* – vor allem bei denen, die sich noch nicht in der Menopause befinden – sind die Eisenspeicher oft auf niedrigem Level, sie geraten dennoch nicht häufiger in eine Eisenmangelanämie als Fleisch- und Fischesser. Niedrige Eisenspiegel sind also häufig bei Frauen zu finden, solange sie ihre Menstruation haben, ebenso bei Blutspendern, aber besonders bei *älteren Menschen*. Geschätzte 15 bis 35 Prozent der über 80-Jährigen entwickeln eine Anämie, doch bei nur acht Prozent spricht man von einer *Eisenmangelanämie*. Die macht nicht nur schlapp und müde, sondern kann auch Demenz begünstigen und die Muskelfunktion mitsamt der Mobilität stark einschränken. Da lauert Sturzgefahr. Außerdem schwächt die Eisenmangelanämie das Immunsystem.
Wie kommt es nun zu einem *Eisenmangel im Alter?* Zum einen durch einseitige Ernährung (manche verzichten wegen Kaubeschwerden auf Fleisch, essen aber auch nicht genügend eisenhaltiges Gemüse), dann durch eine altersbedingte *schlechtere Eisenresorption*, durch eine verlangsamte Bildung der roten Blutkörperchen, durch Nierenkrankheiten, innere Blutungen aufgrund von Magengeschwüren, Hämorrhoiden oder häufiges Nasenbluten. Wer regelmäßig Aspirin und Blutverdünner oder hohe Dosierungen von Magnesium und Kalzium einnimmt, kann einen Eisenmangel entwickeln, aber auch, wer einen Folsäure- und Vitamin-B12-Mangel hat. Ältere Menschen sollten also ihren Eisenspiegel kontrollieren und ärztlich ausschließen lassen, dass innere Blutungen vorliegen. Und gleich besprechen, ob die Eisenspeicher mit Eisenpräparaten über einen Zeitraum von vielleicht zwei bis drei Monaten aufgefüllt werden sollten.

Dazu kommt, dass schwarzer Tee und Kaffee die Eisenresorption hemmen. Trinkt man beides erst eine Stunde nach einer Mahlzeit, kann man diesen Effekt um 50 Prozent reduzieren.
WAS PASSIERT BEI ÜBERDOSIERUNG? Vorsicht bei Selbstmedikation: Überschüssiges Eisen wird nicht ausgeschieden, sondern gespeichert. Hohe Eisenspiegel beschleunigen die Bildung von freien Radikalen und erhöhen damit den oxidativen Stress, was wiederum Alterskrankheiten wie Typ-2-Diabetes und Arteriosklerose triggern kann. Neuere Studien setzen den Eisenmangel – wohlgemerkt *nicht* die Anämie – in ein anderes Licht. Bei einer *Infektion* benötigen die Bakterien beispielsweise Eisen fürs Wachstum. Ein niedriger Eisenspiegel *hemmt* die explosionsartige Vermehrung und die Infektion. Und: Wissenschaftler der University of Edinburgh und des Max-Planck-Instituts für Biologie des Alterns analysierten die Datensätze von über einer Million Menschen auch auf die Bedeutung des Eisenspiegels für eine *gesunde Langlebigkeit*. Das Ergebnis: Ein hoher Eisengehalt im Blut *verringert* die Zahl der gesunden Lebensjahre und könnte erklären, weshalb viel Eisen im Fleisch mit altersbedingten Krankheiten wie Herzerkrankungen in Verbindung gebracht wird!
MARTIN SMOLLICH erklärt sein persönliches »Eisenmanagement« so: »Man braucht keinen hohen Eisenspiegel. Ich esse seit 30 Jahren überhaupt kein Fleisch. Es ist auf keinen Fall so, dass man als Vegetarier Eisen supplementieren muss. Ich hatte nie Leistungsprobleme, auch keine sportlichen, und die Blutwerte sind immer super. Wenn Sie wenig oder kein Fleisch essen, dann reguliert der Körper die Resorptionskapazitäten im Zwölffingerdarm hoch. Ich würde das nicht befürworten, Eisen einfach so zu substituieren.«
Die Anzeichen mehren sich also, dass *niedrige Eisenspeicher* gesunde Langlebigkeit unterstützen könnten. Eine *Eisenanämie* muss allerdings behandelt werden, unbedingt!

ZINK – KLEINSTE MENGEN, GRÖSSTE WIRKUNG

WAS IST ES, WELCHE AUFGABEN HAT ES? Zink ist der *Dirigent der Enzyme* und für rund 300 von ihnen der zentrale Bestandteil. Ohne Zink findet keine Enzymfunktion statt. Das heißt: Zellwachstum, Körperwachstum, Wundheilung, DNA-Aufbau, Hormone, Energiestoffwechsel, Immunsystem – alles hängt vom Mikronährstoff Zink ab. Kein Wunder, dass die EFSA sage und schreibe *18 positive Aussagen* zugelassen hat, mit denen auf Nahrungsergänzungsmitteln für Zink geworben werden darf, und das geht von »Trägt zu einem normalen Säure-Basen-Stoffwechsel bei« bis »Hat eine Funktion bei der Zellteilung«.

WO FINDEN WIR ES? Gute Zinkquellen sind *tierische Lebensmittel:* Fleisch, Fisch, Käse, Eier. Hier liegt die *Bioverfügbarkeit von Zink* bei 20 bis 40 Prozent. Aber auch Pflanzen enthalten nennenswert Zink, vor allem Vollkornprodukte, weil das Zink in den Randschichten des Korns sitzt. Dort befinden sich allerdings auch *Phytate.* Das sind bioaktive Stoffe, die ein Keimling zum Austreiben braucht. Dafür speichern sie nennenswert Phosphor, andere Mineralstoffe und Zink, was damit für uns nicht verfügbar ist. Folglich ist der Phytatgehalt besonders in den Lebensmitteln hoch, die als Saatgut dienen: in Hülsenfrüchten (Bohnen, Erbsen, Kichererbsen, Linsen, Sojabohnen, Lupinen) oder Vollkorngetreiden.

WIE VIEL BRAUCHEN WIR? Die nationalen sowie internationalen Fachgesellschaften DGE, EFSA und WHO geben recht unterschiedliche Empfehlungen für die tägliche Aufnahme heraus. Die aktuelle der DGE ist die mit dem niedrigsten Wert: Je nach phytatarmer beziehungsweise -reicher Ernährung sollen Frauen zwischen sieben und zehn Milligramm, Männer zwischen 11 und 16 Milligramm Zink pro Tag aufnehmen, möglichst mit der Nahrung. Das Bundesinstitut für Risikobewertung (BfR) setzt die empfohlene Höchstmenge für Nahrungsergänzungsmittel täglich bei 6,5 Milligramm an.

WIE KOMMT ES ZUM MANGEL? Besagte *Phytate* binden Zink, Magnesium und Kalzium so stark, dass sie nicht aufgenommen, sondern über den Darm wieder ausgeschieden werden. Phytat ist also für den Keimling toll, aber für uns *ungünstig*. Wer sich einseitig von Vollkornprodukten ernährt –, auch von Mais und Sojamehl –, der läuft Gefahr, einen Zinkmangel zu entwickeln. Sauerteig, eingeweichtes oder gekeimtes Korn hingegen enthält kaum noch Phytat. Deshalb macht es durchaus Sinn, Körner für das Müsli am Vorabend einzuweichen und Keimlinge zu essen. Wird viel trockenes Korn, wenig Eiweiß und Gemüse gegessen, kann die Zinkzufuhr um 45 Prozent vermindert sein. Immerhin: Je größer der Zinkmangel, desto höher ist die *Resorptionsfähigkeit* im Darm und umso weniger wird ausgeschieden.

Aber auch dieses System kann ins Leere laufen. In Entwicklungsländern müssen sich die Menschen oft so einseitig ernähren, was besonders bei Kindern zu akutem Zinkmangel und schließlich zu Infektanfälligkeit und hoher Sterblichkeit führt. In unseren Breitengraden sollten *Veganer* darauf achten, das Phytat auszutricksen und Körner einzuweichen, Sauerteig zu nutzen und zinkreiche Kürbiskerne sowie unter anderem Paranüsse zu essen. Übrigens: Zinkarme Böden bringen zinkarme Pflanzen hervor. Allerdings sind die vor allem in der Türkei, China, Australien und Indien zu finden.

Zinkmangel ist im Alter ein oft verkanntes Problem, denn grundsätzlich nimmt auch bei gesunden Senioren *der Zinkgehalt im Blut* ab. Dann entwickelt sich ein Teufelskreis: Alterskrankheiten wie Diabetes, Alzheimer, Rheuma, Arthrose und andere entzündliche Erkrankungen erhöhen die enzymatische Aktivität und den Zinkverbrauch. Zugleich wird bei Diabetes zum Beispiel durch vermehrtes Wasserlassen auch Zink verstärkt ausgeschieden und die Resorptionsfähigkeit von Zink im Darm lässt nach. Dazu kommt, dass Ältere meist nicht mehr so viel essen, auch weniger

Fleisch und eisenhaltige Gemüse sowie Körner – der Zinkmangel steigt also.

Die *gesundheitlichen Folgen* des akuten Zinkmangels sind genauso breit gefächert wie das Wirkungsspektrum dieses Spurenelements: Immunschwäche, Blutarmut sowie Alterskrankheiten verschlimmern sich, Geruchs- und Geschmackssinn lassen nach, Haut und Haare leiden etc.

WAS PASSIERT BEI ÜBERDOSIERUNG? Im Alter also Zink supplementieren? Jein. Denn Zink konkurriert offenbar um dieselben Resorptionsmechanismen im Darm wie Kalzium, Selen, Eisen und Kupfer. Wird viel Zink eingenommen, leiden die anderen Spurenelemente. Trinkt man etwa viel Leitungswasser aus alten Kupferrohren, dann besetzt das Kupfer die Resorptionsstellen für Zink. Nimmt man viel Eisen ein, geschieht dasselbe. Also sämtliche Spurenelemente als Nahrungsergänzungsmittel gering dosieren oder Einzelwirkstoffkuren machen!

Übrigens: Es gibt bis heute keine Studien, die eindeutig belegen, dass Zink Erkältungen vorbeugen kann. Aber hilfreich fürs Immunsystem scheint es trotzdem zu sein. Und: Mehr als 100 Milligramm pro Tag einzunehmen wird definitiv als gesundheitsschädlich angesehen.

JOD – DER SPEZIALIST FÜR DIE SCHILDDRÜSE

WAS IST ES, WELCHE AUFGABEN HAT ES? Jod ist das *Lebenselixier der Schilddrüse.* Wir nehmen es mit der Nahrung oder den Getränken auf. Die Schilddrüse kann maximal zehn Milligramm Jod speichern, was immerhin der Bedarf für drei Monate ist. 40 Prozent des Jods, das wir zu uns nehmen, kann die Schilddrüse aus dem Blut aufnehmen, der Rest wird ausgeschieden. Jod ist ein Spezialist für die *Schilddrüsenhormone.* Nur da wird es eingebaut – und von dort aus eine Kaskade der lebenswichtigen Funktionen gesteuert. *Thyroxin* und *Trijodthyronin* sind an nahezu allen Stoffwechselvorgängen beteiligt: am Energiestoffwechsel, Gewebewachstum, an der Nervenzellgesundheit …

Also lassen wir noch einmal die Health Claims der EFSA für sich sprechen: »Jod trägt zu einem normalen Energiestoffwechsel, zu einer normalen kognitiven Funktion, zu einer normalen Schilddrüsenfunktion – und zur Erhaltung normaler Haut bei.«

WO FINDEN WIR ES? Einen *natürlich hohen Jodgehalt* weisen fast ausschließlich Meeresfisch, Meeresalgen sowie Muscheln auf. Fleisch, Wurst und Brot, Gemüse, Pilze, Nüsse enthalten aber auch einiges.

WIE VIEL BRAUCHEN WIR? Um das alles zu stemmen, benötigen die Schilddrüsenhormone bei Erwachsenen rund *180 bis 200 Mikrogramm* Jod täglich, sagt die DGE. Und das BfR empfiehlt (Veganer bitte weghören), *täglich Milchprodukte* zu essen. Wenn Salz, dann moderat jodiertes Salz verwenden, was bedeutet: 15 bis 25 Milligramm pro Kilo. Wer Fisch isst, sollte sich bitte auf Meeresfisch und/oder Meeresfrüchte konzentrieren. Beim Lebensmittelkauf auf den Jodsalzgehalt achten – er muss gekennzeichnet sein. Und: Falls *Selen, Zink und Eisen* fehlen, läuft der Jodstoffwechsel viel schlechter!

WIE KOMMT ES ZUM MANGEL? Jodmangel ist in Deutschland weitverbreitet und betrifft alle Altersgruppen – die Älteren allerdings in besonderer Weise. Rund *45 Prozent der Europäer* liegen unter der Mindestaufnahme, Jodmangel ist laut WHO eines der größten Gesundheitsprobleme weltweit. Woran das liegt? Die landwirtschaftlich genutzten Böden sind oft jodarm – und werden immer ärmer. In Deutschland betrifft das vor allem die Alpen- und Küstenregionen. Deshalb schwankt auch der Jodgehalt der Lebensmittel regional sehr stark. Die Schilddrüse strengt sich bei einem Mangel besonders an, um doch noch genug Hormone für all ihre Aufgaben zu produzieren – und wächst. Und wächst. Und bildet einen *Kropf*. Letztlich kann es sowohl zu einer *Unter-*

funktion als auch zur *Überfunktion* mit diversen unangenehmen Folgen kommen, die ich hier nicht alle aufzählen kann. Wichtig für uns ist: Hauptsächlich *Ältere* haben mit den Auswirkungen des Jodmangels zu kämpfen, denn ab Mitte der 1980er-Jahre wurde jodiertes Salz in der Lebensmittelindustrie, in Privathaushalten und als Futtermittelzusatzstoff in der Milchvieh- und Hühnerhaltung eingesetzt, sodass die Jüngeren nicht mehr so stark vom Jodmangel betroffen sind. Bis Ende der 1990er-Jahre wurden in Deutschland jährlich immerhin rund 100.000 Kropfoperationen durchgeführt, danach ging die Zahl deutlich zurück. Summa summarum sinkt aber heute die Jodzufuhr wieder! Nachdem der Salzverbrauch zurückgeht (glücklicherweise und wichtig für Bluthochdruckpatienten), die Zahl der Veganer steigt und die Produzenten von Bioprodukten wenig Jodsalz verwenden, nimmt die Mangelversorgung derzeit zu. Dazu kommt, dass die – begrüßenswerte – Begeisterung für Brokkoli, Chinakohl und Rosenkohl eine Schattenseite hat: Die Jodaufnahme wird von diesen Kohlarten bei sehr hohem Verzehr deutlich gesenkt. Bei normalem Konsum geschieht dies jedoch nicht.

WAS PASSIERT BEI ÜBERDOSIERUNG? *Ältere Menschen,* die im Jodmangel aufgewachsen sind, haben oft eine erhöhte Sensibilität auf Jod. Deren Schilddrüsen können eine *Überfunktion* entwickeln, wenn sie mehr Jod erhalten als gewohnt. Deshalb wurde die Höchstmenge in Deutschland auf 500 Mikrogramm pro Tag festgelegt. Vorsicht also bei jodhaltigen Meeresalgen und Seetang! Klingt exotisch, ist aber besonders für Veganer interessant. Manche Algenarten sind extrem jodhaltig: bis zu 11.000 Mikrogramm pro Gramm Trockengewicht – das ist mega! Und eine Überdosierung wirkt sich sehr ungut auf die Schilddrüse aus. Deshalb sollten nur Algen konsumiert werden, die den Jodgehalt auf der Verpackung ausweisen. Zur Erinnerung: Für Erwachsene täglich 180 bis 200 Mikrogramm!

SELEN – DIE SPHINX UNTER DEN SPURENELEMENTEN

WAS IST ES, WELCHE AUFGABEN HAT ES? Zu Selen sind jede Menge widersprüchlicher Angaben im Umlauf. MICHAEL RISTOW zählt es ja zu seinen Top Five der Langlebigkeitsbooster (siehe Seite 266). Deshalb formuliere ich im Folgenden manches etwas wachsweich. Eines ist aber klar: Selen spielt eine enorm wichtige Rolle bei sehr vielen Körperfunktionen. Insgesamt tragen wir schätzungsweise zwischen 10 und 20 Milligramm davon mit uns herum – in der Muskulatur, in Herz, Leber und Nieren. Es kommt nie als freies Molekül im Körper vor, sondern wird immer an Proteine gebunden im Plasma transportiert oder in Zellen gespeichert. *30 bis 50 Enzyme sind selenabhängig* und funktionieren nicht, wenn das Selen fehlt. Ein wesentliches Enzym ist ein starker Radikalfänger, er bürgt für antioxidativen Schutz der Zellmembranen von roten Blutkörperchen, schützt aber auch vor Schädigungen der DNA. Andere selenabhängige Enzyme aktiveren Schilddrüsenhormone, weitere wirken antientzündlich (das wird bei Rheuma vermutet).

Hier nun einige Health Claims der EFSA: »Selen trägt zu einer normalen Funktion des Immunsystems und der Schilddrüse bei, es hilft, Zellen vor oxidativem Stress zu schützen, und trägt zur Erhaltung normaler Haare und Nägel bei.« Selen werden noch einige andere positive Effekte zugeschrieben: Im Tierversuch konnten sich Viren nicht so gut vermehren, sobald Blut und Gewebe gut mit Selen versorgt waren. Große Versuche, in denen getestet wurde, ob Selen vor bestimmten Krebsarten und Herz-Kreislauf-Erkrankungen schützen kann, zeigten bis heute allerdings keine eindeutigen Ergebnisse.

WO FINDEN WIR ES? Quasi im Boden, denn der Selengehalt der Lebensmittel hängt unmittelbar von dem der Böden ab – und dieser ist in Mittel- und Nordeuropa niedrig (siehe Seite 266). In den USA ist er viel höher, deshalb enthält das Getreide von dort mehr Selen. In Finnland etwa wird selenhaltiger Dünger seit 1984 eingesetzt. Bei uns mischt man Selen in Futtermittel für Tiere, sodass tierische Nahrung eine wichtige Selenquelle darstellt. Die ETH Zürich hat in einer Studie festgestellt, dass aufgrund des weltweiten *Klimawandels* – der mit massiven Niederschlägen *und* längeren Trockenzeiten einhergeht – der Selengehalt der Böden weiter abnimmt. Rund eine Milliarde Menschen leiden bereits an Selenmangel.

Also: *Fleisch, Fisch, Wurst, Käse, Eier* enthalten einiges an Selen. Pflanzliche Nahrung deutlich weniger, dafür ist Selen aus Pflanzen besser bioverfügbar als das aus tierischer Nahrung. *Paranüsse* haben einen sehr hohen Selengehalt – allerdings sollen sie auch sehr gerne Radium speichern, was zu einer gewissen Strahlenbelastung führen kann.

WIE VIEL BRAUCHEN WIR? Die DGE schätzt 60 Mikrogramm für Frauen und 70 Mikrogramm pro Tag für Männer als sinnvoll ein. Die EFSA vermutet ebenfalls 70 Mikrogramm täglich. Es wird allerdings derzeit diskutiert, ob eine höhere Zufuhr nicht doch stärker schützen könnte. *Selentherapien* werden zur besseren Verträglichkeit von Strahlen- und Chemotherapien getestet: bei Schilddrüsenerkrankungen, rheumatischen Erkrankungen, zur Krebsprophylaxe und auch als begleitende Unterstützung bei Operationen. Hier werden zum Teil kurzzeitig sehr hohe Dosen (900 Mikrogramm pro Tag) eingesetzt.

WIE KOMMT ES ZUM MANGEL? Ein Selenmangel kann jede Menge Ungutes zur Folge haben (eindeutige Zuordnungen gibt es bis heute aber noch nicht): Herzmuskelprobleme, Schilddrüsenunterfunktion, Arthritis, Muskelschwäche, eine Schwächung des Immunsystems und anderes. Wer ist nun besonders gefährdet für eine *Mangelversorgung?* Veganer sind sehr oft unterversorgt – klar, wenn die Selen-Hauptquelle tierischen Ursprungs ist. Auch bei Menschen, die künstlich ernährt werden, sowie bei Dialysepatienten lässt sich ein leichter Mangel nachweisen. Im *Alter* ist es möglich, dass Resorptionsstörungen auftreten, und harntreibende Medikamente können ebenso Selenmangel verursachen wie innere Blutungen oder andere Verletzungen. Wie viele Menschen in Deutschland unterversorgt sind, dazu gibt es nur Schätzungen – die Angaben reichen bis zu 70 Prozent –, denn die Fachverbände konnten sich bislang noch nicht dazu durchringen, klare Angaben zur Mindestaufnahme von Selen zu machen.

WAS PASSIERT BEI ÜBERDOSIERUNG? Selenvergiftungen, sprich *Selenosen*, kommen nur sehr selten vor, denn dafür braucht es eine giftige Einmaldosis von rund 60 Milligramm – das sind 60.000 Mikrogramm! Ähnlich schädlich sind auf Dauer 0,6 Milligramm pro Tag – das wären immerhin noch 600 Mikrogramm. Dabei wurden Übelkeit, Durchfall, Erbrechen, Haarausfall beobachtet. Also Finger weg von Extremdosen!

MAGNESIUM – DER FILOU MIT BREITENWIRKUNG

WAS IST ES, WELCHE AUFGABEN HAT ES? Rund 25 Gramm *Magnesium* tragen wir im Körper mit uns herum. 60 Prozent davon sind in den Knochen deponiert und etwa 30 Prozent in den Muskeln. Der Rest verteilt sich im gesamten Körper.

Magnesium ist der Schleusenwart für die ATP-Bildung im mitochondrialen Energiestoffwechsel und *Captain von rund 300 Enzymen.* Damit ist es Spielmacher von rund 80 Prozent aller Stoffwechselprozesse. Andere Topplayer wie die B-Vitamine, Vitamin D und Kalzium brauchen Magnesium für ihren optimalen Einsatz. Ein Magnesiummangel kann also zu einem Vitamin-D-Mangel führen, weil es seine Aktivierung steuert.

Magnesium darf mit den folgenden Health Claims beworben werden: »Magnesium trägt zur Verringerung von Ermüdung, zu einem normalen Energiestoffwechsel, zu einer normalen Funktion des Nervensystems, der normalen Muskelfunktion, der normalen Eiweißsynthese, der normalen psychischen Funktion, der Erhaltung normaler Knochen und Zähne (…) bei.« Breitenwirkung eben!

WO FINDEN WIR ES? Magnesium ist vor allem in *pflanzlichen Lebensmitteln* enthalten: in Gemüsen wie Erbsen und Bohnen, in Vollkornprodukten, Nüssen und einigen Mineralwässern. In Milchprodukten und Fleisch findet man nur wenig davon.

Dazu kommt, dass die *Bioverfügbarkeit von Magnesium* bei rund 30 bis 50 Prozent liegt, besonders wenn die liefernde Pflanze *phytatreich* ist. (Phytate sind Wirkstoffe im Korn, die für den Keimling wichtige Mineralstoffe binden, die er zum Wachstum braucht, nämlich Kalzium, Magnesium, Eisen und Zink. In dieser Form gebunden, werden sie von uns leider wieder ausgeschieden, falls sie nicht zuvor eingeweicht oder fermentiert wurden – siehe dazu Seite 342.)

WIE VIEL BRAUCHEN WIR? Die DGE und die EFSA geben als *täglichen Magnesiumbedarf* für Frauen 300 Milligramm und für Männer 350 Milligramm an. Das gilt aber wiederum nur für den Erhalt der »normalen Funktionen«. Bei Älteren sieht das oft anders aus. Aufgrund der unklaren Messwerte ist es nicht einfach, Empfehlungen für die Nahrungsergänzung auszusprechen. Das BfR begrenzt die Höchstmenge in Nahrungsergänzungsmitteln auf täglich 250 Milligramm und für angereicherte Lebensmittel (Functional Food) auf 31 Milligramm pro 100 Gramm. Auf Functional Food gehe ich noch am Ende des Kapitels ein. Der Hintergrund dabei ist: 57 Prozent der untersuchten Magnesium-Nahrungsergänzungsmittel enthielten eine höhere Menge als angegeben. Laut einer Studie des Leibniz-Instituts überschreiten 22 Prozent der Menschen, die Magnesium per NEM einnehmen, die empfohlene Höchstmenge, auch weil sie zusätzlich zu Magnesiumtabletten noch Multimineralstoffpräparate mit Magnesiumanteil oder Functional Food nutzen.

WIE KOMMT ES ZUM MANGEL? Magnesiummangel kann viele Ursachen haben: einseitige, gemüsearme sowie weißmehllastige Ernährung, überwiegendes Fast-Food-Essen, Diabetes, chronisches Erbrechen, schwere Durchfälle, Schilddrüsenüberfunktion, Resorptionsprobleme im Darm (häufig bei Älteren), wassertreibende Medikamente als Blutdrucksenker, Antibiotika, Magensäureblocker als Magenschutz und Chemotherapeutika, Gallensäuremangel. Die Symptome eines Magnesiummangels sind vielfältig und teilweise uneindeutig wie beispielsweise Muskelkrämpfe, Müdigkeit, Kopfschmerzen oder Herzrasen. Langfristig kann Magnesiummangel zu Gefäßverkalkung führen und Herz-Kreislauf-Erkrankungen fördern. Leider ist die Magnesiumversorgung nicht einfach messbar, weshalb der Wert der Unterversorgung in der deutschen Bevölkerung nur eine Schätzung darstellt: Bei 10 bis 20 Prozent könnte ein latenter Magnesiummangel vorliegen – unter den Älteren noch wesentlich häufiger. Ein gesunder Körper erhöht die Resorption im Darm und senkt die Ausscheidung der Niere bei Mangelsituationen – aber eben nur ein gesunder Körper.

Für den Verbraucher bietet sich daher ein unübersichtliches Bild: Zunächst muss man den eigenen Magnesiumbedarf unter Berücksichtigung seiner Erkrankungen, seines Alters, seiner Stoffwechselbesonderheiten und seines Vitamin-D-Status einschätzen, bevor man die reale Magnesiumaufnahme abschätzen kann, die wiederum von Ernährungsweise, magnesiumreichen Mineralwässern (50 Milligramm pro Liter), Functional Food etc. abhängt. Erst daraus ergibt sich dann die *Höhe der Nahrungsergänzung*. Die könnte auch höher liegen als die vom BfR empfohlene. Am besten lassen Sie sich deshalb auf dem Weg zur optimalen Versorgung ärztlich begleiten. Manche fragen, ob *Magnesiumoxid* oder *Magnesiumcitrat* vorteilhafter sei als NEM. Da heißt es – allerdings noch nicht bestätigt –, dass Magnesiumcitrat wahrschein-

lich besser aufgenommen, aber Magnesiumoxid eher gespeichert werde. Auf jeden Fall scheint es gut zu sein, die *Dosierung* auf zwei Tagesportionen aufzuteilen, das erhöht die Resorption.
WAS PASSIERT BEI ÜBERDOSIERUNG? *Überdosierung* kann zu Durchfällen, Muskelschwäche, Herzrhythmusstörungen führen.

KALZIUM – DER BLOCKBUSTER UNTER DEN MINERALSTOFFEN

WAS IST ES, WELCHE AUFGABEN HAT ES? Im Normalfall spazieren wir mit über einem Kilo Kalzium herum! Damit ist es der *wichtigste Mineralstoff* für uns. Kalzium und Phosphat bilden Knochen sowie Zähne – und dort sind auch 99 Prozent des Kalziums gebunden. Das übrige freie eine Prozent Kalzium kann aber noch mehr: Es spielt eine bedeutende Rolle bei der Blutgerinnung sowie bei der Reizweiterleitung in den Nerven- und Muskelzellen, es stabilisiert die Zellmembranen und ist wichtiger Co-Faktor für Enzyme. Weil Kalzium so elementar ist, steuert der Körper seinen Gehalt im Blut sehr genau. Dies geschieht über mehrere Hormone, vor allem über das *Parathormon,* das bei niedrigem Kalziumspiegel dafür sorgt, dass das Mineral aus den Knochen herausgelöst und die aktive Form des Vitamins D gebildet wird, welches die Kalziumaufnahme im Darm steigert. Wer eine *optimale Knochendichte* bis zum 25. beziehungsweise 35. Lebensjahr erreicht, läuft später weniger Gefahr, Osteoporose zu entwickeln, denn etwa ab 35 beginnt die Demineralisierung des Knochens: zwischen 0,5 und 1,5 Prozent werden jährlich abgebaut. Bei Frauen nach der Menopause sind es pro Jahr leider rund 3,5 Prozent.
WO FINDEN WIR ES? *Milch* und *Milchprodukte* enthalten gut resorbierbares Kalzium in größeren Mengen, auch Hartkäse. Unter den *Gemüsen* sind Grünkohl, Rucola sowie Brokkoli besonders kalziumreich und *Mineralwässer* gelten ab 150 Milligramm pro Liter als kalziumreich. In Deutschland stammen 40 Prozent des Nahrungskalziums aus Milchprodukten. In fettarmen Produkten

ist genauso viel wie in fettreichen. Die *Bioverfügbarkeit* hängt stark vom vorhandenen Vitamin D ab: Existiert davon wenig, wird nur wenig Kalzium aufgenommen. Bei den Gemüsen bestimmt noch dazu der *Phytatgehalt* die Bioverfügbarkeit. Wie bei Eisen oder Zink wird hier das Kalzium im Getreidekeim durch Phytate für den Keimling gebunden, sodass wir geringere Mengen aufnehmen können. (Das Einweichen von Körnern fürs Müsli hilft.) Oxalat in Gemüsen hemmt ebenfalls die Kalziumaufnahme: Spinat, Rhabarber und Süßkartoffeln besitzen viel Oxalat, Chinakohl, Brokkoli, Grünkohl nur wenig. Bei ihnen liegt die Bioverfügbarkeit bei 30 bis 50 Prozent. Die Resorption läuft besser, wenn die Kalziumzufuhr über mehrere Mahlzeiten verteilt wird. So schön der Kalziumgehalt von Milchprodukten auch ist: *Je mehr Proteine* wir essen, desto mehr Kalzium wird über den Urin ausgeschieden. Signifikant wird der Verlust aber erst, wenn viel Säuren und Salz dazu aufgenommen werden. Also: Unbedingt viel (basisches) Gemüse zum Milchprotein essen und wenig Salz!

WIE VIEL BRAUCHEN WIR? Wie viel *Kalzium pro Tag* empfehlen denn nun die Fachgesellschaften in Deutschland, Österreich und der Schweiz? *1000 Milligramm pro Tag*. Über die Nahrung bezieht ein Mensch in Deutschland rund 580 Milligramm. NEM eingerechnet, liegen Männer pro Tag bei rund 800 Milligramm und Frauen bei 740 Milligramm (laut *Nationaler Verzehrsstudie* von 2008). Auf die tatsächlichen »Verzehre« runtergebrochen, sieht das anders aus: 46 Prozent der Männer und 55 Prozent der Frauen liegen deutlich unter den empfohlenen 1000 Milligramm täglich.

WIE KOMMT ES ZUM MANGEL? Wichtig für die Kalziumaufnahme ist, *wie viel Phosphat* wir gleichzeitig essen. Das wird nämlich besser resorbiert und behindert die Kalziumresorption. In Fleisch und Wurst, in Fertigprodukten und Erfrischungsgetränken sind die Phosphatmengen hoch, also: Achtung! Auch Sorbit aus Süßstoff schränkt die Kalziumaufnahme ein.

Bei *Älteren* sehen die Werte durchaus schlecht aus: 61 Prozent der Männer und 65 Prozent der Frauen erreichen die empfohlene Kalziumzufuhr nicht. Frauen nach der Menopause leiden ohne Hormonersatztherapie unter einem rasanten Abbau der Knochensubstanz. Veganer, auch Menschen mit Resorptionsstörungen im Darm sind davon betroffen, genauso wie solche mit einem Vitamin-D- oder -B-Mangel, mit Nieren- sowie Schilddrüsenerkrankungen und natürlich Personen, die sich einseitig ernähren, also wenig Proteine und Gemüse, Fast Food sowie hochverarbeitete Lebensmittel zu sich nehmen. Die Folgen des Kalziummangels: Knochenbrüchigkeit, Osteoporose, Muskelkrämpfe, Durchfall, Herzrhythmusstörungen, Erschöpfung. Leider kann man Kalzium nicht einfach per Tablettengabe in den Knochen einbauen. Das funktioniert nach dem 30. Lebensjahr nicht mehr so gut. Deshalb braucht es im Alter Vitamin D und auch Vitamin K, um die Kalziumaufnahme im Knochen weiter zu ermöglichen. Die beste Idee: Bereits bis zum Alter von 35 Jahren den Knochen ausreichend mit Kalzium aufbauen. Bewegung in der Sonne plus Vitamin D plus Kalzium dürften dabei hilfreich sein.

WAS PASSIERT BEI ÜBERDOSIERUNG? Hohe Mengen von Kalzium per NEM können in Konkurrenz zu Eisen, Zink und Selen im Darm treten und damit eine Unterversorgung dieser wichtigen Mineralstoffe forcieren. Über *2500 Milligramm Kalzium pro Tag* sind laut EFSA nicht zu empfehlen: Das kann zu Nierensteinen führen, Muskelschmerzen, Erschöpfung sowie Herzrhythmusstörungen hervorrufen.

Jedes Nahrungsergänzungsmittel, das Milliardenumsätze generiert, befindet sich eigentlich automatisch in der Grauzone. Von den Herstellern werden den NEM fantastische Wunderwirkungen zugeschrieben, die den Mitbewerbern, die weniger plakativ formulieren, Kunden abjagen sollen. Was natürlich eine massive Abwehr der Verbraucherschützer provoziert, die zum Teil ebenfalls wenig differenziert ausfällt. Wer sich im Netz über die Bedeutung von den nun folgenden *Omega-3-Fettsäuren* auf eine gesunde Langlebigkeit informieren möchte, verirrt sich schnell im Dickicht der Widersprüchlichkeiten. Also versuche ich einmal mehr, Ihnen mit den neuesten Erkenntnissen den Weg zu weisen.

OMEGA-3-FETTSÄUREN – FISCH, KRILL, ALGE ODER LEINÖL?

WAS SIND SIE? Omega-3-Fettsäuren gehören zu den *mehrfach ungesättigten Fettsäuren*. Sie sind für uns essenziell, das heißt, wir können sie nicht selbst herstellen. Die Omega-3-Fettsäuren umfassen eine Gruppe verschiedener Fettsäuren mit unterschiedlichen Wirkungen, müssen aber auf Produkten nicht getrennt deklariert werden. Drei Namen sollten wir uns aber unbedingt merken:

» ALA – die *Alpha-Linolensäure*. Sie kommt nur in *Pflanzen* vor, hier vor allem vermehrt in Ölen: *Leinöl* enthält am meisten, nämlich 56 bis 71 Prozent, *Rapsöl* hingegen nur neun Prozent. Leinöl war vor hundert Jahren auch das Öl, das in den Haushalten mit Abstand am meisten verwendet wurde. Dann geriet die Leinpflanze in Vergessenheit.

» *EPA (Eicosapentaensäure)* und *DHA (Docosahexaensäure)* sind in *fetten Seefischen, Krebsen (Krill)* und *Mikroalgen* enthalten. Fische und Krebse nehmen die beiden Fettsäuren vor allem aus der Algennahrung auf, können sie in geringen Mengen aber auch selbst herstellen. Atlantiklachs enthält am meisten EPA und DHA, nämlich rund 1,8 Prozent.

Die Vermutung liegt nahe, dass es viel mehr Sinn machen würde, Leinöl mit APA zu sich zu nehmen als Seefisch mit EPA und DHA, weil der Fettsäuregehalt des Pflanzenöls ja viel höher ist. Das trifft leider nicht zu, denn EPA und DHA sind die wesentlichen Fettsäuren für gesunde Langlebigkeit – und ALA müssen wir erst in diese beiden umwandeln. Das gelingt nur in relativ geringen Mengen: Rund acht bis zwölf Prozent des ALA können wir in EPA umbauen und nur rund ein Prozent des ALA wandeln wir zu DHA um. Genau aus diesem Grund entstand schließlich auch der Hype, Lachs- oder Krillöl in Kapselform einzunehmen. Mit diesen Produkten hat man die essenziellen Fettsäuren direkt verfügbar. Dazu gleich mehr.

WELCHE AUFGABEN HABEN SIE? Zunächst zu den vermuteten Effekten: Das ALA aus Pflanzenölen ist durchaus wichtig für uns, es wird unter anderem in *Zellmembranen* eingebaut und dient der *Energiegewinnung*. DHA und EPA allerdings scheinen Tausendsassas zu sein: DHA findet sich in großen Mengen in *Nervenzellen*, auch in denen des Gehirns und des Auges. So wird eine positive Wirkung auf die kognitiven Funktionen bei Demenz vermutet und daraufhin untersucht. EPA und DHA wirken *entzündungshemmend*, deshalb wird hier dem Effekt zum Beispiel auf eine entzündliche Arthritis nachgegangen. EPA und DHA erweitern außerdem die Blutgefäße und vermindern die *Thrombosegefahr*. Daher wird ihnen zugeschrieben, Herzinfarkten und Schlaganfällen vorzubeugen. Die EFSA hat immerhin folgenden Health Claim zugelassen: »EPA und DHA tragen zur normalen Funktion des Herzens bei.« Große Metastudien haben die herzschützende Wirkung nicht eindeutig bestätigen können, etliche kleinere Studien sind jedoch zu positiven Ergebnissen gelangt.

WIE VIEL BRAUCHEN WIR? Die Fachverbände Deutschlands, Österreichs und der Schweiz geben *keine Empfehlungen* für EPA und DHA ab, die *EFSA* allerdings schon: Für EPA und DHA gibt sie 250 Milligramm pro Tag an – die international agierende *American Heart Association* 500 Milligramm. Die DGE empfiehlt dennoch durchaus Konkretes: nämlich *Omega-6-Fettsäuren und Omega-3-Fettsäuren* möglichst im *Verhältnis 5:1* zu sich zu nehmen. Moment mal, wieso denn solch eine Besonderheit? Ist das eine

Spitzfindigkeit? Keineswegs. *Omega-6-Fettsäuren* sind in Sonnenblumenöl, Pflanzenmargarine, Eigelb, Thunfisch, Leberwurst, Schweine-, Rind- sowie Hühnerfleisch, in Camembert, Zuchtlachs und vielen hochverarbeiteten Lebensmitteln enthalten. In Deutschland, Österreich und der Schweiz liegt das *Verhältnis von Omega 6 zu Omega 3* in der Nahrungsaufnahme je nach Studie bei 15:1 bis zu 30:1. Bei Vegetariern und Veganern sieht das leider genauso aus, denn sie nehmen ja gar kein DHA und EPA aus Fischprodukten auf, und die Pflanzenöle können das nicht ausgleichen. Was hat das nun für Nachteile? Omega-6-Fettsäuren sind »im Prinzip« gut, das heißt notwendig zur Wundheilung oder zur Infektionsabwehr, doch auch von zentraler Bedeutung bei entzündlichen Prozessen, weswegen sie im Zaum gehalten werden müssen. Nehmen wir mit der Nahrung deutlich mehr *entzündungsfördernde* Omega-6-Fettsäuren als *entzündungshemmende* Omega-3-Fettsäuren auf, ist das ungünstig. Noch ungünstiger ist die Tatsache, dass beide Fettsäuren um dasselbe Enzym konkurrieren, um im Stoffwechsel aktiv werden zu können. Und so werden offenbar *entzündliche Prozesse gefördert*, weil Omega 3 weniger zum Zuge kommt.

WIE KOMMT ES ZUM MANGEL UND WIE KÖNNEN WIR DAS OMEGA 3 OPTIMAL ERGÄNZEN? Wer seinen Omega-3-Spiegel heben möchte, kann schon mit zwei Teelöffel Leinöl oder 25 bis 50 Gramm Walnüssen pro Tag einiges erreichen – Voraussetzung ist allerdings, dass Sonnenblumenöl, Fleisch, industrielle Nahrung nur in geringen Mengen konsumiert werden. Ältere Menschen, deren Risiko für Herz-Kreislauf-Erkrankungen, Demenz und chronisch entzündliche Erkrankungen bekanntlich zunimmt, werden an einer guten Versorgung mit Omega-3-Fettsäuren über eine *Leinöleinnahme* (wohlgemerkt: enthält nur ALA) hinaus interessiert sein – selbst wenn sich aus der Studienlage noch keine eindeutige Empfehlung ableiten lässt. Da stellt sich gleich die Frage: in welcher Form, bitte? Zunächst in der Form des Weglassens, denke ich. Also Sonnenblumenöl, Fleisch, Wurst, stark verarbeitete Lebensmittelmittel reduzieren. Es gilt demnach, Omega 3 zu erhöhen und Omega 6 zu reduzieren.

Und wie sollte man EPA und DHA ergänzen? In Form von Kapseln? Als Fischöl, Krillöl oder Algen? Hier erlaube ich mir eine persönliche Meinung: Weshalb die bedrohten Fischbestände weltweit noch weiter reduzieren, wenn wir deren Nahrungsquelle, nämlich die *Mikroalgen*, perfekt nutzen können? Fischölkapseln müssen aufwendig gereinigt und geprüft werden, um Schwermetalle und andere Giftstoffe zu eliminieren, die sich besonders in fettem Fisch anreichern. Mikroalgen hingegen enthalten das EPA und DHA, das uns im Fisch so interessiert, und lassen sich außerhalb der Meere in großem Stil produzieren. Besonders geeignet sind die beiden Mikroalgen mit den klingenden Namen *Schizochytrium* und *Ulkenia*. Deren Aufzucht und Verarbeitung geht jedoch auch nicht gerade energiearm vonstatten, denn sie benötigen großflächige Zuchtanlagen an Land mit ausreichend Licht und Wärme. Außerdem müssen die Fettsäuren aus der Algenbiomasse extrahiert und gereinigt werden. Der größte Algenproduzent an Land ist heute China und die größte deutsche Anlage steht in Sachsen-Anhalt. Sie ist aber auf andere Algen spezialisiert: auf *Chlorella*. Mikroalgenfettsäuren aus Schizochytrium wurden in der EU 2003 als neuartiges Lebensmittel zugelassen, die aus Ulkenia 2009.

Meiner Meinung nach gibt es keinen Grund mehr, *Krill* oder *Leuchtkrebse* (die in Schwärmen in den Gewässern der Antarktis lebende Nahrungsquelle für Pinguine, Robben, Wale und Fische) massenhaft zu fangen, um Fettsäuren zu extrahieren, die mit identischen Inhaltsstoffen aus Algen in Anlagen an Land gewonnen werden können. Das Geschäft mit der vermeintlich »besten« Omega-3-Fettsäure hat zu einer Krillfangindustrie in solch enor-

mem Ausmaß geführt, dass es die Ökosysteme der Antarktis bedroht. Nicht nur bei Greenpeace finden Sie Berichte dazu.
Omega-3-Fettsäure aus Algen finden Sie vor allem in Reformhäusern und Bioläden, natürlich auch in Onlineshops. Algenfettsäuren werden sogar Lein- und Walnussölen zugesetzt, was eine gute Idee sein dürfte, denn so haben Sie alle drei wichtigen Omega-3-Fettsäuren auf einmal: ALA, EPA und DHA. Seit Neuestem bieten viele Hersteller diese Algenextrakte auch in Sojajoghurt oder Mandelmilch, in Müsliriegeln, nicht alkoholischen Getränken, Frühstücksflocken etc. an, allerdings ist der Umsatz auf dem deutschen Markt noch unbedeutend. Übrigens: Lein- und Algenöle sind hitzeempfindlich, also nur für die kalte Küche verwenden, nach der Öffnung bald verbrauchen und im Kühlschrank lagern.
WAS PASSIERT BEI ÜBERDOSIERUNG? Das Bundesinstitut für Risikobewertung setzt die Grenze für EPA/DHA bei 700 Milligramm pro Tag an. Wer mehr nimmt, läuft Gefahr, die Blutgerinnung und sogar den Cholesterinspiegel zu erhöhen.

Wenn wir schon bei Lebensmitteln mit Algenölzusatz sind, dann lassen Sie uns noch kurz über Folgendes reden …

FUNCTIONAL FOOD ODER NUTRICEUTICALS (»PHARMANAHRUNG«)

Sie umzingeln uns bereits täglich massenhaft im Supermarkt, aber wir sind uns ihrer noch gar nicht richtig bewusst … Deshalb möchte ich hier Ihr Augenmerk auf Lebensmittel lenken, die als gesundheitsfördernd beworben werden, weil sie diverse Zusätze wie Mineralien, Vitamine etc. enthalten: das Functional Food. Eindeutige positive gesundheitliche Wirkungen wurden wissenschaftlich bislang jedoch noch nicht definiert. Das einzige Land, das hier eine Vorreiterrolle übernommen hat, ist Japan. Es hat Functional Food zu einer Lebensmittelkategorie erklärt und kontrolliert mit-

hilfe von *Food for Specified Health Uses (FOSHU)* – einem Siegel, das vom Gesundheitsministerium vergeben wird. Immerhin hat die Europäische Kommission seit einigen Jahren *PASSCLAIM* in der Entwicklung, ein Verfahren, das gesundheitsbezogene Angaben zu Lebensmitteln gewinnen und wissenschaftlich bewerten soll. Mehr als 160 Experten aus Wissenschaft, Industrie, öffentlichen Interessengruppen und dem regulatorischen Umfeld waren daran beteiligt. Regularien gibt es allerdings noch keine.
Um folgende Produkte, die *gesunde Langlebigkeit* unterstützen könnten, geht es hier. Um Lebensmittel …

- … denen bestimmte *Ballaststoffe* zugesetzt werden (Müsli, Joghurt, Säfte).
- … mit zusätzlichen *sekundären Pflanzenstoffen.*
- … mit einem höheren Gehalt an Antioxidantien wie *Vitamin A, C, E* (Säfte, Margarine).
- … mit *Omega-3-Fettsäuren* (Margarine, Brot und Eier).
- … mit *Probiotika* (Milchsäurebakterien und Bifidobakterien), die das Mikrobiom beglücken sollen.
- … mit *Präbiotika* (Joghurt), also löslichen Ballaststoffen, die ebenfalls positiv für die Darmbakterien sind.
- … mit *Folsäure* (Salz).
- … mit den *Mineralstoffen Jod* (Salz), *Magnesium, Eisen, Kalzium* (Müsli, Säfte, Milch).

Natürlich muss man sich dabei die Frage stellen, ob man überhaupt selbst einschätzen kann, was man alles an »gesundheitsförderlichen« Wirkstoffen über Nahrung, Nahrungsergänzungsmittel und Functional Food zu sich nimmt. Die Antwort dürfte schwierig zu geben sein. Dennoch gilt: Bloß nicht die Kontrolle über das verlieren, was Sie da so zu sich nehmen! Andererseits: Manches an Zusatzstoffen scheint grundsätzlich sinnvoll zu sein, wie wir ja bereits gelernt haben. Hier meine sehr persönliche Einschätzung:

- *Ballaststoffe:* Haben wir zu wenig – die können also nicht schaden.
- *Sekundäre Pflanzenstoffe:* Isolierte Substanzen zuzufügen, klingt unglaubwürdig. Und dann noch schlecht bioverfügbar – da wäre ich misstrauisch.
- *Antioxidantien:* Wir wissen, zurückhaltend in der Jugend, durchaus zugeneigt im Alter, aber Vorsicht bei Vitamin E als fettlöslichem Vitamin!
- *Omega-3-Fettsäuren:* Kommt ganz auf die Menge und die Quelle an. Und was da zugefügt wird. Ist es APA, DHA, EPA? Wie viel davon? Die Fettsäuren sind nicht hitzebeständig und überhaupt sehr sensibel!
- *Pro- und Präbiotika:* Warum nicht? Allerdings oft gepaart mit Zucker – dann Finger weg! Sie bringen eh nur was, wenn sie regelmäßig genommen werden.
- *Folsäure:* Die würde ich klar definiert per Kapsel einnehmen wollen, kombiniert mit B12.
- *Jodsalz:* Bei dem Mangel, den wir alle haben – gerne!
- *Magnesium:* Nicht als Pille schlucken, sondern in kleiner Dosis per Lebensmittel – wieso nicht?
- *Eisen:* Da wäre ich zurückhaltend. Niedrige Ferritinwerte sind nicht unbedingt schlecht.
- *Kalzium:* Wer wenig Milchprodukte isst und älter ist, gerne.

Am Ende möchte ich Ihnen über alle Nahrungsergänzungsmittel hinweg den Faktor gesunde Langlebigkeit ans Herz legen, der wissenschaftlich nur schwer erfassbar ist, aber mit Sicherheit eine besondere Rolle spielt: das gesunde Altern des Geistes und was wir dafür tun können. Denn schon Johann Wolfgang von Goethe wusste: »Ei, bin ich darum 80 Jahre alt geworden, dass ich immer dasselbe denken soll? Ich strebe vielmehr täglich etwas anderes, Neues zu denken, um nicht langweilig zu werden. Man muss sich immerfort verändern, erneuern, verjüngen, um nicht zu verstocken.«

PERSPEKTIVE DR. DUSCHER

Nach der Lektüre dieses Kapitels leuchtet Ihnen bestimmt ein, warum die 13 Vitamine buchstäblich essenziell für unsere Zellgesundheit sind. Ohne sie geht nämlich gar nichts im Organismus. Bei den Mineralstoffen sieht das genauso aus – zumindest für die Mengenelemente Kalzium, Chlorid, Kalium, Magnesium, Natrium, Phosphor und Schwefel. Diese sind mit einer Konzentration von mehr als 50 Milligramm pro Kilogramm Körpergewicht in unserem Organismus vertreten. Deshalb auch die Bezeichnung Mengenelement. Für Spuren- oder Mikroelemente, von denen man entsprechend weniger braucht, gilt eine erforderliche Konzentration von weniger als 50 Milligramm pro Kilogramm Körpergewicht. Dazu zählen die auch erwiesenermaßen essenziellen Stoffe Eisen, Jod, Kupfer, Zink, Mangan und Molybdän. Spezieller wird es da schon bei der teilweise noch weniger erforschten Welt der Ultraspurenelemente, also der Stoffe, die normalerweise weniger als ein Mikrogramm pro Gramm eines bestimmten Organismus ausmachen (das heißt weniger als 0,0001 Prozent des Gewichts). Manchen von ihnen wird eine bedeutende Rolle im Stoffwechsel zugeschrieben, einige werden sogar als essenziell notwendig für seine Funktion diskutiert. Einige wichtige Vertreter der Stoffgruppe der Ultraspurenelemente sind Bor, Silizium, Lithium, Chrom, Fluor, Selen und Kobalt. Untersuchungen in den Gegenden, in denen Menschen länger als normal leben, zeigen, dass in ihrem Trinkwasser mehr gelöste Ultraspurenlemente enthalten sind. Besonders Selen-, Silizium- und Lithiumkonzentrationen scheinen hier kausale Faktoren für die Langlebigkeit zu sein. Aus diesem Grund wäre natürlich eine gezielte Nahrungsergänzung oder Functional Food in Form eines speziell mit Ultraspurenelementen angereicherten Wassers eine spannende Sache für unsere gesunde Langlebigkeit.

HORMONERSATZ ALS MOTOR DER GESUNDEN LANGLEBIGKEIT?

HABEN UNS SCHOCKIERENDE STUDIEN IN DIE IRRE GEFÜHRT?

> **»Die Jugend wäre eine schönere Zeit, wenn sie erst später im Leben käme.«**
>
> *CHARLIE CHAPLIN*

Das letzte Kapitel ist eines der großen Emotionen. Im kühlen Feld der Wissenschaft schlagen tatsächlich die Wellen des Pros und Kontras der *Hormonersatztherapie (homone replacement therapy, HRT)* hoch. Und auch ich selbst war immer wieder stark verunsichert, was denn nun an Hormonen während und nach der Menopause gut sein könnte – und wo eventuell die Risiken lauern. Die Auseinandersetzung hat Anflüge eines Glaubenskriegs, da übertreibe ich wohl nicht. Im Folgenden skizziere ich die Fronten und beziehe am Ende Position. Um es gleich vorwegzuschicken: Meine Informanten sind parteilich, und zwar *pro* HRT – unter bestimmten Voraussetzungen. Ich darf vorstellen: den Endokrinologen Prof. JOHANNES HUBER aus Wien, den Reproduktionsmediziner und Endokrinologen Dr. JÖRG PUCHTA aus München und sozusagen als »Soundboard« meinen Gynäkologen, der mich seit geschätzten 20 Jahren betreut, nämlich Dr. CHRISTOPH BAUER, ebenfalls aus München.

Beginnen wir also mit den enorm widersprüchlichen Veröffentlichungen zum Thema »Ja oder nein zur Hormonersatztherapie«? Und wenn ja, dann für wen, wie und wie lange? Schon seit Langem war die Fachwelt über diese Fragen gespalten, da erschien 2019 in der medizinischen Fachzeitschrift *The Lancet* ein Artikel, der diese Diskussionen noch einmal anfachte. Zum Hintergrund sei gesagt, dass zuvor schon immer weniger Gynäkologen ihren Patientinnen eine HRT verschrieben hatten. Laut Techniker Krankenkasse (TK) bekam 2017 nur noch etwa jede 15. erwerbstätige Frau zwischen

45 und 65 Jahren ein Hormonpräparat von ihrem Arzt verordnet. Das sind gerade mal 6,6 Prozent. Zum Vergleich: Im Jahr 2000 waren es noch 37 Prozent. Die Argumentation dreht sich natürlich um die immer gleiche Frage: Überwiegen die *Risiken* oder die *Vorteile*, wenn eine Frau die Hormone ersetzt, die ihr mit zunehmendem Alter verloren gehen?

Die Überlegung liegt natürlich nahe – genauso wie bei Coenzymen, Vitaminen und Mineralstoffen –, die abnehmenden Pegel von außen wieder auf Stand zu bringen. Das haben auch seit den 1960er-Jahren viele Gynäkologen und Endokrinologen empfohlen, wobei die Qualität und Dosis der Hormone im Lauf der Jahre stark verändert wurde. Aber zurück zum *Lancet*-Artikel von 2019, auf den die Reaktionen in der deutschen Fachpresse eindeutig waren. So titelte *aerzteblatt.de:* »Hormonersatztherapie: Metaanalyse bestätigt Brustkrebsrisiken«. Seitdem findet jede Frau, die im Netz nach dem Stichwort »Hormonersatztherapie« sucht, die Empfeh-

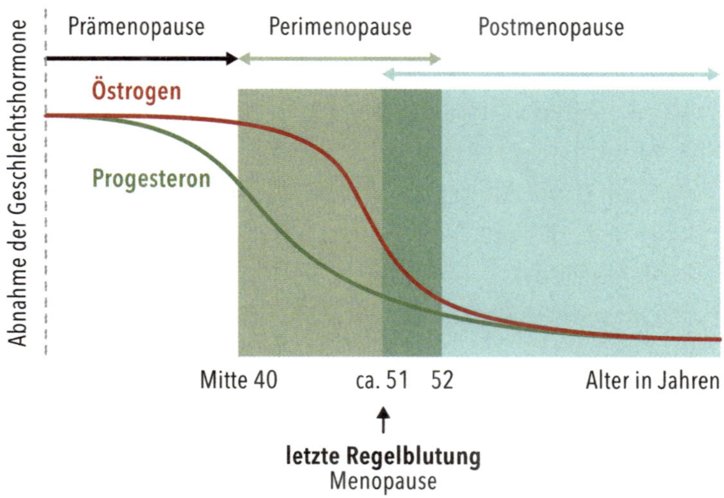

Die beiden wesentlichen Geschlechtshormone der Frau, das Östrogen und das Progesteron, nehmen ab Mitte 40 ab.

lung: »Nur dann, wenn starke Wechseljahrbeschwerden auftreten und dann auch nur äußerst kurzzeitig.« Gesunde Langlebigkeit als weiteres mögliches Ziel der HRT? Kaum eine Erwähnung wert. Denn Hormonersatztherapie verursacht Brustkrebs. Das ist die Verknüpfung, und die macht natürlich Angst.

- Frauen, die nach der Menopause eine Hormontherapie begannen, erkranken signifikant häufiger an Brustkrebs.
- Frauen, die Östrogene und Gestagene anwendeten, erkrankten häufiger als Frauen, die nur Östrogenpräparate nutzten. In Zahlen heißt das: Bei Frauen, die ab dem Alter von 50 Jahren über fünf Jahre Östrogen und Gestagen einnahmen, trat unter 50 Frauen *ein* Fall mehr von Brustkrebs auf als bei Frauen *ohne Hormongabe*. Bei Frauen wiederum, die ab dem Alter von 50 Jahren über fünf Jahre nur Östrogenpräparate zu sich nahmen, trat unter 200 Frauen *ein* zusätzlicher Fall von Brustkrebs auf, im Gegensatz zu Frauen *ohne Hormoneinnahme*.
- Dazu kam, dass das Risiko der Erkrankung am höchsten *während* der Hormoneinnahme war.
- Bei Jüngeren (45 bis 49 Jahre) gestaltete sich das Risiko höher als bei Älteren (60 bis 69 Jahre).
- Adipositas steigert das Brustkrebsrisiko auch *ohne* Hormontherapie (weil im Fettgewebe Östrogene gebildet werden). Schlanke Frauen, die eine HRT hatten, waren einem noch höheren Risiko ausgesetzt.
- Die Metastudie kam zu dem Ergebnis, dass von den 20 Millionen Brustkrebserkrankungen, die seit 1990 in den westlichen Ländern registriert wurden, rund eine Million durch Hormontherapie verursacht wurde.

Der Ausschuss für Risikobewertung im Bereich der Pharmakovigilanz (PRAC) kam 2020 zu der Empfehlung, dass eine HRT grundsätzlich *nur* zur Behandlung von Wechseljahrbeschwerden und dann in der *niedrigsten Dosis* und für die *kürzestmögliche Zeit* angewendet werden sollte. Das sind zwei »Killer-Veröffentlichungen«. Als ich die las, war ich wild entschlossen, meine HRT sofort abzubrechen. Denn ich nehme seit rund zwölf Jahren zwar niedrig dosiert, aber immerhin jeden Abend, einen Hub eines Östrogengels mit einem Milligramm Estradiol pro Gramm Gel und eine Kapsel mit 100 Milligramm Progesteron. In den Beipackzetteln war nur bei dem Östrogenpräparat unter Nebenwirkungen »Knoten in der Brust« zu finden. Mein Gynäkologe CHRISTOPH BAUER hatte bis dato regelmäßig den Hormonstatus des Blutes überprüft, mich sorgfältig nach meinem Befinden befragt – und ich war glücklich! Keinerlei Wechseljahrbeschwerden, keine Anzeichen von Osteoporose, kein Abfall der Leistungsfähigkeit, keine Herz-Kreislauf-Probleme, keinerlei kognitive Einschränkungen … Kurz: Ich passierte diese von vielen Frauen gefürchtete Wegmarke der Menopause – und spürte definitiv nichts.

Und genau diese HRT sollte nun so richtig gefährlich sein? Ich nahm und nehme *beide* Hormone schon seit zwölf Jahren, bin schlank – also Hochrisikofall für Brustkrebs, der von den Östrogenrezeptoren der Zellen profitiert. Dass diese Brustkrebsarten, die Östrogenrezeptor-positiv reagieren, weniger aggressiv sind als die Rezeptor-negativen, tröstet da nur marginal.

Ich fragte als Erstes meinen wissenschaftlichen Berater DOMINIK DUSCHER. Seine Antwort trug nicht gerade zu meiner Beruhigung bei: »Du weißt, ich stehe der HRT mit Skepsis gegenüber. Bereits zu meiner Zeit als Student der MedUni Wien wurden wir in der Vorlesung vor einem zu großzügigen Verschreiben solcher Therapien gewarnt. Die Datenlage in diesem ›Toppaper‹ untermauert diese Zurückhaltung: Sie zeigt eine klare Abhängigkeit des Risikos von der Dauer der Einnahme, was eine kurzfristige Behandlung von klimakterischen Beschwerden zu einem kalkulierbaren Risiko machen könnte. Bei Frauen unter 50 erscheint wohl nur ein Monopräparat vom Risikoprofil her diskutabel. Ab 60 wiederum ist für Östrogen-Monopräparate nur mehr eine sehr geringe Risikoverschlechterung gegeben, da könnte man also etwas großzügiger verordnen. Was bleibt, ist die Erkenntnis, dass der Leidensdruck der Patientinnen schon relevant sein muss, um zur HRT zu raten. Hormone sind als Lifestyle und Anti-Aging-Medikation ein komplexes Thema mit durchaus relevanten Risiken.«

Ja, dann setze ich das Teufelszeug doch sofort ab! Aber vorher wollte ich noch mal von Topexperten bestätigt bekommen, ob diese Entscheidung die einzig richtige ist. Und so wandte ich mich an einen der renommiertesten Endokrinologen – nicht nur des deutschsprachigen Raums: an JOHANNES HUBER aus Wien sowie an den erfahrenen Praktiker JÖRG PUCHTA vom Hormonzentrum an der Oper, München.

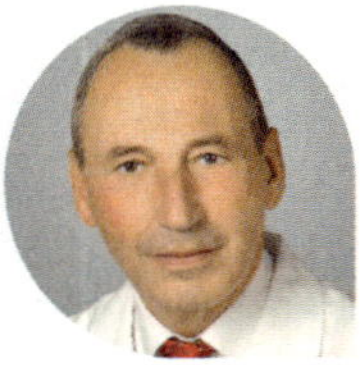

Professor Johannes Huber, 2019 erschien der *Lancet*-Artikel, der für enormes Aufsehen in der Fachwelt der Endokrinologie sorgte. Doch daraufhin formierte sich unter den Experten erheblicher Widerspruch. Tatsache ist aber, dass es unter den Gynäkologen noch viele gibt, die massiv vor Krebs bei einer Hormonersatztherapie warnen – und so ihren Patientinnen in den Wechseljahren davon abraten. Welche Meinung haben Sie dazu?

Ich wundere mich ein wenig, dass sich *Lancet* als Plattform für ein solches – ich muss sagen, die einzelnen Patienten mit ihren Beschwerden nicht berücksichtigendes – Studiendesign zur Verfügung gestellt hat. Sie müssen bedenken: Die Veröffentlichung ist zwar aus dem Jahr 2019, doch die 57 Studien, aus denen die Daten bezogen wurden, sind sehr viel älter. Sie stammen aus der Ära, als man vor allem im angelsächsischen Raum – und von dort stammen die meisten der Daten – Frauen quasi blind Hormone verschrieb, wenn die Blutung ausblieb. Es war nicht üblich, die individuellen Beschwerden zu erheben oder den Hormonmangel der Frauen zu messen, und so wurden meist viel zu hohe Dosen an synthetischem Östrogen und Progesteron gegeben. Oft ist für das Ausbleiben der monatlichen Blutung nur das Absinken des Progesterons verantwortlich. Aber da keine Blutwerte genommen wurden, gab man den Frauen nach dem Motto »all fits one« beide Hormone – und wie gesagt, sehr hoch dosiert. Noch dazu handelte es sich oft um ältere Frauen, die die Menopause längst hinter sich hatten und zusätzlich weitere Probleme wie Adipositát, Herz-Kreislauf-Erkrankungen oder Diabetes aufwiesen. Dass etliche Frauen unter solch einer plumpen HRT an Brustkrebs erkrankten, ist tragisch – und erklärlich. Mit einer individualisierten, niedrig dosierten und bioidentischen Therapie wäre das nicht geschehen.

Gehen wir doch nun auf die Hormone in Verbindung mit dem Thema unseres Buches, der Langlebigkeit, ein. In einigen Publikationen von Ihnen fand ich die spannende Aussage, dass die Sexualhormone das Altern der Stammzellen steuern. Solange wir diese Hormone haben, sorgen sie für die Regeneration, also für die Gesunderhaltung der Stammzellen, oder?

Die generelle Frage ist: Warum leben die Mitglieder einer Spezies in der Evolution eine bestimmte Lebenszeit – die einen kürzer, die anderen länger? Weil die Erhaltung der Art für die Evolution das Wichtigste ist. Und deswegen kalibriert die Evolution die Lebenszeit in etwa so, dass die Aufzucht und wiederum die Geschlechtsreife der Kinder gewährleistet ist. Das ist der Grund, weshalb dieselben Hormone, die für die Fortpflanzung verantwortlich sind, auch einen enormen Einfluss auf die Lebensdauer haben. Die Kinder müssen so weit kommen, dass sie sich selbst fortpflanzen können. (Anmerkung: Das sind beim Menschen immerhin rund

18 Jahre, was erklären würde, wieso die Menopause erst ab dem 45. Lebensjahr oder später einsetzt.) Das ist die Schlüsselerkenntnis zur Begründung, weshalb die Fortpflanzungshormone gleichzeitig auch die Lebensdauer steuern.

Nehmen Sie den Heiligen Gral der Stammzellen im Knochenmark. Dort werden sie bereitgestellt, und da vermehren sie sich auch – sie sind ein Reservoir. Das Knochenmark versorgt unseren Körper vor allem mit den Zellen des Immunsystems im Blut. Aber sie haben auch die Fähigkeit, sich beispielsweise in Hautzellen umzuwandeln, sie können sich transformieren. Und die Sexualhormone wachen darüber, dass die Stammzellen im Knochenmark tatsächlich erhalten bleiben, sich vermehren, ohne sich zu sehr zu differenzieren, und damit ein ganzes Leben lang der Frau beziehungsweise dem Mann zur Verfügung stehen.

Das ist nur einer von mehreren Aspekten für die hervorragende Bedeutung des 17-beta-Östradiol bei der Frau. In der Vergangenheit hat man immer nur die Osteoporose mit dem Mangel an diesem Sexualhormon in Verbindung gebracht. Das bezieht sich aber nur auf den kompakten Teil des Knochens. Der innere Teil, das Knochenmark mit den Stammzellen, ist völlig übersehen worden – und die profitieren genauso von dem 17-beta-Östradiol. Wir dürfen es deshalb durchaus als »Zaubersubstanz« bezeichnen. In diesem Teil des Knochens (Spongiosa) werden auch unsere Immunzellen vorbereitet, und das erklärt das schlagkräftigere Immunsystem bei Frauen, wie man es jetzt auch in der Coronapandemie beobachten kann.

Kennt man den Wirkmechanismus des Östradiols genauer? Wie verhindert es unsere Stammzellenalterung?

Es regt die Stammzellenteilung an, aber nicht die Ausdifferenzierung in spezielle Gewebszellen. Damit steht das breite Potenzial an Zellen, die sich bereithalten für einen Reparatur- und Erneuerungseinsatz, weiter zur Verfügung. Es sind ja auch noch im Alter

Stammzellen vorhanden, und das Östrogen bewirkt, dass sie in einem mehr oder weniger formbaren Zustand erhalten bleiben und dann zu den verschiedensten Einsätzen ausschwirren können. Erst an ihrem Einsatzort, am Knorpel, in der Haut, im Muskel differenzieren sie sich zu den Zellen, die akut gebraucht werden.

Und damit kann die Reparatur von Geweben, wenn wir Frauen einen gewissen Östrogenspiegel haben, viel …

… ja, viel, viel besser erfolgen. Verschiedene Studien zeigen eine strikte Kohärenz zwischen dem Östrogenspiegel und der Jugendlichkeit. In besonderer Weise betrifft es das Gehirn, wo das Östrogen Schrumpfungsprozesse des Hippocampus, dem Gedächtniszentrum unseres Gehirns, verhindert.

Das heißt doch, dass es schlagende Argumente für eine Hormonersatztherapie gibt, die allerdings noch kaum kommuniziert sind.

Völlig richtig. Es ist mir wirklich ein Rätsel, warum man das ausklammert. Eine hochaktuelle Studie aus dem Ort des Covid-19-Ausbruchs, Wuhan, liefert noch mehr Argumente pro Hormonersatztherapie. Es zeigte sich nämlich, dass Frauen einen völlig anderen Krankheitsverlauf aufweisen als Männer: Frauen sterben viel seltener. Der immunologische Tsunami bei einer Infektion ist bei Frauen deutlich geringer. Ursache dafür ist das Östradiol, das unterdrückt das. Andererseits sind Stammzellen des Immunsystems bei der Frau durch das Östrogen viel potenter. Die Arbeit aus Wuhan sagt, dass die Menopause, wörtlich ein »Hochrisikofaktor« für Covid-19 ist.

Das würde bedeuten, dass Frauen ohne Hormonersatztherapie mit Östradiol nach der Menopause deutlich höhere Sterberaten bei Covid-19 aufweisen könnten.

Das ist auch wörtlich in der Studie zu lesen. Selbst die Pille – obwohl ich kein großer Freund eines unreflektierten Einsatzes der Pille bin – schützt vor Covid-19. Mit einer Hormonersatztherapie, auch das ist definitiv dargelegt, gibt es viel mildere Verläufe.

Das heißt: Wenn eine Frau Hormone nimmt, erleidet sie diesen immunologischen Orkan des Covid-19, an dem auch etliche sterben, nicht. Sie sterben ja nicht an der Infektion, sondern weil das Immunsystem entgleist. Das Östrogen hat die fantastische Eigenschaft, starke Immunreaktionen zu unterdrücken, und das kommt den Frauen bei Covid-19 zugute. Zusätzlich regeneriert das Progesteron die Stammzellen des Alveolarepithels (Anmerkung: die Zellschicht, die unsere Lungenbläschen auskleidet) der Lunge, das durch Covid-19 besonders angegriffen wird.

Das ist völlig neu.

Mich wundert es wirklich, dass auch die Endokrinologie in den deutschsprachigen Ländern das nicht stärker aufgreift.

Sie sagen ja auch, dass sich die Gynäkologen quasi als Kriminalinspektoren betätigen sollten. Was bedeutet, ein investigatives Gespräch zu führen, eine detaillierte Blutanalyse zu machen und schließlich individuell zu überlegen: Wie stelle ich die Frau hormonell ein? Demnach müsste die Hormonersatztherapie regelmäßig kontrolliert werden, weil sich in jedem Individuum natürlich andere Werte im Blut und im Gewebe ergeben. Welche Zielspiegel haben Sie für Östrogene und andere Geschlechtshormone?

Da hat die Labormedizin natürlich Daten zur Hand. Wenn eine Frau die Menopause hinter sich hat, dann ist zunächst der Zielspiegel beim Östradiol 40 bis 100 Pikogramm pro Milliliter (Anmerkung: ein Pikogramm ist ein milliardstel Milligramm). Das wäre in etwa für das Östradiol die Norm. Beim Progesteron sind wir am Ziel mit fünf Nanogramm pro Milliliter (Anmerkung: ein Nanogramm ist ein millionstel Milligramm) für eine HRT. Das ist aber, sorry, extrem oberflächlich. Denn letzten Endes wissen wir nicht, wie viel Progesteron im Gehirn ankommt, wo es hinkommen muss und wie viel davon die Blut-Hirn-Schranke durchschreiten kann. Daher ist für den Kriminalinspektor die Befindlichkeit der

Frau ein zweiter wichtiger Parameter, der nicht übersehen werden darf. Wenn eine Frau berichtet, dass sie sich optimal fühlt, kann man sich mit der Dosis daran orientieren. Man bestimmt also die Werte von unten nach oben und schaut, wann die individuell passende Dosis erreicht ist. Das gehört genauso zur Kriminalistik und inkludiert etwas, was wir momentan nicht messen können.

Die Werte, die Sie angegeben haben, sind deutlich niedriger als die einer 30-Jährigen … Das heißt: Was etliche im Sinn haben, nämlich die Hormone auf einigermaßen jugendliche Level aufzufüllen, ist kontraproduktiv?

Sie haben ja nicht nur das Östradiol, sondern Sie haben auch die Rezeptoren. Das sind die Schlösser, und das Hormon ist der Schlüssel für die Wirkung. Diese Rezeptoren nehmen im Alter leider ab. Dadurch braucht eine 70-jährige Frau nicht mehr so viel Östrogen wie eine 30-Jährige, weil sie weniger Rezeptoren hat. Und das große Problem in den Vereinigten Staaten war, dass man 65-, 70-jährige Frauen mit den Dosen behandelt hat, die normalerweise eine Frau mit 45 oder 50 Jahren braucht. Man hatte übersehen, dass die Rezeptoraktivität eine zentrale Rolle spielt. Bei der berühmten *WHI-Studie* gab man Frauen sehr hohe Dosen, die 15 Jahre oder 20 Jahre nach dem Wechsel waren. Und dann hat man sich gewundert, dass Probleme wie Brustkrebs auftraten.

Würden Sie denn empfehlen, ein Leben lang – auch mit 90, 95 Jahren – eine Hormonersatztherapie zu machen?

Generell nicht, aber: Es kommen mitunter sehr alte Frauen, die nicht aufhören wollen, Hormone zu nehmen, zu mir, und die schauen mitunter mit 80 Jahren so aus wie mit 60 oder 65 Jahren – vor allem die Gehirnfunktion ist auf diesem jüngeren Niveau. Das sind natürlich nur anekdotenhafte Beobachtungen, die ich praktisch nur unter Freunden berichten darf. Würde ich das auf einem Kongress erwähnen, würde ich sofort hingerichtet werden. Aber es ist so. Man muss die Dosierung an die individuelle Befindlichkeit anpassen. Es gibt in der Medizin so wie in der Kunst verschiedene Schulen. Und ich gehöre halt der Schule an, die sagt, die Befindlichkeit ist ein ganz wichtiger Parameter – wichtiger noch als die Blutwerte auf dem Papier. Denn wir behandeln nicht das Papier, sondern wir behandeln den Menschen. Und letztendlich: Wer heilt, hat recht.

Wenn wir noch weitergehen in der Longevity-Behandlung, dann kommen wir zu Hormonexperten wie Dr. Puchta, der die Ergebnisse der *TRIIM-Studie* von 2019 jetzt schon mit seinen Patienten umsetzt. Neun Probanden wurden fünf Wirkstoffe gegeben: das Wachstumshormon, das Diabetesmedikament Metformin, die Vorstufe der Sexualhormone DHEA, Vitamin D und Zink. Interessanterweise hat sich die horvathsche Uhr zurückgedreht und damit das biologische Alter – und der quasi nicht mehr vorhandene Thymus ist wieder gewachsen. Was halten Sie von einer solchen Therapie?

Das Geniale an dieser Arbeit ist, dass es den Wissenschaftlern gelungen ist, einen Widerspruch aufzuheben: nämlich dass das somatotrope Hormon (Anmerkung: Wachstumshormon GH, STH oder HGH) zwar viele Vorteile hat, aber eine Insulinresistenz (Anmerkung: und damit Diabetes) fördern kann. Das war immer der Pferdefuß des Wachstumshormons. Und dann haben sie in der *TRIIM-Studie* das Diabetesmedikament Metformin und DHEA dazu kombiniert, das auch eine geringe antidiabetogene (Anmerkung Diabetes hemmende) Wirkung hat. Damit konnten sie die Wirkung des Wachstumshormons optimieren. Ich denke, da ist etwas dran, die Arbeit ist vom Ansatz her sicher interessant. Wobei man berücksichtigen muss: Das Wachstumshormon hat eine starke Rhythmik, die Ausschüttung beginnt zwischen Mitternacht und zwei Uhr in der Früh. Unser Körper ist ja binnen 900 Millionen Jahren entstanden, der reagiert speziell auf diese Rhythmik der Erdrotation. Deshalb halte ich sehr viel davon, Metformin am Abend zu nehmen, 500 Milligramm. Damit brauchen Sie eventuell das Wachstumshormon gar nicht zu spritzen. Man kann die Hypophyse selbst anregen, das STH zu bilden. Das können Sie tun – unabhängig vom Metformin –, indem Sie den Insulinspiegel senken, und zwar so, dass er um Mitternacht niedrig ist. Dafür müssen Sie die ersten acht Stunden der 16 – nahrungsfreien – Stunden (Anmerkung: falls Sie intervallfasten wollen) vor Mitternacht legen. Dann fängt die Hypophyse ordentlich mit dem STH-Feuern an. Das können Sie mit Arginin (Anmerkung: eine Aminosäure, die in manchen Tests die STH-Ausschüttung erhöht hat) noch unterstützen. Allerdings hat das etwas völlig Unsoziales zur Folge, nämlich: Sie dürfen acht Stunden vor Mitternacht nichts mehr essen (Anmerkung: nach Adam Riese nichts mehr essen nach 16 Uhr). Aber wenn Sie das schaffen, dann haben Sie ein gutes Rezept für Langlebigkeit.

Und machen Sie das?

Ich bin der katholischen Kirche ja sehr verbunden. Viele Priester wissen, wie man nicht sündigt, und sie sündigen doch. Und ähnlich ist es bei mir auch. Ich weiß, wie es geht, und ich kenne das Geheimrezept, aber ich bringe es leider auch nicht immer zusammen.

Nehmen Sie Metformin?

Ich nehme am Abend 500 Milligramm, dazu Quercetin und Resveratrol 500 Milligramm, sonst nichts, und das je nach Laune. Ich bin der typische Patient: nie konsequent.

Gesunde Langlebigkeit – was sind die wichtigsten Hinweise des renommierten Endokrinologen Professor Huber?

Fakt ist, dass die nächtliche Nahrungskarenz meines Erachtens der goldene und einzig erwiesene Weg ist, das Leben zu verlängern. Diese 16 Stunden ohne Nahrung braucht es, aber die ersten acht Stunden müssen vor Mitternacht liegen, weil man damit das Wachstumshormon anregt und zusätzlich die oxidativen Kapazitäten des Körpers reduziert (Anmerkung: den oxidativen Stress im Alter). Außerdem wird das Melatonin besser freigesetzt. Das ist mein Credo seit 30 Jahren, es wurde oft ironisiert, aber in der Zwischenzeit hat es sich bewahrheitet. Wir haben einen circadianen Rhythmus – der reduziert unsere Aktivitäten in der Nacht und stimuliert dabei das Immunsystem. Deswegen auch das Fieber in der Nacht, wenn wir krank sind. Und am Morgen ist dann die Zeit der Aktivität, der Jagd. Man sollte die Chronobiologie der Steinzeit ernst nehmen. Der zweite Punkt ist, dass man die Aerosole der Natur nicht unterschätzen darf. Aerosole habe jetzt gerade durch Covid-19 eine negative Bedeutung bekommen, aber Aerosole der gesunden Art gibt es besonders von den Nadelbäumen – und die sind vor allem im Frühling heilend. Also: Nahrungskarenz und »aerobic exercise« in der Natur. Das Dritte ist die innere Gelassenheit, die innere Ruhe. Der vierte Punkt ist Schillers *Wallenstein* mit folgendem Zitat: »Es ist der Geist, der sich den Körper baut.« Wir können das Altern positiv beeinflussen, indem wir Dinge tun, die uns berühren: Musik hören, ein schönes Buch lesen, sich austauschen mit Menschen. Der fünfte Punkt: Wem das alles zu wenig ist, der wird die Anti-Aging-Ärzte aufsuchen und nach einem Heilmittel gegen das Alter fragen.

Die Themen Hormone, Stammzellen, Metformin sind also noch lange nicht ausdiskutiert. Deshalb hier ein kleiner Hinweis auf den nächsten Band: Gesunde Langlebigkeit fördern durch DHEA und Wachstumshormone, durch Stammzellentherapie sowie Metformin – all das werde ich dort intensiv angehen. Denn Schwerpunkte des Buches werden die Therapien der dritten Stufe in der Longevity-Pyramide sein, nämlich die der Medikamente und Therapien der nächsten Generation. Die zweite *TRIIM-Studie* wird bald veröffentlicht – damit werden zu DHEA und dem Wachstumshormon neue Ergebnisse vorliegen –, und zu Metformin hoffen wir auf erste Ergebnisse der großen *TAME-Studie* aus den USA. Dazu kommen natürlich brandneue Möglichkeiten, Stammzellen zu schützen und sie für effiziente Therapien zu nutzen … sowie viele faszinierende Entwicklungsprojekte von Start-ups und Pharmakonzernen.

Doch jetzt noch einmal zurück zu der Diskussion, die Ängste schürt. Zu der *Lancet-Metastudie,* die besagt: Hormonersatztherapien bei Frauen während und nach der Menopause erhöhen das Brustkrebsrisiko – und zwar deutlich. Was ist da dran? JOHANNES HUBER hat bereits Stellung bezogen. Jetzt kommt ein weiterer Verfechter der HRT, ein Hormonspezialist, der nicht nur Kinderwunsch und Menopause zur beruflichen Aufgabe gewählt hat, sondern auch gesunde Langlebigkeit: JÖRG PUCHTA.

Seine Position zu der aufsehenerregenden *Lancet-Metastudie* erläuterte er per Mail – und sie ist eindeutig: »Dies ist seit vielen Jahren ein unerschöpfliches Thema immer wieder neu aufgekochter Verunsicherung nach dem Motto ›Only bad news is good news‹. Die deutschen Ärzte und Journalisten scheinen dafür besonders empfänglich zu sein … All die unbestreitbaren, gesundheitlichen Benefits einer modernen, niedrig dosierten HRT mit bioidentischen Hormonen werden mit solchen unkritischen Stellungnahmen immer wieder in Grund und Boden getreten. Leider sind die Studien zu diesem Thema teilweise so kompliziert und komplex, dass noch nicht einmal Mediziner in der Lage sind, die Ergebnisse richtig zu bewerten. Unsere Meinung hierzu: Bei einer möglichst früh (vor dem 60. Lebensjahr) begonnenen, individualisierten, niedrig dosierten Therapie mit bioidentischen Hormonen ist aus unserer Sicht nach aktueller Datenlage für Frauen ohne Risikofaktoren der Gesamtnutzen einer HRT weiterhin deutlich höher als das Risiko. Studien – unter anderem auch die *WHI-Studie* – haben eine deutlich höhere Lebenserwartung für Frauen mit einer Hormonersatztherapie nachgewiesen. Man geht davon aus, dass das Timing – also der Zeitpunkt des Beginns einer Hormonersatzthe-

rapie – entscheidend für die vor Arteriosklerose schützenden Effekte der Östrogene auf das gesamte Blutgefäßsystem (einschließlich des Gehirns) ist. Während einer Hormonersatztherapie sollte selbstredend jährlich eine Nutzen-Risiko-Analyse mit dem behandelnden Gynäkologen oder Endokrinologen erfolgen.
Die Ergebnisse der *Lancet-Studie* bestätigen lediglich etwas, das schon lange bekannt ist. Zunächst einmal handelt es sich bei der Arbeit um die Auswertung von ausschließlich epidemiologischen Studien, die überwiegend auf die Anwendung von Hormonen in den 1980er- und 1990er-Jahre zurückgehen. Dies ist insofern wichtig, da hier konjugierte – nicht bioidentische – Östrogene sowie synthetische Gestagene (in hohen Dosierungen) zum Einsatz kamen, lauter Substanzen, die heute kein verantwortlicher Endokrinologe mehr anwenden würde.«
Hier noch die ergänzende Stellungnahme seines Hormonzentrums an der Oper: »Hormone und Krebs – viele verwirrende Aussagen! Für die Hormonersatztherapie wurde in Deutschland – aus einem gewissen politischen Zwang heraus – eine sogenannte S3-Leitlinie *Hormontherapie in der Peri- und Postmenopause* erarbeitet, welche den Minimalkonsens von 19 Fach- und Laiengesellschaften widerspiegelt. Diese Leitlinie ist in der Langfassung zwar über 200 Seiten lang, gibt den Fachärzten aber leider wenig Hilfestellung für eine differenzierte, individualisierte Hormonersatztherapie. Die einzige Studie, die den logistischen Anspruch der S3-Richtlinie erfüllt, ist die sogenannte *WHI-Studie (World Health Initiative)*. Zu den logistischen Mängeln und Limitierungen dieser Studie liegen wiederum über 1000 Publikationen vor. Bezüglich des Brustkrebsrisikos konnte im Rahmen dieser *WHI-Studie* gezeigt werden, dass eine kombinierte Therapie aus (künstlichen) Östrogenen und (künstlichen) Gestagenen das Brustkrebsrisiko erhöht, allerdings in einem geringeren Umfang als negative Lebensstilfaktoren wie Zigarettenkonsum oder starke Übergewichtigkeit. Diese große Studie ist

von vielen Experten stark kritisiert worden, da das mittlere Alter der Frauen bei Behandlungsbeginn mit 63 Jahren extrem hoch war und diese Frauen zahlreiche, schwere Herz-Kreislauf-Erkrankungen und Risikofaktoren wie Übergewicht, Alkoholkonsum, Bewegungsmangel und Rauchen aufwiesen, alles Einflussfaktoren, die das Brustkrebsrisiko mehr erhöhen als die ›schlechteste, veraltete‹ Hormonbehandlung. So steigt das Brustkrebsrisiko beispielsweise um fast 20 Prozent bei einer Gewichtszunahme von zehn Kilogramm nach der Menopause. Neueste Studien über einen Beobachtungszeitraum von bis zu zehn Jahren belegen, dass eine Hormonersatztherapie mit natürlichem, bioidentischem Östrogen und Progesteron kein erhöhtes Krebsrisiko mit sich bringt. Frauen, die in der Prä- und Perimenopause frühzeitig Progesteron bekommen, scheinen sogar besser vor Brustkrebs geschützt zu sein, als Frauen, die kein Progesteron bekamen.«

Auch von anderen Wissenschaftlern kommt der Hinweis, dass der Haken offenbar die gängige Berichterstattung ist, die nicht darauf hinweist, dass die ausgewerteten Studien der *Lancet*-Veröffentlichung vor allem auf der Gabe von synthetischen Hormonen beruhten, welche noch dazu als Tablette verabreicht wurden – und nicht als Gel oder Spray.

Kleine Anekdote am Rande: Die ersten beobachteten positiven Effekte der Östrogene als Anti-Aging-Substanz gehen auf die Lifestyledroge Antibabypille der 1950er-Jahre in den USA zurück. Damals haben Mediziner – aus Unwissenheit – den Frauen die Pille munter bis ins hohe Alter verschrieben und waren völlig baff, wie viel jünger die Frauen im Vergleich zu denen »rüberkamen«, die keine Pille nahmen. Festhalten muss ich aber auch, dass es Studien mit bioidentischen Hormonen gibt, die nach wie vor ein leicht erhöhtes Brustkrebsrisiko zeigen – andere aber wiederum nicht. Prof. DORIS MARIA GRUBER von der Universitätsklinik für Frauenheilkunde am AKH in Wien kommt ähnlich wie HU-

BER und PUCHTA zu dem Schluss, dass die Vorteile überwiegen: »Der Benefit für Knochen, Herz, Gehirn sowie das langsamere Voranschreiten von Arteriosklerose sowie die Reduktion des Diabetesrisikos« sind enorm wichtig. Hinzu kommt, dass der Mangel an Geschlechtshormonen weitere belastende Folgen haben kann. DORIS M. GRUBER nennt die Veränderungen des Gefäßsystems, eine Gewichtszunahme, trockene Schleimhäute bis hin zu Veränderungen der Haut und der Haare. »Sämtliche Schönheitsattribute der Frau leiden gewaltig.«

Also, ich bin zu dem Schluss gekommen: Ich mache weiter mit der HRT. Bioidentisches Östrogen und Gestagen – niedrig dosiert und auf die Haut aufgetragen. Die Frage, wie lange ich das weiterführen möchte, werde ich jedes Jahr aufs Neue mit meinem Gynäkologen CHRISTOPH BAUER diskutieren, sobald die aktuellen Blutwerte vorliegen. Der bezieht ebenfalls klar Position, auch zu der Aussage von DOMINIK DUSCHER: »Sein Kommentar entspricht in dieser Form nicht ganz der aktuellen Meinung. Es besteht eine gewisse Relation Einnahmedauer/Risiken (ab sechs bis acht Jahren), aber diese sind noch von mehreren anderen Faktoren (Vorerkrankungen, Adipositas, Nikotin, bioidentische Präparate ja/nein etc.) abhängig. Zudem müssen Risiken eingerechnet werden, welche durch chronischen Hormonmangel aufgrund der heute hohen durchschnittlichen Lebenserwartung von 88 Jahren zutage treten. Dies betrifft einen Zeitraum von fast 40 Jahren ohne Hormone, vor hundert Jahren betrug diese Zeitspanne nur etwa zehn Jahre.

Herr Duscher spricht Frauen unter 50 Jahren an – warum soll in diesen Fällen ein Hormonpräparat verordnet werden? Und bei über 60 Jahren ist das ›window of opportunity‹ langsam wieder geschlossen, auch hier ist der Beginn einer Hormonersatztherapie nicht sinnvoll und eher risikobelastet, also in diesen Fällen eher nicht ›großzügiger‹ verordnen, wie Herr Duscher schreibt. Bei Frauen jeden Alters mit erhaltener Gebärmutter darf auch kein

Monopräparat verabreicht werden. Ausnahme wäre gegebenenfalls nur eine liegende ›Hormonspirale‹, Gestagene (Gelbkörperhormon) gehören ansonsten mit dazu. Östrogene allein (Monopräparat) nur nach Gebärmutterentfernung.
Aus der Tendenz der Studie der letzten Jahre, während derer auch die zwei großen, viele Jahre zurückliegenden amerikanischen Studien *(One Million Women Study und Nurses' Health Study)* zunehmend kritisch betrachtet wurden, sehe ich überwiegend positive Signale. Natürlich auch immer mit Nutzen-Risiko-Abwägung, aber insgesamt doch eindeutig pro HRT. Und Hormone dürfen natürlich nicht als Lifestyleprodukte gesehen werden! Gerade sehr schlanke Frauen übrigens sind eher einem erhöhten osteoporotischen Risiko ausgesetzt, hier wäre ich deutlich für HRT, aber – und das sollte immer gelten – so gering dosiert wie möglich unter Verwendung ausschließlich bioidentischer Präparate (welche übrigens bei den erwähnten Studien nicht zum Einsatz kamen)!«

MEINE »LONGEVITY-BERATUNG« IM HORMONZENTRUM

Eine spannende, faktenbasierte Diskussion. Ich habe ihr hier breiten Raum eingeräumt, weil die Verunsicherung unter uns Frauen groß ist. Die Entscheidung pro oder kontra HRT nimmt uns letztlich niemand ab. Wir müssen überzeugt sein von dem, was wir einnehmen! Als praktische Zusammenfassung – und nachdem ich mich so intensiv mit all dem auseinandergesetzt habe – setze ich ans Ende des Buches meine eigene Blutanalyse und sowohl die Empfehlungen von JÖRG PUCHTA als auch meine Liste der Nahrungsergänzungsmittel und Lebensstilelemente. Vielleicht hilft es Ihnen ein wenig bei der eigenen Entscheidung, was Sie verändern oder ergänzen möchten. Am besten, Sie suchen gleich Ihre letzten Blutbilder heraus und vergleichen sie! Ich bat nämlich um eine detaillierte »Longevity-Beratung« im Hormonzentrum von JÖRG PUCHTA und habe dort ein großes Blutbild erstellen lassen. Ich kannte PUCHTA nicht, er war mir aber als Hormonexperte für das Thema »gesunde Langlebigkeit« empfohlen worden, und so habe ich ihn für die Recherche zu diesem Buch aufgesucht. Hier meine Blutwertdiskussion – als Erstes interessierten mich natürlich die Geschlechtshormone:

- *Östradiol:* 40 Pikogramm pro Milliliter – das war mein Wert unter HRT und zugleich die untere Zielgröße, die HUBER angegeben hatte.
  PUCHTAs Kommentar: »Sie sind gut eingestellt. Das Progesteron auch. Ich würde nur auf ein Spray umsteigen. Damit kommen Sie mit niedrigeren Spiegeln beim Östradiol aus. Der Hersteller des Sprays hat Carrier in das Präparat gegeben, die das Östradiol besser durch die Haut transportieren.« Immerhin: Der bisherige tägliche eine Gelhub mit einem Milligramm Östradiol auf die Haut des Unterarms funktionierte bestens.
- Mit dem *Progesteron* lag ich laut Auswertungsbogen ein bisschen hoch: 2,3 Nanogramm pro Milliliter. Empfohlen waren dort 0,2 bis 1,5 Nanogramm pro Milliliter. HUBERs Zielwert liegt aber immerhin bei fünf Nanogramm pro Milliliter! Also bat ich ihn um Aufklärung.
  HUBER: »Der Referenzbereich von 0,2 bis 1,5 Nanogramm pro Milliliter Progesteron gilt für die erste Zyklusphase der Frau (Anmerkung: bis zum Eisprung). In der zweiten Zyklushälfte sollte er zwischen fünf und zehn Nanogramm pro Milliliter liegen. Bei Frauen nach der Menopause, die Progesteron nicht zyklisch nehmen – wie ich es oft empfehle –, sondern durchgehend wie Sie, ist ein Wert von 2,3 sehr niedrig, aber noch okay.«
  Anmerkung PUCHTA: »Entscheidend bei der Beurteilung der Werte ist immer auch der Abstand zwischen der Einnahme und der Blutentnahme. Je länger dieser Abstand, umso niedriger der Wert. Für den bei Ihnen vorliegenden Abstand ist der Wert optimal.«

» Das *Testosteron* befindet sich im unteren Normbereich – auch Frauen brauchen das männliche Sexualhormon, das an zahlreichen Aufgaben im Körper beteiligt ist.
PUCHTA: »Wenn ich es Ihnen zusätzlich geben würde, hätten Sie auf jeden Fall einen Effekt auf den Anabolismus, den Muskelaufbau, da gibt es überhaupt keinen Zweifel. Testosteron aktiviert auch die Talgdrüsen der Haut. Aber vor allem hat Testosteron eine unglaublich positive Potenz im Gehirn, einen psychoanaleptischen Effekt (Anmerkung: anregend, mental leistungssteigernd)«. Ich neige zu fettiger Haut und Unreinheiten. Testosteron daher lieber nicht.

» *Wachstumshormon:* Damit geht es leider schon ab dem 20. Lebensjahr massiv bergab. Rund 14 Prozent im Zeitraum von je zehn Jahren, bei mir also bis heute um geschätzte 55 Prozent. Trotzdem liegt es noch im unteren Normbereich.
PUCHTA: »Ich hätte kein Problem, Ihnen eine niedrige Dosis alle zwei Tage zu geben. Wir haben seit Jahrzehnten jede Menge Erfahrung mit Wachstumshormonen für Menschen mit entsprechenden Störungen. Die Frage ist natürlich: Menschen, die altersbedingt einen niedrigen Spiegel haben – wie weit dürfen wir diesen erhöhen? In der Alterspräventionsmedizin gehe ich auf mittlere Level, nicht an den oberen Referenzwert.« Mir persönlich reicht derzeit der »untere Normbereich«.

» *DHEA*, die »Mutter der Sexualhormone«, ist in den USA in jeder Drogerie frei verkäuflich – quasi als Nahrungsergänzung. Allerdings steht es weltweit auf den Dopinglisten. DHEA sinkt ungefähr ab dem 25. Lebensjahr kontinuierlich ab und erreicht seine Talsohle von 10 bis 20 Prozent mit dem 80. Lebensjahr. Es verschwindet also nie ganz. Mein DHEA-Wert liegt noch im Normbereich, nämlich bei 2,7 Nanogramm pro Milliliter. Der untere Grenzwert wird mit 1,3 Nanogramm pro Milliliter angegeben.

Meine Frage an PUCHTA: »Würden Sie mich auf den Spiegel einer 30-Jährigen hochfahren?« – »Nein, ich würde eher die 40-Jährigen nehmen, weil die 30-Jährigen teilweise noch ganz schön hohe Spiegel haben.« Aber mir empfiehlt er DHEA derzeit nicht.

» Kommen wir zum *Homocystein*, dem Zellgift, das nicht umgewandelt wird, wenn uns B12 (Cobalamin) und B9 (Folsäure) fehlen. Ich befinde mich am oberen Grenzwert: nämlich bei 10,0 Mikromol pro Liter.
Doch PUCHTA dazu: »10,0 ist super. Schön niedrig. Natürlich wird das bei Ihnen in den nächsten Jahren weiter hochgehen, weil wir einen Anstieg mit dem Alter haben. Also macht auch bei Ihnen das Senken einen Sinn. Ob wir das mit einem höheren B12- und Folsäurespiegel hinkriegen, werden wir sehen. Vitamine sind hochwirksam, aber natürlich am wirksamsten, sobald Sie einen Mangel aufweisen. Wenn Sie aber ausreichende Spiegel haben, dann muss man sehen, was einem eine Zusatzgabe noch bringt.«

» Auf jeden Fall verschrieb mir PUCHTA *Vitamin B12* mit 1000 Mikrogramm pro Kapsel. Zur Erinnerung: Die Deutsche Gesellschaft für Ernährung empfiehlt vier Mikrogramm pro Tag.
Anmerkung PUCHTA: »Das von mir verschriebene Präparat ist als Arzneimittel zugelassen. 1000 Mikrogramm sind übrigens zunächst eine Testdosis, um die körpereigenen Speicher aufzufüllen und um zu sehen, welche Enzymsysteme in dem hochkomplizierten, individuellen (genetisch determinierten) Homocystein-Methionin-System wovon am meisten beeinflusst werde … Ich kalibriere in der Folge die Dosis entsprechend runter. Die Gründe für eine höhere Dosierung können sehr unterschiedlich sein: Ein erhöhter Bedarf kann zum Beispiel in der Schwangerschaft bestehen oder häufig bei einer vegetarischen beziehungsweise veganen Ernährung. Unabhän-

gig davon, was den Mangel auslöst, füllen die hoch dosierten Vitamin-B12-Tabletten leere Körperspeicher wieder auf.«

» *Vitamin D:* Da liege ich im oberen Bereich. Bis 70 Nanogramm pro Milliliter werden empfohlen. Ich bin bei 61,8.
PUCHTA: »Das ist schon hoch. Nicht mehr einnehmen. Aber Vitamin D halte ich grundsätzlich für enorm wichtig. Die Daten zum Funktionieren des Immunsystems finde ich beim Vitamin D äußerst spannend«. Okay, ich mache mal Pause damit.

» *Hs-CRP (hochsensitives CRP)* ist interessant: Das ist ein Eiweißstoff, der bei chronisch-entzündlichen Prozessen und bei akuten Infektionen ausgeschüttet wird und natürlich auch entzündliche Alterungsprozesse anzeigt – insbesondere im Bereich der Blutgefäße des Herzens und des Gehirns. Er ist sozusagen ein indirekter Marker zum Nachweis eines arteriosklerotischen Geschehens. Bei mir liegt der Wert bei 0,07 Milligramm pro Deziliter.
PUCHTA: »Also, das CRP ist richtig gut. Da ist überhaupt nichts Negatives zu sehen.« Uff!

» *Eisen:* Seine Speicherform ist Ferritin (siehe Seite 328): Da war ich erstaunt. Ich nehme keine Eisenpräparate, doch ich liege mit 194 Nanogramm trotzdem über dem Referenzbereich von maximal 150 Nanogramm pro Milliliter. Das gefällt mir weniger.
PUCHTA: »Das ist nicht so hoch. Sie haben eine exzellente Resorption, keinen Eisenverlust und damit auch exzellente Speicher. Außerdem ernähren Sie sich super.« Na ja. Weniger Eisen ist mehr, denke ich …

» *Zink:* 1,2 Milliliter pro Liter werden als höchster Referenzwert gesetzt, ich bin bei 1,1 Millilitern pro Liter.
PUCHTA: »Ich bin ein großer Fan von Zink. Zink hat eine immense Bedeutung für das Immunsystem. Es gibt erstaunliche Parallelen zwischen immunologischen Altersveränderungen und Zinkmangel, welcher zu einer Reduktion der Aktivität des

Thymus und seiner Hormone führt. Dies ist auch der Grund, warum Zink in dem Cocktail für die *TRIIM-Studie* eingesetzt wurde. Aktuell interessant ist die Tatsache, dass ein Zinkmangel mit einer reduzierten Immunantwort auf Impfungen einhergeht. Eine hoch dosierte Zinkeinnahme hat das Potenzial, die Immunfunktion bei älteren Menschen zu verbessern und chronisch-entzündliche Prozesse zu unterdrücken. Übrigens: In den meisten hierzu durchgeführten Studien haben ältere Menschen ein altersbedingtes Zinkdefizit.«

Zum Thema Zink und Metformin als Booster gesunder Langlebigkeit möchte ich JÖRG PUCHTA noch etwas ausführlicher zu Wort kommen lassen. Er hatte bereits im ersten Kapitel auf den Seiten 46 bis 48 zur *TRIIM-Studie* Stellung bezogen, in welcher beide Präparate eine wesentliche Rolle spielen …

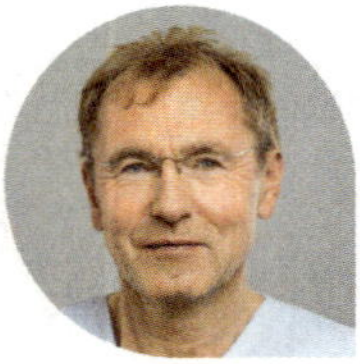

Als Reproduktionsmediziner bin ich seit Jahrzehnten immer wieder konfrontiert mit der Frage: Wie kann ich meine Eizellen, meine Spermien verbessern? Aus unendlich vielen Studien wissen wir, dass Zink einen immensen Effekt auf die Eizelle hat, das heißt auf den komplizierten Mechanismus für das System der Zellteilungen, den *Spindelapparat*. Dieser Spindelapparat degeneriert mit dem Alter, und das ist der Grund, weshalb die Eizellen mit dem Alter immer schlechter werden. Zink hat hier – da ist die Datenlage wirklich am sichersten – einen positiven Effekt.

Ist das auch interessant für Frauen, die keine Eizellen mehr haben oder nur verschrumpelte?

Die Geschlechtszellen sind ja extrem empfindlich. Das heißt, die Daten, die wir auf diesem Feld haben, sind auch ein Stück weit übertragbar. Wenn Zink bei diesen Zellen eine Wirkung hat, dann können Sie davon ausgehen, dass es auch bei anderen Zellen wirkt.

Deshalb würde ich grundsätzlich bei Älteren – je nach Ausgangsspiegel – 10 bis 50 Milligramm täglich empfehlen. Das ist relativ viel, spielt aber insofern keine Rolle, da wir ohnehin immer die therapeutischen Spiegel messen und anpassen. Zink spielt übrigens eine Riesenrolle für die Immunzellen, und das scheint derselbe Mechanismus zu sein wie bei den Eizellen.

Gehen wir weiter zum Metformin: Dem Diabetesmedikament wird mehr und mehr zugeschrieben, geradezu ein Booster für gesunde Langlebigkeit zu sein. Würden Sie es mir – Sie sehen das Blutbild – empfehlen? Metformin ist erklärtermaßen ja auch ein Vitamin-B12-Räuber …

So schlimm ist das nicht mit dem Metformin als Vitamin-B12-Räuber. Das Vitamin B12 zu ersetzen macht immer Sinn, weil Sie dann das Homocystein reduzieren. Ich möchte mich bezüglich angeblicher Nebenwirkungen einem renommierten Metforminexperten anschließen, der über Metformin sagt: »It's a diet – not a drug!« Deshalb muss man sich aber klarmachen: Die (Neben-)Wirkung von Metformin hängt zu einem Gutteil von der Ernährung ab. Wenn Sie sich sehr fettreich ernähren und Fast Food lieben, wird es weniger verträglich sein und mehr gastrointestinale Symptome verursachen. Wirksam ist es dennoch! Gerade bei Menschen, die Fast Food lieben und nicht davon ablassen können, ist es eine sinnvolle Medikation, um die Toxizität des Fast Foods zu reduzieren.

Die Metformindosis ist gewichtsabhängig, oder? Wie viel würden Sie mir bei 57 Kilo geben?

Ich würde Ihnen nur 250 Milligramm geben, zweimal pro Tag, weil jemand wie Sie vom Typ her eher sensitiv wirkt. Mit den Jahren spürt man das als Arzt heraus oder man sieht es am Typus. Sie sind jemand, der mit niedrigeren Dosen auskommt. Übrigens: Was viele auch nicht wissen … Die meisten Metforminpräparate werden mit Laktose verabreicht, wie viele andere Präparate auch. Das ist beim Metformin keine so gute Idee. Das heißt, ich würde

Metformin immer nur als Präparat ohne Laktose verordnen. (Anmerkung: Sie finden diese Angabe natürlich im Beipackzettel oder im Internet und können Ihren Arzt bitten, ein laktosefreies Präparat zu rezeptieren.)

Wenn ich jetzt Metformin auf Ihre Empfehlung hin nehmen würde, dann würden die Leserinnen und Leser meinen: Die lässt sich von ihrem Arzt dazu überreden, die hat doch perfekte Werte. Was soll das denn?

Ja, das stimmt, Sie haben perfekte Werte, Sie sind schlank, und Ihr Leptin ist auch super (unter zwei Nanogramm pro Milliliter) wie bei einer Ausdauersportlerin, kein Anhalt für TOFI. Kurze Erklärung: Leptin ist ein Hormon der Fettzellen und ein guter Marker für die Zusammensetzung des Körpers (»body composition«) und die Verteilung der Fettdepots. Amerikanische Untersuchungen haben den Begriff des »TOFI« (Thin on the Outside – Fat on the Inside) geprägt. Eine Bezeichnung für Menschen, die normalgewichtig sind, aber versteckte Fettdepots in und um ihre inneren Organe besitzen. Dieses Fett sendet chemische Signale aus, die zu Insulinresistenz, Diabetes und Herz-Kreislauf-Erkrankungen führen. Über die Beurteilung des Leptinspiegels erkennt man, ob jemand ein TOFI ist oder nicht. Bei der Früherkennung des PCO-Syndroms (polyzystisches Ovarialsyndrom) spielt Leptin eine immer größere Rolle, denn es zeigt bereits im Kindes- bis Jugendalter eine entsprechende Fehlentwicklung an.

Im Grunde sind Sie eine Kandidatin, bei der Metformin rein für die Prävention Sinn macht. Eine Wirkung über viele Jahre, etwas, was der Patient erst mal überhaupt nicht spürt. Das bedeutet: Wir sind jetzt bei dem aufgeklärten Patienten. Der nimmt etwas, weil er das System versteht, weil er weiß, wie er seine Gesundheit erhalten könnte. Das heißt, er akzeptiert, dass er keinen direkten, sofort spürbaren Benefit hat. Wir wissen allerdings noch nicht in allen Einzelheiten, wie Metformin im Zellstoffwechsel wirkt. Doch wir wissen, welch enormen Einfluss es auf den Energiehaushalt der Zellen hat, auf die Mitochondrien, auf die Darmflora. Wir können mit Metformin offenbar viele ungünstige Stoffwechselwege verhindern, aber was da genau passiert, weiß noch niemand.

Dazu kommt, dass die Statistik sagt: Menschen, die keinen Diabetes haben und kein Metformin einnehmen, leben kürzer als Menschen, die (einen leichten) Diabetes haben und Metformin nehmen …

Es scheint tatsächlich so zu sein, dass der Verbrennungsprozess in den Zellen mit Metformin in irgendeiner Form sauberer verläuft. Das heißt, es entstehen weniger Abfallstoffe, die zelltoxisch sind. Wenn die Daten das irgendwann endgültig belegen, dann können wir sagen: Mit Metformin kriegen wir weniger Herz-Kreislauf-Erkrankungen, weniger Arteriosklerose, weniger Demenz, weniger Übergewichtigkeit, weniger Krebs und natürlich weniger Diabetes.

Wenn die positiven Effekte nicht so greifbar sind, dann könnte ich Metformin ja erst mal phasenweise nehmen und schauen, was so passiert.

Von »phasenweise« halte ich wenig, denn die Daten, die wir vom Metformin haben, sind alles langfristige Daten über die Erfolge einer längeren Einnahme. Das ist ja auch logisch. Sie werden nur Effekte haben, wenn Sie den Stoffwechsel langfristig positiv beeinflussen. Und da bringt es nichts, wenn Sie es mal phasenweise drei oder sechs Monate lang einnehmen. Ich nehme zweimal 500 Milligramm am Tag, manchmal sogar dreimal.

Aufgrund meines Blutbilds gibt es wohl wenig zu mäkeln, und Metfomin könnte ich prophylaktisch nehmen. Allerdings würde das nur Sinn machen, wenn ich es ein paar Jahre lang nähme.

Genau. Sie sind eine schlechte Laborratte, weil eine so gesunde Laborratte. An Ihnen kann man wenig ausprobieren. Aber Metformin – langfristig – durchaus.

Wie gesagt, das Thema Metformin wird uns weiterhin beschäftigen – mich besonders. Denn es spielt, wie vorhin schon erwähnt, eine wichtige Rolle im nächsten Buch. Hier möchte ich die Wirkstoffe unter die Lupe nehmen, die eine gesunde Langlebigkeit mit großer Power bewirken könnten, und das werden *Medikamente* mit Risiken und Nebenwirkungen sein, dazu *Stammzellentherapien* und vieles mehr.

Für die ersten beiden Ebenen der Langlebigkeitspyramide habe ich aus meiner Sicht das Wesentliche präsentiert und erläutert. Ich hoffe, Sie nehmen ganz viel für sich und Ihren Alltag mit – wie enorm viel Sie selbst für Ihr gesundes Altern tun können. Meine Empfehlung: Gehen Sie das Buch noch einmal durch und notieren Sie sich, was Sie ganz persönlich ändern möchten: an Ihrem Lebensstil – also in Sachen Ernährung, Fasten, Schlaf, Atmung, Hitze-/Kältereiz, Bewegung und Demenzprophylaxe – sowie im großen Feld der Nahrungsergänzungsmittel und der Hormone. Was könnte, was sollte das Ihre sein?

Ich hänge Ihnen als Anregung noch meine ganz persönliche *Liste der Verjüngung* an und hoffe sehr, dass ich Sie im Laufe der Lektüre ein wenig mit meiner Begeisterung für die fantastische Welt der Zellbiologie, der Molekularbiologie und der Alternsforschung anstecken konnte, sodass Sie Lust haben, dranzubleiben an diesem explodierenden Forschungsfeld. Und sich das Beste für Ihr Leben sowie für Ihre gesunde Langlebigkeit extrahieren können. Ich helfe Ihnen auch künftig sehr gerne dabei.

MEINE FAVORITEN FÜR GESUNDE LANGLEBIGKEIT

> **»Was nicht auf einer einzigen Manuskriptseite zusammengefasst werden kann, ist weder durchdacht noch entscheidungsreif.«**
> *DWIGHT D. EISENHOWER*

Ich fürchte, angesichts der Vielfalt dessen, womit mir uns in diesem Buch als Förderer des gesunden Alterns auseinandergesetzt haben, werde ich dem strengen Anspruch Eisenhowers nicht wirklich gerecht. Doch ich versuche, mich – in seinem Sinne – auf das Wesentliche zu beschränken. Hier also meine Favoriten für einen bewussten Lebensstil und eine engere Auswahl der Nahrungsergänzungsmittel, die Ihnen bei der eigenen Entscheidung hilfreich sein können. Wohlgemerkt: Nicht alles lässt sich generalisieren, schon gar nicht für Menschen mit Vorerkrankungen – und letztlich steht über jeder Empfehlung die Rücksprache mit dem Arzt. Denn manche Trainingsformen können für Arthrosepatienten ungünstig sein, und Herz-Kreislauf-Patienten sollten überprüfen, ob regelmäßige Saunagänge wirklich gut für sie sind. Auch Nahrungsergänzungsmittel wahllos »einzuwerfen«, hilft nur den Herstellern, nicht Ihnen. Sich ein »Portfolio der gesunden Langlebigkeit« zusammenzustellen, das Ihren Vorlieben und gesundheitlichen Parametern entspricht, macht aber durchaus Sinn und kann Ihnen im Idealfall deutlich mehr gesunde Jahre einbringen. Also: Nehmen Sie meine folgende Liste bitte als Anregung, aber nicht als Kopiervorlage!

ERNÄHRUNG

» Große Mengen verschiedener *Gemüse* und *Kräuter* – frisch und natürlich bio. Brokkoli, Kohlsorten, Proteinhaltiges wie Linsen, Kichererbsen etc. Dünsten, Dampfgaren, aber nicht kochen oder das Kochwasser weiterverwenden. Zur besseren Bioverfügbarkeit hochwertige Öle nutzen. Mittags: Salate oder Rohkost mit Kurkuma und Pfeffer.

» Brokkolikeime, Sojasprossen – überhaupt: *Sprossen* am besten selber ziehen!

» Wenig Obst: Je höher der Fruchtzuckergehalt/Fruktose, desto weniger sollte davon gegessen werden. Blaue, *dunkle Beeren* hingegen sehr gerne.

» Kein Fleisch, kein Fisch. *Proteine* in Maßen über Milchprodukte (gereifter Käse, Skyr, leucinhaltiges Molkepulver) zu sich nehmen. Skyr am Morgen mit einem Esslöffel Leinöl ist super. Ich mache mich jetzt aber auf die Suche nach Leinöl, das mit Algen angereichert ist. Leinöl gehört – nicht vergessen – in den Kühlschrank! Natto kannte ich bisher noch nicht, werde ich aber nun ausprobieren.

» *Jodhaltiges Speisesalz* – nichts anderes kommt mir mehr auf den Tisch. Die vielen schicken »Meersalz«-Varianten ohne Jod gibt's nicht mehr.

» Ich streue täglich *Kurkuma* und ordentlich *Pfeffer* auf meinen Salat, obwohl ich weiß, dass davon nur ein Bruchteil in den »Zielzellen« ankommt. Verkapselte Kurkumin-Pfeffer-Produkte sind ein bisschen besser, weil der Piperingehalt da höher ist. Ich warte aber die neue Generation der Verkapselung ab, in der die Bioverfügbarkeit deutlich besser sein wird.

» *Weglassen* ist das Zauberwort – vor allem den kurzkettigen Zucker: also sämtliche Süßspeisen, süße Getränke, Kekse … Dunkle Schokolade in Maßen. Hochverarbeitete Lebensmittel komplett meiden, das heißt keine Fertigpizzen, Fertiglasagnen, Fertigsuppen etc. Auch am Buffet oder bei einer Dinnereinladung gilt: Ich picke mir das raus, was mir guttut, nämlich Gemüse. Kartoffeln lieber mit Schale als ohne essen und Soßen müssen echt nicht sein. Vorher auch unbedingt bekanntgeben:

Ich bin Vegetarierin! Falls dann leere Kalorienbomben wie Eierspaghetti mit Sahnesoße kommen, gehen sie halt unberührt wieder zurück.

» *Ballaststoffe* sind super wichtig! Bei Brot, Nudeln und Reis ausschließlich die Vollkornvariante wählen.
» *Lösliche Ballaststoffe* nicht vergessen! Gern einen Esslöffel Flohsamenschalen einweichen, auch mal einen Haferschleim (Porridge – ich mag das.)
» Sich Zeit nehmen fürs Essen und *gut kauen* (30-mal schaffe ich aber definitiv nicht).
» *Nicht snacken!* Also wirklich nichts zwischendurch essen. *Intervallfasten* je nach Lust und Laune drei- bis viermal pro Woche. Dinnercancelling mag ich nicht, also lasse ich – wesentlich ineffizienter – das Frühstück weg. Heilfasten ist einfach nicht mein Ding.
» Wenn der Brüllhunger beim Intervallfasten kommt: *Walnüsse,* selten Paranüsse, aber Mandeln, Cashewkerne und andere Nüsse sowie Samen essen.
» *Viiiel Wasser* trinken, besonders das ganz große Glas mit warmem Wasser am Morgen. *Viiiel grüner Tee* am Vormittag und Kräutertee am Nachmittag. *Kalzium-* und *lithiumhaltiges Mineralwasser* immer mal wieder (ich mag den intensiven Geschmack nicht so sehr).
» *Rotwein* am Abend sehr gerne – nicht zu viel, das ist klar.

SCHLAF

» Keinerlei elektronischen Bildschirm kurz vor dem Einschlafen.
» Bildschirmfarbigkeit wird zu Zeiten des Sonnenuntergangs auf orange/gelb programmiert.
» Melatonin als Tee tut mir gut, obwohl die Wirkung nicht eindeutig nachgewiesen ist.
» Powernapping am frühen Nachmittag ist großartig.

ATMUNG

- Beim Walken (mit Hanteln und natürlich möglichst schnell, Bauchmuskulatur benutzen und Füße bewusst abrollen) achte ich auf eine *Nasenatmung*. Beim Krafttraining atme ich wiederum durch den Mund.
- Morgens bei meiner kleinen Dehnungs- und Aktivierungseinheit atme ich bewusst *vier Sekunden ein und sieben Sekunden aus.* Beim Zähneputzen auch – elf Minuten lang schaffe ich diese »4711«-Übung nicht, aber sie ist sehr zu empfehlen!
- *Summen* je nach Lust und Laune, wenn ich spazieren gehe – und das ist toll!

HITZE/KÄLTE

- Die Kältekammer ist definitiv nichts für mich – aber heiß zu *duschen* und danach richtig fies *kalt!* Daran habe ich mich inzwischen so gewöhnt, dass ich den Tag ohne diesen Kick nicht mehr beginnen möchte.
- *Sauna:* Ich mag es, zu saunen, sitze aber selten darin. Für den nächsten Herbst und Winter habe ich mir aber auf alle Fälle vorgenommen: mindestens zweimal pro Woche als schönes gemeinsames Ritual!

BEWEGUNG, MUSKELTRAINING

- Vier- bis fünfmal pro Woche schaffe ich es, mich 30 bis 60 Minuten zu bewegen: Entweder *walken* mit Hanteln von je einem Kilo oder per Onlinekurs *Full Body Workout* absolvieren. Da das laut FROBÖSE allerdings nicht ausreicht, um die Muskulatur nachhaltig zu pushen, werde ich mich jetzt doch dem HIIT annähern. Maschinen sind nicht so mein Fall. Und *hüpfen* werde ich auch!
- Wenn ich intensiv arbeite, hilft mir die kleine *Kieferlockerung* nach THOMAS LOEW sehr. Und der *Hacker* nach INGO FRO-

BÖSE macht den Rücken frei. Schreibtischsitzen unterbreche ich regelmäßig: aufstehen und irgendetwas Kleines erledigen. Tut tatsächlich gut.

- *Schwimmen* liebe ich – im Sommer. Das Wasser darf nicht unter 25 Grad haben. Ich rede mich da immer mit meinem niedrigen Blutdruck raus. Also mindestens 30 Minuten zügig schwimmen, Kopf unter Wasser, beim Brustschwimmen Körper zur Lanze strecken und schließlich Rückenkraulen – bahnweise im Wechsel, Atem bewusst einsetzen.
- Und weil ich mir beim jahrelangen Laufen auf Asphalt zwei Bandscheiben »weggejoggt« habe, mache ich brav meine *Rückenübungen*. Und das Schönste: Den Tipp von Richard Hackenberg befolgte ich vor 20 Jahren schon: Ich habe ein Seil an der Wand befestigt, das wie ein U auf Hüfthöhe herunterhängt – bombenfest natürlich. Darin hänge ich mich morgens kopfüber aus, die Füße an der Wand, Arme verschränkt darunter. Besser geht's nicht.
- Ach ja, und dann habe ich noch eine *medizinische Power Plate*, auf der ich zum Abschluss oft noch eine zweiminütige Übungseinheit mache. So durchgerüttelt starte ich perfekt in den Tag.
- Und nach dem Sport: *BCAA-Tablette* oder *leucinhaltiges Molkepulver* einnehmen.

NAHRUNGSERGÄNZUNGSMITTEL

- *Resveratrol:* Die Bioverfügbarkeit ist so gering, dass ich es derzeit nicht nehme. Sobald es in neuer Verkapselung auf dem Markt ist (micelliert, nanoverkapselt oder Ähnliches), kommt es auf meine »To-take-Liste«.
- *Olivenpresswasser* trinke ich tatsächlich phasenweise (drei Wochen lang zwei Portionsgläschen pro Tag). Die Bioverfügbarkeit des Polyphenolmix ist hoch, weil wasserlöslich – der Geschmack allerdings gewöhnungsbedürftig.

- *Quercetin* und *Fisetin:* Beides finde ich hochspannend, aber auch hier kommen wir wieder auf den Hemmschuh Bioverfügbarkeit zu sprechen. Die zwei gibt es in hohen Dosierungen auf dem Markt, das werde ich mir anschauen. Wie seriös die Präparate da wohl sind? Hm. Aber neue Technologien zur Verkapselung werden kommen. Beide wären – in hoher Dosierung – interessante Testfälle für den Einsatz der epigenetischen Uhr.
- *Spermidin?* Ein klares Ja! Noch ist die wichtige Studie zur Kognitionsstärkung an der Berliner Charité nicht abgeschlossen, doch es gibt so viele belastbare Hinweise auf eine vielfältige – sanfte – Förderung der gesunden Langlebigkeit, dass ich nun seit gut einem Jahr täglich ein Milligramm in Kapselform zu mir nehme.
- *Glucosamin* habe ich jetzt einfach mal auf meine »To-take-Liste« gesetzt, angeregt von MICHAEL RISTOW. Ich erwarte keine Wunder. Aber da ich eh mit dem Thema »Knorpelabbau« beschäftigt bin (den es ja nicht wirklich nachweisbar, aber vielleicht doch verlangsamen könnte) und Hunderttausende seit Jahrzehnten offenbar in Sachen gesunde Langlebigkeit davon profitiert haben könnten – ich muss vorsichtig formulieren –, kommt mir das jetzt ins Haus.
- *Selen:* Ich lebe in einer Region mit selenarmen Böden, habe meist keine Ahnung, ob es meiner pflanzlichen Nahrung besser geht als mir. Deshalb nehme ich einmal pro Woche 300 Milligramm Selen.
- *NAD-Booster* – hier habe ich mich doch tatsächlich für das NR-Präparat entschieden. Ich nehme seit Neustem 300 Milligramm pro Tag.
- *Coenzym Q10:* Das nehme ich (120 Milligramm täglich), seit ich Anfang 40 bin – heute weiß ich um seine geringe Bioverfügbarkeit. Q10 gehört zu den Supplementen, die ich im Blutspiegel immer mal messen lasse, bei mir ist der Spiegel gut. Wie wir

gelernt haben, heißt das aber noch lange nicht, dass genug davon in den Zellen ankommt, in denen es besonders benötigt wird. Also: Coenzym Q10 nehme ich in Form von Ubiquinon, weil ich die Überlegenheit des Ubiquinols noch nicht sehe. Aus meiner Sicht dürfte es in Kombination mit Cyclodextrin deutlich besser bioverfügbar sein, also werde ich Präparate der neuen Generation nutzen. Micellierte Produkte und »liposomale« Varianten sind auch erhältlich. Hier ist sehr zu hoffen, dass Vergleichsstudien bald Aufschluss darüber geben.

» Etwas, das mir auf *keinen Fall* ins Haus kommt: EGCG, der Inhaltsstoff des grünen Tees in Kapselform – zu hoch konzentriert, zu wenig steuerbar. Doch grüner Tee kommt mir literweise in die Kanne!
» *Vitamin A* nehme ich nicht – aus meiner Sicht ist die natürliche Versorgung aufgrund meiner Ernährung gewährleistet. Doch ich werde diesen Kandidaten beobachten.
» *Vitamin D3:* Derzeit nehme ich zweimal pro Woche 3500 I.E. Vitamin D3 + drei Milligramm Vitamin K2. Einmal pro Jahr lasse ich den Vitamin-D-Spiegel messen und orientiere mich daran. Eine geringere, aber tägliche Einnahme, könnte mehr Sinn machen. Von März bis Oktober nehme ich deutlich weniger, weil dann ja meine eigene D3-Produktion läuft.
» *Vitamin E* nehme ich zurzeit nicht. Und da ich kein Fast-Food-Junkie bin, werde ich es auch in absehbarer Zeit nicht brauchen. Allerdings: Wenn ich den 70 entgegenschreite, dann werde ich über diesen Radikalfänger intensiv nachdenken.
» *Vitamin B1* und *B2* nehme ich momentan nicht. Da ich ausschließlich und ziemlich kompromisslos nur Vollkornprodukte esse, könnte diese Strategie okay sein.
» *Vitamin B6* nehme ich immer mal phasenweise zu mir. Ansonsten gerne mit Nüssen. Als Vegetarierin muss ich hier ein bisschen aufpassen.

- *Vitamin B9 Folsäure/Folat* und *Vitamin B12:* Davor habe ich Respekt. Natürlich mag ich es, dass B9 in Avocado und manchen Käsen enthalten ist. Doch da es bei der Schachmattlegung des Giftstoffs Homocystein beteiligt ist, nehme ich zur Sicherheit alle zwei Tage 400 Mikrogramm Folat in Kombination mit 400 Mikrogramm Vitamin B12. Den Blutspiegel von Folat und B12 einmal pro Jahr zu messen, ist mir wichtig.
- *Vitamin C:* Ich weiß, ich kann nicht viel falsch machen, weil Vitamin C wasserlöslich ist. Allerdings: Wenn ich das Gefühl habe, das wäre jetzt gut – gerade in Zeiten von hoher Infektionsgefahr wie jetzt (ja, ich weiß, der Infektionsschutz ist nicht definitiv nachgewiesen) –, dann nehme ich täglich zwischen 500 und 1000 Milligramm als Retardkapseln. Denn die unmittelbare Aufnahmefähigkeit ist, wie wir gehört haben, begrenzt.
- *Eisen:* Aufgrund der jüngsten Studien zur negativen Rolle, die Eisen für gesunde Langlebigkeit spielt, nehme ich kein Eisensupplement, obwohl ich Vegetarierin bin. Ich lasse meine Eisenspeicher testen, und wenn sie niedrig, aber nicht leer sind – was der Fall ist –, bin ich glücklich.
- *Zink:* Seitdem ich weiß, wie wichtig es ist, weiche ich Müslikörner ein. Allerdings esse ich wenig Müsli. Also nehme ich hin und wieder, meist einmal pro Woche, 15 Milligramm Zink als NEM. Und mit den Jahren werde ich die Dosis erhöhen.
- *Jod:* Dieses Mineral hatte ich zwar im Hinterkopf, habe es aber unterschätzt. Also wurden jetzt sämtliche schicke Meersalze aus der Küche verbannt. Es kommt nur noch jodiertes Salz in den Topf und auf den Tisch.
- *Selen:* Das ist auch ein Fall von »immer mal wieder«. Die EFSA sagt: 70 Mikrogramm pro Tag machen Sinn. Ich nehme – falls ich es nehme – 300 Mikrogramm.
- *Magnesium:* Ein-, zweimal pro Woche nehme ich 300 Mikrogramm. Da stimmt mir die EFSA zu.

- *Kalzium:* Chinakohl, Brokkoli und Grünkohl mag ich tatsächlich, allerdings mein Mann weniger, also wähne ich mich aufgrund der kompromisslerischen Ernährung unterversorgt und nehme hin und wieder 1000 Milligramm.
- *Omega-3-Fettsäure:* Da ich Omega-6-Fettsäuren – die Gegenspieler – vermeide, indem ich weder Sonnenblumenöl noch Fleisch oder Fast Food in meinen Magen lasse und Walnüsse als Ersatz für Süßigkeiten sehr mag, bin ich mit Leinöl und Rapsöl hoffentlich gut versorgt. Ich recherchiere ja gerade nach Leinöl mit Algenzusatz … Hin und wieder (ein-, zweimal pro Woche) nehme ich zusätzlich Kapseln mit 600 Milligramm EPA und 400 Milligramm DHA. Das könnte mir guttun – den Lachsbeständen dieser Meere aber nicht wirklich. Deshalb suche ich nach weiteren Algenalternativen.
- *BCAA:* Die verzweigtkettigen Aminosäuren schlucke ich derzeit immer nach meinem Sport – und zwar: eine Kapsel mit 900 Milligramm Leucin, 450 Milligramm Isoleucin und 450 Milligramm Valin. Künftig gehe ich dann auf leucinhaltiges Molkepulver über.

HORMONERSATZTHERAPIE

- So intensiv, wie ich mich mit diesem Thema für das Buch auseinandergesetzt habe (das wäre sicherlich etliche Jahre früher auch schon sinnvoll gewesen), komme ich zu dem Schluss: Ich werde zur Botschafterin einer kontrollierten und sensiblen Hormonersatztherapie für Frauen im Alter der Menopause! Ich nehme seit über zehn Jahren in geringstmöglicher Dosis bioidentisches Östrogen und Gestagen – und mir geht es fantastisch: Die Blutwerte sind perfekt, und der Effekt auf gesunde Langlebigkeit scheint bedeutend zu sein. Die Diskussion ist sicherlich nicht beendet. Also führen wir sie – gestützt auf nüchterne Daten – weiter!

So, das war meine sehr persönliche Langlebigkeits-Favoritenliste! Und so freue ich mich auf Sie als Leserinnen und Leser des nächsten Buches! Vorausgesetzt natürlich, Sie haben Lust zu erfahren, welche *Medikamente* sich gerade in der Entwicklung befinden, um eine gesunde Langlebigkeit drastisch zu erhöhen. Welche Medikamente derzeit verfügbar sind und breit getestet werden – und welche Therapien, allen voran die Stammzellentherapien, schon jetzt enorme Möglichkeiten der Verjüngung bergen und zukünftig eröffnen werden …

»Das Leben wäre unendlich angenehmer, wenn wir mit 80 geboren würden und langsam auf die 18 zustrebten.«

MARK TWAIN

QUELLEN

GUTE GENE – SCHLECHTE GENE: WIE GROSS IST ÜBERHAUPT UNSER SPIELRAUM?

Forever Healthy Foundation gGmbH (Hrsg.): APOE4 - Risiken und Risikomanagement: Ein praktischer Leitfaden für Menschen mit der E4-Variante des APOE-Gens, forever healthy, 08.05.2020, https://de.forever-healthy.org/news/apoe4-risiken-und-risikomanagement-ein-praktischer-leitfaden-fur-menschen-mit-der-e4-variante-des-apoe-gens, abgerufen am 03.05.2021

Springer Medizin Verlag GmbH (Hrsg.): Was ApoE4 fürs Gehirn gefährlich macht, ÄrzteZeitung, 30.06.2020, https://www.aerztezeitung.de/Medizin/Was-ApoE4-fuers-Gehirn-gefaehrlich-macht-410843.html, abgerufen am 03.05.2021

Fat for weight loss (Hrsg.): APOE4 – The Gene That Can't Have Saturated Fats, fat for weight loss, 16.10.2020, https://www.fatforweightloss.com.au/genetic-makeup/, abgerufen am 03.05.2021

Epigenetik: https://artgerecht.com/media/image/ef/c6/d5/was-ist-epigenetik-epigenetische-programmierung-methylierung.jpg, abgerufen am 03.05.2021

Dr. Francesco Neri: Die Bibliothek im Körper, Wiley Analytical Science, https://analyticalscience.wiley.com/do/10.1002/gitfach.15881, abgerufen am 03.05.2021

Frederike Jötten: Forscherin im Interview: »Wir können unser Altern verlangsamen«, RND, 27.09.2020, https://www.rnd.de/gesundheit/forscherin-im-interview-wir-konnen-unser-altern-verlangsamen-OSBBKT4WUNGVTDSZTESBGAL3XI.html, abgerufen am 03.05.2021

Judith Neumaier: Wie Brokkoli gegen Prostatakrebs wirkt, SpringerLink, 18.04.2017, https://link.springer.com/article/10.1007/s15004-017-5666-z, abgerufen am 03.05.2021

BIOPRO Baden-Württemberg GmbH (Hrsg.): Pflanzliche Wirkstoffe gegen Krebsstammzellen, Gesundheitsindustrie BW, https://www.gesundheitsindustrie-bw.de/fachbeitrag/aktuell/pflanzliche-wirkstoffe-gegen-krebsstammzellen, abgerufen am 03.05.2021

Cell-Logic-USA (Hrsg.): What makes Endura-Cell different?, https://www.cell-logic-usa.com/dnswInSearchOfSulforaphane.asp, abgerufen am 03.05.2021

GESUNDE LANGLEBIGKEIT BEGINNT MIT DEM LEBENSSTIL

Barbara Jung-Arnzt: Kann uns Essen verjüngen, Herr Longo? FOCUS Online, 3.5.2018, https://www.focus.de/gesundheit/ratgeber/verdauung/leben-kann-uns-essen-verjuengen-herr-longo_id_8760772.html, abgerufen am 24.2.2021

Axel Springer SE (Hrsg.): Wollen Sie alt werden? Dann machen Sie Schluss mit Diäten. BILD, 28.02.2018, https://www.bild.de/lifestyle/bestseller/lifestyle/kw-08-iss-dich-jung-54958476.bild.html, abgerufen am 25.02.2021

Expertengespräch: Valter Longo, Professor für Gerontologie und Biowissenschaften, University of Southern California, geführt im November 2020

BR Gesundheit: Pizza-Check. Wie ungesund ist Pizza wirklich? 02.10.2018, BR Mediathek, https://www.br.de/mediathek/video/pizza-check-wie-ungesund-ist-pizza-wirklich-av:5bb37fd6b8a6e700188fb469, abgerufen am 25.02.2021

N. Erickson, A. Wawer: Prinzipien der mediterranen Ernährung: Definition, Hintergrund, Eigenschaften und klinische Bedeutung, Georg Thieme Verlag KG Stuttgart, New York 2015, 40 S.355ff, https://www.thieme-connect.com/products/ejournals/abstract/10.1055/s-0035-1552773, abgerufen am 26.02.2021

Mitteldeutscher Rundfunk (Hrsg.): »Gesund altern« mit mediterraner Ernährung, MDR.de, 18.02.2020, https://www.mdr.de/wissen/gesund-altern-mediterrane-ernaehrung-100.html#:~:text=Medizinische%20Studien%20belegen%2C%20dass%20es,Diabetes%20und%20Schlaganf%C3%A4lle%20sind%20seltener, abgerufen am 25.02.2021

Tammy Y. N. Tong, Paul N. Appleby, Timothy J. Key u. a.: The associations of major foods and fibre with risks of ischaemic and haemorrhagic stroke: a prospective study of 418 329 participants in the EPIC cohort across nine European countries, Oxford Academic, 21.07.2020, https://academic.oup.com/eurheartj/article/41/28/2632/5748325?login=true, abgerufen am 26.02.2021

Expertengespräch: Martin Smollich, Professor und Leiter der Arbeitsgruppe Pharmakonutrition, Institut für Ernährungsmedizin, Universitätsklinikum Schleswig-Holstein, Campus Lübeck, geführt am 12.11.2020

Martin Smollich: Mit Ballaststoffen gegen Schlaganfall. Ernährungsmedizin Blog, 26.02.2020, https://www.ernaehrungsmedizin.blog/2020/02/26/mit-ballaststoffen-gegen-schlaganfall/, abgerufen am 25.02.2021

Carlos Augusto Monteiro, Renata Bertazzi Levy, Rafael Moreira Claro, Inês Rugani Ribeiro de Castro, Geoffrey Cannon: A new classification of foods based on the extent and purpose of their processing, pubMed.gov, Cad Saude Publica, 2010 Nov;26(11):2039-49, https://pubmed.ncbi.nlm.nih.gov/21180977/, abgerufen am 25.02.2021

Fachgesellschaft für Ernährungstherapie und Prävention (FET) e.V.: 4-Stufen-System für Lebensmittel nach dem Verarbeitungsgrad, 19.11.2020, https://fet-ev.eu/lebensmittelbeurteilung/, abgerufen am 10.05.2021

Verbraucherzentrale NRW e. V. (Hrsg.): Nutri-Score: Erweiterte Nährwertkennzeichnung jetzt erlaubt, Verbraucherzentrale, 06.11.2020, https://www.verbraucherzentrale.de/wissen/lebensmittel/kennzeichnung-und-inhaltsstoffe/nutriscore-erweiterte-naehrwertkennzeichnung-jetzt-erlaubt-36561, abgerufen am 25.02.2021

Nestlé Deutschland AG: Nutri-Score: Bewusst ernähren leicht(er) gemacht, https://ernaehrungsstudio.nestle.de/ernaehrungwissen/nutri-score, abgerufen am 10.05.2021

Lucia Alonso-Pedrero, Ana Ojeda-Rodríguez, Miguel A Martínez-González, Guillermo Zalba, Maira Bes-Rastrollo, Amelia Marti: Ultra-processed food consumption and the risk of short telomeres in an elderly population of the Seguimiento Universidad de Navarra (SUN) Project. Oxford Academic, 24.04.2020, https://academic.oup.com/ajcn/article/111/6/1259/5824715?login=true, abgerufen am 25.02.2021

Max Ehmke: Wie wird Leberkäse hergestellt?, Edeka, https://www.edeka.de/ernaehrung/expertenwissen/1000-fragen-1000-antworten/wie-wird-leberkaese-hergestellt.jsp, abgerufen am 25.02.2021

E-Mail-Korrespondenz: Dr. Jörg Schillinger, Leiter Hauptabteilung Öffentlichkeitsarbeit Dr. August Oetker KG, geführt am 09.12.2020

Monika Hippold: Wie ungesund ist Pizza wirklich?, BR, 28.09.2018, https://www.br.de/br-fernsehen/sendungen/gesundheit/pizza-check-test-ernaehrung-fastfood-100.html, abgerufen am 25.02.2021

Institut für Ernährungsinformation (Hrsg.): Vollwertige Ernährung – Umsetzung. DEBInet, http://www.ernaehrung.de/tipps/vollwertig/vollwert12.php, abgerufen am 25.01.2021

NZZ Format: Just for you: Megatrend personalisierte Ernährung. Ausschnitt einer Dokumentation von NZZ Format, 22.02.2019, YouTube, https://www.youtube.com/watch?v=ezO8wC_XBJU, abgerufen am 26.02.2021

David Zeevi, Tal Korem, Niv Zmora u. a.: Personalized Nutrition by Prediction of Glycemic Responses, PubMed.de, 2015 Nov 19;163(5):1079-1094, https://pubmed.ncbi.nlm.nih.gov/26590418/, abgerufen am 26.02.2021

G+J Medien GmbH (Hrsg.): Wow! Adele zeigt sich so schlank wie nie. Brigitte, 25.10.2019, https://www.brigitte.de/aktuell/stars-tv/adele--schlank-wie-nie-zuvor---wow-11667862.html, abgerufen am 25.01.2021

DJ Digitale Medien GmbH (Hrsg.): Mit dieser Super-Diät nahm Adele über 45 Kilo ab. HEUTE, 07.05.2020, https://www.heute.at/s/sirtfood-diat-so-nahm-adele-45-kilo-ab-42969505, abgerufen am 25.02.2021

Liebscher & Bracht Ausbildungen GmbH (Hrsg.): Sirtfood-Diät – Was ist dran am Abnehm-Trend?, Liebscher & Bracht, https://www.liebscher-bracht.com/ernaehrung/sirtfood-diaet/, abgerufen am 25.02.2021

Frank Madeo, Didac Carmona-Gutierrez, Sebastian J. Hofer u. a.: Caloric Restriction Mimetics against Age-Associated Disease: Targets, Mechanisms, and Therapeutic Potential, Cell Metabolism, 05.03.2019, https://www.cell.com/cell-metabolism/fulltext/S1550-4131(19)30018-X.pdf, abgerufen am 26.02.2021

Spermidin.health: Zellfrisch Podcast – Folge 3. Fasten gegen das Vergessen? Nina Ruge im Gespräch mit Fastenexperte Professor Andreas Michalsen, https://spermidin.health/podcast/

fasten-gegen-das-vergessen-zellfrisch-podcast-folge-3/, abgerufen am 25.02.2021

Expertengespräch: Dr. Elke Benedetto-Reisch, ärztliche Direktorin Lanserhof Tegernsee, geführt am 18.11.2020

Expertengespräch: Dr. Maximilian Schubert, medizinische Leitung Kuranstalt Vivamayr Altaussee, geführt am 16.11.2020

Sumathi Swaminathan, Mahshid Dehghan, John Michael Raj u. a.: Associations of cereal grains intake with cardiovascular disease and mortality across 21 countries in Prospective Urban and Rural Epidemiology study: prospective cohort study, thebmj, 03.02.2021, https://www.bmj.com/content/372/bmj.m4948?utm_source=twitter&utm_medium=social&utm_term=hootsuite&utm_content=sme&utm_campaign=usage abgerufen am 26.02.2021

Elena Weber: Gesunder Schlaf, praktischArzt, https://www.praktischarzt.de/ratgeber/gesunder-schlaf/, abgerufen am 26.02.2021

Healthandscience.eu ApS (Hrsg.): Zu wenig Schlaf beschleunigt den Alterungsprozess, healthandscience, 09.03.2020, https://www.healthandscience.eu/index.php?option=-com_content&view=article&id=2429:zu-wenig-schlaf-beschleunigt-den-alterungsprozess&catid=20&lang=de&Itemid=316, abgerufen am 26.02.2021

Berufsverband Deutscher Neurologen e. V. u. a. (Hrsg.): Schlafforscher: Wir sind eine unausgeschlafene Gesellschaft, Neurologen und Psychiater im Netz, 29.12.2016, https://www.neurologen-und-psychiater-im-netz.org/psychiatrie-psychosomatik-psychotherapie/news-archiv/meldungen/article/schlafforscher-wir-sind-eine-unausgeschlafene-gesellschaft/, abgerufen am 26.02.2021

ResMed Schweiz GmbH (Hrsg.): Welche Schlafphasen gibt es?, SchlafundAtmung.ch, https://schlafundatmung.ch/de/diagnose-und-therapie/diagnose/welche-schlafphasen-gibt-es/, abgerufen am 26.02.2021

Expertengespräch: Dr. Alfred Wiater, Vorstandsreferent DGSM, geführt am 28.11.2020

Thomas Kretzer: Licht und Lernen. Ein heller Kopf dank pfiffigem Licht, DBZ, 03/2013, https://www.dbz.de/artikel/dbz_Licht_und_Lernen_Ein_heller_Kopf_dank_pfiffigem_Licht_1613986.html, abgerufen am 26.02.2021

Gesundheitsstadt Berlin GmbH (Hrsg.): Alterungsprozess hängt offenbar mit sinkendem Cortisol-Spiegel zusammen, gesundheitsstadt berlin – das hauptstadtnetzwerk, 19.07.2020, https://www.gesundheitsstadt-berlin.de/alterungsprozess-haengt-offenbar-mit-sinkendem-cortisol-spiegel-zusammen-14383/, abgerufen am 26.02.2021

Claudia Ehrlich, Dr. Ilka Ottleben: Zu wenig Stresshormon Cortisol lässt uns altern, Labor Praxis, 01.07.2020, https://www.laborpraxis.vogel.de/zu-wenig-stresshormon-cortisol-laesst-uns-altern-a-945327/#:~:text=Ein%20Cortisol%2DMangel%20f%C3%BChrt%20zu,mit%20zunehmendem%20Alter%20aber%20schlechter, abgerufen 26.02.2021

Bundesärztekammer (Arbeitsgemeinschaft der deutschen Ärztekammern) und Kassenärztliche Bundesvereinigung (Hrsg.): Warum Schlafmangel dick macht, Aerzteblatt.de, 24.08.2018, https://www.aerzteblatt.de/nachrichten/97380/Warum-Schlafmangel-dick-macht, abgerufen am 26.02.2021

Expertengespräch: Jürgen Zulley, Professor für Biologische Psychologie, Universität Regensburg, geführt am 28.11.2020

Thomas Müller: LED-Licht raubt den Schlaf, Ärzte Zeitung, 22.12.2014, https://www.aerztezeitung.de/Medizin/LED-Licht-raubt-den-Schlaf-237937.html, abgerufen am 26.02.2021

Peter Buchmann: Schlafstörung wegen LED-Displays: So kann man sich schützen, SRF, 07.04.2015, https://www.srf.ch/radio-srf-3/digital/schlafstoerung-wegen-led-displays-so-kann-man-sich-schuetzen#:~:-text=Ist%20die%20Netzhaut%20Licht%20mit,Das%20bleibt%20nicht%20ohne%20Wirkung, abgerufen am 26.02.2021

Ravinder Jerath, John W. Edry, Vernon A. Barnes, Vandna Jerath: Physiology of long pranayamic breathing: Neural respiratory elements may provide a mechanism that explains how slow deep breathing shifts the autonomic nervous system, ResearchGate, 02/2006, https://www.researchgate.net/publication/7154990_Physiology_of_long_pranayamic_breathing_Neural_respiratory_elements_may_provide_a_mechanism_that_explains_how_slow_deep_breathing_shifts_the_autonomic_nervous_system, abgerufen am 26.02.2021

Klaus Koch: Das wundersame NO, wissenschaft.de, 01.11.1997, https://www.wissenschaft.de/umwelt-natur/das-wundersame-no/, abgerufen am 26.02.2021

Maria Clementine Martin Klosterfrau Vertriebsgesellschaft: Das vegetative Nervensystem. Ein perfekter Service für Sie im Einsatz, https://www.klosterfrau.de/melissengeist/

das-vegetative-nervensystem.html, abgerufen am 22.04.2021

Expertengespräch: Thomas Loew, Professor und Leiter der Abteilung für Psychosomatik, Universitätsklinikum Regensburg, geführt am 22.12.2021

Diana Laarz und Ramon Haindl: Atem – die Luft zum Leben, in: GEO, 2/2017, S. 15ff.

Medizindoc n. e. V. (Hrsg.): Studie: Alterungsprozess des Menschen lässt sich umkehren mit der hyperbaren Sauerstofftherapie, MedizinDoc, 19.11.2020, https://medizin-doc.de/universitaet-tel-aviv-alterungsprozess-des-menschen-laesst-sich-mit-der-hyperbaren-sauerstofftherapie-hbo-umkehren/, abgerufen am 26.02.2021

Expertengespräch: Dr. Maximilian Schubert, medizinische Leitung Kuranstalt Vivamayr Altaussee, geführt am 16.11.2020

Konsument – Das österreichische Testmagazin: Kältekammern in Medizin, Sport, Wellness. Therapeutische Anwendungen? 22.12.2016, https://www.konsument.at/kaelte012017, abgerufen am 25.02.2021

Verena Ahne: Kältekammer: wirkungsloser Frostschock? Medizin transparent, 26.11.2018, https://www.medizin-transparent.at/kaeltekammer/, abgerufen am 25.02.2021

ABDA – Bundesvereinigung Deutscher Apothekerverbände e. V. (Herausgeber): Was bringt die Kältekammer wirklich? aponet.de, 11.07.2016, https://www.aponet.de/artikel/was-bringt-die-kaeltekammer-wirklich-12747, abgerufen am 25.02.2021

Prof. Dr. Thomas Kurscheid: Ganzkörperkältekammer. Minus 110 Grad mit Krankenkassenzuschuss, https://www.drkurscheid.de/leistungen/ganzkoerperkaeltekammer, abgerufen am 25.02.2021

Marita Stier-Jarmer, Veronika Throner, Michael Kirschneck, Dieter Frisch, Angela Schuh: Effekte der Kneipp-Therapie: Ein systematischer Review der aktuellen wissenschaftlichen Erkenntnisse (2000–2019), Complementary Medicine Research – Systematic Review / Systematische Übersichtsarbeit, https://www.karger.com/Article/FullText/510452, abgerufen am 25.02.2021

Stella Hombach: Ist kaltes Duschen wirklich gesund? Und wenn ja: Wie lange muss ich aushalten? Der Spiegel, 30.11.2018, https://www.spiegel.de/panorama/wechselduschen-ist-kaltes-duschen-wirklich-gesund-a-e86d0bfc-4089-4a8f-af7e-485fc203226e, abgerufen am 25.02.2021

Céline Tognon-Hofer: Kältekick für die Schönheit. Minusgrade machen nicht jeden fröhlich – aber schöner. Wie Kälte gegen Falten, Pickel und Speckröllchen wirkt, Apotheken Umschau, 04.02.2019, https://www.apotheken-umschau.de/Anti-Aging/Kaeltekick-fuer-die-Schoenheit-554065.html, abgerufen am 25.02.2021

Susanne Wimmer: Kalt Duschen für die Gesundheit? BR, 28.11.2017, https://www.br.de/br-fernsehen/sendungen/gesundheit/kalt-duschen-abhaerten-winter-100.html, abgerufen am 25.02.2021

Tim Hollstein: Dafür kann ich mich erwärmen, Der Spiegel, 22.02.2015, https://www.spiegel.de/gesundheit/ernaehrung/sauna-regelmaessiges-saunieren-staerkt-nicht-nur-die-abwehrkraefte-a-1018396.html, abgerufen am 25.02.2021

Lara Malberger: Schwitzt euch gesund, Zeit online, 27.12.2017, https://www.zeit.de/wissen/gesundheit/2017-12/sauna-wellness-krankheiten-abwehrkraefte, abgerufen am 25.02.2021

Bundesärztekammer (Arbeitsgemeinschaft der deutschen Ärztekammern) und Kassenärztliche Bundesvereinigung (Hrsg.): Demenz: Mehrere Saunagänge die Woche reduzieren das Risiko, Aerzteblatt.de, 05.012017, https://www.aerzteblatt.de/nachrichten/72112/Demenz-Mehrere-Saunagaenge-die-Woche-reduzieren-das-Risiko, abgerufen am 25.02.2021

Mitteldeutscher Rundfunk (Hrsg.): Ein Saunagang wirkt wie moderater Sport, MDR.de, 13.06.2019, https://www.mdr.de/wissen/antworten/sauna-wie-moderater-sport-blutdruck-100.html, abgerufen am 25.02.2021

Giuseppe D'Antona, Maurizio Ragni, Annalisa Cardile u. a.: Branched-chain amino acid supplementation promotes survival and supports cardiac and skeletal muscle mitochondrial biogenesis in middle-aged mice, PubMed.gov, Cell Metab 2010 Oct 6;12(4):362–372, https://pubmed.ncbi.nlm.nih.gov/20889128/, abgerufen am 10.05.2021

Anstalt des öffentlichen Rechts (Hrsg.): Es ist nie zu spät, um anzufangen!, SWR1, 19.02.2019, https://www.swr.de/swr1/rp/tipps/muskelaufbau-es-ist-nie-zu-spaet-um-anzufangen/-/id=446880/did=23442220/nid=446880/t2fmsh/index.html, abgerufen am 10.05.2021

Clemens Bilharz: Alt muss nicht gebrechlich bedeuten, DAZ.online, 03.10.2013, https://

www.deutsche-apotheker-zeitung.de/daz-az/2013/daz-40-2013/sarkopenie-und-frailty, abgerufen am 25.02.2021

Expertengespräch: Ingo Froböse, Professor für Prävention und Rehabilitation, Deutsche Sporthochschule Köln, geführt am 28.10.2020

FormelFroböse: Altersprozess stoppen, Mythos Altern, Prof. Ingo Froböse, YouTube, 21.06.2019, https://www.youtube.com/watch?v=Ps-98a7UV6g, abgerufen am 10.05.2021

Lindy Clemson, Maria A. Fiatarone Singh, Anita Bundy u. a.: Integration of balance and strength training into daily life activity to reduce rate of falls in older people (the LiFE study): randomised parallel trial, thebmj, 07.08.2012, https://www.bmj.com/content/345/bmj.e4547, abgerufen am 10.05.2021

Daniel Buess, Reto W. Kessig: Sarkopenie: Definition, Diagnostik und Therapie, hogrefe eContent, 11.09.2013, https://econtent.hogrefe.com/doi/10.1024/1661-8157/a001424, abgerufen am 10.05.2021

Julia Neuburg: Dem Muskelschwund auf der Spur, Deutsche Sporthochschule Köln, 08.06.2017, https://www.dshs-koeln.de/institut-fuer-bewegungs-und-sportgerontologie/institut/aktuelles/detail/meldung/dem-muskelschwund-auf-der-spur/, abgerufen am 10.05.2017

Hannelore Gießen: Wenn die Muskeln schwinden, Pharmazeutische Zeitung, 07.12.2016, https://www.pharmazeutische-zeitung.de/ausgabe-492016/wenn-die-muskeln-schwinden/, abgerufen am 10.05.2021

Verein zur Förderung der Sportmedizin Hannover e. V. (Hrsg.): Sarkopenie: Ursachen und Behandlung, Deutsche Zeitschrift für Sportmedizin, Juli 2017, https://www.zeitschrift-sportmedizin.de/sarkopenie-ursachen-und-behandlung/, abgerufen am 10.05.2021

Wolfgang Caesar: Alt muss nicht gebrechlich bedeuten, DAZ.online, 02.10.2013, https://www.deutsche-apotheker-zeitung.de/news/artikel/2013/10/02/alt-muss-nicht-gebrechlich-bedeuten, abgerufen am 10.05.2021

Ulrike Viegener: Altersgebrechlichkeit vorbeugen, pta Forum, 05.03.2018, https://ptaforum.pharmazeutische-zeitung.de/ausgabe-052018/altersgebrechlichkeit-vorbeugen/, abgerufen am 10.05.2021

Daniel Buess, Reto W. Kessig: Sarkopenie: Definition, Diagnostik und Therapie, Praxis, 2013, https://www.memoryclinic.ch/fileadmin/user_upload/Publikationen/Publikation_Buess2013.pdf, abgerufen am 10.05.2021

Francesco Landi, Matteo Cesari, Riccardo Calvani u. a.: The »Sarcopenia and Physical fRailty IN older people: multi-componenT Treatment strategies« (SPRINTT) randomized controlled trial: design and methods, PubMed.gov, Aging Clin Exp Res 2017 Feb;29(1):89–100, https://pubmed.ncbi.nlm.nih.gov/28144914/#:~:text=SPRINTT%20is%20a%20phase%20III,program%20designed%20to%20prevent%20mobility, abgerufen am 10.05.2021

Imi (Hrsg.): Sprintt, imi, https://www.imi.europa.eu/projects-results/project-factsheets/sprintt, abgerufen am 10.05.2021

Expertengespräch: Dr. Ellen Freiberger, Institut für Biomedizin des Alterns, Friedrich-Alexander-Universität Erlangen-Nürnberg, geführt am 16.11.2020

Expertengespräch: Dr. Robert Kob, Institut für Biomedizin des Alterns, Friedrich-Alexander-Universität Erlangen-Nürnberg, geführt am 16.11.2020

Bundeszentrale für gesundheitliche Aufklärung (Hrsg.): Alltagsaktivitäten, https://www.aelter-werden-in-balance.de/online-bewegungsangebote/uebungsvideos/alltagsaktivitaeten/, abgerufen am 03.05.2021

Duke Aging Center (Hrsg.): Functional Assessment Measures, https://sites.duke.edu/centerforaging/claude-d-pepper-older-americans-independence-center/cores/physical-measures-core-pmc/functional-assessment-measures/, abgerufen am 03.05.2021

Ying-Yi Liao, I.-Hsuan Chen, Ray-Yau Wang: Effects of Kinect-based exergaming on frailty status and physical performance in prefrail and frail elderly: A randomized controlled trial, scientific reports, 27.06.2019, https://www.nature.com/articles/s41598-019-45767-y, abgerufen am 03.05.2021

Alzheimer Forschung Initiative e. V. (AFI), https://www.alzheimer-forschung.de/presse/pressemitteilungen, abgerufen am 25.02.2021

Deutsche Alzheimer Gesellschaft e. V. (Hrsg.): Die Häufigkeit von Demenzerkrankungen (Informationsblatt 1), http://www.deutsche-alzheimer.de/fileadmin/alz/pdf/factsheets/infoblatt1_haeufigkeit_demenzerkrankungen_dalzg.pdf, abgerufen am 26.02.2021

Prof. Gill Livingston, Jonathan Huntley, Andrew Sommerlad u. a.: Dementia prevention, intervention, and care: 2020 report oft the Lancet Commission, The Lancet, Volume 396,

ISSUE 10248, P413–446, 08.08.2020, https://www.thelancet.com/journals/lancet/article/PIIS0140-6736(20)30367-6/fulltext, abgerufen am 26.02.2021

Prof. Alexander Kurz: Zwölf Risikofaktoren der Demenz in Abhängigkeit vom Alter, Zentrum für Kognitive Störungen und Rehabilitation am Klinikum rechts der Isar, Technische Universität München, 2020

Expertengespräch: Robert Perneczky, Professor und Leiter des Alzheimer Therapie- und Forschungszentrums, LMU Klinikum München, geführt am 26.11.2020

Expertengespräch: Johannes Pantel, Professor und Leiter des Arbeitsbereichs Altersmedizin, Johann Wolfgang Goethe-Universität, Frankfurt am Main, geführt am 22.10.2020

Tobias Eisenberg u. a.: Cardioprotection and lifespan extension by the natural polyamine spermidine, PubMed.gov, Nat Med, 2016 Dec;22(12):1428-1438, https://pubmed.ncbi.nlm.nih.gov/27841876/, abgerufen am 26.02.2021

Miranka Wirth, Gloria Benson, Claudia Schwarz u. a.: The effect of spermidine on memory performance in older adults at risk for dementia: A randomized controlled trial, PubMed.gov, Cortex, 2018 Dec;109:181–188, https://pubmed.ncbi.nlm.nih.gov/30388439/, abgerufen am 11.03.2021

Miranka Wirth, Claudia Schwarz, Gloria Benson u. a.: Effects of spermidine supplementation on cognition and biomarkers in older adults with subjective cognitive decline (SmartAge)-study protocol for a randomized controlled trial, PubMed.gov, Alzheimers Res Ther, 2019 May 1;11(1):36, https://pubmed.ncbi.nlm.nih.gov/31039826/, abgerufen am 11.03.2021

Vernon Ingram: Ein Molekül auf der Anklagebank, GEHIRN&GEIST DOSSIER: Medizin für das Gehirn, https://www.spektrum.de/pdf/gug-dossier-06-01-s74-pdf/940213 , abgerufen am 11.03.2021

Natalie Schalk: Coburgerin forscht an möglichem Alzheimer-Medikament, Hochschule Coburg, 12.01.2021, https://www.hs-coburg.de/news-detailseite/coburgerin-forscht-an-moeglichem-alzheimer-medikament.html, abgerufen am 26.02.2021

GESUND LÄNGER LEBEN: WAS KÖNNEN NAHRUNGSERGÄNZUNGSMITTEL?

Verbraucherzentrale NRW e. V.: Klartext Nahrungsergänzung, https://www.verbraucherzentrale.de/klartext-nahrungsergaenzung, abgerufen am 11.03.2021

Stefanie Uhrig: Nahrungsergänzungsmittel – Alles, was wir wissen sollten, Quarks, 31.08.2020, https://www.quarks.de/gesundheit/ernaehrung/nahrungsergaenzungsmittel-was-wir-darueber-wissen-sollten/, abgerufen am 01.03.2021

Bundesinstitut für Risikobewertung (Hrsg.): Gesundheitliche Bewertung von Nahrungsergänzungsmitteln, Bfr, https://www.bfr.bund.de/de/gesundheitliche_bewertung_von_nahrungsergaenzungsmitteln-945.html#top, abgerufen am 01.03.2021

David R. Jacobs, Linda C. Tapsell, Norman J. Temple: Food Synergy: The Key to Balancing the Nutrition Research Effort, ResearchGate, Januar 2012, https://www.researchgate.net/publication/284935788_Food_Synergy_The_Key_to_Balancing_the_Nutrition_Research_Effort, abgerufen am 01.03.2021

Deutsche Gesellschaft für Ernährung e. V. (Hrsg.): Sekundäre Pflanzenstoffe und ihre Wirkung auf die Gesundheit, https://www.dge.de/wissenschaft/weitere-publikationen/fachinformationen/sekundaere-pflanzenstoffe-und-ihre-wirkung/, abgerufen am 01.03.2021

H. Sippel-Rühaak: Grundlagen der Pharmakologie, in: C. Fiedler, B. Raddatz (Hrsg.): Study Nurse/Studienassistenz, Springer, Berlin, Heidelberg 2015, https://doi.org/10.1007/978-3-662-45423-7_11, abgerufen am 10.05.2021

Dr. oec. troph. Edmund Semler: Sekundäre Pflanzenstoffe: Substanzen mit vielen Unbekannten, UGB (Vereine für Unabhängige Gesundheitsberatung), https://www.ugb.de/ernaehrungsplan-praevention/sekundaere-pflanzenstoffe-bioaktive-substanzen/, abgerufen am 01.03.2021

Expertengespräch: Michael Ristow, Professor für Energiestoffwechsel, ETH Zürich, geführt am 30.10.2020

Ulrich Kraft: Spirulina: Wunderalge oder Humbug? Apotheken Umschau, 27.03.2019, https://www.apotheken-umschau.de/Ernaehrung/Spirulina-Wunderalge-oder-Humbug-516341.html, abgerufen am 01.03.2021

Verbraucherzentrale NRW e. V. (Hrsg.): Superfood: Hype um Früchte und Samen, verbraucherzentrale, 19.11.2020, https://www.verbraucherzentrale.de/wissen/lebensmittel/nahrungsergaenzungsmittel/superfood-hype-um-fruechte-und-samen-12292, abgerufen am 01.03.2021

Frank Madeo, Didac Carmona-Guierrez, Sebastian J. Hofer, Guido Kroemer: Caloric Restriction Mimetics against Age-Associated Disease: Targets, Mechanisms, and Therapeutic Potential, PubMed.gov, 18.01.2019, https://pubmed.ncbi.nlm.nih.gov/30840912/, abgerufen am 01.03.2021

ENKI-Institut: Freie Radikale und oxidativer Stress, Bonn 2015, https://enki-institut.com/de/wissenswertes/freie-radikale-und-oxidativer-stress.html, abgerufen am 10.05.2021

Universitätsklinikum des Saarlandes (Hrsg.): EGCG, UKS, https://www.uniklinikum-saarland.de/de/einrichtungen/fachrichtungen/zellbiologie/seminar_zellbiologie_20192020/kaffee_tee_mehr_ist_besser/inhaltsstoffe/egcg/, abgerufen am 01.03.2021

Martin Smollich: Grüner Tee-Extrakt: Leber versagt, Blutdruck steigt, Ernährungsmedizin Blog, 20.08.2018, https://www.ernaehrungsmedizin.blog/2018/08/20/gruener-tee-extrakt-leber-versagt-blutdruck-steigt/, abgerufen am 01.03.2021

drybos: Eine Diät mit hohem Flavanolgehalt kann zu einem niedrigeren Blutdruck führen, Nach Welt, 21.10.2020, https://www.nach-welt.com/eine-diat-mit-hohem-flavanolgehalt-kann-zu-einem-niedrigeren-blutdruck-fuhren/, abgerufen am 07.03.2021

drybos: Flavanol-reiche Ernährung könnte helfen, den Blutdruck zu senken, sagen Wissenschaftler, Nach Welt, 21.10.2020, https://www.nach-welt.com/flavanol-reiche-ernahrung-konnte-helfen-den-blutdruck-zu-senken-sagen-wissenschaftler/

Antje Sieb: Flavanol-reiche Kost ist mit einem niedrigeren Blutdruck assoziiert – mit positivem Effekt für das Schlaganfall-Risiko?, Medscape, 27.10.2020, https://deutsch.medscape.com/artikelansicht/4909416#:~:text=Flavanol%2Dreiche%20Kost%20ist%20mit,Effekt%20f%C3%BCr%20das%20Schlaganfall%2DRisiko%3F&text=Einen%20durchschnittlich%202%20mmHg%20niedrigeren,t%C3%A4glichen%20Ern%C3%A4hrung%20zu%20sich%20nahmen, abgerufen am 01.03.2021

Thomas Müller: Täglich viel Kakao hält Herz und Gefäße gesund – was man von den Kuna-Indianern lernen kann, ÄrzteZeitung, 29.05.2006, https://deutsch.medscape.com/artikelansicht/4909416#:~:text=Flavanol%2Dreiche%20Kost%20ist%20mit,Effekt%20f%C3%BCr%20das%20Schlaganfall%2DRisiko%3F&text=Einen%20durchschnittlich%202%20mmHg%20niedrigeren,t%C3%A4glichen%20Ern%C3%A4hrung%20zu%20sich%20nahmen, abgerufen am 01.03.2021

MARS Inc.: The Cosmos trial. The Cocoa Supplement and Multivitamin Outcomes Study, https://www.marscocoascience.com/scientific-research/cosmos-trial, abgerufen am 07.03.2021

Deutscher Apotheker Verlag (Hrsg.): D. Ober: Warum gibt es Gift- und Arzneipflanzen? &ndas, Deutsche Apotheker Zeitung, 18/2001, https://www.deutsche-apotheker-zeitung.de/daz-az/2001/daz-18-2001/uid-655, abgerufen am 04.03.2021

Expertengespräch: Gunter Kuhnle, Professor für Ernährungswissenschaften, University of Reading, geführt am 09.12.2020

Sebastian Schaffer, Maciej Podstawa, Francesco Visioli u. a.: Hydroxytyrosol-Rich Olive Mill Wastewater Extract Protects Brain Cells in Vitro and ex Vivo, Journal of Agricultural and Food Chemistry, American Chemical Society, 01.06.2007, https://pubs.acs.org/doi/10.1021/jf0703710, abgerufen am 04.03.2021

Barbara Bassani, Teresa Rossi, Daniela De Stefano u. a.: Potential chemopreventive activities of a polyphenol rich purified extract from olive mill wastewater on colon cancer cells, Journal of Functional Foods, Elsevier, Dezember 2016, https://www.sciencedirect.com/science/article/abs/pii/S1756464616302857?via%3Dihub, abgerufen am 04.03.2021

Ahmed Tafesh, Naim Najami, Jeries Jadoun u. a.: Synergistic antibacterial effects of polyphenolic compounds from olive mill wastewater, PubMed.gov, Evid Based Complement Alternat Med. 2011;2011:431021, 02.05.2011, https://pubmed.ncbi.nlm.nih.gov/21647315/, abgerufen am 04.03.2021

Richard P. Sloan, Melanie Wall, Lok-Kin Yeung u. a.: Insights into the role of diet and dietary flavanols in cognitive aging: results of a randomized controlled trial, nature.com, 15.02.2021, https://www.nature.com/

articles/s41598-021-83370-2, abgerufen am 04.03.2021

Kerstin Pietsch, Nadine Saul, Ralph Menzel, Christian Steinberg: Verlängerung der Lebensdauer durch das Polyphenol Quercetin im Nematoden Caenorhabditis elegans, Journal für Kulturpflanzen, ResearchGate, April 2007, https://www.researchgate.net/publication/282868860_Verlangerung_der_Lebensdauer_durch_das_Polyphenol_Quercetin_im_Nematoden_Caenorhabditis_elegans, abgerufen am 04.03.2021

Dr. med. Sigrun Müller-Hagen, Tobias Graefe, Dr. med. Torsten Winterberg u. a. (Hrsg.): Quercetin, onkologie-partner.de, https://www.onkologie-partner.de/krebsbehandlungen/alternative-und-komplementaere-medizin-bei-boesartigen-erkrankungen/52-quercetin, abgerufen am 04.03.2021

Ministry of Health, Saudi Arabia: Die Studie zur Vierfachtherapie von Zink, Quercetin, Bromelain und Vitamin C zu den klinischen Ergebnissen von mit COVID-19 infizierten Patienten, ICH GCP, https://ichgcp.net/de/clinical-trials-registry/NCT04468139#, abgerufen am 07.03.2021

Gunter Metz: Trotz Resorptionsschwächen gut wirksam, Pharmazeutische Zeitung, 03.07.2000, https://www.pharmazeutische-zeitung.de/inhalt-27-2000/pharm1-27-2000/, abgerufen am 04.03.2021

Forever Healthy Foundation GmbH: Risiko-Nutzen-Analyse von Dasatinib + Quercetin als senolytische Therapie, 28.05.2020, https://de.forever-healthy.org/news/risiko-nutzen-analyse-von-dasatinib-quercetin-als-senolytische-therapie, abgerufen am 07.03.2021

Spektrum der Wissenschaft Verlagsgesellschaft mbH (Hrsg.): Quercetin, Spektrum.de, 2001, https://www.spektrum.de/lexikon/ernaehrung/quercetin/7430, abgerufen am 04.03.2021

Dr. Hans-Peter Buscher: QUERCETIN, facharztwissen, https://www.medicoconsult.de/quercetin/, abgerufen am 22.04.2021

Heidorn GmbH (Hrsg.): 6 unterschiedliche Kurkuma-Kapseln im Vergleich – finden Sie Ihr bestes Kurkuma-Präparat – unser Test bzw. Ratgeber 2021, Stern, https://www.stern.de/vergleich/kurkuma-kapseln/, abgerufen am 04.03.2021

Verbraucherzentrale NRW e. V. (Hrsg.): Kurkuma – eine Pflanze für alle Fälle?, verbraucherzentrale, 20.01.2021, https://www.verbraucherzentrale.de/wissen/lebensmittel/nahrungsergaenzungsmittel/kurkuma-eine-pflanze-fuer-alle-faelle-13696, abgerufen am 05.03.2021

Dr. Martina Melzer: Kurkuma: Verdauungsfördernd und entzündungshemmend, Apotheken Umschau, 16.12.2019, https://www.apotheken-umschau.de/heilpflanzen/kurkuma, abgerufen am 05.03.2021

Bundesinstitut für Arzneimittel und Medizinprodukte (Hrsg.): Stellungnahme (Nr. 02/2020) der Gemeinsamen Expertenkommission zur Einstufung von Stoffen, BfArm, 16.12.2020, https://www.bfarm.de/SharedDocs/Downloads/DE/Arzneimittel/Zulassung/ZulRelThemen/abgrenzung/Expertenkommission/stellungnahmen/2020-02.html, abgerufen am 05.03.2021

Bundesamt für Verbraucherschutz und Lebensmittelsicherheit (Hrsg.): Einstufung von Curcumin mit verbesserter Bioverfügbarkeit, Bundesamt für Verbraucherschutz und Lebensmittelsicherheit, 21.12.2020, https://www.bvl.bund.de/SharedDocs/Fachmeldungen/01_lebensmittel/2020/2020_12_21_Curcumin.html, abgerufen am 05.03.2021

Bayerischer Rundfunk (Hrsg.): So gesund ist das Gewürz Kurkuma tatsächlich, BR.de, 30.11.2020, https://www.br.de/wissen/kurkuma-gewuerz-pulver-kurkumin-superfood-goldene-milch-gesund-102.html, abgerufen am 05.03.2021

Volker Budinger: Curcumin besser als Cortison?, DAZ.online, 22.11.2016, https://www.deutsche-apotheker-zeitung.de/news/artikel/2016/11/22/curcumin-besser-als cortison, abgerufen am 05.03.2021

Versicherungsombudsmann e. V. (Hrsg.): Piperin (Bioperin) – Wissenswertes & Inhaltsstoffe, krankenkassezentrale, https://www.krankenkassenzentrale.de/produkt/piperin-bioperin#, abgerufen am 27.04.2021

Grzegorz Grynkiewicz, Oleg M. Demchuk: New Perspectives for Fisetin, frontiers in Chemistry, 30.10.2019, https://www.frontiersin.org/articles/10.3389/fchem.2019.00697/full, abgerufen am 05.03.2021

Forever Healthy Foundation (Hrsg.): Risiko-Nutzen-Analyse von Fisetin als senolytische Therapie, forever healthy, 18.09.2019, https://de.forever-healthy.org/news/risiko-nutzen-analyse-von-fisetin-als-senolytische-therapie, abgerufen am 05.03.2021

Matthew J. Yousefzadeh, Yi Zhu, Sara J. McGowan u. a.: Fisetin is a senotherapeutic that extends health and lifespan, PubMed.

gov, EBioMedicine, 2018 Oct;36:18-28, https://pubmed.ncbi.nlm.nih.gov/30279143/, abgerufen am 05.03.2021

Plantafood Medical: Fisetin – ein sekundärer Pflanzenstoff mit vielen Wirkungen, Newsletter 04, https://www.plantafood.de/media/files/Newsletter_04_Fisetin.pdf, abgerufen am 07.03.2021

Bundesärztekammer (Arbeitsgemeinschaft der deutschen Ärztekammern) und Kassenärztliche Bundesvereinigung (Hrsg.): Inhaltsstoff von Erdbeeren könnte Alzheimer entgegenwirken, aerzteblatt.de, 24.07.2017, https://www.aerzteblatt.de/nachrichten/77165/Inhaltsstoff-von-Erbeeren-koennte-Alzheimer-entgegenwirken#:~:text=Montag%2C%2024.%20Juli%202017&text=La%20Jolla%20%E2%80%93%20Der%20gelbe%20Farbstoff,Entwicklung%20von%20Alzheimer%20zu%20verhindern, abgerufen am 05.03.2021

Prof. Dr. Ing. Back, Prof. Dr. Biesalski, Prof. Dr. Elstner u. a.: Micellierung – Verkapselung auf Nanoebene, ein Transportsystem nach dem Prinzip der Natur als Voraussetzung für die Resorption und Verdauung von Lipiden, Aquanova, 2012, http://www.curcucell.de/wp-content/uploads/2015/07/C_Produkt-micelle_Statement-1.pdf, abgerufen am 05.03.2021

Expertengespräch: Tobias Eisenberg, Professor am Institut für Molekulare Biowissenschaften, Universität Graz, geführt am 28.10.2020

Expertengespräch: Stephan Sigrist, Professor am Institute of Biology, Freie Universität Berlin, geführt am 28.09.2020

Frank Madeo, Tobias Eisenberg, Federico Pietrocola, Guido Kroemer: Spermidine in health and disease, PubMed.gov, Science, 2018 Jan 26;359(6374):eaan2788, https://pubmed.ncbi.nlm.nih.gov/29371440/, abgerufen am 05.03.2021

Frank Madeo, Didac Carmona-Gutierrez, Sebastian J. Hofer, Guido Kroemer: Caloric Restriction Mimetics against Age-Associated Disease: Targets, Mechanisms, and Therapeutic Potential, PubMed.gov, Cell Metab, 2019 Mar 5;29(3):592-610, https://pubmed.ncbi.nlm.nih.gov/30840912/, abgerufen am 05.03.2021

Prof. Dr. Frank Madeo, Ass.-Prof. Dr. Tobias Eisenberg, Assoz.-Prof. Dr. Simon Sedej: Wie natürliches Spermidin das Herz schützt, aerzte-exklusiv.at, https://www.aerzte-exklusiv.at/de/3UfD1YUs/spermidin/?in=DaD66Z0s, abgerufen am 05.03.2021

Nelly C. Muñoz-Esparza, M. Luz Latorre-Moratalla, Oriol Comas-Basté u. a.: Polyamines in Food, PubMed.gov, Front Nutr, 2019 Jul 11;6:108, https://pubmed.ncbi.nlm.nih.gov/31355206/, abgerufen am 05.03.2021

Bruno Ramos-Molina, Maria Isabel Queipo-Ortuño, Ana Lambertos u. a.: Dietary and Gut Microbiota Polyamines in Obesity- and Age-Related Diseases, PubMed.gov, Front Nutr, 2019 Mar 14;6:24, https://pubmed.ncbi.nlm.nih.gov/30923709/, abgerufen am 05.03.2021

Mitsuharu Matsumoto, Yusuke Kitada, Yuji Naito: Endothelial Function is improved by Inducing Microbial Polyamine Production in the Gut: A Randomized Placebo-Controlled Trial, PubMed.gov, Nutrients, 2019 May 27;11(5):1188, https://pubmed.ncbi.nlm.nih.gov/31137855/, abgerufen am 05.03.2021

Medizinische Universität Graz: Forschung: Herz schützen. BioTechMed-Graz: Grazer WissenschaftlerInnen untersuchen die Wirkung von Spermidin auf die Herzgesundheit, 15.11.2016, https://www.medunigraz.at/gesundheitsthemen/gesundheitsthemen/detail/news/forschung-herz-schuetzen/, abgerufen am 07.03.2021

Ghada Alsaleh, Isabel Panse, Leo Swadling u. a.: Autophagy in T cells from aged donors is maintained by spermidine and correlates with function and vaccine responses, PubMed.gov, Elife, 2020 Dec 15;9:e57950, https://pubmed.ncbi.nlm.nih.gov/33317695/, abgerufen am 05.03.2021

Frank Madeo, Sebastian J. Hofer, Tobias Pendl u. a.: Nutritional Aspects of Spermidine, Annual Review of Nutrition, Vol. 40:135-159, 9/2020, https://www.annualreviews.org/doi/10.1146/annurev-nutr-120419-015419

Hanlin Zhang, Ghada Alsaleh, Jack Feltham u. a.: Polyamines Control eIF5A Hypusination, TFEB Translation, and Autophagy to Reverse B Cell Senescence, NCBI, Mol Cell, 2019 Oct 3; 76(1): 110–125.e9, https://www.ncbi.nlm.nih.gov/pmc/articles/PMC6863385/, abgerufen am 05.03.2021

Shree Padma Metur, Daniel J. Klionsky: The curious case of polyamines: spermidine drives reversal of B cell senescence, NCBI, Autophagy, 2020; 16(3): 389–390, https://www.ncbi.nlm.nih.gov/pmc/articles/PMC6999633/, abgerufen am 05.03.2021

Amtsblatt der Europäischen Union L 187/1: Durchführungsverordnung (EU) 2018/1023 der Kommission vom 23. Juli 2018 zur Berichtigung der Durchführungsverordnung (EU)

2017/2470 zur Erstellung der Unionsliste der neuartigen Lebensmittel, 24.07.2018, https://eur-lex.europa.eu/legal-content/DE/TXT/HTML/?uri=CELEX:32018R1023&from=EN, abgerufen am 07.03.2021

Expertengespräch: Michael Ristow, Professor für Energiestoffwechsel, ETH Zürich, geführt am 03.11.2020

Verbraucherzentrale NRW e. V. (Hrsg.): Glucosamin und Chondroitin – Hilfe bei Gelenkbeschwerden?, verbraucherzentrale, 17.12.2020, https://www.verbraucherzentrale.de/wissen/lebensmittel/nahrungsergaenzungsmittel/glucosamin-und-chondroitin-hilfe-bei-gelenkbeschwerden-13573, abgerufen am 10.03.2021

Martina Naumann: Glucosamin und Chondroitin gegen Gelenkbeschwerden: Was du wissen musst, Utopia, 22.11.2019, https://utopia.de/ratgeber/glucosamin-und-chondroitin-gegen-gelenkbeschwerden-was-du-wissen-musst/, abgerufen am 10.03.2021

Joachim Czichos: Längeres Leben: Nahrungszusatz statt Hungerdiät, Wissenschaft aktuell, 09.04.2014, https://www.wissenschaft-aktuell.de/artikel/Laengeres_Leben__Nahrungszusatz_statt_Hungerdiaet1771015589535.html, abgerufen am 10.03.2021

Prof. Dr. Joël Mesot Präsident der ETH Zürich (Hrsg.): Glukosamin erhöht Lebenserwartung, ETH Zürich, 08.04.2014, https://ethz.ch/de/news-und-veranstaltungen/eth-news/news/2014/04/glukosamin-erhoeht-lebenserwartung.html, abgerufen am 10.03.2021

Tomoya Shintani, Fumiyoshi Yamazaki, Toshihiko Katoh: Glucosamine induces autophagy via an mTOR-independent pathway, ResearchGate, Biochemical and Biophysical Research Communications 391(4):1775-9, Januar 2010, https://www.researchgate.net/publication/40833771_Glucosamine_induces_autophagy_via_an_mTOR-independent_pathway, abgerufen am 10.03.2021

Beatriz Caramés, William B Kiosses, Yukio Akasaki u. a.: Glucosamine activates autophagy in vitro and in vivo, PubMed.gov, Arthritis Rheum, 2013 Jul;65(7):1843-52, https://pubmed.ncbi.nlm.nih.gov/23606170/, abgerufen am 10.03.2021

Dr. Bettina Jung: Studie: Schützt Glucosamin Herz und Gefäße?, DAZ.online, 20.05.2019, https://www.deutsche-apotheker-zeitung.de/news/artikel/2019/05/20/studie-schuetzt-glucosamin-herz-und-gefaesse, abgerufen am 10.03.2021

Tomoya Shinatani, Yuhei Kosuge, Hisashi Ashida: Glucosamine Extends the Lifespan of Caenorhabditis elegans via Autophagy Induction, The Japanese Society of Applied Glycoscience, 2018, https://pdfs.semanticscholar.org/1deb/0a37e9f0b3cddc1e2d97c2b07a6f6b21f8e5.pdf, abgerufen am 10.03.2021

Stiftung Warentest (Hrsg.): Glucosamin (innerlich), Stiftung Warentest, 01.03.2021, https://www.test.de/medikamente/wirkstoff/glucosamin-innerlich-w1172/?focus=indi_k99, abgerufen am 10.03.2021

Deutscher Apotheker Verlag (Hrsg.): Onkologie: Chemopräventionsstudien zum Prostatakarzinom, DAZ 2004, Nr.23, https://newsletter.deutsche-apotheker-zeitung.de/daz-az/2004/daz-23-2004/uid-12037, abgerufen am 10.03.2021

Rüdiger Meyer: Studie mit Vitamin E und Selen gestoppt, aerzteblatt.de, 2008, https://www.aerzteblatt.de/archiv/62318/Studie-mit-Vitamin-E-und-Selen-gestoppt, abgerufen am 10.03.2021

Prof. Dr. Joël Mesot Präsident der ETH Zürich (Hrsg.): Klimawandel verstärkt Selenmangel, ETH Zürich, 21.02.2017, https://ethz.ch/de/news-und-veranstaltungen/eth-news/news/2017/02/klimawandel-verstaerkt-selenmangel.html, abgerufen am 10.03.2021

Wolfgang Bayer, Karlheinz Schmidt: Senkt eine höhere Selenaufnahme das Prostatakarzinom-Risiko?, e&m/wissen, 2014, https://www.labor-bayer.de/laborinformationen_publikationen/mineralstoffe_spurenelemente/2014_Selen-Prostata.pdf, abgerufen am 10.03.2021

IVARIO Dienstleistungen GmbH (Hrsg.): Lithium im Trinkwasser, Ivario, https://www.wassertest-online.de/trinkwasser-wiki/lithium-im-trinkwasser.html, abgerufen am 10.03.2021

Bundesärztekammer (Arbeitsgemeinschaft der deutschen Ärztekammern) und Kassenärztliche Bundesvereinigung (Hrsg.): Lithium im Trinkwasser könnte Suizidrate senken, aerzteblatt.de, 14.08.2020, https://www.aerzteblatt.de/nachrichten/115093/Lithium-im-Trinkwasser-koennte-Suizidrate-senken, abgerufen am 10.03.2021

Medizinarium.de – das Newsportal zu Medizin und Gesundheit (Hrsg.): Lithium für ein langes Leben, medizinarium, https://medizinarium.de/artikel/wohlfuehlen/Anti-Aging/lithium-14-02-11.php, abgerufen am 10.03.2021

Jörg Auf dem Hövel: Lebensverlängerung? Lithium!, Telepolis, 10.03.2011, https://www.heise.de/tp/news/Lebensverlaengerung-Lithium-2009172.html, abgerufen am 10.03.2021

MMCD NEW MEDIA GmbH (Hrsg.): Lithium als Jungbrunnen. Spurenelement verlängert Leben – bei Fadenwürmern und Menschen, Scinexx, 14.02.2011, https://www.scinexx.de/news/biowissen/lithium-als-jungbrunnen/, abgerufen am 10.03.2021

Europäische Kommission – Cordis Forschungsergebnisse der EU (Hrsg.): Zu viel Lithium im Wasser kann Hypothyreose auslösen, 18.04.2011, https://cordis.europa.eu/article/id/33322-too-much-lithium-in-water-triggers-hypothyroidism/de, abgerufen am 10.03.2021

Max-Planck-Gesellschaft zur Förderung der Wissenschaften e. V. (Hrsg.): Mit Lithium leben Fruchtfliegen länger, Max-Planck-Gesellschaft, 15.04.2016, https://www.mpg.de/10451743/lithium-alter, abgerufen am 10.03.2021

Jorge Iván Castillo-Quan, Li Li, Kerri J. Kinghorn u. a.: Lithium promotes longevity through GSK3/NRF2-dependent hormesis, Cell Reports, 19.04.2016, https://www.cell.com/cell-reports/pdf/S2211-1247(16)30297-2.pdf, abgerufen am 25.02.2021

Ulrike Seidel, Elena Baumhof, Franziska A. Hägele u. a.: Lithium-Rich Mineral Water is a Highly Bioavailable Lithium Source for Human Consumption, Wiley Online Library, 03.05.2019, https://onlinelibrary.wiley.com/doi/abs/10.1002/mnfr.201900039, abgerufen am 10.03.2021

E-Mail-Korrespondenz: Michael Silva, Pressestelle SWM (Stadtwerke München), geführt am 06.11.2020

ParaMediForm AG (Hrsg.): Lithium, ParaMediForm, 19.10.2018, https://www.paramediform.ch/aktuelles?slug=lithium&type=illustrative_text, abgerufen am 10.03.2021

Abir U. Igamberdiev, Leszek A. Kleczkowski: Metabolic systems maintain stable non-equilibrium via thermodynamic buffering, ResearchGate, Oktober 2009, https://www.researchgate.net/publication/26768062_Metabolic_systems_maintain_stable_non-equilibrium_via_thermodynamic_buffering, abgerufen am 25.02.2021

Expertengespräch: Clemens Steegborn, Professor für Biochemie und molekulare Alterungsprozesse, Universität Bayreuth, geführt am 17.12.2020

Expertengespräch: Michael Ristow, Professor für Energiestoffwechsel, ETH Zürich, geführt am 30.10.2020

Expertengespräch: Stephan Sigrist, Professor am Institute of Biology, Freie Universität Berlin, geführt am 28.09.2020

H. C. Fricke: Vitamin B3 Teil 1: Funktionen, Dosierungen, Interaktionen, Flush, NAD(H) und NADP(H), Formen wie Niacin, Nicotinamid (NAM), Ribosid (NR), Mononukleid (NMN) und was zu Methylgruppen, HC's Blog, 17.02.2021, https://hcfricke.com/2021/02/17/vitamin-b3-teil-1-von-formen-wie-niacin-nicotinamid-nam-ribosid-nr-mononukleid-nmn-methyl-donatoren-tmg-flush-dosierungen-interaktionen-sowie-nadh-und-nadph/, abgerufen am 10.03.2021

About NAD (Hrsg.): Phase 3 Clinical Trial Demonstrates Combined Metabolic Activators Accelerates Recovery In Mild-To-Moderate COVID-19, About NAD, 24.02.2021, http://www.aboutnad.com/, abgerufen am 10.03.2021

Forever Healthy Foundation gGmbH (Hrsg.): NAD+ Restoration Therapy, forever healthy, 19.08.2019, https://brain.forever-healthy.org/display/EN/NAD+Restoration+Therapy, abgerufen am 10.03.2021

Dr. Gerrit Keferstein: Was ist NAD+?, gerrikeferstein.com, 10.02.2019, https://gerritkeferstein.com/was-ist-nad/, abgerufen am 10.03.2021

Junichiro Irie, Emi Inagaki, Masataka Fujita u. a.: Effect of oral administration of nicotinamide mononucleotide on clinical parameters and nicotinamide metabolite levels in healthy Japanese men, PubMed.gov, Endocr J. 2020 Feb 28;67(2):153–160, https://pubmed.ncbi.nlm.nih.gov/31685720/, abgerufen am 10.03.2021

HECTV.ORG (Hrsg.): NMN Transporter Discovered: New Cellular Fuel Delivery Route for Anti-Aging & Disease Treatments, HEC, https://hecmedia.org/posts/nmn-transporter-discovered-new-cellular-fuel-delivery-route-for-anti-aging-disease-treatments-2/, abgerufen am 10.03.2021

NOMON, Co., Ltd. (Hrsg.): NMN may let change the landscape of the future differently, Nomon, 05.12.2019, https://www.nomon.jp/en/news/20191205-1/, abgerufen am 10.03.2021

Messe München GmbH (Hrsg.): Neue Brennstofflieferroute für Zellen identifiziert, analytica-world-com, 10.01.2019, https://www.analytica-world.com/de/news/159099/

neue-brennstofflieferroute-fuer-zellen-identifiziert.html, abgerufen am 10.03.2021

Matthew A. Walker, Rong Tian: Raising NAD in Heart Failure. Time to Translate?, Circulation, 22.05.2018, https://www.ahajournals.org/doi/10.1161/CIRCULATIONAHA.117.032626, abgerufen am 25.02.2021

Alessia Grozio, Kathryn F. Mills, Jun Yoshino u. a.: Slc12a8 is a nicotinamide mononucleotide transporter, nature metabolism, 07.01.2019, https://www.nature.com/articles/s42255-018-0009-4?WT.feed_name=subjects_proteins, abgerufen am 10.03.2021

Diana Licalzi: NR and NMN: Do These Longevity Supplements Work in Humans?, Inside Tracker, 06.10.2020, https://blog.insidetracker.com/nr-nmn-longevity-supplements-work-humans, abgerufen am 10.03.2021

Carrie Dennett: Do NAD-boosting supplements fight aging? Not according to current research, The Washington Post, 26.11.2019, https://www.washingtonpost.com/lifestyle/wellness/do-nad-boosting-supplements-fight-aging-not-according-to-current-research/2019/11/26/ffc95704-07c4-11ea-818c-fcc65139e8c2_story.html, abgerufen am 10.03.2021

Klaus Junker (Hrsg.): NADH – Wirkung, Anwendungsgebiete und Studien, NADH Ratgeber, https://www.nadh-ratgeber.info/, abgerufen am 10.03.2021

Institut für Natur und Informationsaustausch (Hrsg.): Nicotinamidadenindinukleotid – NADH. Wirkung, Studien und Anwendung, Natur Journal, https://www.natur-journal.de/naturheilmittel/nicotinamidadenindinukleotid/, abgerufen am 11.03.2021

H. Gallatti: Stabilisierung des reduzierten ß-Nicotinamid-Adenin-Dinucleotid in einem organischen Lösungsmittel, J. Clin. Chem. Clin. Biochem. Vol. 14, 1976, pp. 9–13, https://edoc.hu-berlin.de/bitstream/handle/18452/10361/349.pdf?sequence=1, abgerufen am 10.03.2021

Yue Yang, Ning Zhang, Guoan Zhang, Anthony A. Sauve: NRH salvage and conversion to NAD+ requires NRH kinase activity by adenosine kinase, nature metabolism, 21.04.2020, https://www.nature.com/articles/s42255-020-0194-9, abgerufen am 11.03.2021

Yue Yang, Farheen Sultana Mohammed, Ning Zhang, Anthony A Sauve: Dihydronicotinamide riboside is a potent NAD+ concentration enhancer in vitro and in vivo, PubMed.gov, J Biol Chem, 2019 Jun 7;294(23):9295–9307, https://pubmed.ncbi.nlm.nih.gov/30948509/, abgerufen am 11.03.2021

Judith Giroud-Gerbetant, Magali Joffraud, Maria Pilar Giner u. a.: A reduced form of nicotinamide riboside defines a new path for NAD+ biosynthesis and acts as an orally bioavailable NAD+ precursor, ScienceDirect, December 2019, https://www.sciencedirect.com/science/article/pii/S2212877819309160, abgerufen am 11.03.2021

Judith Giroud-Gerbetant, Magali Joffraud, Maria Pilar Giner u. a.: A reduced form of nicotinamide riboside defines a new path for NAD+ biosynthesis and acts as an orally bioavailable NAD+ precursor, Infoscience, 2019, https://infoscience.epfl.ch/record/273385, abgerufen am 11.03.2021

Expertengespräch: Jörg Birkmayer, Professor und führender Experte in der NADH-Forschung, geführt am 27.11.2020

Stiftung OrthoKnowledge (Hrsg.): Ubichinol, Erstklassiges Coenzym Q10, OrthoKnowledge, https://www.orthoknowledge.eu/forschung/ubichinol/, abgerufen am 11.03.2021

Laura Shane-McWhorter: Coenzym Q10, MSD MANUAL, Juli 2020, https://www.msdmanuals.com/de/heim/spezialthemen/nahrungserg%C3%A4nzungsmittel/coenzym-q10, abgerufen am 11.03.2021

Stiftung OrthoKnowledge (Hrsg.): Ubichinol, das bessere Coenzym Q10, OrthoKnowledge, https://www.orthoknowledge.eu/forschung/ubichinol/, abgerufen am 11.03.2021

Holger Kiesewetter: Coenzym-Q10-Defizit, aerzteblatt.de, 2016, https://www.aerzteblatt.de/archiv/178783/Coenzym-Q10-Defizit, abgerufen am 11.03.2021

Zentrale für Well-Being (ZFWB) i. G. (Hrsg.): Coenzym Q10 – Wissenswertes und Studien zu Ubichinon-10, krankenkassenzentrale, https://www.krankenkassenzentrale.de/produkt/coenzym-q10#, abgerufen am 11.03.2021

Dr. Beate Fuchs: Coenzym Q10, aktualisiert am 10.05.2021, https://www.tisso.de/coenzym-q10/, abgerufen am 25.02-2021

IMD Berlin MVZ (Hrsg.): Coenzym Q10 – Antioxidans und Coenzym für die ATP-Synthese, IMD Labor Berlin, https://www.imd-berlin.de/fileadmin/user_upload/Diag_Info/300_Coenzym_Q10.pdf, abgerufen am 11.03.2021

Burgerstein Foundation (Hrsg.): Coenzym Q10, Burgerstein Foundation, https://www.

burgerstein-foundation.ch/de-DE/wissen/naehrstofflexikon/coenzym-q10, abgerufen am 11.03.2021

Florian Festl (Hrsg.): Nicht nur Anti-Aging-Mittel: Experte erklärt, warum alle über 40 Q10 nehmen sollten, Focus online, 22.01.2020, https://www.focus.de/gesundheit/ernaehrung/gesundessen/soll-sterblichkeit-bei-herzinsuffizienz-halbieren-oder-jeder-hat-40-bekommt-q10-mangel-coenzym-q10-marketingmasche-oder-wundermittel-fuer-s-herz-und-mehr_id_10785920.html, abgerufen am 11.03.2021

Health and Science (Hrsg.): Ubichinon oder Ubichinol – gibt es wirklich einen Unterschied?, Health and Science, https://www.healthandscience.eu/index.php?option=com_content&view=article&id=1534:ubichinon-oder-ubichinol-gibt-es-wirklich-einen-unterschied&catid=49&lang=de&Itemid=318, abgerufen am 11.03.2021

Wacker Chemie AG (Hrsg.): CAVAQ10® – HIGHLY BIOAVAILABLE COQ10, Wacker, https://www.wacker.com/h/medias/6815-EN.pdf, abgerufen am 11.03.2021

Deutscher Apotheker Verlag (Hrsg.): Was die Mitochondriale Medizin leisten kann, Deutsche Apotheker Zeitung, 19.10.2017, https://www.deutsche-apotheker-zeitung.de/daz-az/2017/daz-42-2017/was-die-mitochondriale-medizin-leisten-kann, abgerufen am 11.03.2021

Verbraucherzentrale NRW e. V. (Hrsg.): Coenzym Q10-Produkte – ist ein Nutzen wirklich bewiesen?, verbraucherzentrale, 16.02.2021, https://www.verbraucherzentrale.de/wissen/lebensmittel/nahrungsergaenzungsmittel/coenzym-q10produkte-ist-ein-nutzen-wirklich-bewiesen-21067#:~:text=Q10%20spielt%20eine%20gro%C3%9Fe%20Rolle,lebenden%20Zellen%20ben%C3%B6tigt%20und%20hergestellt, abgerufen am 11.03.2021

IMD Institut für Medizinische Diagnostik Berlin-Potsdam GbR (Hrsg.): Coenzym Q10 – wichtiges Antioxidans und Coenzym für die ATP-Synthese, IMD Labor Berlin, https://www.imd-berlin.de/fachinformationen/diagnostik-informationen/coenzym-q10.html, abgerufen am 11.03.2021

Karen R. Jonscher, Robert B. Rucker: Pyrroloquinoline Quinone, in Dietary Interventions in Liver Disease, 2019, ScienceDirect, https://www.sciencedirect.com/topics/pharmacology-toxicology-and-pharmaceutical-science/pyrroloquinolinequinone, abgerufen am 11.03.2021

Deutscher Apotheker Verlag (Hrsg.): Zuwachs für die Vitamin-B-Familie: Pyrrolochinolinchinon von Bedeutung für die …, Deutsche Apotheker Zeitung, 04.05.2003, https://www.deutsche-apotheker-zeitung.de/daz-az/2003/daz-19-2003/uid-9706, abgerufen am 11.03.2021

Natura Foundation (Hrsg.): PQQ, Natura Foundation, https://www.naturafoundation.de/Wissenszentrum/Monographien/198/pqq, abgerufen am 11.03.2021

European Food Safety Authority (EFSA) (Hrsg.): Scientific Opinion on the substantiation of health claims related to coenzyme Q10 and contribution to normal energy-yielding metabolism (ID 1508, 1512, 1720, 1912, 4668), maintenance of normal blood pressure (ID 1509, 1721, 1911), protection of DNA, proteins and lipids from oxidative damage (ID 1510), contribution to normal cognitive function (ID 1511), maintenance of normal blood cholesterol concentrations (ID 1721) and increase in endurance capacity and/or endurance performance (ID 1913) pursuant to Article 13(1) of Regulation (EC) No 1924/20061, EFSA Journal, 09.12.2010, https://efsa.onlinelibrary.wiley.com/doi/pdf/10.2903/j.efsa.2010.1793, abgerufen am 11.03.2021

Karen R. Jonscher, Michael S. Stewart, Alba Alfonso-Garcia u. a.: Early PQQ supplementation has persistent long-term protective effects on developmental programming of hepatic lipotoxicity and inflammation in obese mice, NCBI, FASEB J., 2017 Apr; 31(4): 1434–1448, https://www.ncbi.nlm.nih.gov/pmc/articles/PMC5349805/, abgerufen am 11.03.2021

Ansley Hill: Do PQQ Supplements Have Health Benefits?, healthline, 14.10.2020, https://www.healthline.com/nutrition/pqq-supplement, abgerufen am 11.03.2021

Xing-qin Zhou, Zhi-wen Yao, Ying Peng u. a.: PQQ ameliorates D-galactose induced cognitive impairments by reducing glutamate neurotoxicity via the GSK-3β/Akt signaling pathway in mouse, nature.com, 11.06.2018, https://www.nature.com/articles/s41598-018-26962-9, abgerufen am 11.03.2021

Takeda, K., Ishida, T., Yoshida, M. u. a.: Holo form of Pyranose Dehydrogenase PQQ domain from Coprinopsis cinerea, RCSB, 06.11.2019, https://www.rcsb.org/structure/6JWF, abgerufen am 11.03.2021

Wen Zhu, Judith Klinman Lab: A behind-the-scenes look at the longevity vitamin PQQ, UC Berkeley, 27.07.2020, https://chemistry.berkeley.edu/news/behind-scenes-look-longevity-vitamin-pqq, abgerufen am 11.03.2021

Dr. Christine Ahlheim: Versender profitieren überproportional, DAZ.online, 26.08.2020, https://www.deutsche-apotheker-zeitung.de/news/artikel/2020/08/26/versender-profitieren-ueberproportional, abgerufen am 22.04.2021

Stephanie Schersch: Nahrungsergänzungsmittel sind gefragt, Pharmazeutische Zeitung, 25.08.2021, https://www.pharmazeutische-zeitung.de/nahrungsergaenzungsmittel-sind-gefragt-119776/, abgerufen am 22.04.2021

Claus Leitzmann, Markus Keller: Vegetarische und vegane Ernährung, utb, 4. Aufl., 2020

Expertengespräch: Markus Keller, Professor für Vegane Ernährung, Fachhochschule des Mittelstands, geführt am 22.10.2020

Krebsliga Schweiz (Hrsg.): Vitamine, krebsliga.ch, https://ernaehrung.krebsliga.ch/krebs-vorbeugen/vitamine-mineralstoffe-und-sekundaere-pflanzenstoffe/vitamine/?gclid=CjwKCAiA4rGCBhAQEiwAelVtiw1QOLcUP3Zt6tuIHtGMsnbsNBQb6lF7QnZHi242qX0EN8VpbUhoBRoCgfAQAvD_BwE, abgerufen am 22.04.2021

Gesundheitsamt Bremen (Hrsg.): Vitamin D-Mangel im Alter, Freie Hansestadt Bremen, https://www.gesundheitsamt.bremen.de/vitamin_d_mangel_im_alter-4171, abgerufen am 22.04.2021

Max-Rubner-Institut (Hrsg.): Nationale Verzehrstudie II. Lebensmittelverzehr und Nährstoffzufuhr auf Basis von 24h-Recalls, https://www.mri.bund.de/fileadmin/MRI/Institute/EV/Lebensmittelverzehr_N%C3%A4hrstoffzufuhr_24h-recalls-neu.pdf, abgerufen am 22.04.2021

Uwe Gröber: Vitamin D3 verbessert die Wirksamkeit von Atorvastatin, Deutsche Apotheker Zeitung, 18.11.2010, https://www.deutsche-apotheker-zeitung.de/daz-az/2010/daz-46-2010/vitamin-d3-verbessert-die-wirksamkeit-von-atorvastatin, abgerufen am 22.04.2021

Deutsche Gesellschaft für Ernährung e. V. (Hrsg.): Vitamin E (Tocopherole), https://www.dge.de/wissenschaft/referenzwerte/vitamin-e/?L=0, abgerufen am 22.04.2021

Institut für Veterinärpharmakologie und -toxikologie (Hrsg.): Vitamin E: Übersicht – Chemie, clini, 2021, https://www.vetpharm.uzh.ch/wir/UC000000/0006_01.htm, abgerufen am 22.04.201

Katja Aue: Basiswissen Ernährung (Folge 7): Vitamin E – als Antioxidanz in der Nahrung, Deutsche Apotheker Zeitung, 29.10.2006, https://www.deutsche-apotheker-zeitung.de/daz-az/2006/daz-44-2006/uid-16731, abgerufen am 22.04.2021

Julia Schmidt: Vitamin E, apotheken.de, 01.07.2020, https://www.apotheken.de/krankheiten/hintergrundwissen/11673-vitamin-e, abgerufen am 22.04.2021

Dr. med. Kerstin Lehermayr: Vitamin E (Tocopherol, E 307), netdoktor.ch, Februar 2014, https://www.netdoktor.ch/laborwerte/vitamin-e-8515, abgerufen am 22.04.2021

Dr. Gehring Vitalstoffe GmbH & Co. KG (Hrsg.): Vitamin K – Wirkung, eucell, https://www.eucell.de/ernaehrung/ernaehrungslexikon/vitamine/vitamin-k/wirkung.html, abgerufen am 22.04.2021

Peter Oehme, Jörg Schmidt, Ulrika Hinkel: Vitamin K und seine Funktionen im Körper, Pharmazeutische Zeitung, 26.07.2004, https://www.pharmazeutische-zeitung.de/inhalt-31-2004/pharm7-31-2004/, abgerufen am 22.04.2021

Wikipedia (Hrsg.): Vitamin K, Wikipedia, https://de.wikipedia.org/wiki/Vitamin_K, abgerufen am 22.04.2021

OSD Osteoporose Selbsthilfegruppen Dachverband e. V. (Hrsg.): Vitamin K bei Osteoporose, OSD, 18.03.2021, https://www.osd-ev.org/osteoporose-therapie/osteoporose-ernaehrung/vitamin-k-k2/#:~:text=Vitamin%20K%20%2D%20Dosierung%20und%20Bedarf&text=50%2D70%20%C2%B5g%20Vitamin%20K,80%20%C2%B5g%20bei%20M%C3%A4nnern%20aus, abgerufen am 22.04.2021

Verbraucherzentrale NRW e. V. (Hrsg.): Vitamin-K-Produkte – was ist sinnvoll?, verbraucherzentrale, 22.03.2021, https://www.verbraucherzentrale.de/wissen/lebensmittel/nahrungsergaenzungsmittel/vitamin-kprodukte-was-ist-sinnvoll-26574, abgerufen am 22.04.2021

Anstalt des öffentlichen Rechts (Hrsg.): Nahrungsergänzungsmittel: Vorsicht bei B-Vitaminen, NDR, 29.04.2020, https://www.ndr.de/ratgeber/gesundheit/Nahrungsergaenzungsmittel-Wann-sind-sie-sinnvoll,nahrungsergaenzung6.html, abgerufen am 22.04.2021

Deutscher Apotheker Verlag (Hrsg.): B-Vitamine sind gut für die Hirngesundheit im Alter, Deutsche Apotheker Zeitung, 07.10.2010, https://www.deutsche-apotheker-zeitung.de/daz-az/2010/daz-40-2010/b-vitamine-sind-gut-fuer-die-hirngesundheit-im-alter, abgerufen am 22.04.2021

APOE4 (Hrsg.): Thiamine, 18.04.2018, https://www.apoe4.info/wiki/Thiamine, abgerufen am 22.04.2021

Bundesministerium für Soziales, Gesundheit, Pflege und Konsumentenschutz (Hrsg.): Vitamin B1, Gesundheit.gv.at, 27.07.2020, https://www.gesundheit.gv.at/leben/ernaehrung/info/vitamine-mineralstoffe/wasserloesliche-vitamine/vitamin-b1, abgerufen am 22.04.2021

Verbraucherzentrale NRW e. V. (Hrsg.): Vitamin B1 (Thiamin) für Herz und Nerven?, verbraucherzentrale, 22.03.2021, https://www.verbraucherzentrale.de/wissen/lebensmittel/nahrungsergaenzungsmittel/vitamin-b1-thiamin-fuer-herz-und-nerven-26582, abgerufen am 22.04.2021

Carola Felchner: Riboflavin: Bedeutung, Tagesbedarf und Mangel, my life, 17.09.2019, https://www.mylife.de/gesunde-ernaehrung/riboflavin/, abgerufen am 22.04.2021

Wikipedia (Hrsg.): Riboflavin, Wikipedia, https://de.wikipedia.org/wiki/Riboflavin, abgerufen am 22.04.2021

Lebensmittelverband Deutschland e. V. (Hrsg.): Nahrungsergänzung mit Vitamin B2, Lebensmittelverband, https://www.lebensmittelverband.de/de/lebensmittel/nahrungsergaenzungsmittel/nahrungsergaenzung-naehrstoffe/nem-vitamin-b2#:~:text=Die%20t%C3%A4glich%20empfohlene%20Vitamin%2DB2,%2C4%20mg%20%2F%20Tag%20empfohlen., abgerufen am 22.04.2021

Verbraucherzentrale NRW e. V. (Hrsg.): Vitamin B2 zur Nahrungsergänzung – ist es das Geld wert?, verbraucherzentrale, 22.03.2021, https://www.verbraucherzentrale.de/wissen/lebensmittel/nahrungsergaenzungsmittel/vitamin-b2-zur-nahrungsergaenzung-ist-es-das-geld-wert-21064, abgerufen am 22.04.2021

Kai Jannusch: Das komplexe Zusammenspiel der Vitamine B6 und B1 mit kognitiver Funktion, Hirnstruktur und funktioneller Konnektivität in der älteren Bevölkerung, Institut für Anatomie I der Heinrich-Heine-Universität Düsseldorf, 2019, https://docserv.uni-duesseldorf.de/servlets/DerivateServlet/Derivate-55258/Jannusch_Kai_Dissertation.pdf, abgerufen am 22.04.2021

IHP Institut für Hämostaseologie und Pharmakologie MVZ GmbH (Hrsg.): Homocystein, IHP, Juni 2018, https://www.ihp-labor.de/articles/homocystein, abgerufen am 22.04.2021

Deutscher Apotheker Verlag (Hrsg.): Risikofaktoren: Homocystein und Arteriosklerose, Deutsche Apotheker Zeitung, 25.05.1998, https://www.deutsche-apotheker-zeitung.de/daz-az/1998/daz-22-1998/uid-3462, abgerufen am 22.04.2021

Claudia Borchard-Tuch: Vitamin-B-Prophylaxe in der Diskussion, Pharmazeutische Zeitung, 27.08.2007, https://www.pharmazeutische-zeitung.de/ausgabe-352007/vitamin-b-prophylaxe-in-der-diskussion/, abgerufen am 22.04.2021

Deutscher Apotheker Verlag (Hrsg.): B-Vitamine sind gut für die Hirngesundheit im Alter, Deutsche Apotheker Zeitung, 07.10.2010, https://www.deutsche-apotheker-zeitung.de/daz-az/2010/daz-40-2010/b-vitamine-sind-gut-fuer-die-hirngesundheit-im-alter, abgerufen am 22.04.2021

Lebensmittelverband Deutschland e. V. (Hrsg.): Nahrungsergänzung mit Vitamin B6, Lebensmittelverband, https://www.lebensmittelverband.de/de/lebensmittel/nahrungsergaenzungsmittel/nahrungsergaenzung-naehrstoffe/nem-vitamin-b6, abgerufen am 22.04.2021

Visite: Nahrungsergänzungsmittel: Vorsicht bei B-Vitaminen, NDR, 28.04.2020, https://www.ndr.de/fernsehen/sendungen/visite/Nahrungsergaenzungsmittel-Vorsicht-bei-B-Vitaminen,visite19140.html, abgerufen am 22.04.2021

Carola Felchner: Vitamin B6, NetDoktor, 14.07.2019, https://www.netdoktor.de/ernaehrung/vitamin-b6/, abgerufen am 22.04.2021

Deutscher Apotheker Verlag (Hrsg.): Vitamin B6 mischt kräftig im Stoffwechsel mit, Deutsche Apotheker Zeitung, 03.04.2008

Bundesministerium für Soziales, Gesundheit, Pflege und Konsumentenschutz (BMSGPK) (Hrsg.): Vitamin B6, Gesundheit.gv.at, https://www.gesundheit.gv.at/leben/ernaehrung/info/vitamine-mineralstoffe/wasserloesliche-vitamine/vitamin-b6, abgerufen am 22.04.2021

Ulrike Keller: Folsäure (Folat, Vitamin B9, Vitamin B11, Vitamin M, Vit. B9, Vit. B11, Vit. M), netdoktor.ch, Januar 2014, https://www.

netdoktor.ch/laborwerte/folsaeure-8520, abgerufen am 22.04.2021

Stephan Soutschek: Folsäure, Apotheken Umschau, 19.10.2012, https://www.apotheken-umschau.de/gesund-bleiben/ernaehrung/folsaeure-711997.html, abgerufen am 22.04.2021

Lebensmittelverband Deutschland e. V. (Hrsg.): Nahrungsergänzung mit Folat und Folsäure, Lebensmittelverband, https://www.lebensmittelverband.de/de/lebensmittel/nahrungsergaenzungsmittel/nahrungsergaenzung-naehrstoffe/nem-folat-folsaeure, abgerufen am 22.04.2021

Verbraucherzentrale NRW e. V. (Hrsg.): Folsäure-Produkte – wann sind sie nützlich?, verbraucherzentrale, 22.03.2021, https://www.verbraucherzentrale.de/wissen/lebensmittel/nahrungsergaenzungsmittel/folsaeureprodukte-wann-sind-sie-nuetzlich-5482, abgerufen am 22.04.2021

Deutsche Gesellschaft für Ernährung e. V. (Hrsg.): Ausgewählte Fragen und Antworten zu Folat, Dezember 2018, https://www.dge.de/wissenschaft/weitere-publikationen/faqs/folat/?L=0#, abgerufen am 22.04.2021

Stefanie Uhrig: Vitamin B12 – alles, was du wissen musst, Quarks, 23.01.2020, https://www.quarks.de/gesundheit/ernaehrung/vitamin-b12-und-vegane-ernaehrung/, abgerufen am 22.04.2021

Wolfgang Hermann, Rima Obeid: Ursachen und frühzeitige Diagnostik von Vitamin-B12-Mangel, aerzteblatt.de, 2008, https://www.aerzteblatt.de/archiv/61696/Ursachen-und-fruehzeitige-Diagnostik-von-Vitamin-B12-Mangel, abgerufen am 22.04.2021

Lebensmittelverband Deutschland e. V. (Hrsg.): Nahrungsergänzungsmittel, Lebensmittelverband, https://www.lebensmittelverband.de/de/lebensmittel/nahrungsergaenzungsmittel, abgerufen am 22.04.2021

Expertengespräch: Dr. Jörg Puchta, Hormonzentrum an der Oper, München, geführt am 30.10.2020 und Mailverkehr am 16.12.2020

Dr. oec. troph. Markus Keller: Vitamin B12: Manchmal wird es knapp, Gesundheitsberatung, 30.01.2020, https://www.ugb.de/ernaehrungsberatung/vitamin-b12-manchmal-wird-es-knapp/?cobalamin-vitamin-b12#:~:text=Vitamin%20B12%3A%20Manchmal%20wird%20es%20knapp,-Dr.&text=Vitamin%20B12%20ist%20praktisch%20ausschlie%C3%9Flich,die%20trotz%20Fleischverzehr%20unterversorgt%20sind, abgerufen am 23.04.2021

Martin Smollich: Vitamin B12: Erhöhtes Krebsrisiko durch Supplemente?, Ernährungsmedizin Blog, 11.02.2019, https://www.ernaehrungsmedizin.blog/2019/02/11/vitamin-b12-erhoehtes-krebsrisiko-durch-supplemente/, abgerufen am 23.04.2021

Dr. Bettina Jung: Neuer Referenzwert: 4 Mikrogramm Vitamin B12, DAZ.online, 23.01.2019, https://www.deutsche-apotheker-zeitung.de/news/artikel/2019/01/23/neuer-referenzwert-4-mikrogramm-vitamin-b12, abgerufen am 23.04.2021

Celine Müller: Brauchen Veganer oder Vegetarier Nahrungsergänzungsmittel?, DAZ.online, 01.03.2019, https://www.deutsche-apotheker-zeitung.de/news/artikel/2019/03/01/brauchen-veganer-oder-vegetarier-nahrungsergaenzungsmittel, abgerufen am 23.04.2021

Wikipedia (Hrsg.): Ascorbinsäure, Wikipedia, https://de.wikipedia.org/wiki/Ascorbins%C3%A4ure, abgerufen am 23.04.2021

Burkhard Kleuser: Klassiker im neuen Licht, Pharmazeutische Zeitung, 12.05.2019, https://www.pharmazeutische-zeitung.de/klassiker-im-neuen-licht/, abgerufen am 23.04.2021

Sabine Rohrmann: Nahrungsergänzungsmittel – wichtig für gesundes Altern?, Institut für Sozial- und Präventivmedizin der Universität Zürich, 2013, https://www.nar.uni-heidelberg.de/md/nar/medien/pdfs/rohrmann_ernaehrung_nar2013.pdf, abgerufen am 23.04.2021

Carola Felchner: Vitamin C, NetDoktor, 27.09.2019, https://www.netdoktor.de/ernaehrung/vitamin-c/, abgerufen am 23.04.2021

Dr. Alexander Ströhle, Dr. Maike Wolters, Prof. Dr. oec. troph. Andreas Hahn: Immunbiologische Effekte von Mikronährstoffen, Deutsche Apotheker Zeitung, 24.02.2011, https://www.deutsche-apotheker-zeitung.de/daz-az/2011/daz-8-2011/immunbiologische-effekte-von-mikronaehrstoffen, abgerufen am 23.04.2021

Deutscher Apotheker Verlag (Hrsg.): Vitaminforschung: Braucht man im Alter mehr Vitamine?, Deutsche Apotheker Zeitung, 17.05.1998, https://www.deutsche-apotheker-zeitung.de/daz-az/1998/daz-21-1998/uid-3367, abgerufen am 23.04.2021

Marius Fröchling (Hrsg.): Vitaminmangel im hohen Alter – was Senioren beachten sollten, Infomagazin Seniorenbedarf, https://www.

seniorenbedarf.info/vitaminmangel, abgerufen am 23.04.2021

Deutscher Apotheker Verlag: Wer mit H. pylori infiziert ist, braucht mehr Vitamin C, Deutsche Apotheker Zeitung, 07.04.2002, https://www.deutsche-apotheker-zeitung.de/daz-az/2002/daz-15-2002/uid-5811, abgerufen am 23.04.2021

UCB Pharma GmbH (Hrsg.): Eisenmangel und Ältere, Eisenmangel, https://www.eisenmangel.de/leben-mit-eisenmangel/eisenmangel-und-aeltere, abgerufen am 23.04.2021

Stephan Soutschek: Was Sie über Eisenmangel wissen müssen, Senioren Ratgeber, 14.09.2020, https://www.senioren-ratgeber.de/Gesundheit/Was-Sie-ueber-Eisenmangel-wissen-muessen-257291.html, abgerufen am 23.04.2021

Susanne Wasielewski: Eisenmangel gibt es auch im Alter!, Deutsche Apotheker Zeitung, 08.05.2005, https://www.deutsche-apotheker-zeitung.de/daz-az/2005/daz-19-2005/uid-13942, abgerufen am 23.04.2021

Doris Zumbühl: Eisenmangel im Alter mit fatalen Folgen, sprechzimmer.ch, 12.06.2012, https://www.sprechzimmer.ch/Fokus/Eisenmangel/Aktuell/Eisenmangel_im_Alter_mit_fatalen_Folgen.html, abgerufen am 23.04.2021

Krebsliga Schweiz (Hrsg.): Mineralstoffe, Ernährung Krebsliga, https://ernaehrung.krebsliga.ch/krebs-vorbeugen/vitamine-mineralstoffe-und-sekundaere-pflanzenstoffe/mineralstoffe/?gclid=Cj0KCQjwrsGCBhD1ARIsALILBYrvmqX5rGKc9MOMKEqqg6hsUhxD07E8FVFXQeLxJOaXAyZ-11j1KKloaAkW9EALw_wcB, abgerufen am 23.04.2021

Wikipedia (Hrsg.): Eisen-Stoffwechsel, Wikipedia, https://de.wikipedia.org/wiki/Eisen-Stoffwechsel, abgerufen am 23.04.2021

UCB Pharma GmbH (Hrsg.): Eisenmangel und Ältere, Eisenmangel, https://www.eisenmangel.de/leben-mit-eisenmangel/eisenmangel-und-aeltere, abgerufen am 23.04.2021

Doris Zumbühl: Eisenmangel im Alter mit fatalen Folgen, sprechzimmer.ch, 12.06.2012, https://www.sprechzimmer.ch/Fokus/Eisenmangel/Aktuell/Eisenmangel_im_Alter_mit_fatalen_Folgen.html, abgerufen am 23.04.2021

Dr. med. Karlheinz Zeilberger, Eva Rudolf-Müller: Ferritin, NetDoktor, 20.03.2019, https://www.netdoktor.de/laborwerte/ferritin/#:~:text=Ferritin%20ist%20ein%20gro%C3%9Fes%20Eiwei%C3%9F,sich%20dabei%20innerhalb%20von%20Zellen, abgerufen am 23.04.2021

Wort & Bild Verlag (Hrsg.): Eisenmangelanämie, Apotheken Umschau, 17.01.2018, https://www.apotheken-umschau.de/krankheiten-symptome/bluterkrankungen/eisenmangelanaemie-733681.html, abgerufen am 23.04.2021

University of Edinburgh: Blood iron levels could be key to slowing ageing, gene study shows, EurekAlert!, 16.07.2020, https://www.eurekalert.org/pub_releases/2020-07/uoe-bil071520.php, abgerufen am 23.04.2021

Florian Festl (Hrsg.): Mega-Studie ausgewertet: Wer zu viel Eisen im Blut hat, lebt kürzer, Focus online, https://www.focus.de/gesundheit/ratgeber/mega-studie-ausgewertet-wer-zu-viel-eisen-im-blut-hat-lebt-kuerzer_id_12229358.html, abgerufen am 23.04.2021

Ulrich Mittmann: Bioverfügbarkeit von Zinkpräparaten, Deutsche Apotheker Zeitung, 09.12.2001, https://www.deutsche-apotheker-zeitung.de/daz-az/2001/daz-50-2001/uid-5197, abgerufen am 23.04.2021

Celine Müller: Wer braucht wie viel Zink?, DAZ.online, 13.08.2019, https://www.deutsche-apotheker-zeitung.de/news/artikel/2019/08/12/mehr-zink#:~:text=Je%20nach%20phytatarmer%20und%20%2Dreicher,und%2010%20mg%20f%C3%BCr%20M%C3%A4nner, abgerufen am 23.04.2021

Krebsliga Schweiz (Hrsg.): Mineralstoffe, Ernährung Krebsliga, https://ernaehrung.krebsliga.ch/krebs-vorbeugen/vitamine-mineralstoffe-und-sekundaere-pflanzenstoffe/mineralstoffe/?gclid=Cj0KCQjwrsGCBhD1ARIsALILBYrvmqX5rGKc9MOMKEqqg6hsUhxD07E8FVFXQeLxJOaXAyZ-11j1KKloaAkW9EALw_wcB, abgerufen am 23.04.2021

Walter O. Seiler, Peter Itin, Hannes B. Stähelin: Zinkmangel, ein oft verkanntes Problem im Alter, Ernährungsumschau, 01.07.2002, https://www.ernaehrungs-umschau.de/print-artikel/01-07-2002-zinkmangel-ein-oft-verkanntes-problem-im-alter/, abgerufen am 23.04.2021

Barbara Würschnitzer-Hünig: Riech- und Schmeckvermögen im Alter: Zinkspiegel untersuchen, aerzteblatt.de, 2000, https://www.aerzteblatt.de/archiv/24225/Riech-und-Schmeckvermoegen-im-Alter-Zinkspiegel-untersuchen, abgerufen am 23.04.2021

Bundesärztekammer (Arbeitsgemeinschaft der deutschen Ärztekammern) und

Kassenärztliche Bundesvereinigung (Hrsg.): Wie Zink das Immunsystem im Zaum hält, aerzteblatt.de, 08.02.2012, https://www.aerzteblatt.de/nachrichten/53373/Wie-Zink-das-Immunsystem-im-Zaum-haelt, abgerufen am 23.04.2021

Springer Medizin Verlag GmbH (Hrsg.): Zink stärkt Abwehr alter Menschen, Ärzte Zeitung, 18.02.2009, https://www.aerztezeitung.de/Panorama/Zink-staerkt-Abwehr-alter-Menschen-363456.html, abgerufen am 23.04.2021

Dipl. oec. troph. Stephanie Fromme: Zink: das Multitalent, Gesundheitsberatung, https://www.ugb.de/ernaehrungsplan-praevention/zink-multitalent/, abgerufen am 23.04.2021

Oliver Havlat (Hrsg.): Mehr Zink bei Erkältungen?, verbraucherzentrale, 23.03.2021, https://www.verbraucherzentrale.de/wissen/lebensmittel/nahrungsergaenzungsmittel/mehr-zink-bei-erkaeltungen-13390, abgerufen am 23.04.2021

Charly Kahle: Jodmangel, meine-gesundheit.de, 29.01.2021, https://www.meine-gesundheit.de/krankheit/krankheiten/jodmangel#:~:-text=Jodmangel%20z%C3%A4hlt%20zu%20den%20h%C3%A4ufigen,kann%20es%20nicht%20selbst%20herstellen, abgerufen am 23.04.2021

Dr. Claudia Müller: Jod – Zu wenig, zu viel oder doch gut versorgt?, Landeszentrum für Ernährung Baden-Württemberg, 08.03.2019, https://landeszentrum-bw.de/,Lde/wissen/Ernaehrungsinformation/Ernaehrungswissen/Jod+-+zu+wenig_+zu+viel+oder+doch+gut+-versorgt, abgerufen am 23.04.2021

Bundesministerium für Ernährung und Landwirtschaft (Hrsg.): Jodversorgung in Deutschland: Ergebnisse des Jodmonitorings, 09.11.2020, https://www.bmel.de/DE/themen/ernaehrung/gesunde-ernaehrung/degs-jod-studie.html, abgerufen am 23.04.2021

Bundesinstitut für Risikobewertung (Hrsg.): Jodversorgung in Deutschland wieder rückläufig – Tipps für eine gute Jodversorgung, 09.02.2021, https://www.bfr.bund.de/cm/343/jodversorgung-in-deutschland-wieder-rueck-laeufig-tipps-fuer-eine-gute-jodversorgung.pdf, abgerufen am 23.04.2021

Spektrum Akademischer Verlag (Hrsg.): Jodmangelgebiete, Spektrum.de, 2001, https://www.spektrum.de/lexikon/ernaehrung/jodmangelgebiete/4572, abgerufen am 23.04.2021

Ulrich Schweizer, Josef Köhrle, Stefanie Schweizer: Supplementieren oder nicht? Das Spurenelement Selen, Science Direct, https://www.sciencedirect.com/science/article/pii/S2211968X13000120, abgerufen am 23.04.2021

Renate Kessen: Selenmangel nimmt zu, Bundeszentrum für Ernährung, 28.02.2017, https://www.bzfe.de/service/news/aktuelle-meldungen/news-archiv/meldungen-2017/maerz/selenmangel-nimmt-zu/, abgerufen am 23.04.2021

Holger Steinbrenner, Lars-Oliver Klotz: Selen und Zink: »Antioxidanzien« für ein gesundes Altern?, Springer Link, 2020, https://link.springer.com/article/10.1007/s00391-020-01735-0, abgerufen am 23.04.2021

Ursula Köller, Martin Reichmayr: Diagnostik von Mangel, ÖÄZ, 25.01.2016, https://www.aerztezeitung.at/fileadmin/PDF/2016_Verlinkungen/State_Diagnostik_Mangelerscheinunbgen.pdf, abgerufen am 23.04.2021

Deutsche Gesellschaft für Ernährung e. V. (Hrsg.): Magnesium, https://www.dge.de/wissenschaft/referenzwerte/magnesium/?L=0, abgerufen am 23.04.2021

Oliver Halvat (Hrsg.): Magnesium – was ist zu beachten?, verbraucherzentrale, 23.03.2021, https://www.verbraucherzentrale.de/wissen/lebensmittel/nahrungsergaenzungsmittel/magnesium-was-ist-zu-beachten-8003, abgerufen am 23.04.2021

Diana Moll: Wie viel Magnesium ist erlaubt?, DAZ.online, 15.12.2017, https://www.deutsche-apotheker-zeitung.de/news/artikel/2017/12/15/bfr-maximal-250-mg-magnesium-pro-tag, abgerufen am 23.04.2021

Deutsche Gesellschaft für Nährstoffmedizin und Prävention (DGNP) e. V. (Hrsg.): Magnesium erhöht Lebenserwartung von Menschen mit einem hohen kardiovaskulären Erkrankungsrisiko, https://www.dgnp.de/mitgliedschaft/service/nachricht/magnesium-erhoeht-lebenserwartung-von-menschen-mit-einem-hohen-kardiovaskulaeren-erkrankungsrisiko.html, abgerufen am 23.04.2021

Wort & Bild Verlag (Hrsg.): Magnesium (Mg): Lebenswichtiges Mineral, Apotheken Umschau, 29.09.2013, https://www.apotheken-umschau.de/diagnose/laborwerte/magnesium-mg-lebenswichtiges-mineral-735899.html, abgerufen am 23.04.2021

Bundesinstitut für Risikobewertung (Hrsg.): Höchstmengenvorschläge für Magnesium in Lebensmitteln inklusive Nahrungsergänzungsmitteln, BfR, https://www.bfr.bund.de/cm/343/hoechstmengenvorschlaege-fuer-magnesium-in-lebensmitteln-inklusive-nahrungsergaenzungsmitteln.pdf, abgerufen am 23.04.2021

Marieke Dammann: Magnesiummangel: 7 Anzeichen und Symptome, EatSmarter!, 17.07.2020, https://eatsmarter.de/ernaehrung/gesund-ernaehren/magnesiummangel, abgerufen am 23.04.2021

Uwe Gröber: Die wichtigsten Nahrungsergänzungsmittel: Das Plus für Ihre Gesundheit. Alles Wissenswerte zu Einnahme, Dosierung sowie den Risiken und Nebenwirkungen, Südwest Verlag, München 2019

Dipl. oec. troph. Karin Maier: Calcium: Wieviel brauchen wir wirklich?, Gesundheitsberatung, https://www.ugb.de/calciummangel/calciumbedarf-calciummangel-calciumpraeparate/, abgerufen am 23.04.2021

OSD Osteoporose Selbsthilfegruppen Dachverband e. V. (Hrsg.): Calcium-Räuber, https://www.osd-ev.org/osteoporose-therapie/osteoporose-ernaehrung/calcium-raeuber/?gclid=Cj0KCQjwl9GCB-hDvARIsAFunhslK1rC0KMoV_yM-k4U0-3tvsVWI-6pV3dFo5Yih7PyPWTPo-9Db5NZR4aAjHkEALw_wcB, abgerufen am 23.04.2021

Deutsche Gesellschaft für Ernährung e. V. (Hrsg.): Ausgewählte Fragen und Antworten zu Calcium, Juni 2013, https://www.dge.de/wissenschaft/weitere-publikationen/faqs/calcium/?L=0, abgerufen am 23.04.2021

Bundesministerium für Soziales, Gesundheit, Pflege und Konsumentenschutz (Hrsg.): Kalzium, 27.07.2020, https://www.gesundheit.gv.at/leben/ernaehrung/info/vitamine-mineralstoffe/mengenelemente/calcium, abgerufen am 23.04.2021

Springer Medizin Verlag GmbH (Hrsg.): Kombipräparat mit Mineralstoffen behebt Kalziummangel, Ärzte Zeitung, 17.07.2006, https://www.aerztezeitung.de/Medizin/Kombipraeparat-mit-Mineralstoffen-behebt-Kalziummangel-385604.html, abgerufen am 23.04.2021

Bundesärztekammer (Arbeitsgemeinschaft der deutschen Ärztekammern) und Kassenärztliche Bundesvereinigung (Hrsg.): Osteoporose: Keine Evidenz für Kalzium und/oder Vitamin D in der Prophylaxe, aerzteblatt.de, 27.12.2017, https://www.aerzteblatt.de/nachrichten/87250/Osteoporose-Keine-Evidenz-fuer-Kalzium-und-oder-Vitamin-D-in-der-Prophylaxe, abgerufen am 23.04.2021

Verena Willers: Mikroalgen und Algenöl: Alternative zum Fischöl?, Gesundheitsberatung, https://www.ugb.de/lebensmittel-im-test/algenoel/, abgerufen am 23.04.2021

Sandra Gellert, Jan Philipp Schuchardt, Andreas Hahn: Low long chain omega-3 fatty acid status in middle-aged women, ResearchGate, Januar 2017, https://www.researchgate.net/publication/312955584_Low_long_chain_omega-3_fatty_acid_status_in_middle-aged_women, abgerufen am 23.04.2021

Dr. Katrin Kuhnt: Omega-3-Fettsäuren: Leinöl statt Fischöl?, Gesundheitsberatung, https://www.ugb.de/ernaehrungsberatung/omega-3-fettsaeuren/, abgerufen am 23.04.2021

Oliver Havlat: Krillöl-Kapseln, verbraucherzentrale, 15.04.2021, https://www.klartext-nahrungsergaenzung.de/faq/projekt-klartext-nem/krilloelkapseln-22619, abgerufen am 23.04.2021

Martin Smollich: Fischöl ist nicht gleich Fischöl, Ernährungsmedizin Blog, https://www.ernaehrungsmedizin.blog/2019/01/04/fischoel-ist-nicht-gleich-fischoel/#:~:text=Zwei%20wegweisende%20Studien%20zu%20Omega,neuartigen%20Pr%C3%A4paraten%20ganz%20anders%20aussehen, abgerufen am 23.04.2021

Martin Smollich: Fischöl ist nicht gleich Fischöl, Deutsche Apotheker Zeitung, 06.12.2018, https://www.deutsche-apotheker-zeitung.de/daz-az/2018/daz-49-2018/fischoel-ist-nicht-gleich-fischoel, abgerufen am 23.04.2021

Stiftung Warentest (Hrsg.): Fischöl und Omega-3-Fettsäureester, 15.04.2021, https://www.test.de/medikamente/wirkstoff/fischoel-omega-3-fettsaeuren-w846/#top, abgerufen am 23.04.2021

Veronika Schlimpert: Fischölkapseln nützen einfach nichts!, ÄrzteZeitung, 28.08.2018, https://www.aerztezeitung.de/Medizin/Fischoelkapseln-nuetzen-einfach-nichts-230270.html, abgerufen am 23.04.2021

Peter Overbeck: Neuer Studien-Flop bestätigt: Nicht jedes »Fischöl« schützt Herz und Gefäße, Kardiologie.org, 16.01.2020, https://www.kardiologie.org/praevention---rehabilitation/neuer-studien-flop-bestaetigt--nicht-jedes--fischoel--schuetzt-h/17570878, abgerufen am 23.04.2021

Westdeutscher Rundfunk Köln (Hrsg.): Omega-3-Kapseln: völlig überbewertet, Quarks, 05.03.2019, https://www.quarks.de/gesundheit/ernaehrung/omega-3-fettsaeuren/, abgerufen am 23.04.2021

Bundesministerium für Bildung und Forschung (Hrsg.): Mit Algenöl gegen rheumatische Symptome, Juni 2018, https://www.gesundheitsforschung-bmbf.de/de/mit-algenol-gegen-rheumatische-symptome-8053.php, abgerufen am 23.04.2021

Norddeutscher Rundfunk: Antientzündliche Omega-3-Quellen: Worauf achten?, NDR, 05.03.2021, https://www.ndr.de/ratgeber/gesundheit/Omega-3-Fettsaeuren-Warum-sie-gesund-sind,fettsaeuren100.html, abgerufen am 23.04.2021

Institut für Ernährungsinformation (Hrsg.): Neuartige Lebensmittel – Allgemeine Informationen, DEBInet, http://www.ernaehrung.de/tipps/neuartigeLm/neuartigeLM10.php, abgerufen am 23.04.2021

Nestlé Deutschland AG: Functional Food: Definition und vermutete Wirkungen, Nestlé Ernährungsstudio, https://ernaehrungsstudio.nestle.de/ernaehrungwissen/basiswissen/definitionfunctionalfood.htm, abgerufen am 23.04.2021

HORMONERSATZ ALS MOTOR DER GESUNDEN LANGLEBIGKEIT?

Gesundheitsstadt Berlin GmbH (Hrsg.): Immer weniger Frauen nehmen Hormone in den Wechseljahren, Gesundheitsstadt Berlin, 29.07.2018, https://www.gesundheitsstadt-berlin.de/immer-weniger-frauen-nehmen-hormone-in-den-wechseljahren-12526/, abgerufen am 03.05.2021

The Lancet (Hrsg.): Type and timing of menopausal hormone therapy and breast cancer risk: individual participant meta-analysis of the worldwide epidemiological evidence, 29.08.2019, https://www.thelancet.com/journals/lancet/article/PIIS0140-6736(19)31709-X/fulltext, abgerufen am 03.05.2021

Bundesärztekammer (Arbeitsgemeinschaft der deutschen Ärztekammern) und Kassenärztliche Bundesvereinigung (Hrsg.): Hormonersatztherapie: Meta-Analyse bestätigt Brustkrebsrisiken, aerzteblatt.de, 30.08.2019, https://www.aerzteblatt.de/nachrichten/105648/Hormonersatztherapie-Meta-Analyse-bestaetigt-Brustkrebsrisiken, abgerufen am 03.05.2021

Dr. Kade, Besins Pharma: Wann treten die Wechseljahre auf?, 16.11.2018, https://wechseljahre-verstehen.de/wechseljahre/wann-treten-die-wechseljahre-auf/, abgerufen am 25.02.2021

Bundesinstitut für Arzneimittel und Medizinprodukte (Hrsg.): Hormonersatztherapie: PRAC schließt die Überprüfung neuer Informationen über das bekannte Brustkrebsrisiko ab, Bundesinstitut für Arzneimittel und Medizinprodukte, 15.05.2020, https://www.bfarm.de/SharedDocs/Risikoinformationen/Pharmakovigilanz/DE/RI/2020/RI-HRT.html, abgerufen am 03.05.2021

Nani Kail: Östrogene, aerztezeitung.at, 30.06.2007, https://www.aerztezeitung.at/archiv/oeaez-2007/oeaez-12-30062007/oestrogene.html, abgerufen am 03.05.2021

Expertengespräch: Johannes Huber, Professor an der Medizinischen Universität Wien, geführt am 02.12.2020

E-Mail-Korrespondenz: Jörg Puchta zur HRT, geführt am 23.03.2021

Verlagshaus der Ärzte – Gesellschaft für Medienproduktion und Kommunikationsberatung GmbH (Hrsg.): Hormonersatztherapie: Gezieltes Management, aerzteblatt.at, 15.12.2018, https://www.aerztezeitung.at/archiv/oeaez-2018/oeaez-2324-15122018/hormonersatztherapie-gezieltes-management.html, abgerufen am 03.05.2021

Hormonzentrum an der Oper (Hrsg.): Hormonersatztherapie. Natürlicher Ausgleich mit bioidentischen Hormonen für die Wechseljahre, 10.02.2017, https://www.hormonzentrum-an-der-oper.de/files/content/Broschueren/HZM-Hormonersatztherapie-Wechseljahre.pdf, abgerufen am 03.05.2021

Urspeter Masche: Hormone gegen das Altern, infomed, https://www.infomed.ch/pk_template.php?pkid=693, abgerufen am 03.05.2021

E-Mail-Korrespondenz: Dr. Christoph Bauer, geführt am 28.03.2021

Alexander Lerchl, Friedrich Jockenhövel, Bruno Alloilo: Hormone gegen das Altern – Möglichkeiten und Grenzen, aerzteblatt.de, https://www.aerzteblatt.de/archiv/28217/Hormone-gegen-das-Altern-Moeglichkeiten-und-Grenzen, abgerufen am 03.05.2021

REGISTER

LIEBE LESERINNEN UND LESER,

wir wollen Ihnen mit diesem Buch Informationen und Anregungen geben, um Ihnen das Leben zu erleichtern oder Sie zu inspirieren, Neues auszuprobieren. Wir achten bei der Erstellung unserer Bücher auf Aktualität und stellen höchste Ansprüche an Inhalt und Gestaltung. Alle Anleitungen und Rezepte werden von unseren Autoren, jeweils Experten auf ihren Gebieten, gewissenhaft erstellt und von unseren Redakteur*innen mit größter Sorgfalt ausgewählt und geprüft.

Haben wir Ihre Erwartungen erfüllt? Sind Sie mit diesem Buch und seinen Inhalten zufrieden? Wir freuen uns auf Ihre Rückmeldung. Und wir freuen uns, wenn Sie diesen Titel weiterempfehlen, in Ihrem Freundeskreis oder bei Ihrem Online-Kauf.

Sollten wir Ihre Erwartungen so gar nicht erfüllt haben, tauschen wir Ihnen Ihr Buch jederzeit gegen ein gleichwertiges zum gleichen oder ähnlichen Thema um.

KONTAKT ZUM LESERSERVICE

GRÄFE UND UNZER VERLAG
Grillparzerstraße 12
81675 München
www.gu.de

GRÄFE UND UNZER

Ein Unternehmen der
GANSKE VERLAGSGRUPPE

IMPRESSUM

GU ist eine eingetragene Marke der GRÄFE UND UNZER VERLAG GmbH, www.gu.de

ISBN 978-3-8338-7956-2

3. Auflage 2021

Projektleitung und Lektorat: Alexandra Bauer (textwerk, München)
Schlussredaktion: Karin Leonhart
Bildredaktion: Henrike Schechter
Umschlaggestaltung: ki36 Editorial Design
Herstellung: Petra Roth
Satz: Reemers Publishing Services GmbH
Repro: Medienprinzen GmbH, München
Druck und Bindung: Livonia Print, SIA

Umwelthinweis:
Nachhaltigkeit ist uns sehr wichtig. Der Rohstoff Papier ist in der Buchproduktion hierfür von entscheidender Bedeutung. Daher ist dieses Buch auf PEFC-zertifiziertem Papier gedruckt. PEFC garantiert, dass ökologische, soziale und ökonomische Aspekte in der Verarbeitungskette unabhängig überwacht werden und lückenlos nachvollziehbar sind.

Bildnachweis:
Illustrationen: Florian Hauer, www.bogatzki-inc.com
Fotos: Adobe Stock: S. 39, 64, 152, 163, 164, 214 o li., 214 u li., 215, 216, 219, 239 li., 282; Aumiller, S.: S. 46; Bahr, S.: S. 149, 168; ddp images: S. 9; DGE e. V., Bonn: S. 77; Getty Images: S. 270; GU: S. 160 (N. Olonetzky), 60 li. (N. Walsh); iStockphoto: Cover, S. 60 re., 68, 127, 214 u re., 217, 223, 239 re.; Kempke, D.: S. 96; Marthaler, G./ETH Zürich: S. 155; mauritius images: S. 162; MDC: S. 25; Palmer, N.: S. 228; privat: S. 86, 114, 121, 158 o, 158 u, 176, 181, 290, 358, 376; Rau, C.: S. 178; Schechter, H.: S. 161; Schelbert, A.: S. 69; Schmalz, M.: S. 74; Science Photo Library: S. 182; Shutterstock: Cover, 43, 191, 214 o re., 233, 243; Städel Museum, Frankfurt: S. 179; Uniklinik Regensburg: S. 124; Vivamayr: S. 100; Weyrauch, C.: S. 35; Your Photo Today: S. 137, 138

Wichtiger Hinweis
Die Informationen in diesem Buch stellen die Erfahrungen und die Meinung der Autoren dar. Sie wurden von ihnen nach bestem Wissen erstellt und mit größtmöglicher Sorgfalt geprüft. Sie bieten jedoch keinen Ersatz für persönlichen kompetenten medizinischen Rat. Weder die Autoren noch der Verlag können für eventuelle Nachteile oder Schäden, die aus den im Buch gegebenen praktischen Hinweisen resultieren, eine Haftung übernehmen.